## Vorwort zur 3. Auflage

Ergotherapeutische Behandlung verändert sich ständig in Abhängigkeit von neuen Operationstechniken und neuen Erkenntnissen für die Nachbehandlung, aber auch von der Entwicklung der allgemeinen konservativen Behandlung. Da es den Rahmen dieses Buches sprengen würde, die unterschiedlichsten neu entwickelten Behandlungsmöglichkeiten aufzuführen und zu erläutern, sind primär sachlich- und didaktisch-logische Veränderungen vorgenommen worden.

Die Auswahl der handwerklichen Techniken wurde beibehalten, da es sich hier um grundlegende Techniken handelt, die der Leser selbstständig erweitern kann.

Die Inhalte wurden um eine Einführung in die Rückenschule ergänzt. Außerdem war es mir wichtig, auf die möglichen Folgen der Belastung in einem Helferberuf, auf das Burnout-Syndrom, hinzuweisen.

Auch hier, wie in allen anderen Kapiteln des Buches, geht es um eine Einführung in die jeweilige Thematik, so dass kein Anspruch auf Vollständigkeit besteht.

Damit der Leser für sich mögliche Lücken füllen kann, habe ich mich bemüht, möglichst umfangreiche Literatur (ergotherapeutische, handwerkliche, allgemein medizinische, aber auch soziologische und psychologische) zum Selbststudium anzugeben. Es sei darauf verwiesen, dass leider ein Teil der angegebenen Bücher mittlerweile vergriffen, aber über Universitätsbibliotheken oder den auswärtigen Leihverkehr zu erhalten ist.

Meine Absicht ist, mit diesem Buch Schülerinnen in der Ausbildung und Kolleginnen, die wieder neu einsteigen bzw. das Fachgebiet wechseln, grundlegendes Wissen zu vermitteln und sie zur Anwendung und Weiterentwicklung des Dargestellten anzuregen.

Anita Hasselblatt

# Inhalt

# 1 GRUNDLAGEN

## 1.1 Einführung in die Arbeit einer Ergotherapeutin[1] in der Orthopädie

**Lernziele**

Der Leser soll die Zielsetzung der Ergotherapie allgemein und insbesondere für den Bereich der Orthopädie kennen und auf dieser Grundlage die sachlich richtige Abgrenzung der Ergotherapie von weiteren nichtärztlichen Heilmaßnahmen vornehmen.

Die Ergotherapie ist eine vom Arzt verordnete und überwachte Heilmethode auf medizinisch-rehabilitativem Sektor, (gemäß § 182 Abs. 1 Nr. 1 und § 557 Abs. 1 Nr. 3, 4, 5 RVO)[2] mit dem Ziel, körperliche, seelische und geistige Behinderungen und Krankheiten zu beheben, ihrer Progression entgegenzuwirken, bzw. verlorengegangene Funktionen zu kompensieren. Sie umfasst Überprüfungsverfahren und Behandlungen, in erster Linie aktivierende Methoden unter Berücksichtigung psychologischer und didaktischer Gesichtspunkte. Besondere Schwerpunkte der Ergotherapie liegen hierbei vor allem:

*ETH als vom Arzt verordnete und überwachte Maßnahme*

- im therapeutischen Einsatz unterschiedlicher Materialien (z. B. Peddigrohr, Ton, Garne)
- in der Funktionsbezogenheit der angewandten Behandlungsmethoden
- inbes. bei Kindern in der Berücksichtigung ganzheitlicher Entwicklungskriterien
- in der Möglichkeit zur integrativen Förderung verschiedener Bereiche (körperlich, geistig, emotional, sozial)
- in der Beachtung der gesamten Persönlichkeit des Patienten während der Therapie, nicht nur der gestörten Funktionen.

Dadurch ist eine Abgrenzung zu anderen nichtärztlichen Heilberufen, insbesondere der Physiotherapie (PTH), möglich.[3]

*Abgrenzung von anderen nichtärztlichen Heilberufen*

Richtziele der ergotherapeutischen Behandlung in der Orthopädie sind:

- Wiedererlangung verlorengegangener Funktionen durch Muskelkräftigung, Gelenkmobilisation und Schulung der Bewegungskoordination.
- Größtmögliche Selbstständigkeit in allen Aktivitäten des täglichen Lebens unter besonderer Berücksichtigung der beruflichen und sozialen Situation.
- Erhalten, verbessern und/oder Unterstützen beim Wiedererlangen kognitiver Fähigkeiten.
- Aktive Auseinandersetzung mit der Erkrankung durch psychische Stabilisierung und Unterstützung bei der Krankheitsbewältigung unter Berücksichtigung der Situation des Patienten.
- Verhindern der Hospitalisierung bei Langzeitpatienten.

*Zielsetzung*

**Zusammen-fassung**

Zusammenfassend kann Ergotherapie als nichtärztliche Behandlung definiert werden, die die Aufgabe hat, den Patienten bei der Wiedererlangung seiner größtmöglichen physischen, psychischen und sozialen Fähigkeiten in seinem Beruf und im täglichen Leben zu unterstützen.[4]

**Aufgaben des interdiszipli-nären Teams**

Ergotherapeutinnen gehören zum therapeutischen Team einer orthopädischen Klinik, dessen Zielsetzung die Verhütung und Erkennung der Erkrankungen und Verletzungen des Haltungs- und Bewegungsapparates, einschließlich der Rehabilitation des Erkrankten, ist. Rehabilitation meint eine Restitutio ad optimum, nicht ad integrum, also Integration des Patienten in eine bessere Position, nicht nur Wiedereinsetzung in den ursprünglichen Stand.[5]

Inhalt der Rehabilitation ist das Zurück- bzw. Wiedereinführen des durch angeborene Fehlbildungen, Krankheiten oder Unfallfolgen bleibend behinderten Menschen in die soziale Gemeinschaft, bzw. seine größtmögliche Integration.

**Arbeits-schwerpunk-te der ETh in der Rehabili-tation**

Um den einzelnen Behinderungen gerecht zu werden, teilt sich die Rehabilitation in 3 Bereiche auf, in denen Ergotherapeutinnen mit unterschiedlichen Schwerpunkten eingesetzt sind:

1. *Medizinische Rehabilitation*
   Inhalt ist die Behandlung physischer und psychischer Einschränkungen und Probleme, um dem Patienten ein von fremder Hilfe weitgehend unabhängiges und aktives Leben zu ermöglichen.
2. *Soziale Rehabilitation*
   Dabei geht es um die (Re)Integration eines Behinderten in die Gesellschaft, sowohl in die Familie, als auch in weitere Gemeinschaften, in denen er lebt (Freundeskreis, Arbeitskollegen).
3. *Berufliche Rehabilitation*
   Sie wird je nach Erkrankung und Behinderung mit unterschiedlicher Zielsetzung durchgeführt:
   – Reintegration an den alten Arbeitsplatz (möglicherweise mit Adaptationen)
   – Reintegration in den alten Betrieb, aber an einen anderen Arbeitsplatz
   – Erstausbildung im Berufsbildungswerk (BBW)
   – Umschulung im Berufsförderungswerk (BFW)
   – Befähigen zur Arbeit an einem beschützten Arbeitsplatz in der Werkstatt für Behinderte (WfB)

Im Rahmen dieser drei Rehabilitationsformen finden wir den Einsatz der Ergotherapie primär in der medizinischen Rehabilitation. In den folgenden Bereichen findet verstärkt eine schwerpunktmäßige interdisziplinäre Aufgabenverteilung statt, so dass Sozialarbeiter, -pädagogen und Psychologen hier größere Aufgabengebiete haben.

---

**Aufgaben**

1. Definieren Sie „Ergotherapie" in Anlehnung an § 182 Abs. 1 Nr. 1 und § 557 Abs. 1 Nr. 3, 4, 5 RVO in eigenen Worten!
2. Erläutern Sie, wie sich die Ergotherapie von anderen nichtärztlichen Heilmaßnahmen unterscheidet, indem Sie sie mit der Physiotherapie und der Logopädie vergleichen!

3. Nennen Sie 3 Richtziele der Ergotherapie in der Orthopädie!
4. Nennen Sie die 3 Bereiche, in denen die Ergotherapie im Rahmen der Rehabilitation auf orthopädischem Sektor einsetzbar ist. Erläutern Sie zu jedem Bereich die therapeutischen Schwerpunkte!

## Anmerkungen

[1] Zur besseren Lesbarkeit wird in der Regel nur die männliche Form der Anrede verwendet. Da die Zahl der Frauen in dieser Berufsgruppe überwiegt, ist bei der Berufsbezeichnung die weibliche Form gewählt.

[2] Jungs-Preuß: Rechtsgrundlagen der Rehabilitation; Sammlung des ges. Rehabilitationsrechts, Verlag R. S. Schulz

RVO vom 19. Juli 1911, zuletzt geändert durch das Gesetz vom 22. 12. 1983 (BGBl. I. S. 1532)

§ 182 RVO (S. 19, 27. Erg. Lief. vom 1. 1. 1984) (Umfang)
(1) Als Krankenhilfe wird gewährt
1. Krankenpflege vom Beginn der Krankheit an; sie umfaßt insbesondere
   a) ...
   b) ...
   c) ...Körperersatzstücke, orthopädische und andere Hilfsmittel
   d) ...
   e) ...Belastungserprobung und Arbeitstherapie

§ 557 (Leistungen nach Eintritt des Arbeitsunfalles)
(1) Die Heilbehandlung umfaßt insbesondere
1. ...
2. ...
3. Heilmittel einschl. Krankengymnastik, Bewegungstherapie, Sprachtherapie und Beschäftigungstherapie
4. Ausstattung mit Körperersatzstücken, orthopädischen und anderen Hilfsmitteln einschl. der notwendigen Änderung, Instandsetzung und Ersatzbeschaffung sowie der Ausbildung im Gebrauch der Hilfsmittel
5. Belastungserprobung und Arbeitstherapie
(17. Erg.-Lief. vom 1. 2. 1982)

[3] Verband der Ergotherapeuten (Hrsg.) (1977). Beschäftigungstherapie in freier Praxis, S. 2

[4] Nichols, P. J. R. (ed.). (1980). Rehabilitation Medicine. The management of physical disabilities (2nd ed). London: Butterworth. S. 32
„Thus occupational therapy may be defined as a paramedical service with the function of assisting patient's return to the fullest possible physical, psychological and social competence both in his former occupation and in his customary role in life."

[5] Augsburger, H. et al. (1977). Rehabilitation. Praxis und Forschung. Rehabilitation und Prävention 2. Heidelberg: Springer

## 1.2 Basiswissen der funktionellen Ergotherapie

**Lernziele**

Der Leser soll
- die Begriffe der Gelenk- und Muskelmechanik, Statik und Dynamik kennen und definieren
- die Bedeutung der Gelenk- und Muskelmechanik, Statik und Dynamik für die ergotherapeutische Behandlung erfassen
- die Unterschiede von Gelenkmobilisation und Muskelfunktionstraining richtig erklären
- die Inhalte und das therapeutische Vorgehen im Rahmen des Muskelfunktionstrainings kennen
- die Inhalte und das therapeutische Vorgehen im Rahmen der Gelenkmobilisation kennen
- die Bedeutung gelenkmobilisierender und muskelkräftigender Maßnahmen für die ergotherapeutische Behandlung kennen und diese Maßnahmen patienten- und therapiezielorientiert einsetzen.

### 1.2.1 Einführung in die funktionelle Anatomie

**Hauptinhalte des anatomischen Wissens**

Gute Kenntnisse der deskriptiven Anatomie sind die Voraussetzung für das Verständnis der funktionellen Anatomie.
Hauptinhalte der anatomischen Grundkenntnisse sind:

1. Aufbau des Skelettsystems
2. Bau und Funktion der Gelenke
3. Bau und Funktion der Muskulatur
4. Bau und Funktion der Nerven
5. Bau und Funktion des peripheren Nervensystems
6. Bau und Funktion des Zentralnervensystems (ZNS)
7. Aufbau und Funktion der Sinnesorgane
8. Aufbau und Funktion der verschiedenen Rezeptoren des Körpers
9. Aufbau und Funktion der inneren Organe, wobei hier Detailkenntnisse zugunsten der o. g. Punkte vernachlässigt werden könnten.

Gegenstand dieses Kapitels ist die funktionelle Anatomie mit folgenden Teilaspekten:

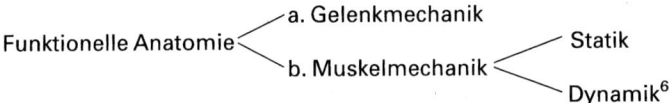

Funktionelle Anatomie
- a. Gelenkmechanik
- b. Muskelmechanik
  - Statik
  - Dynamik[6]

### 1.2.2 Gelenkfunktion, -mechanik

**Definition: Gelenkmechanik**

**Gelenkmechanik** = Kinematik des menschlichen Körpers, die Lehre von den Gelenken.
Die Gelenkmechanik beinhaltet die Untersuchung der Bewegungsmöglichkeiten eines Gelenkes aufgrund seiner Form und der möglichen Be-

12

wegungsachsen. Nach A. Fick spricht man auch von der Geometrie der Gelenkbewegungen.

Aufgrund der verschiedenen Gelenkformen gibt es unterschiedlich große Bewegungsradien und unterschiedlich viele Freiheitsgrade für die Bewegung. Bewegungen sind abhängig von den mechanischen Achsen und werden eingeschränkt durch knöcherne und bindegewebige Anteile (Kapsel, Bänder) des Gelenkes.

Gelenkformen, ihre Bewegungsradien und - richtungen

Man unterscheidet ein- und mehrachsige Gelenke. Im Folgenden sollen die verschiedenen Gelenkformen und ihre Funktion dargestellt werden:

1. *Scharniergelenk* (Ginglymus), z. B. Art. humeroulnaris.
   Es sind Bewegungen nur in der Sagittalebene möglich: Extension und Flexion.
2. *Drehgelenk* (Art. trochoidei), z. B. Art. radioulnaris distalis, ein Zapfen- oder auch Radgelenk mit Bewegungen um die Rotationsachse.
3. *Eigelenk* (Art. ellipsoidea), z. B. Art. radiocarpea; es ist ein vielachsiges Gelenk, das jedoch Bewegungen in zwei Hauptebenen (Sagittal-, Frontalebene) und eine zusammengesetzte Bewegung um die Rotationsachse ermöglicht.
4. *Sattelgelenk* (Art. sellaris), z. B. Art. carpometacarpea pollicis; die Bewegungen sind ähnlich, wie beim Eigelenk: in der Sagittal-, Frontalebene) und um die Rotationsachse.
5. *Kugelgelenk* (Art. sphaeroidea), z. B. Art. humeri mit Bewegungsmöglichkeiten in allen 3 Ebenen (Sagittal-, Frontal-, Transversalebene) und um die Rotationsachse.[7]

Außer den isolierten Bewegungen in einem Gelenk gibt es Kombinationsbewegungen mehrerer Gelenke, was am proximalen und distalen Radio-Ulnar-Gelenk deutlich wird: Erst durch Kombination von Bewegungen beider Gelenke können Pro- und Supination durchgeführt werden. Die Sperre in einem dieser Gelenke behindert die Bewegung im anderen, d. h. es fallen gleichzeitig zwei Gelenke aus.

Kombinationsbewegungen mehrerer Gelenke

Änderungen in der Gelenkmechanik entstehen durch pathologische Prozesse am Kapsel-Bandapparat oder durch Störungen des statischen Aufbaus einer Extremität, was an der unteren Extremität besonders deutlich wird.[8]

Für die Therapie ist es wichtig, folgende Fragen zu beantworten:

Bedeutung für die ETh-Behandlung

– Welches Gelenk ist in der Bewegung eingeschränkt oder sogar blockiert?
– Warum ist es eingeschränkt/blockiert?
– Welche der angrenzenden Gelenke sind frei beweglich?
– Welche sind nicht frei beweglich?
– Welche Qualität hat die Gesamtbeweglichkeit der betroffenen Extremität?
– ...

Die Antworten ermöglichen die spezifische Therapieplanung mit Zielformulierungen, Auswahl der geeigneten Behandlungsmaßnahmen und medien.

### 1.2.3 Gelenkmobilisation

**Definition und Erläuterung des Grundbegriffes der funktionellen ergotherapeutischen Behandlung**

**Definition:**

**Definition**

Unter Gelenkmobilisation wird die Mobilisation bewegungseingeschränkter, teilversteifter Gelenke unterschiedlicher Genese verstanden. Aktive Bewegungen sind eingeschränkt und das Behandlungsziel ist das Erreichen des größtmöglichen aktiven, schmerzfreien Bewegungsausmaßes.

**Grundstrukturen eines jeden Gelenkes**

Um differenzierter auf die Gelenkmobilisation eingehen zu können, müssen zunächst die anatomischen Voraussetzungen aufgezeigt werden, die eine Bewegung ermöglichen.

*a) Gelenke mit 2 artikulierenden Teilen*
Gelenkknorpel
Synovia, Synovialflüssigkeit
Kapsel
Propriozeptoren
nicht obligat sind: Bursen, Menisci, Disci.

*b) Ligg. collateralia,* Verstärkungsbänder

*c) Muskulatur:* sensible und motorische nervliche Versorgung.

Gelenke können nur dann entsprechend ihres physiologischen Bewegungsausmaßes bewegt werden, wenn die genannten anatomischen Grundstrukturen und deren Zusammenwirken intakt sind.
Grundsätzlich ist eine aktive Gelenkbeweglichkeit von der muskulären Führung und somit von der reziproken Innervation von Agonist und Antagonist abhängig. Fehlende Innervation aufgrund einer peripheren Schädigung bewirkt Tonusverlust im Agonist, Antagonist oder in beiden. Die Gelenke sind trotz intakter knöcherner und bindegewebiger Anteile nicht mehr aktiv, sondern ausschließlich passiv bewegbar.

**Faktoren, die die Gelenkfunktion einschränken**

Die Gelenkfunktion kann sowohl durch Veränderungen direkt an den Gelenkstrukturen als auch durch Veränderungen von Strukturen, die das Gelenk umgeben, behindert sein. Faktoren, die die Gelenkfunktion einschränken, sind:

*a) Fibröse Kontrakturen*

– Schäden an knorpeligen und knöchernen Gelenkteilen, so dass es zur fehlenden Kongruenz der artikulierenden Flächen kommt; sowohl aktive als auch passive Bewegung sind eingeschränkt, z. B. bei chronischer Polyarthritis, Arthrosen
– Faserverklebungen, z. B. nach intraartikulärem Erguss
– Intraartikuläre Verwachsungen der Gelenkflächen
– Periartikuläre Schrumpfungen der Gelenkkapsel
– Paraartikuläre muskuläre Verkürzungen. Infolge längerer Ruhigstellung wandeln sich kontraktile Muskelelemente zu unelastischem Bindegewebe um und es entstehen Kontrakturen.
Bei Lähmungen resultieren aus paraartikulären Verkürzungen aktive, aber keine passiven Bewegungseinschränkungen.

## b) Ankylosen

Knöcherne Gelenkversteifungen, wobei der Gelenkspalt partiell oder vollständig, z. B. aufgrund einer destruierenden Gelenkentzündung, überbrückt wird.

## c) Dermatogene Kontrakturen

Es kommt zu oberflächlichen Behinderungen durch Narbenbildung, Hautkontrakturen, wobei z.T tieferliegendes Gewebe mitbetroffen ist; Entzündungen (M. Sudeck z. B.), Verbrennungen, ...

## d) Gelenkmäuse, Fremdkörper im Gelenk, die sowohl knöchern, knorpelig, als auch bindegewebig sein können, sich frei im Gelenk bewegen und aktive und passive Bewegung sperren.

## e) Schmerzen aufgrund von Veränderungen der physiologischen Gelenkstellung.

Ein in der Funktion eingeschränktes oder schmerzhaftes Gelenk ruft Ausweichbewegungen, also Veränderungen der physiologischen Gelenkfunktion hervor, die über Proprio- und Schmerzrezeptoren an das ZNS weitergegeben werden. Die Reaktion ist eine reflektorisch erhöhte Muskelspannung, um eine physiologische Gelenkstellung zu erhalten bzw. wiederzuerlangen; dadurch werden Schmerzen im Gelenk- und Muskelbereich verursacht. Es entsteht ein Circulus vitiosus (z. B. bei der chron. Polyarthritis):

*Circulus vitiosus zur Veranschaulichung der Auswirkung eingeschränkter Gelenkfunktion*

Informationen
vom Gelenk (später auch
von der umgebenden Muskulatur)
über Veränderungen der physiologischen Gelenkfunktion

Erhöhung des Muskeltonus
„Verspannte Muskulatur"

pathologische Aktivität
des Reflexsystems

Vermehrte Reflexe

erhöhter intraartikulärer
Druck durch vermehrte
Muskelspannung

Vermehrter Schmerz, vermehrte
„pathologische" Gelenk-
informationen ans ZNS

Resultate des Circulus vitiosus sind vermehrte Schonmechanismen, Veränderungen der Bewegungsmuster, unphysiologische Gelenk- und Muskulaturbelastung mit daraus resultierenden Veränderungen am Skelettsystem.

Aufgrund der genannten Störfaktoren gestaltet sich die medizinische, physiotherapeutische und ergotherapeutische Behandlung unterschiedlich. Zunächst wird versucht, durch konservative Maßnahmen Schmerzen zu reduzieren, die reflektorische Muskelspannung zu lockern, Ausweichbewegungen zu verhindern und das Bewegungsausmaß eines Gelenkes zu vergrößern, wozu einerseits Maßnahmen zur Entspannung (Wärme, Kälte), aktive und passive Übungsbehandlung und andererseits auch Ruhigstellung gehören, z. B. bei Ergussbildung und Reizung. Erst wenn durch konservative Behandlung keine Besserung eintritt, wird eine Operation (OP) durchgeführt, z. B. durch Entfernen von Gelenkmäusen, Sehnenspaltung etc.

**Konservative Behandlung bei gestörter Gelenkfunktion**

*Basis der konservativen Behandlung,* prae- und postoperativ, sind Maßnahmen, die als Ziel ein vergrößertes Bewegungsausmaß beinhalten, also einerseits die Gelenkfunktion, andererseits die Muskelfunktion – Kraft, Koordination – verbessern, da ohne intakte Muskelfunktion das aktive Bewegungsausmaß eines Gelenkes nicht vergrößert werden kann.

### Grundbedingung der gelenkmobilisierenden Therapie

**Grundbedingungen für gelenkmobilisierende Behandlung**

– Ausrichten der Behandlung auf die Art der Bewegungseinschränkung
– Bei Muskelinsuffizienz ist zunächst ein Muskelfunktionstraining durchzuführen, um die Grundbedingungen für aktive Gelenkbeweglichkeit zu schaffen. Erst dann kann die Gelenkmobilisation effizient durchgeführt werden.
– Anforderungen an den Behandlungsraum: er muss normal temperiert sein, um eine gelockerte Muskulatur zu erhalten
– Verspannungen entgegenwirken, wozu folgende Punkte gehören: Der Patient sollte sich in der Umgebung, in der die Therapie durchgeführt wird, wohlfühlen.

### Rahmenbedingungen

*Die Behandlungsräume* müssen so ausgestattet sein, dass der Patient nicht durch zu viele Reize abgelenkt wird.

*Angstfreie Atmosphäre*
Ängste können im Zusammenhang mit Schmerzen, mit allem Neuen, mit zu hohen Anforderungen auftreten. Daher erarbeitet man gemeinsam mit dem Patienten vor Behandlungsbeginn die Ziele, mit gleichzeitiger Darstellung der Behandlungsmaßnahmen, die zum Erreichen der Ziele eingesetzt werden.
Wichtig: keine Überforderung des Patienten.

Es darf *keine Hektik* entstehen, d. h. als Therapeut muss ich Ruhe schaffen und ausstrahlen.

## Anatomisch-physiologische Vorbedingungen

*Größtmögliche Schmerzfreiheit:* Beim Auftreten von Schmerz nach den Ursachen, u. a. Überbelastung, suchen und diese, wenn möglich, beseitigen.

*Gelockerte Muskulatur,* d. h. Vorhandensein ausgewogener Tonusverhältnisse.

So *wenig Ausweichbewegungen* wie möglich; sind welche vorhanden, diese reduzieren bzw. ausschalten (z. B. durch manuelle oder verbale Korrektur).

## Durchführung der Gelenkmobilisation

Die Ergotherapeutin führt aktive, assistive und passive gelenkmobilisierende Maßnahmen durch.

Das aktive Bewegungsausmaß kann nur vergrößert werden, wenn der Patient maximal mögliche Bewegungen und solche, die im normalen Tempo ausgeführt erden, ausführt. Wichtig ist am Ende des Bewegungsausmaßes eine Betonung, z. B. in Form von Halten gegen einen Widerstand unterschiedlicher Stärke (z. B. Weben am Beuger-Strecker: Um das Schiffchen durch das Fach schieben zu können, muss das Fach mit extendiertem und/oder flektiertem Knie für die Zeit gehalten werden).

### 1. Aktive Gelenkmobilisation (überwiegt)

*Aktive Gelenkmobilisation*

Der Patient soll durch eigene Muskelkraft Bewegungen durchführen, das Gelenk mobilisieren und den Bewegungsumfang vergrößern.

Aktive Maßnahmen haben folgenden Vorteil gegenüber passiven:

*Vorteile*

- Physiologische Gelenkbewegungen durch die Muskulatur sind bei kongruenten Gelenkflächen möglich
- Automatisch wird das zu beübende Gelenk nicht weiter bewegt, als es der physiologische Zustand zuläßt
- Besseres Erfassen der Schmerzgrenze: Der Patient beendet die Bewegung beim erstmaligen Auftreten des Schmerzes. (Nachteil: s. u.)
- Gewährleisten eines ausgewogeneren Stollwechselgeschehens, d. h. Sauerstoffversorgung, Abtransport von Stoffwechselprodukten
- Erarbeiten eines physiologischen Bewegungsgefühls
- Aktives wird automatisch in den Bewegungsablauf des täglichen Lebens übernommen, so dass durch alltägliche(s) Beweg(en)ungen weiteres Training gewährleistet ist.

Bei der Durchführung einer gezielten Gelenkmobilisation sollte der Patient nicht das volle mögliche Bewegungsausmaß nutzen, sondern etwa 10–20 % weniger, also ohne Überstreckung, bewegen. Dabei ist die funktionelle Ausgangsstellung eines Gelenkes von großer Bedeutung:

a) *obere Extremität*
- Finger in leichter Flexionsstellung
- Handgelenk in einer Dorsalextension von ca. 30 Grad
- Ellbogengelenk in einer Mittelstellung von ca. 100 Grad
- Schultergelenk in Ab-, Adduktion oder Anteversion

b) *untere Extremität*
- im oberen Sprunggelenk bietet eine leichte Spitzfußstellung von 5–10 Grad eine bessere Stabilität als die Neigung zum Hackenfuß; ein angedeuteter Spitzfuß hat streckende Wirkung auf das Kniegelenk
- Streckung im Knie

Nachteile der aktiven Gelenkmobilisation sind:
- willkürliche Bewegungseinschränkung durch das Auftreten von Schmerz
- Ausweich- und/oder Kompensationsbewegungen
- Es ist nicht immer gewährleistet, dass der Patient die Bewegung achsengerecht, fließend und ohne übermäßige Anstrengung durchführt.
- Es muss beachtet werden, dass bei einigen Krankheitsbildern (z. B. bei Erkrankungen im Bereich des Schultergelenks) vor aktiven passive Maßnahmen erforderlich sind, um nachfolgend leichter ein größeres aktives Bewegungsausmaß zu erzielen.

## 2. Assistive Bewegungsführung

Assistive Bewegungsführung ist das Bewegen und Tätigsein unter teilweiser Aufhebung der Schwerkraft. Dabei wird nur partiell Muskelarbeit gefordert. Um das zu erreichen, kann die Therapeutin manuell die Bewegung führen, die erkrankte Extremität stützen oder es wird der Helparm (siehe dort), der differenziert einstellbar ist, eingesetzt. Des Weiteren kann der Patient selbst durch bilaterales Arbeiten, z. B. mit gefalteten Händen, die erkrankte Extremität führen. Es wird also das, was der Patient nicht durchführen kann, von einer anderen Person bzw. einem Objekt übernommen (Bunell-Brettchen, Nierenhölzchen bei Erkrankungen und Verletzungen der Hand . Siehe dort)

## 3. Passive Gelenkmobilisation

Die Mobilisation, die Bewegung, erfolgt nicht durch eigene Muskelkraft, sondern durch die Therapeutin, was folgende Vorteile mit sich bringt:

- Vorbereitung der aktiven durch passive Mobilisation
- Bewegungsanbahnung bei Lähmungen
- Kontrakturprophylaxe
- Erhalten aktiver Ergebnisse (z. B. Lagerungsschiene)

Nachteile können ebenfalls auftreten:

- Zirkulatorische Störungen können nicht positiv beeinflußt werden
- Die Schmerzgrenze kann schlecht abgeschätzt werden und ebenso die Grenze des Bewegungsausmaßes, die mit der erstgenannten nicht identisch sein muss
- Durch zu starke Dehnung, Quengeln können intraartikuläre Reizzustände auftreten
- Die Bewegungsdosierung ist zu ungenau.

## Indikationen und Ziele der Gelenkmobilisation

### Indikationen

- Prä- und postoperative Situation bei Erkrankungen im Bereich des Kniegelenkes (z. B. Arthrosis deformans genus, alloarthroplastischer Kniegelenkersatz) und im Bereich des Schultergürtels (Acromioplastik, Narkosemobilisation)
- Zustand n. Verbrennungen
- Zustand n. entzündlichen Prozessen (M. Sudeck, chron. Polyarthritis)
- ...

18

**Ziele**

– Erhalt des vorhandenen aktiven, schmerzfreien Bewegungsausmaßes
– Erweiterung des vorhandenen aktiven und/oder passiven Bewegungsausmaßes
– Vermitteln des Gefühls einer phsysiologischen Bewegung und damit auch Bewegungsanbahnung
– Verbessern der Bewegungskoordination
– Verbessern und Automatisieren von fließenden physiologischen Bewegungsabläufen
– ...

## 1.2.4 Muskelfunktion, -mechanik

*Kinetik:*
Lehre von der Bewegung: Im Mittelpunkt steht die Beziehung zwischen der Bewegung von Körpern und den Kräften, die diese Bewegung verursachen. (Brockhaus Enzyklopädie 1990, Bd. 11)

**Definitionen zur Muskelmechanik**

*Kinematik:*
Bewegungslehre: Schwerpunkt ist die Untersuchung und Beschreibung der Bewegung eines starren Körpers in Bezug auf die Verlagerung seines Schwerpunktes, seiner Orientierung in Raum und die Zeit, die zur Postitionsveränderung erforderlich ist. Inhalt sind nicht die Ursachen der Bewegung (z. B. die wirkenden Kräfte). (Brockhaus Enzyklopädie 1990, Bd. 11)

*Statik:*
Lehre vom Gleichgewicht der Kräfte. Sie beinhaltet Analysen der Haltefunktionen (der Bedingungen, die die Grundlage für den Zustand relativer Ruhe sind), der Entstehung und Bedeutung von Tonuserhöhungen, der aus Kompression der Gefäße resultierenden mangelnden $O_2$-Versorgung, dem schlechten Abtransport von Stoffwechselprodukten und dem schnell entstehenden schmerzhaften Muskelkater.

*Dynamik:*
Lehre von den Kräften und den Bewegungen, die aus der Wirkung dieser Kräfte resultieren. So bewirkt dynamische Muskelarbeit eine Gelenkbewegung, auf Kontraktion folgen Ruhe und Entspannung; die Zirkulation ist verbessert, damit $O_2$-, Milchsäure- und Stoffwechselproduktabtransport gesteigert werden, so dass die Leistungsfähigkeit der Muskulatur erhöht ist.

Durch Kontraktion kleinster Muskelbestandteile findet eine Verkürzung des gesamten Muskels oder nur von Teilen desselben statt, woraus eine Bewegung in unterschiedlichem Ausmaß resultiert.

Muskeln sind, entsprechend der Definition der Arbeit, als Produkt aus Kraft mal Weg in der Lage, Arbeit zu leisten. Das geschieht dadurch, dass sie sich kontrahieren und dabei z. B. die Hebung einer Last bewirken.

**physikalische Grundlagen**

In die Betrachtung der Muskelfunktion ist das Grundprinzip der Arbeitsphysiologie, dass die zu leistende Arbeit an die Leistungsfähigkeit der Muskulatur anzupassen ist, einzubeziehen:

**Arbeitsphysiologisches Grundprinzip**

a) wird z. B. ein Weg unter zu geringer Belastung zurückgelegt, bleibt die Arbeitskraft ungenügend ausgenutzt.

b) Überbelastung senkt die Arbeitsleistung.

Von großer Bedeutung ist der *Arbeitsrhythmus,* der neben der Tätigkeit die Atmung, Herztätigkeit und Pausen, die die optimale Ausnutzung der Arbeitskraft ermöglichen, umfasst. Steigerungen sind sowohl durch einen veränderten Arbeitsrhythmus als auch durch Erhöhung der Dauer und Kraftleistung gegeben. Die Wirkung der quergestreiften Muskulatur am Skelett steht in Beziehung zu diesem und wirkt über Anteile desselben auf Bewegungsvorgänge in verschiedener Art ein. Dass sich die mechanischen Bedingungen der Muskelwirkung bei Bewegungen ständig ändern, wird besonders deutlich an 2- oder mehrgelenkigen Muskeln (siehe funkt. Übungsgeräte). Muskeln mit doppelter Funktion können diese nur durchführen, wenn beide erfüllbar sind, so z. B. beim M. biceps: Flexion und Supination.[9]

**Bedeutung physikalischer Gesetzmäßigkeiten für die Bewegungsausführung**

**Hebelgesetz**

## Bewegungsabläufe

Bewegungsabläufe sind von der Gelenkmechanik abhängig und beruhen auf dem Hebelgesetz. Ein Gleichgewicht tritt immer dann am Hebel ein, wenn das Produkt Kraft (F) × Hebelarm (a) auf beiden Seiten gleich ist. Dieses Produkt gibt das Maß für die Größe der Drehwirkung an und wird Drehmoment genannt (das Moment: ausschlaggebender Umstand; movere lat. bewegen). Es ist die Berechnungsgrundlage von Bewegungen um Achsen.

Drehmoment $M = F \times a$.

Die Einheit des Drehmomentes ist 1 Newton (N) × m. Damit wird die Drehwirkung der Kraft von 1 N am Hebelarm von 1 m Länge angegeben.

Abb. 1: Am Hebel herrscht dann ein Gleichgewicht, wenn das Drehmoment im Uhrzeigersinn so groß ist wie das Drehmoment im Gegenzeigersinn.

$F^1 a^1 = F^2 a^2$ (Hebelgesetz)

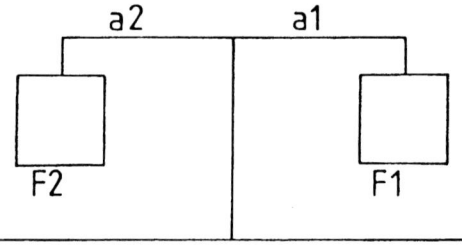

Abb. 2: Veränderungen treten auf, wenn sich die Länge eines Hebelarmes ändert:

Kraft × Kraftarm = Last × Lastarm

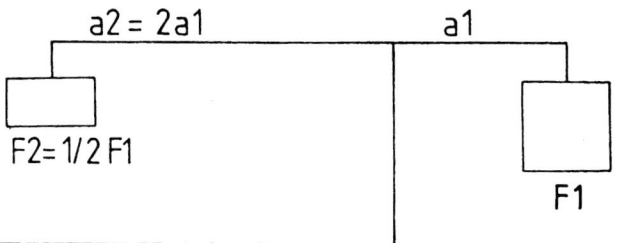

Der Hebelarm links ist doppelt so lang wie der Lastarm rechts. Ein Gleichgewicht entsteht erst dann, wenn das Drehmoment auf der linken Seite gleich dem rechts ist.

Da $a^2$ doppelt so lang ist wie $a^1$, ist dort nur die Hälfte des Gewichtes der Last nötig, um ein Gleichgewicht herzustellen. Man kann mit einer kleinen Kraft am langen Arm eine so große Kraft am kurzen Arm erzeugen, dass sich die Last hebt.

Dieses Prinzip ist besonders bei der Herstellung von Schienen zu beachten: Um das Handgelenk mit möglichst großer Kraftverteilung und damit geringerer Belastung im Handgelenk in die Funktionsstellung von 30° Dorsalextension zu bringen, ist es notwendig, den Unterarm zu 2/3 seiner Länge zu unterlagern.

Abb. 3: Das Hebelgesetz gilt auch, wenn die Kräfte nur auf der einen Seite der Drehachse angreifen – einseitiger Hebel – dann müssen die Kräfte entgegengesetzt gerichtet sein.

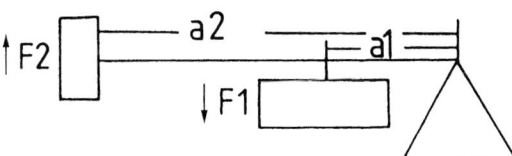

Den drei Grundbegriffen der physikalischen Mechanik entsprechen nach Storck:

| Kraft | $\triangleq$ | Muskel |
|-------|--------------|--------|
| Hebel | an einem Bewegungsarm des Körpers | Knochen |
| Rolle | $\triangleq$ | Gelenk |

Das Gesetz Kraft × Kraftarm = Last × Lastarm kann auf den menschlichen Körper übertragen werden, wobei einige physikalische Vorgänge (Reibung etc.) außer acht gelassen werden.[10]

**Verbindung von Physik und Anatomie**

Die Kraft ist die Arbeitsleistung des Muskels, die dem Muskelquerschnitt und der relativen Verkürzung der Kontraktion entspricht.

Je größer der Muskelquerschnitt bzw. die Summe der Einzelquerschnitte der einzelnen Fasern eines Muskels, um so länger die Kontraktion; je größer die Verkürzung eines Muskels im Verhältnis zu seiner Länge ist, um so größer ist seine Arbeitsleistung, seine Kraft.

Der ‚anatomische' Querschnitt wird nicht berücksichtigt, da bei parallel faserigen Muskeln aufgrund ihrer ungleichen Länge nicht immer alle Fasern in die Messung einbezogen werden.

**Übertragung des Hebelgesetzes auf den menschlichen Körper am Beispiel des Ellbogengelenkes**

### Verdeutlichen der Hebelgesetze am Beispiel des Ellbogengelenkes

Abb. 4

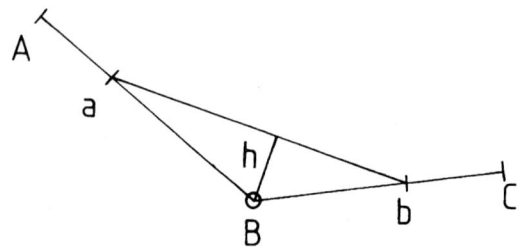

AB – Humerus, der den Oberarm bildet
BC – Radius und Ulna – Unterarm
ab – M. brachialis; die Strecke entspricht der Zugrichtung des Muskels vom Ursprung a zum Ansatz b
B  – Drehpunkt, die Gelenkachse des Ellbogengelenkes. Humerus und Unterarmknochen sind in B, in dem Art. cubiti, gelenkig verbunden.

Am Humerus (AB) greift ein Drehmoment an, das sich wie folgt errechnen lässt:

m – Kraft, Arbeitsleistung des Muskels, entspricht dem Querschnitt des Muskels und seiner relativen Verkürzung der Zugrichtung der Fasern
h – Hebelarm, Kraftarm (Lot von B auf ab)
Drehmoment – m × h.

Zur Vereinfachung gehen wir davon aus, dass sich trotz verschiedener Gelenkstellungen die Wirksamkeit der Muskelkontraktion nicht verändert, also konstant bleibt.

Es kommt aber zu Veränderungen des Hebelarmes h, wie die nachfolgende Abb. 5 zeigt:

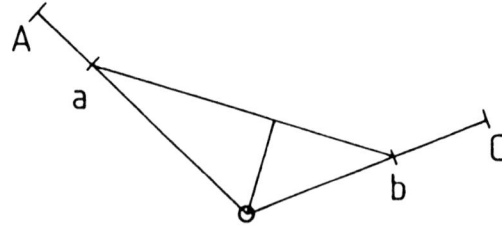

Bei zunehmender Flexion in der Art. cubiti, d. h. bei zunehmender Drehung der Unterarmknochen um ihre Gelenkachse, vergrößert sich der Hebelarm h.
Drehmoment: M = m × h
Kraft × Kraft (Hebel)arm

Bis zu einem bestimmten Flexionswinkel wird sich das Drehmoment M vergrößern, was bedeutet, dass mit Vergrößerung von h die Muskelkraft m abnimmt, um BC mit gleicher Intensität zu beugen; d. h., mit zunehmender Flexion wird eine geringere Muskelkraft nötig, so dass bei Beginn der Unterarmflexion z. B. der M. brachialis sich intensiver kontrahieren muss als zu dem Zeitpunkt, zu dem sich der Unterarm immer mehr der Senkrechten nähert. Es findet also eine Verminderung der muskulären Kraftleistung statt, je mehr sich die gebeugte Extremität der Senkrechten annähert.[11]

Dasselbe gilt auch für die untere Extremität:

**Feststellen muskulärer Arbeitsleistung**

Nach Storck erfordert das Heben des im Knie extendierten Beines von der Oberschenkelmuskulatur mehr Kraft als die Extension des herabhängenden Unterschenkels. Auch die Schwerkraft hat ein Drehmoment, das sich aus dem Hebelarm und der wirkenden Kraft, in diesem Falle dem Gewicht des Unterschenkels, zusammensetzt und sich im sog. Schwerpunkt vereinigt.

Für die einzelnen Extremitäten bestimmten Braune und Fischer (1889) die Lage der Schwerpunkte. Der Hebelarm, dargestellt durch die Entfernung des Drehpunktes von der Schwerpunktlinie, vergrößert sich z. B. bei Kniegelenksextension.

Abb. 6: Überwinden eines Drehmomentes von 60 cm/kg     Abb. 7: Bei völliger Extension muss ein Drehmoment von 110 cm/kg überwunden werden.

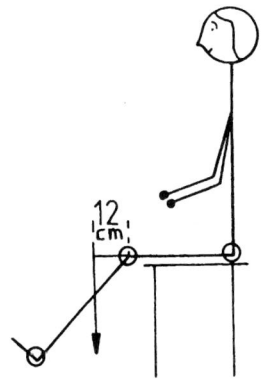 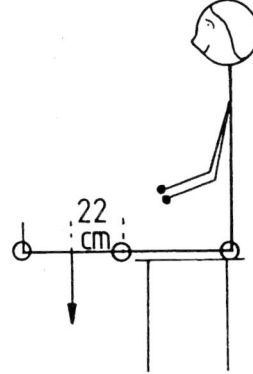

Die Abbildungen verdeutlichen, dass neben dem Unterschenkelgewicht auch die Lage des Schwerpunktes bzw. der Schwerpunktlinie zur Drehachse von Bedeutung ist.[12]

## Fazit für die funktionelle Ergotherapie:

**Bedeutung der Überlegungen für die funktionelle Ergotherapie**

Es muss überlegt werden, welche Ausgangsposition eines Gelenkes unter Berücksichtigung des Krankheitsgeschehens und pathologischer Veränderungen zur effektiven Beübung der Muskulatur (z. B. am Knie-Beuger-Strecker) indiziert ist, da es nach Patientenaussagen um so schwieriger ist, einen herabhängenden Unterschenkel zu strecken, je weiter er sich von der 90°-Flexion entfernt. Gleichzeitig muss aber beachtet werden, dass der Muskel- und Sehnenverlauf nicht immer geradlinig ist, wie z. B. die

23

Sehne des M. quadriceps, die durch die Patella ,abgeknickt' ist. In diesem Falle ist für die Überlegungen nur der Sehnenanteil von der ,Abknickstelle' bis zum Ansatz relevant.

Im Rahmen der Rückenschule und des Gelenkschutzes sind Kenntnisse über Muskelfunktion, -mechanik und das Hebelgesetz die Basis für das Vermitteln schonender Haltung und Bewegung und für den Einsatz adäquater Hilfsmittel. (Siehe dort)

## 1.2.5 Muskelfunktionstraining

**Definition und Erläuterung des Grundbegriffes der funktionellen ergotherapeutischen Behandlung**

**Definition**

**Definiton:**

Unter Muskelfunktionstraining versteht man die Vergrößerung des Muskelquerschnittes mit nachfolgender verbesserter Muskelfunktion. Die Kraft- und Ausdauerleistung wird aufgrund eines Übungsprogrammes erhöht, das z. B. Widerstände, unterschiedlichen Krafteinsatz und verschiedene Zeitdauer umfasst.

**Anatomische und physiologische Grundlagen der Muskelfunktion**

Ausgangspunkt des Muskelfunktionstrainings (MfTr) ist die Kenntnis über anatomische und physiologische Gegebenheiten im Bereich der Skelettmuskulatur. Jede Muskelfaser wird von motorischen und sensiblen Nervenfasern versorgt und kontrolliert, wobei jedes Motoneuron seinen Ausgang am Rückenmarksvorderhorn oder an Gehirnnerven hat. Das Motoneuron und alle von ihm versorgten Muskelfasern bilden eine motorische Einheit; die neuromuskuläre oder motorische Endplatte ist eine vom aufgespalteten Axon und der Muskelspindel gebildete chemische Synapse, an der hemmende oder verstärkt erregende Reize weitergegeben werden.

Die Rezeptoren nehmen im Muskel Informationen über den Status quo auf, geben diese an das ZNS weiter; die Reizbeantwortung findet durch die motorischen Zentren der Großhirnrinde statt.

**motorische Einheit**

Je mehr *motorische Einheiten* gereizt werden, um so stärker ist die Muskelkontraktion. Muskeln arbeiten niemals alleine, um eine Bewegung zu erzeugen oder Stabilität zu sichern, sondern es ist für die Durchführung effektiver Bewegungen die Zusammenarbeit vieler *Muskelgruppen,*

**Muskelgruppen, -ketten**

*Muskelketten* notwendig. Im Rahmen einer Muskelgruppe kann jeder Muskel eine individuelle Rolle haben.

**Aktionsfolge**

Gleichzeitig ist eine exakte Abstimmung der Muskelkontraktionen aufeinander für effektive Arbeit notwendig, denn Störungen in der Aktionsfolge der Bewegung (Aufeinanderfolge der Muskelkontraktionen) bedeutet eine Verschwendung der Arbeitskraft.

Bei funktionellen Bewegungsabläufen geht die Aktionsfolge von distal nach promixal, da die distalen Bereiche – Hände, Füße und auch der Kopf,

24

letzterer über die Sinnesorgane – die meisten Antriebsreize erhalten und dadurch die Bewegung einleiten und kontrollieren. Eine wohlgesteuerte Aktionsfolge ermöglicht die größte Wirksamkeit der Muskelkontraktion und koordinierter Bewegung.

*Bewegungsmuster,* die im ZNS programmiert sind, bezeichnen den Umfang und die Richtung einer Bewegung, die normalerweise als komplexe Bewegung existiert, also Aktion in mehreren Gelenken verlangt. Auf ein einziges Gelenk beschränkte Bewegungen sind durch einen bewussten Lernvorgang aus komplexen Bewegungsmustern entwickelt oder herausgesondert.

Komplexe Bewegung basiert auf dem Zusammenspiel von Agonisten, Antagonisten und Synergisten:

1. *Agonisten* – die Primärkräfte, die Muskeln, die die Bewegung durchführen
2. *Antagonisten* – durch relative An- und Entspannung kontrollieren diese Muskeln als Gegenspieler der Agonisten deren Funktion und Bewegungsdurchführung
3. *Synergisten* – Muskelgruppen, die mit den Agonisten zusammenarbeiten, um einerseits die Bewegung zu kontrollieren und andererseits diese zu unterstützen und zu erleichtern.

**Agonisten,
Antagoni-
sten, Synergi-
sten; ihre Wir-
kungsweise
am Faust-
schluss ver-
deutlicht**

Der Faustschluss als Beispiel:

1. *Agonisten* sind die die Bewegung einleitenden Fingerflexoren.
2. *Antagonisten* sind die Fingerextensoren, die durch ihre Entspannung die Bewegung zulassen.
3. *Synergisten* sind die Extensoren des Handgelenkes, die dieses stabilisieren und eine Flexion verhindern. Sie ermöglichen also die Bewegung.

Störungen in diesem Zusammenspiel entstehen durch Schmerzen, Tonuserhöhungen, Verkürzungen von Muskeln, Sehnen und periartikulären Strukturen. Die Auswirkungen bleiben nicht nur auf das Bewegungsmuster der betroffenen Gelenke beschränkt, sondern Fernwirkungen sind in direkt angrenzenden, aber auch vom Schädigungsort entfernt liegenden Gelenken vorhanden. Sie äußern sich u. a. in Störungen fließender Bewegungsabläufe des gesamten Körpers, in einem veränderten Bewegungsmuster. Durch Kenntnis dieser Zusammenhänge kann der richtige Ansatzpunkt für die Therapie erarbeitet werden.

## Arbeitsweisen der Skelettmuskulatur

### 1. Statische – isometrische Arbeit

Die Muskellänge bleibt konstant, der intramuskuläre Tonus erhöht sich. Nach Hettinger beträgt der Kräfteeinsatz bei körperlichen Aktivitäten des Alltags nur 20–30 % der Maximalkraft. Bei Ruhigstellung, z. B. im Gips, kommt es wöchentlich, ohne physiotherapeutische Behandlung, zu einer ca. 15 %igen Atrophie der Muskulatur.
Man müsste, um eine Hypertrophie der Muskulatur zu erreichen, täglich regelmäßig die Muskelgruppen 3–6 Sek. gegen einen Widerstand an-

spannen, wobei die Anspannung 40–50 % des maximal möglichen Krafteinsatzes betragen muss.

Es entsteht im Vergleich zur isotonen Muskelarbeit ein erhöhter Sauerstoff-Verbrauch, so dass sich innerhalb eines kürzeren Zeitraumes eine größere Menge Laktat, dessen Abtransport nicht gewährleistet ist, ansammelt, dadurch der pH-Wert abfällt, es zur Ermüdung und zum Muskelkater kommt. Isometrische Muskelarbeit ist ständig am Körper notwendig, z. B. um Gleichgewicht zu halten.

**isotone Muskelarbeit**

## 2. Dynamisch-isotonische Muskelarbeit

Diese Form der Arbeitsleistung bezeichnet eine Längenänderung bei konstantem Muskeltonus, etwas, was am menschlichen Körper nie in dieser reinen Form auftritt, da die Belastung ständig wechselt. Werden 15–20 % der Kraft, die man maximal benötigt, eingesetzt, findet schon eine Muskelkontraktion statt.

Da der Tonus meist nicht konstant bleibt, sondern ein gleichmäßiger Wechsel zwischen An- und Entspannung stattfindet, ist die Ermüdung geringer, es gelangt genügend Sauerstoff in die Muskulatur; der Abtransport von Stoffwechselprodukten ist gewährleistet. Insgesamt findet eine bessere Energieversorgung statt, was bei der Behandlung einiger Krankheitsbilder von besonderer Bedeutung ist, z. B. beim M. Sudeck. Des Weiteren hat das dynamische Training den Vorteil der Koordinationsschulung für z. B. berufsspezifische Bewegungsabläufe – trotz größeren Zeitaufwandes und geringerer Kraftzunahme.

**Konzentrische Muskelarbeit**

Die dynamisch-isotone Muskelarbeit wird untergliedert in: *Konzentrische Muskelarbeit:* Ursprung und Ansatz eines Muskels nähern sich durch Kontraktion der Muskelmitte, d. h. der arbeitende Muskel, als *Effektor* der Bewegung, verkürzt sich und verursacht so z. B. eine Flexion im Ellbogengelenk (M. biceps brachii). Es erfolgt also eine Verkürzung des Muskels gegen einen Widerstand (z. B. die Schwerkraft).

**Exzentrische Muskelarbeit**

*Exzentrische Muskelarbeit:* Ursprung und Ansatz eines Muskels entfernen sich von der Muskelmitte, d. h. der *Muskel bremst* eine gegen die Schwerkraft auszuführende Bewegung, wie beispielsweise M. biceps brachii beim Ablegen eines Gegenstandes aus der Hand. Es kommt hierbei also zur Muskeldehnung, entweder durch einen Zug oder das Einwirken der Schwerkraft. Die Spannungsentwicklung in der Muskulatur ist größer als die einer statischen Kontraktion. Exzentrische Kontraktionen mit maximaler Kraft sind in der therapeutischen Situation zu vermeiden, da durch sie Muskelkater hervorgerufen werden kann.

**muskuläre Kraftleistung; Konsequenzen für die ETh Behandlung**

### Kraftleistung der Muskulatur

Bei durchschnittlichen Bewegungen werden nur ca. 20–30 % der maximal möglichen Kraft eingesetzt; die maximale Kraft findet nur selten Einsatz. Ab 65 % der maximalen Kraft beginnt die Kraftreserve, die nur in Angst- und Gefahrensituationen aktiv wird. Für die Therapie sind daraus folgende Konsequenzen zu ziehen:

1. Arbeitet ein Patient mit geringem Krafteinsatz, können nur der Status quo der Muskulatur erhalten und Inaktivitätsatrophien vermieden werden.
2. Arbeitet ein Patient mit verstärktem Krafteinsatz, wird eine Vergrößerung des Muskelquerschnittes erreicht.

## ad 1. Verhütung von Inaktivitätsatrophien bzw. Erhalt des Status quo

**Inaktivitätsatrophie**

Unter Inaktivitätsatrophie wird die Atrophie eines Muskels durch Verminderung des Faserdurchmessers und nicht durch Ausfall einzelner Fasern verstanden. Ursache ist der Fortfall der mit der Muskeltätigkeit verbundenen Blutzufuhr und der Nervenreize; die kontraktilen Elemente nehmen ab, die bindegewebigen zu und im weiteren Verlauf ohne adäquate Behandlung kommt es zu Kontrakturen, die auch, z. B. bei Lähmungen, durch fehlenden Grundtonus verursacht werden können.

Je nach Krankheitsbild kann es zum Erhalt des Status quo und zur Vermeidung von Kontrakturen nötig sein,

**ETh Behandlungsmaßnahmen**

– die intakte und die inaktive Muskulatur weiterhin aktiv zu trainieren
– die betroffene Extremität korrekt zu lagern (z. B. Lagerungsschiene), um Überdehnungen zu vermeiden
– Restfunktionen zu erhalten und wenn möglich auszuweiten
– den Patienten im Gelenkschutz zu unterweisen (chron. Polyarthritis)
– eine Hilfsmittelversorgung vorzunehmen.

Entscheidend ist die aktive Übungsbehandlung mit dem möglichen Grobziel, die vorhandene Muskelkraft zu verbessern. Das kann bedeuten, dass im Laufe der Zeit

– die Behandlungszahl erhöht werden muss
– die Behandlungsdauer gesteigert werden muss
– die Pausen zwischen den Bewegungen verkürzt werden müssen
– die Behandlungsinhalte im Sinne einer Schwierigkeitssteigerung geändert werden müssen.

## ad 2. Muskelkräftigung, -training

**Muskelkräftigung**

Um eine Muskelkräftigung zu erreichen, muss der Patient möglichst 40–50 % der maximal möglichen Kraft einsetzen – höherer Krafteinsatz bleibt ohne Auswirkung auf das Therapieresultat, es entsteht eher Muskelkater. Dieser erhöhte Krafteinsatz kann einerseits im gezielten Einsatz handwerklicher Techniken bestehen, andererseits in Anwendung von Widerständen.

**Definition:** Als Widerstand wird eine Kraft bezeichnet, der eine durch Muskelarbeit bewirkte Kraft entgegengesetzt ist, z. B. die Schwerkraft.

**Definition**

Es können verschiedene Formen des Widerstandes eingesetzt werden:
a) Kräfte, die eine Bewegung verursachen, wenn dieser nicht eine wenigstens gleichgroße Muskelkraft, in diesem Falle exzentrische Muskelarbeit, entgegenwirkt.

**Widerstandsformen im Rahmen der ETh Behandlung**

Diese variablen Kräfte stellen eine nicht steuerbare Belastung von außen dar, gegen die der Patient in unterschiedlichem Maße arbeiten muss. Dazu gehören:

- die Schwerkraft
- manuell gesetzte Kräfte, z. B. um die Muskelfunktion zu testen
- Feder-, Seil- oder Gummizüge, die u. a. beim Helparm und bei den funktionellen Webgeräten Einsatz finden
- Elastizität bei Kompression, z. B. beim Drücken eines Schaumstoffballes oder therapeutischer Knetmasse
- Elastizität bei Biegung, z. B. bei Peddigrohrarbeiten.

b) Kräfte, die entweder eine Bewegung verhindern oder abbremsen und nur infolge einer Muskelanspannung auftreten. Dazu gehören:

- Reibung
- Druck auf unelastisches Material, z. B. beim Drucken mit adaptierten Stempeln, beim Feilen und Schleifen von Holz oder Metall
- Verformung von unelastischem Material, z. B. Ton.

Für die richtige Auswahl der handwerklichen Technik oder anderer therapeutischer Medien, muss die Ergotherapeutin die unterschiedlichen Widerstandsformen und ihre Wirkrichtung in den Raum (nach dorsal, palmar, cranial, caudal, . . .) kennen.
Wichtig ist auch die Überlegung, welche Auswirkungen das Setzen eines Widerstandes an einem oder mehreren Gelenken haben kann.[13]


### Indikationen und Ziele des Muskelfunktionstrainings

Indikationen

### Indikationen

- Traumatische Einwirkungen, die Verletzungen des Gewebes und der Muskelfasern als bewegungsausführende Einheit zur Folge haben
- Gewebsveränderungen anderer Genese
- Muskelatrophien
- Kontrakturen, Verklebungen
- Zustand n. nervöser Unterversorgung aufgrund einer Einengung von außen, z. B. Verbände oder aber durch Schwellungen und Schonhaltungen
- Zentrale und periphere Reizleitungsstörungen, z. B. nach Entzündungen, Luxationen, infolge Traumata
- periphere Lähmungen
- längerfristige Ruhigstellungen
- Ausweichbewegungen
- schmerzbedingte Schonung (chron. Polyarthritis)
- ...

Kontraindikationen

### Kontraindikationen

- Progressive Muskeldystrophie
- Koronare Herzerkrankungen und manifeste Herzinsuffizienz (es kommt bei einem maximalen isometrischen Muskeltraining zum Anstieg des Blutdrucks und zur Zunahme der Herzfrequenz)
- ...

**Ziele**

- Zunahme der Einzeldurchmesser der Muskelfasern und damit Vergrößerung der Muskelkraft
- Steigerung der Belastbarkeit
- Steigerung der statischen und dynamischen Ausdauer
- Anregung der motorischen Einheit, Steigerung der Kontraktionsgeschwindigkeit und damit Verbesserung von Bewegungskoordination, Schnelligkeit und Reaktionsfähigkeit
- Größtmögliche aktive schmerzfreie Beweglichkeit
- ...

## 1.2.6 Statik des gesunden Körpers

*Definiton:*

**Definition**

Statik (grch.) ist die Lehre vom Gleichgewicht der Kräfte (Gleichgewichtslehre).

Auch für die Statik des menschlichen Körpers gelten die physikalischen Gesetze.

Ein Körper bleibt nur dann auf einer Unterstützungsfläche stehen, wenn sein Schwerpunktslot in diese Fläche fällt.

**Bedeutung der Physik f. d.Statik des menschl. Körpers**

Abb. 8:
Das Lot geht vom Schwerpunkt durch die Basis des Quaders, er bleibt stehen

Abb. 9:
Das Lot geht auch hier durch die Basis des Quaders

Abb. 10:
Das Lot liegt außerhalb der Unterstützungsfläche – der Quader fällt um -fehlende Standfestigkeit

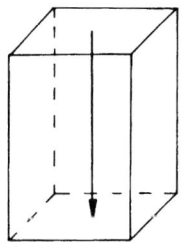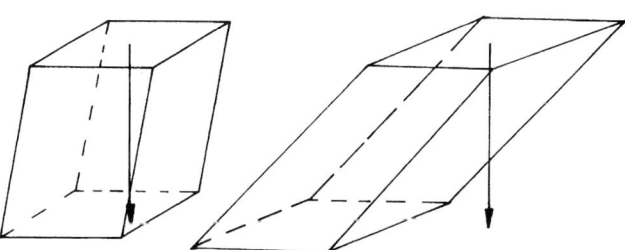

Wie Abb.9 zeigt, ist es nicht unbedingt notwendig, dass das Lot vom Schwerpunkt ausgehend die Mitte der Basis trifft, sondern dass es überhaupt im Bereich der Basis liegt. Das wird am Turm von Pisa sehr deutlich.

Bei der Übertragung dieser Gesetzmäßigkeiten auf den menschlichen Körper muss beachtet werden, dass es

**Gleichgewicht im Stand**

a. einen Gesamtschwerpunkt des Körpers im Stand gibt, der von Fischer berechnet worden ist; er liegt innerhalb des kleinen Beckens
b. eine Oberkörperschwerpunkt gibt, dessen Lage sich ca. in der Mitte des Bauchraumes befindet.

Für einen sicheren Stand muss das Lot des Gesamtschwerpunktes im kleinen Becken in die Unterstützungsfläche der Füße fallen, also eine Senkrechte vor Hüft-, Knie- und oberem Sprunggelenk bilden. Da der Körper aus beweglichen Gliederketten besteht, müssen sowohl Muskeln, Sehnen als auch Bänder hemmend auf Bewegungen wirken, die das Gleichgewicht stören und die Lage des Lotes nach außerhalb der Unterstützungsfläche legen würden und somit einen Sturz verursachten.

Der normale, stabilisierend wirkende Grundtonus der Muskulatur erfährt nur dann größere Veränderung, wenn die Person durch einen plötzlichen Stoß aus dem Gleichgewicht gebracht wird; in dieser Situation ist die zusätzliche Kontraktion weiterer Muskulatur unumgänglich, die größtenteils reflektorisch abläuft (automatische Gleichgewichtsreaktion).

Die stabile Absicherung eines Gelenkes wird besonders am Knie deutlich, wo die umgebenden Bänder bei überstrecktem Gelenk gespannt sind und der M. quadriceps entspannt ist.

**Veränderte Statik nach Armamputation**

Die große Bedeutung der Lage des Körperschwerpunktes für den aufrechten Stand zeigt sich bei Armamputierten, die den Rumpf zur Seite der Amputation – und nicht umgekehrt – verlagern, um das fehlende Gewicht dort auszugleichen. Das erhält das statische Gleichgewicht aufrecht, hat aber eine statische Skoliose zur Folge.[14]

## 1.2.7 Zusammenwirken von Gelenk und Muskel

Bedeutung für die Statik

**Motorische, kinematische Ketten**

Grundlagen für die Bewegung sind in den vorangegangenen Kapiteln erörtert worden, und es sollte deutlich gemacht werden, dass bei einem Bewegungsablauf nie ein Gelenk alleine wirkt, sondern dass immer eine Gliederkette in Aktion tritt. D. h., es arbeiten als kinematische Kette mehrere hintereinander geschaltete proximale und distale Gelenke zusammen.

Die kinematische Kette gliedert sich auf in eine offene und eine geschlossene Gelenkkette, die von Hackenbroch folgendermaßen definiert ist:

„Der Begriff der motorischen Kette bezeichnet eine Kombination und Zusammenfassung hintereinandergeschalteter Gliederabschnitte zu einer motorischen Einheit. Wenn das Endgelenk frei ist, ist die Kette offen; geschlossen ist sie, wenn das Endgelenk – besser das Endglied – ganz oder teilweise festgelegt ist. Weiter erfolgt der Schluß nicht immer am Kettenende, sondern zuweilen im Verlauf der Kette, die dadurch in einen geschlossenen zentralen und freien peripheren Abschnitt zerfällt."[15]

**offene Kette**

Ein Beispiel einer *offenen Gelenkkette* sind Ellbogen- und Handgelenk, wodurch das Greifen und Hantieren mit Gegenständen ermöglicht wird.

**geschlossene Kette**

*Geschlossene Kette:* Beim Gehen ist das Standbein mit dem Erdboden verbunden und lässt mit diesem ein neues Gelenk entstehen; die Kette ist geschlossen durch die Schwerkraft und den Stand des Beines auf dem Boden. Es wird somit eine kinetische Kette gebildet, die beim bipedalen Gang an jedem Bein alternierend auftreten kann und sich mit der offenen Kette abwechselt.

Bei einer *offenen Kette* erfolgt die Bewegung um eine Achse proximal am Körper (Hüftgelenk), bei einer geschlossenen Kette um eine distale Achse (Sprunggelenk). Die zur Bewegung erforderliche Muskelkraft ist in der geschlossenen Kette im Vergleich zur offenen größer.

Durch die Gliederketten können Veränderungen in der Muskelfunktion entstehen und zwar einerseits veränderte Wirkung auf das Gelenk, das sie bewegen, andererseits Wirkung auf Gelenke, die sie mit ihrer Sehne gar nicht überziehen. H. v. Bayer hat verschiedene, nur in geschlossenen Ketten entstehende Effekte des M. soleus beschrieben, die durch Umwelteinwirkungen ermöglicht werden:

**Veränderte Muskelfunktion bei geschlossenen Gliederketten**

„Der M. soleus entspringt ja unterhalb der Kniegelenksachse und setzt mit den beiden Mm. gastrocnemii am Fersenbein an. So bekommt der M. soleus im Stand eine kniestreckende Wirkung. Dies ist möglich, weil das Bein mit dem Fuß am Boden fixiert ist und andererseits durch das Hüftgelenk am Körper. So zieht der M. soleus den Unterschenkel dorsalwärts und führt daher eine kniestreckende Wirkung aus."[16]

Ein gutes Beispiel für Funktionsänderungen der Muskulatur aufgrund der Beinstellung, also der gelenkmechanischen Bedingungen in der offenen oder geschlossenen Kette, sind die Adduktoren des Hüftgelenkes, die dann nämlich zu Flexions-, Extensions-, Innen- und Außenrotationsbewegungen fähig sind. Einzelheiten hat H. v. Bayer anhand eines Adduktorenmodells dargestellt und belegt. Daraus resultieren folgende Aussagen:

**Veränderte Muskelfunktion im Hüftgelenk**

- Rein adduktorisch arbeitet die Muskulatur im Hüftgelenk nur bei einer offenen Gliederkette und bei extendiertem Knie
- Außenrotatorisch wirken die Adduktoren bei einer geschlossenen Gliederkette, wenn der Ansatz der Muskulatur hinter der Drehachse der unteren Extremität liegt, die durch Hüftgelenk und Fußspitze verläuft. Ausgangspunkt der Bewegung ist das im Knie gestreckte Bein, dessen Fußspitze den Boden berührt
- Innenrotatorisch wirkt die Muskulatur bei aufgesetztem und in Knie- und Sprunggelenk flektiertem Knie, da jetzt der Muskelansatz vor der Drehachse liegt.[17]

Die Bedeutung dieser Aussagen für die ergotherapeutische Behandlung wird anhand der funktionellen Webgeräte, insbesondere an Beispiel des Ab- und Adduktors, in Kapitel 4 dargestellt.

---

**Zusammenfassung**

- Ergotherapeutische Behandlungsmaßnahmen werden vom Arzt verordnet und überwacht.
- Im Rahmen der Rehabilitation im Fachbereich Orthopädie sind Ergotherapeutinnen mit dem größten Schwerpunkt in der medizinischen Rehabilitation tätig.
- Als Behandlungsgrundlage ist Wissen über die funktionelle Anatomie, bes. über Gelenke und Muskeln notwendig.

- Die Gelenkfunktion kann durch pathologische Vorgänge an den periartikulären, knöchernen und auch oberflächlichen dermatogenen Strukturen eingeschränkt werden.
- Durch aktive, passive Gelenkmobilisation und assistive Bewegungsführung beim Einsatz handwerklicher Techniken soll das Bewegungsausmaß vergrößert werden.
- Muskeln leisten entsprechend der Definition der Arbeit als Produkt aus Kraft mal Weg Arbeit; unterschieden werden isometrische und isotone (konzentrische und exzentrische) Muskelarbeit.
- Die Bewegungsabläufe, abhängig von der Gelenkmechanik, sind das Resultat des Hebelgesetzes.
- Im Rahmen der ergotherapeutischen Behandlung soll der Status quo der Muskulatur erhalten bzw. durch Muskelfunktionstraining verbessert werden.
- Für die Statik des gesunden Körpers ist das Zusammenwirkung von Gelenken und Muskeln von großer Bedeutung.

## Aufgaben

1. Aus welchen Gründen sind für die Ergotherapeutin Kenntnisse über die Anatomie des Menschen und besonders über die Muskulatur notwendig?
2. Definieren Sie die Begriffe Gelenkmechanik, Muskelmechanik, Dynamik!
3. Nennen Sie die anatomisch-physiologischen Bedingungen, die erfüllt sein müssen, um Bewegung zu ermöglichen:
   - Wie ist ein Gelenk aufgebaut?
   - Welche Faktoren können die Gelenkbeweglichkeit beeinträchtigen/einschränken/unmöglich machen?
4. Nennen Sie 4 Voraussetzungen, die erfüllt sein müssen, damit eine erfolgreiche Gelenkmobilisation durchgeführt werden kann.
5. Definieren Sie die Begriffe aktive, passive und assistive Gelenkmobilisation und erläutern Sie jeden Begriff anhand eines praktischen Beispiels.
6. Erläutern Sie das Hebelgesetz anhand eines von Ihnen ausgewählten Gelenks der oberen Extremität!
7. Erläutern Sie kurz die Begriffe:
   - Motorische Einheit
   - Muskelgruppe
   - Muskelkette!
8. Definieren Sie die Begriffe Muskelfunktionstraining und Gelenkmobilisation!
9. Nennen Sie 3 Faktoren, von denen die Qualität der Muskelarbeit abhängig ist!
10. Erläutern Sie die Begriffe Agonist, Antagonist und Synergist anhand der Unterarm- und Handmuskulatur bei der Ausführung des Faustschlusses.
11. Grundlage des Muskelfunktionstrainings ist die Kenntnis über die verschiedenen Formen der Muskelarbeit:
    - isometrische
    - isotonisch-konzentrische
    - isotonisch-exzentrische.
    Zeigen Sie, dass Sie das Prinzip der Muskelkräftigung kennen und ver-

standen haben, indem Sie folgende Aufgaben lösen:
a) Formulieren Sie die oben genannten Formen der Muskelarbeit so um, dass jemand, der die Begriffe nicht kennt, sie versteht!
b) Nennen Sie für jede Form der Muskelarbeit ein Beispiel aus dem täglichen Leben;
geben Sie die Tätigkeit und die daran beteiligte Muskulatur an und ordnen Sie die jeweilige Form der Muskelarbeit zu.
12. Welche handwerklichen Techniken kann man in der Orthopädie zur Kräftigung der Muskulatur einsetzen?
13. Nennen Sie sowohl für das Muskelfunktionstraining als auch für die Gelenkmobilisation jeweils 3 mögliche Indikationen.
14. Definieren Sie den Begriff des Widerstandes.
Nennen Sie die unterschiedlichen Ihnen bekannten Widerstandsformen und ordnen Sie jeder wenigstens zwei handwerkliche Techniken/Tätigkeiten zu.
15. Im Rahmen des Muskelfunktionstrainings gibt es verschiedene Möglichkeiten, die obere Extremität zu kräftigen. Erarbeiten Sie Beispiele einer handwerklichen Technik und beschreiben Sie, wie diese unter Berücksichtgung der folgenden Methoden adaptiert werden kann;
a) Stellung des Patienten zur Arbeit/Tätigkeit/zum Werkstück
b) Einsatz von Gewichten
c) Einsatz von Federn und Gummizügen
d) Wahl der Größe des Werkstückes
e) Wahl des Materials für das Werkstück.
16. Nennen Sie zwei Gründe dafür, warum es notwendig ist, Behandlungsmaßnahmen zu adaptieren und geben Sie je ein Beispiel!
17. Erläutern Sie, aus welchen Gründen eine Ergotherapeutin Informationen über die Statik des gesunden Körpers und mögliche Abweichungen benötigt!
18. Beschreiben Sie eine offene und eine geschlossene Gliederkette und erläutern Sie die ergotherapeutische Relevanz.

## Anmerkungen

[6] Jentschura, G. & Janz, H. W. (Hrsg.). (1979). Beschäftigungstherapie Bd. I. (3. neubearb. u. erw. Aufl.). Stuttgart: Thieme. S. 2
[7] Kahle, W. et al. (1978). Dtv-Atlas der Anatomie, Bewegungsapparat (Bd. I). (2. Aufl.). München: dtv. S. 29
[8] Nachzulesen in: Jentschura, G. & Janz, H. W. (Hrsg.), a.a.O., S. 3 ff.
[9] Abderhalden, E. (1941). Lehrbuch der Physiologie in Vorlesungen. (2. u. 3. Aufl.). Berlin: Urban & Schwarzenberg, S. 341–345.
[10] Jentschura, G. & Janz, H. W. (Hrsg.), a.a.O., S. 4 f.
[11] Jentschura, G. & Janz, H. W. (Hrsg.), a.a.O., S. 5 f.
[12] Jentschura, G. & Janz, H. W. (Hrsg.), a.a.O., S. 6 f.
[13] Dünnwald, C.: Ergotherapeutische Bewegungsanalyse der oberen Extremität. Fortbildungsveranstaltung der Regionalgruppe Niedersachsen. 14./15. 10. 1983, Osnabrück.
[14] Jentschura, G. & Janz, H. W. (Hrsg.). (1979). Beschäftigungstherapie Bd. I. (3. neubearb. u. erw. Aufl.). Stuttgart: Thieme, S. 7 f.
[15] Weil & Weil (1966). Die Mechanik des Gehens. Stuttgart: Thieme, S. 37.
[16] Jentschura, G. & Janz, H. W. (Hrsg.). (1979). Beschäftigungstherapie Bd. I. (3. neubearb. u. erw. Aufl.). Stuttgart: Thieme, S. 10.
[17] Jentschura, G. & Janz, H. W. (Hrsg.), a.a.O., S. 9 ff.

## Quellen

- Brockhaus Enzyklopädie (1990). Bd. 11. (19., völlig neubearb. Aufl.). Mannheim: Brockhaus.
- Jentschura, G. & Janz, H. W. (Hrsg.). (1979). Beschäftigungstherapie Bd. I. (3. neubearb. u. erw. Aufl.). Stuttgart: Thieme.
- Lekszas, G. (1981). Heilsport in der Orthopädie. (2. Aufl.) Stuttgart: Enke.
- Schücking, B. & Huchthausen, G. (1961). Leitfaden der Beschäftigungs- und Arbeitstherapie. Darmstadt: Dr. Steinkopff.
- Silbernagel, S. & Despopoulos, A. (1979). Dtv-Atlas der Physiologie. München: Dtv-Thieme.
- Stoboy (1980). Physiologische Grundlagen des Muskeltrainings. Zschr KG 32 (12), 726–732.
- Unterrichtsunterlagen aus meiner Ausbildung an der Schule für Beschäftigungs- und Arbeitstherapeuten in Celle, insbesondere aus dem fachspezifischen Unterricht im Rahmen des Orthopädie-Praktikums in Debstedt/Bremerhaven bei Frau E. Bajus.
- Wiegand (o. J.). Angewandte funktionelle Beschäftigungstherapie in der Orthopädie. (o. O.)

# 2 BEHANDLUNGSABLAUF

**Lernziele** **Ziele**

Der Leser soll
– die einzelnen Schritte des logisch aufgebauten Ablaufes einer ergotherapeutischen Behandlung kennen
– die unterschiedlichen Arten der ergotherapeutischen Befundaufnahme kennen,
  ihre Durchführung beschreiben und patientenorientiert anwenden
– die Grundkriterien zur Erstellung eines Behandlungsplanes kennen und anhand
  der o. g. Kriterien patientenorientiert einen Behandlungsplan erstellen.

Folgendes Schema gibt eine Übersicht über die wichtigen Punkte des
Behandlungsablaufes, die in den folgenden Kapiteln ausführlicher dargestellt werden. (Modifiziert nach Trombly 1977 und Rusk 1977)

1. Ärztliche Verordnung **globale Über-**
   ↓ **sicht über den**
2. Datensammlung **Behandlungs-**
   (Zusammentragen von Informationen über den Patienten aus unterschiedlichen **ablauf**
   Quellen; Spezifische ergotherapeutische Befundaufnahme)
   ↓
3. Interpretation der Daten
   (Erfassen des Potentials und der Probleme des Patienten)
   ↓
4. Formulieren von Behandlungszielen und Hierarchisierung der Ziele
   ↓
5. Formulieren des Behandlungsplanes
   (Auf der Basis von Arbeitsgang- und Anforderungsanalysen werden das Be-
   handlungskonzept formuliert und Maßnahmen und Medien gewählt)
   ↓
6. Patientenbehandlung
   • Funktionelle Ergotherapie
     a) Wiederherstellung physischer Funktionen unter Berücksichtigung der Ak-
        tivitäten des täglichen Lebens und den Erfordernissen eines Berufes
     b) Sensomotorisches Training der Muskulatur
     c) Training des Gebrauches von Pro- und Orthesen
   • Vorberufliches Training
   • Haushaltstraining, Wohnungsplanung
   • Häusliches Therapieprogramm und Nachbehandlung
   ↓
7. Zwischenbefunde
   Endbefund
   ↓
8. Dokumentation des Prozesses

## 2.1 Behandlungsbeginn

### 2.1.1 Ärztliche Verordnung

**ETh Behand-
lung nur nach
ärztlicher An-
weisung auf
einem Ver-
ordnungs-
bogen**

Jede ergotherapeutische Behandlung ist nur auf ärztliche Verordnung hin
möglich. Sie steht gleichwertig neben den anderen nichtärztlichen Heil
behandlungen und bedarf daher auch eines eigenen Verordnungsbogens
bzw. einer Therapiekarte. Letztere umfasst sowohl die Verordnung als

auch die Therapieplanung für den Patienten (z. T. inklusive Tages- und Wochenplan) und eine Übersicht über die durchgeführten Behandlungen. Sinnvollerweise sollten hier auch alle weiteren Therapien (Physiotherapie, Massage, . . .) eingetragen werden.

Je nach Art der Klinik gibt es unterschiedliche Verordnungsbögen. Sie sind einerseits aufgrund der Erfahrungswerte der Ergotherapeutinnen, andererseits nach den Vorschriften der Krankenkassen bezüglich des Abrechnungsmodus erstellt worden.

Jeder Verordnungsbogen sollte Raum für folgende Daten lassen:

- Allgemeine Daten des Patienten (Name, Alter, Geschlecht . . .)
- Soziale Situation
- Diagnose und Nebendiagnosen, die im Rahmen der Behandlung zu berücksichtigen sind, oder die Behandlung beeinflussen können
- Grobe Angabe von Behandlungsmethoden und Behandlungszielen, um die Richtung für eine symptom- und patientenorientierte Behandlung zu weisen. Die Zieldifferenzierung nimmt die Ergotherapeutin nach einer detaillierten Befundaufnahme und in Absprache mit dem interdisziplinären Team vor, vor allem die Auswahl der indizierten Behandlungsmaßnahmen und -medien.

**zusätzliche Informationen**

Zusätzlich zu den bisher genannten und obligatorischen Angaben wären folgende Informationen für die Behandlungsplanung und -durchführung hilfreich:

- die Belastungsfähigkeit des Patienten, z. B. im Stehen, Sitzen
- Hinweise auf die begrenzte Belastbarkeit der erkrankten und/oder verletzten Körperteile, Teilbelastungen beim Gehen etc.
- die physische und psychische Leistungsfähigkeit (liegt z. B. eine allgemeine Einschränkung der Leistungsfähigkeit vor?)
- bisherige konservative Behandlung, z. B. Physiotherapie
- Angaben, ob die Therapie prä- oder postoperativ ist, also ob eine Vorbereitung auf die Operation z. B. in Form von gezielterem Muskeltraining o. ä. erforderlich ist
- bisherige operative Behandlung, Nachbehandlung mit ruhigstellenden Verbänden, besonders zu beachtende postoperative Lagerung etc.
- Angaben über Bewegungen, Tätigkeiten, die nicht ausgeführt werden dürfen (z. B. darf der Patient nach einer Bandscheibenoperation nicht sitzend, sondern nur stehend arbeiten? Ist die Belastungszeit begrenzt?)

Eine adäquate symptom- und leidensdruckorientierte Behandlung kann nur durch eine möglichst genaue Verordnung durch den Arzt gewährleistet werden. Behandlungsziele sind abzugrenzen, abzustufen und zu differenzieren (siehe 2.3.1.).

Auf der anderen Seite muss der Arzt der Ergotherapeutin genügend Freiraum zur Auswahl der geeigneten Behandlungsmaßnahmen und -medien lassen, da sie erst nach einer umfassenden Befundaufnahme unter Berücksichtigung der Ziele und Interessen des Patienten, seiner sozialen Situation und der Prognose der Erkrankung Methoden, Maßnahmen und Medien individuell auswählen kann.

**Verordnungsbogen**

Die Verordnungsbögen können gleichzeitig statistischen Zwecken dienen. Daher ist es ratsam, auf dem Bogen auch die Zeiten für Vor- und Nacharbeiten der handwerklichen Arbeiten, möglicherweise auch den

36

Materialverbrauch der fertig gestellten Werkstücke und/oder der individuell hergestellten Hilfsmittel zu vermerken.

Um dem Patienten eine Übersicht über seine Behandlungen zu geben, sollte er eine Karte, in die die Termine der verschiedenen Behandlungen eingetragen werden (wie in einem Stundenplan), erhalten: z. B. Karte am Bett oder als Laufzettel, auf dem der Therapeut nach der Therapie unterschreiben muss.

**Vorschlag für einen Verordnungsbogen**

---

Name: _____ Station/Zimmernr. _____

Diagnose: _____
Nebendiagnosen: _____

Vorläufige Therapieziele: _____
_____

Ergotherapeutische Leistungen (bitte ankreuzen)

| | |
|---|---|
| – Muskelkräftigung | – Gelenkmobilisation |
| – Training der Grobmotorik | – Training der Feinmotorik |
| – Belastungstraining | – Gleichgewichtsschulung |
| – Selbsthilfetraining | – Prothesentraining |
| • Waschtraining | – Hilfsmittelversorgung |
| • Anziehtraining | – Hilfsmittelherstellung |
| • Esstraining | – Schienenversorgung |
| • Haushaltstraining | – Rollstuhltraining |
| • … | – Gelenkschutzunterweisung |
| – Konzentrationstraining | – Arbeitstherapeutische |
| – Anregung zur Aktivität | Maßnahmen |
| – Wahrnehmungstraining | – Vorbereitung zur beruflichen |
| – Gedächtnis-, Reaktionsschulung | Rehabilitation |
| – … | – … |

*An dieser Stelle könnte ein Kalendarium stehen, in dem vermerkt werden kann, ob und wie häufig der Patient behandelt worden ist. Auch wäre es möglich, hier Zeiten für Vor- und Nacharbeiten aufzuführen. Eine andere Möglichkeit wäre ein Monatsplan in der Art eines Stundenplanes, in den alle Therapien des Patienten eingetragen und von den Therapeuten abgezeichnet werden.*

Datum der Verordnung _____

Unterschrift des Arztes _____

Unterschrift der behandelnden Ergotherapeutin _____

---

Abhängig vom Aufbau der Klinik, von der Art der Teamarbeit zwischen Ärzten und Therapeuten kann die Verordnung eines Patienten in die Ergotherapie unterschiedlich verlaufen:

**Teamarbeit**

– bei einer guten Zusammenarbeit im interdisziplinären Team werden neu aufgenommene Patienten z. T. zunächst vom Arzt befundet und dann den für die Station zuständigen Therapeuten vorgestellt; direkt im Anschluss an diese Vorstellung wird gemeinsam die Therapieplanung besprochen (wann beginnt welche Behandlung, was sind die primären Behandlungsschwerpunkte etc.);
– direkte symptom- und leidensdruckorientierte Verordnung durch Ärzte, die Kenntnis über die ergotherapeutische Behandlung haben;
– bei der Visite werden für Neuzugänge Behandlungsmaßnahmen grob besprochen und festgelegt bzw. bei Patienten, die schon länger stationär aufgenommen worden sind, die Behandlungspläne modifiziert;
– teilweise werden Patienten telefonisch angemeldet, und es findet so schon ein kurzes Gespräch über die Behandlungsziele statt.

Für die weitere Zusammenarbeit wäre es notwendig, dass

– die Ergotherapeutin regelmäßig an den Visiten (Stations-, Chefvisiten) teilnimmt und dort Auskunft über Veränderungen des Status des Patienten gibt;
– einmal wöchentlich eine Patientenbesprechung stattfindet. Hierzu werden von den zuständigen Ärzten oder Therapeuten unter bestimmten Kriterien Patienten zur Besprechung ausgewählt. Kriterien könnten z. B. sein:
  • Mögliche Verlängerung des Klinikaufenthaltes oder der Anschlussheilbehandlung
  • Eine Therapiepause. (Sinnvoll? Dauer? Begründung?)
  • Entlassung des Patienten. (Wohin? Wäre vorher noch ein Hausbesuch notwendig?)
  • Weitere Therapieplanung oder Erarbeiten von Therapievorschlägen für die Zeit nach der Entlassung
  • ...

Für die ca. eine Stunde dauernde Besprechung werden etwa 4–6 Patienten ausgewählt, auf einer Liste notiert und den Therapiebereichen zugesandt. So ist es möglich, dass nur die Therapeuten, die die genannten Patienten behandeln, an der Besprechung teilnehmen und sich jeder vorbereiten kann.

## 2.1.2 Informationssammlung über den Patienten

Versch. Informationsmöglichkeiten über den Patienten

Die Ergotherapeutin muss schon vor der persönlichen Kontaktaufnahme und der ersten Behandlungseinheit über den Patienten informiert sein. In der Klinik gibt es folgende Informationsquellen:

– Krankengeschichte, die den Befund des Stationsarztes, Briefe von Konsiliarärzten bzw. vom Hausarzt und auch Befunde anderer Therapeuten enthalten sollte
– Röntgenbilder, die einer Erklärung durch den zuständigen Arzt bedürfen
– Pflegepersonal, da es den Patienten über einen längeren Zeitraum erlebt und teilweise die soziale und psychische Situation besser einschätzen kann.

Nach Durchgehen dieser Informationsquellen weiß die Ergotherapeutin, ob der Patient nur zur konservativen oder aber zur konservativen und operativen Behandlung in die Klinik eingewiesen wurde, ist gleichzeitig auch in gewissem Maße über seine medizinische, soziale, häusliche Anamnese, seinen Beruf und möglicherweise seine bisherige Rehabilitation informiert.

38

## 2.1.3 Erstgespräch mit dem Patienten

Beim Erstgespräch stellt sich die Therapeutin zunächst vor und erklärt dem Patienten, sofern Ergotherapie für ihn eine neue Behandlungsform ist, die Aufgaben in der Klinik kurz und verständlich. Im daran anschließenden Gespräch sollten die derzeit im Vordergrund stehenden Beschwerden und der größte Leidensdruck erfasst werden. Abhängig von der Gesprächssituation, dem Krankheitsbild des Patienten, seinem momentanen Zustand, wird schon ein mehr oder weniger differenzierter Befund erhoben.

**Inhalte des Erstgespräches**

Die Therapeutin ist verpflichtet, zunächst beim Erstgespräch, aber dann auch in jeder Behandlungseinheit, ein gutes Klima mit dem Patienten und um ihn herum zu schaffen. Von Seiten des Therapeuten gehören dazu sicheres Auftreten, fachliche und soziale Kompetenz.

Die Grundhaltung des Therapeuten gegenüber dem Patienten sollte Rogers' drei Regeln der nicht-direktiven Therapie nahe kommen[18];

**Gesprächsführung nach Rogers und Tausch**

1. *Einfühlendes und nicht wertendes Verstehen des Patienten*
   Das Erstgespräch sollte mit sehr viel Einfühlungsvermögen geführt werden, da die Mitarbeit des Patienten auch dadurch, wie er die Therapeutin erlebt, wie andere Patienten auf Ergotherapie als Behandlungsmaßnahme und auf die einzelnen Therapeuten reagieren, beeinflusst wird.

**Einfühlendes Verstehen**

2. *Bedingungslose positive Zuwendung, gleichzusetzen mit Achten – Wärme – Sorgen*
   Als Therapeutin sollte ich den Patienten so, wie er ist, annehmen und ihm ein Spiegel sein. Ich bin verpflichtet, seine Scheu, seine Behinderung zu zeigen, seine Sorgen vor bleibender Behinderung zu berücksichtigen. Er darf nicht mit Fragen überhäuft werden, und wenn er auf bestimmte Fragen nicht antworten möchte, lasse ich ihn gewähren. Möglicherweise ergibt sich später eine Situation, in der er von sich aus über seine Probleme spricht.
   Verstehendes Zuhören bedeutet, dass ich das, was der Patient an Gedanken und Gefühlen äußert, exakt wiedergebe, dass ich mich in sein Bezugssystem versetzen kann. Dabei müssen die Art des Sprechens, Gestik und Mimik beachtet werden.
   Um dem Patienten deutlich zu machen, dass ich aktiv zuhöre und ihn ernstnehme, ist das Paraphrasieren notwendig: ich drücke das, was er gesagt hat, in meinen Worten aus. Das hat den Vorteil, dass wichtige Aussagen bestätigt oder korrigiert werden bzw. dem Patienten durch die Umformulierung das Gesagte noch einmal verdeutlicht wird.
   Jede Aussage, die Patient und Therapeut machen, hat nach Schulz von Thun vier Seiten:
   – den Sachinhalt: das, worüber ich informiere
   – den Appell: also das, was der Gegenüber tun soll
   – die Selbstoffenbarung: das, was ich dem Gegenüber über mich mitteile
   – die Beziehungsebene: stehen beide Gesprächspartner auf einer Ebene, auf unterschiedlichen und welche sind es/könnten es sein?
   In der Regel wird nur ein Teil dieser Informationen explizit geäußert, vieles wird implizit vermittelt. Da das Wahrnehmen dieser impliziten Botschaften subjektiv geprägt ist, kommt es häufig zu Missverständnissen und Störungen in der Kommunikation. Aus diesem Grund ist es notwendig, dass die Therapeutin die Technik des Paraphrasierens beherrscht, um so dem Patienten widerzuspiegeln, was er gehört und verstanden hat.

**Achten – Wärme – Sorgen**

Weitere signifikante Bestandteile eines Gespräches sind das genaue Beobachten (wird unter 2.2.2 ‚Patientenbeobachtung' beschrieben), das Zuhören und das Gespräch im Hic et Nunc, im Hier und Jetzt.

**Echtsein**    3. *Echtsein, Ohne-Fassade-Sein der Therapeutin,* d. h. sie ist die, die sie ist; sie ist in ihren Gefühlen für den Patienten aufrichtig und ehrlich, sie kann mit diesen Gefühlen umgehen.

Die Basis eines gutes Gespräches, eines Dialoges, bilden das Geöffnetsein und die Empfänglichkeit für die Gesichtspunkte und Gefühle des anderen, die von beiden Gesprächspartnern erbracht werden müssen (müssten).

Von großer Bedeutung ist in jedem Gespräch und während der Therapie bei jeder Erklärung eines Sachverhaltes die größtmögliche Verständlichkeit. Nach Schulz von Thun tragen dazu wesentlich die ‚vier Hamburger Verständlichmacher' bei:

– Einfachheit in der sprachlichen Formulierung
– Gliederung – Ordnung (im Aufbau des Textes)
– Kürze – Prägnanz (anstelle weitschweifiger Ausführlichkeit)
– Zusätzliche Stimulanz (anregende Stilmittel).

Durch Verstehen, Achtung und Echtheit wird eine Basis im zwischenmenschlichen Kontakt geschaffen, die es dem Patienten ermöglicht, sich zu öffnen, das, was ihn derzeit belastet und beschäftigt, zu äußern und daraufhin selber und/oder durch Unterstützung durch den Therapeuten, Schritte in Richtung der Problemlösung zu finden bzw. zu erarbeiten.

---

### Aufgaben

1. Sie erhalten nachstehende ärztliche Verordnung. Ergänzen Sie die fehlenden wichtigen Punkte!
   Verordnung für Ergotherapie
   Name, Vorname:
   Adresse:
   Unterschrift des Arztes
2. Wie und wo erhalten Sie ausreichende Informationen, um sich von der physischen, psychischen und sozialen Situation des Patienten ein Bild machen zu können?
3. Das Erstgespräch mit dem Patienten ist oft für die weiteren Kontakte ausschlaggebend. Nennen Sie wichtige Grundregeln der Gesprächsführung und erläutern Sie deren Bedeutung für alle Gespräche im Rahmen der Patientenbehandlung.

---

### Anmerkungen

[18] Tausch, A.-M. & Tausch, R. (1979). Gesprächspsychotherapie. (7. Aufl.). Göttingen: Hogrefe, S. 29 f

### Quellen

– Rusk, H. A. (1977), Rehabilitation Medicine, (4th ed.), St. Louis: The C. V. Mosby Company, Chapter 5: Principles ob Occupational Therapy.
– Schulz von Thun, F. (1987). Miteinander reden. Störungen und Klärungen. Reinbek: Rowohlt.
– Trombly, C. A. (ed.) (1977). Occupational Therapy for Physical Dysfunction. (2nd ed.). Baltimore/London: Williams & Wilkins.

## 2.2 Befundaufnahme

Durch eine detaillierte Befundaufnahme – basierend auf der ganzheitlichen Sichtweise – macht sich die Therapeutin ein möglichst lückenloses Bild von der Situation des Patienten. Das ist die Basis für die Therapieplanung und -durchführung.
Bereiche, die befundet werden, sind:

**Detaillierte Befundaufnahme als Basis der Therapie**

a) motorische Funktionseinschränkungen
b) Veränderungen, Einschränkungen im kognitiven und psychischen Bereich
c) soziale Situation, Sozialverhalten
d) Selbstständigkeit im täglichen Leben, im Haushalt und in der Berufsausübung
e) die primären Interessengebiete des Patienten.


### 2.2.1 Allgemeine Rahmenbedingungen für die Befundaufnahme

Bei der Befundaufnahme ist auf folgende allgemeine Rahmenbedingungen zu achten:

- Angstfreie und ruhige Atmosphäre
- Auf den Schutz der persönlichen Intimsphäre des Patienten
- Ablenkende Faktoren (Telefon, andere Personen im Raum etc.) müssen vermieden, bzw. reduziert werden.
- Der Behandlungsraum sollte möglichst reizarm, wohltemperiert und u. a. mit einer Sitzgelegenheit ausgestattet sein.
- Die Ergotherapeutin sollte alle für die Befundung erforderlichen Messgeräte, Befundaufnahmebögen, die Patientenakte und Schreibzeug bereit legen.
- Während der Befundung ist auf größtmögliche Schmerzfreiheit, gelockerte Muskulatur und auf Ausweichbewegungen, die zu verhindern sind, zu achten.
- ...


### 2.2.2 Patientenbeobachtung

Die Beobachtung ist die Fähigkeit, aufmerksam und planvoll Vorgänge und Merkmale an Gegenständen, Ereignissen oder an Mitmenschen wahrzunehmen. Es handelt sich um eine grundlegende Methode der Datengewinnung.

**Beobachtung des Patienten**

Im Krankenhaus bedeutet Beobachtung, die jedem einzelnen von uns möglichen Wahrnehmungen an einem kranken Menschen, die seinen körperlichen und seelischen Zustand im Augenblick erkennen lassen.

Voraussetzungen einer guten Beobachtungsgabe sind:

**Voraussetzungen**

- Wachsein für die Umwelt mit Interesse an dem, was um uns vorgeht
- Aufmerksamkeit und Konzentrationsfähigkeit
- Unterscheidungsvermögen zwischen Wesentlichem und Unwesentlichem
- Trennen zwischen Patient und persönlichen Gefühlen
  Gefahren sind: Projektion, Mitleid und zu starke Identifikation mit den Problemen des Patienten, so dass man einen übermäßig starken Wunsch zu helfen entwickelt, bei dem man sich selbst in den Hintergrund stellt und sich die Probleme des anderen zu eigen macht
- der Wille, Erfahrungen zu sammeln und sie auszuwerten.

Bei der Beobachtung eines Patienten handelt es sich in der Regel um eine eher unsystematische, aber natürliche und direkte teilnehmende Beobachtung.

Die detaillierte Krankenbeobachtung umfasst folgende Punkte:

## 1. Beobachten von Verhalten und physischem Erscheinungsbild

a) Äußeres Erscheinungsbild: gepflegt, unsauber, ...
b) Gesichtsausdruck: starr, verkrampft, Blick ins Leere gerichtet, ...
c) Körperhaltung: aufrecht, gebeugt, müde, gespannt, unsicher, ...
d) Gestik: lebhaft, gehemmt, disharmonisch, ...
e) Körperbewegungen z. B. beim Aufstehen, Hinsetzen, beim Hantieren mit Gegenständen: symmetrisch, asymmetrisch, koordiniert, fließend, ataktisch, ...
f) Gang: kraftvoll, gleichmäßige Belastung beider Beine, schlurfend, trippelnd, mühsam ...

## 2. Beobachtung der Haut

a) Farbe: Blässe (Anämie, lokalisierte Zirkulationsstörung)
Gelbfärbung (Ikterus)
Blaufärbung (Zyanose)
Rötung (Entzündung, Aufregung)
Graue fahle Haut (oft bei Krebserkrankungen)
b) Hautbeschaffenheit: Dehydration, Ödeme, ungleichmäßige Oberfläche durch Narben, überschießende Narbenbildung, ...

## 3. Schmerzbeobachtung

Schmerz ist als mehrdimensionales Sinnes- und Gefühlserlebnis zu verstehen und daher muss das subjektive Schmerzempfinden auch differenziert erfasst werden (Geissner et al. S. 95, in: Geissner (Hrsg.) (1992).
Informationen über das Schmerzempfinden kann die Ergotherapeutin durch Beobachtung des Schmerzverhaltens des Patienten gewinnen. Dazu gehören u. a. das Klagen über den Schmerz, Veränderungen in der Mimik, der Körperhaltung und Bewegungseinschränkungen.

Bei akuten Schmerzen, die eindeutig der Schmerzquelle zuzuordnen sind, soll der Patient den Schmerz anhand folgender Kriterien kurz beschreiben:

a) Lage: streng lokalisiert, diffus, ausstrahlend, ...
b) Schmerzform: stechend, ziehend, bohrend, periodisch wiederkehrend, ...
c) Auftreten des Schmerzes: tagsüber, nachts, nach Anstrengung oder Aufregung, unabhängig von best. Zeiten ...

Bei chronischen Schmerzen, die zudem schwer zu beeinflussen sind, ist diese Kurzbeschreibung allein nicht ausreichend. Es müssen affektive und sensorische Komponenten mit berücksichtigt werden.
Da Aufmerksamkeitsprozesse die Schmerzwahrnehmung beeinflussen, soll der Patient im Rahmen der Befundung auf einer Ratingskala ankreuzen, wie er in unterschiedlichen Situationen seinen Schmerz wahrnimmt (Rehfisch, 1989).

Konsequenzen für die therapeutische Intervention wären dann, im therapeutischen Gesamtteam und mit dem Patienten zusammen, die für ihn effektivaten Möglichkeiten zur Beeinflussung der Schmerzwahrnehmung zu erarbeiten.

## 4. Kreislaufbeobachtung

Ist auf der Verordnung des Arztes als besonderer Hinweis zur Beachtung z. B. Hypertonie notiert, ist das von großer Bedeutung. Es wird notwendig, sowohl Pulsfrequenz als auch Blutdruck im Rahmen der Therapie zu kontrollieren und die Behandlungsdauer und -medien darauf abzustimmen. **Kreislauf**

## 2.2.3 Funktionsstatus

Eine Ergotherapeutin muss in der Lage sein, einen detaillierten und präzisen Status aufzunehmen und diesen klar und deutlich zu dokumentieren. Darüber hinaus muss sie den vom Arzt erstellten Befund verstehen können, **Funktionsstatus**

Der Funktionsstatus gliedert sich in:

a) Anfangsbefund
b) Verlaufs- und Therapiekontrollen
c) Abschlussbefund

Methoden und Instrumente zur Befunderbebung:

*a) Messen*
  – lang-, kurzschenkliger Winkelmesser
  – schmales Maßband (schmaler als 2 cm, da es sonst für Fingerumfänge nicht geeignet ist)
  – Zollstock
  – Fingerkraft-Messgerät
  – Handkraft-Messgerät
  – Blutdruckmessgerät
  – Federwaage
  – 2-Punkt-Diskriminator
  – ...

**Methoden der Befundaufnahme und Messinstrumente**

*b) Schätzen mit nachfolgender Messkontrolle*

Die Bewegungsmessung am Einzelgelenk kann einerseits mit dem Winkelmesser nach der Neutral-Null-Methode erfasst werden, andererseits kann die Bewegungseinschränkung auch in Ränge, Teilbewegungen eingeteilt werden:

– normal
– 1/3 eingeschränkt
– 2/3 eingeschränkt
– total versteiftes Gelenk

Ist die Aussage der Schätzung für die Behandlung zu ungenau, wäre nachfolgend eine präzise Gelenkmessung erforderlich.

## c) Bewerten

Bewerten von Qualität und Quantität der Bewegung bezüglich des Bewegungsausmaßes und der -koordination.
Dafür muss sich die Ergotherapeutin Beurteilungskriterien erarbeiten.

## d) Untersuchen

Untersuchen der Haut, des Bindegewebes und der Muskulatur durch Palpation.

## e) Befragen

Nur durch Befragung kann die Ergotherapeutin Informationen über das prämorbide Bewegungsausmaß, mögliche Bewegungseinschränkungen, Koordinationsstörungen, Schmerzen etc. erhalten und so einen Vergleich mit dem Ist-Zustand anstellen.
Es muss berücksichtigt werden, dass die Ergebnisse von Befragungen fehlerbehaftet sein können, da es sich um subjektive Aussagen handelt.

**Faktoren, die beachtet werden müssen**

**Zur besonderen Beachtung:**

- Schmerzen: Ruhe-, Belastungsschmerz
- Entzündungszeichen: Rubor, Tumor, Kalor, Dolor, Functio laesa
- Harte, weiche Gelenkschwellung
- Instabilitäten an Gelenken
- Subluxation, Luxation
- Achsenabweichungen
- Fehlen von Gliedmaßen

## 1. Motorisch-funktioneller Befund

Folgendes ist bei der Befundaufnahme zu beachten:

- viele Messungen sind ungenau; um vergleichen zu können, ist es unumgänglich, dass bei einem Patienten nur eine Person Messungen durchführt
- Messungenauigkeiten entstehen durch: falsche Handhabung des Messinstrumentariums, anatomische Gegebenheiten, physiologische, pathologische Gründe (Schwellungen)

## Kraftmessung

**Überprüfen der Greifkraft**

Zur Messung der Greifkraft setzt man z. B. das Vigorimeter ein, das aus folgenden Teilen besteht:

- 3 verschieden große Gummiballons, entsprechend den verschiedenen Handgrößen
- eine Skala zum Ablesen der Greifkraft in KPa und bar.

44

Der Patient wird aufgefordert, den über einen Schlauch mit der Messskala verbundenen Ballon mit der ganzen Hand einmal kräftig zusammenzudrücken. Der Gummiballon sollte in der ganzen Innenhandfläche liegen und gut zu umfassen ein.
Durch den Druck schlägt der Zeiger aus und gibt die Greifkraft an.

| *Durchschnittswerte:* | Männer | 0,8–1,3 KPa | **Durch-** |
| | Frauen | 0,7–1,2 KPa | **schnittswerte** |
| | Jugendliche | 0,8–1,1 KPa | |
| | Kinder | 0,1–0,4 KPa.[19] | |

Ein subjektiver Befund der Greifkraft entsteht durch gegenseitigen Händedruck mit gekreuzten Armen.

## Gelenkmessungen nach der Neutral-Null-Methode mit der SFTR-Notierung

### Voraussetzungen:

**Gelenkmessung**

- das Vorhandensein eines großen, wenn möglich auch eines kleinen Winkelmessers
- tabellarischer Befundaufnahmebogen, um die Ergebnisse schriftlich zu fixieren und
- Kenntnis physiologischer Bewegung als Voraussetzung zur Beurteilung pathologischer Bewegung.

**Ausgangspunkt** der Messungen ist die anatomische Grundstellung des Körpers:

**Nullstellung des Körpers**

- Aufrechter Stand
- Beide Arme und Beine gestreckt
- Beide Hohlhände und beide Füße zeigen nach vorn; Ausnahme: Messung der Pro- und Supination. Bei dieser Messung muss der Daumen nach vorn zeigen, da sich sonst das Schultergelenk in voller Außenrotation und sich der Unterarm in voller Supination befindet.

**Gemessen** werden Bewegungen in drei Ebenen und um eine Achse:

**Messebenen**

S – Sagittalebene
F – Frontalebene
T – Transversalebene
R – Rotationsachse.

Die **Notierung** geschieht wie folgt:

**Form der Notierung**

a) Angabe des Gelenkes und der Körperseite
b) Vorangestellt wird die Meßebene: S, F, T oder R; diese Reihenfolge wird immer beibehalten.
c) Darauf folgen 3 Zahlen:
   1. Zahl: Die Bewegung vom Körper weg (z. B. Extension)
   2. Zahl: Null, zur Verdeutlichung der Nullstellung
   3. Zahl: Bewegung zum Körper hin (z. B. Flexion)

**Einschränkungen der Beweglichkeit** werden folgendermaßen notiert:

– Der Patient erreicht die Nullstellung, hat aber in beiden Richtungen ein *eingeschränktes Bewegungsausmaß:*
  z. B. Schultergelenk rechts S 10 – 0 – 100.
– Der Patient hat eine aktive Restbeweglichkeit bei *beginnenden/vorhandenen Kontrakturen,* erreicht aber die Nullstellung nicht, sondern hat 10° Flexion als Ausgangs- bzw. Nullstellung: z. B. Schultergelenk rechts S 0 – 10 – 100.
– Der Patient hat z. B. aufgrund einer *Ankylose oder Arthrodese* keine aktive Beweglichkeit mehr und dass Schultergelenk ist in 20° Flexion versteift:
  z. B. Schultergelenk rechts S 0 – 20.
  Hier werden nur zwei Zahlen notiert. Von der Position der Null ist darauf zu schließen, ob dass Gelenk in einer Bewegung vom Körper weg oder zum Körper hin versteift ist.[20]

Die Abbildungen 11a–d zeigen exemplarisch die Darstellung der Gelenkmessungen am Schultergelenk in allen Ebenen:

| S: | Extension | –0– | Flexion |
|---|---|---|---|
| F: | Abduktion | –0– | Adduktion |
| T: | Horizontale Extension | –0– | Horizontale Flexion |
| R: | Außenrotation | –0– | Innenrotation |

**Allgemeine Messregeln:**

Messregeln, die das Herausfinden vergleichbarer Werte ermöglichen

1. Um vergleichbare Werte erheben zu können, sollten die Messungen bei einem Patienten durch denselben Therapeuten durchgeführt werden.
2. Messungen sollten zu Beginn der Therapie und dann zur Kontrolle in Abständen wiederholt werden, besonders dann, wenn ein bestimmtes Bewegungsausmaß für die Entlassung ausschlaggebend ist.
3. Der Drehpunkt des Winkelmessers sollte dem Drehpunkt des Gelenkes entsprechen; die Schenkel des Winkelmessers sollten möglichst parallel und nahe an den funktionellen Achsen verlaufen. Der ruhende Schenkel liegt parallel zu dem sich nicht bewegenden Knochen, der bewegliche parallel zum sich bewegenden Knochen (siehe Abbildungen 11a–d).
4. Um einen Anhaltspunkt für den Drehpunkt des Gelenkes zu erhalten, ist es für Ungeübte eine Hilfe, den palpierten Punkt durch einen Klebepunkt auf der Haut sichtbar zu machen. Insbesondere bei Bewegungen im Schultergelenk muss aber berücksichtigt werden, dass sich dieser Punkt durch Verlagerung des Schulterblattes während einer Bewegung ebenfalls verlagert und der Winkelmesser entsprechend mitgeführt werden muss.
5. Vergleichsmessungen sind an der gesunden Seite durchzuführen und die Werte mit den offiziellen Durchschnittswerten zu vergleichen. Der Patient soll Bewegungen in seinem größtmöglichen Bewegungsausmaß durchführen. Dabei müssen Ausweichbewegungen verhindert werden (z. B. durch bilaterales Ausführen der Abduktion, … ). Je nach Krankheitsbild kann es notwendig sein, zwischen aktivem und passivem Bewegungsausmaß oder Bewegungsausmaß bis zur Schmerzgrenze oder über diese hinaus, zu unterscheiden.

Abb. 11a:

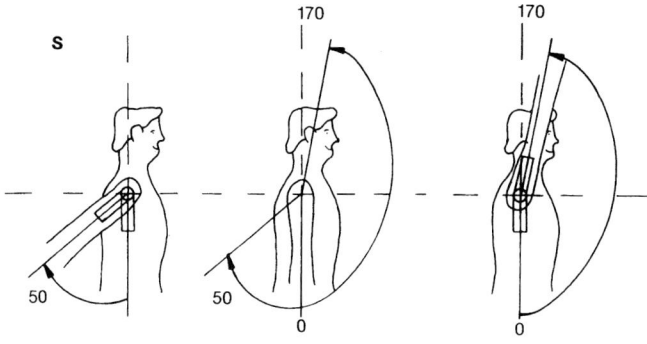

Ausgangsposition
S 50 – 0 – 170

Abb. 11b:

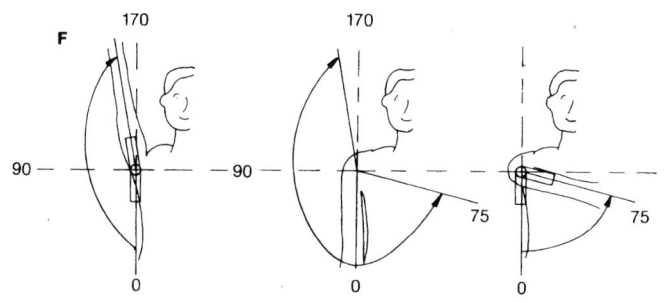

Ausgangsposition
F 170 – 0 – 75

Abb. 11c:

Ansicht von cranial

Ausgangsposition
T 30 – 0 – 135

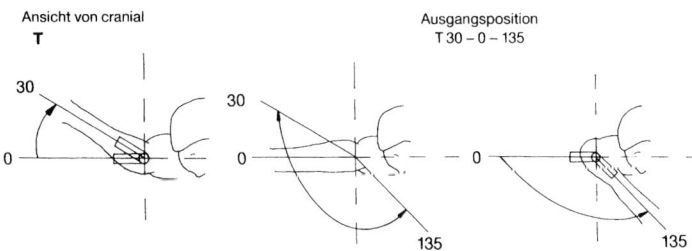

Abb. 11d:

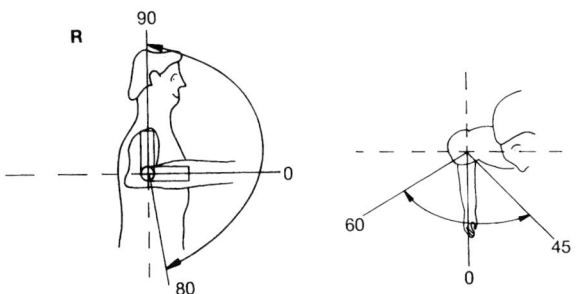

R (F 90) 90 – 0 – 80
Schultergelenk in 90° Abduktion,
Ellbogengelenk in 90° Flexion

R (F 0) 60 – 0 – 45
Schultergelenk in 0-Stellung
Ellbogengelenk in 90° Flexion

47

**Besondere Beobachtung einzelner Gelenke bei den Messungen**

Nachstehende Gelenke bedürfen bei der Messung besonderer Beachtung:

*1. Schultergelenk:*

- Verhindern von Ausweichbewegungen durch
  - manuelle Korrektur
  - bilaterales Ausführen der Bewegung
  - evtl. Inhibition von Schultergürtelmitbewegungen.
- Soll nur die reine Schultergelenkbeweglichkeit ohne Schulterblattmitbewegung erfasst werden, ist die Bewegung zu stoppen, wenn die Schulterblattmitbewegungen zu tasten sind.
- Gesonderte Befundung der Schulterblattbeweglichkeit, da die Gesamtbeweglichkeit des Schultergelenkes davon in großem Maße abhängt.

*2. Ellbogengelenk:*

- Um die Pro- und Supination eindeutiger messen zu können, wird der Patient aufgefordert, den Arm im Ellbogengelenk 90° zu flektieren und am Oberkörper zu halten. Ist die Gefahr von Ausweichbewegungen (Rotationsbewegungen im Schultergelenk) gering, kann ein in der Faust gehaltener Bleistift als Messhilfe benutzt werden. (Gefahr der Ungenauigkeit: je nachdem, wie der Stift gehalten wird, kann das Messergebnis verfälscht sein!)
- Objektiver ist, das aktive Bewegungsausmaß in Dritteln anzugeben.

*3. Hüftgelenk:*

- Verhindern einer Hyperlordosierung der LWS; die Beckenneigung darf den normalen Wert von ca. 12° nicht überschreiten.
- Vereinfachung: das gegenseitige Bein in Hüfte und Knie flektieren, mit beiden Händen an den Bauch heranziehen, bis eine Beckenkippung von 12° erreicht ist.
- Beim Messen der Ab- und Adduktion darauf achten, dass sich das Becken nicht mitbewegt, d. h., dass sich die Lage der beiden Spinae iliacae ant. sup. nicht verändert.

*4. Sprunggelenk:*

Die Bewegungen der Sprunggelenke werden differenziert in:
- Pro- und Supination: diese Drehbewegung wird bei dorsalflektiertem Fuß durchgeführt;
- Inversion und Eversion: diese Drehbewegung wird bei plantarflektiertem Fuß durchgeführt.

*Vorschlag für einen Befundaufnahmebogen*

(Anmerkung: Hier wurden als Beispiele nur die größeren Gelenke berücksichtigt.)

---

Glenkmessung nach der Neutral-Null-Methode mit der SFTR-Notierung

Name: _____ Geb.-Datum _____
Einweisungsdatum: _____ Station: _____
Diagnose: _____
Datum der Befundaufnahme: _____ Therapeutin: _____

Links                                                              Rechts

Schultergelenk
S
F
T
R (F0)
R (F90)

Ellbogengelenk
S
R

Handgelenk
S
F

Hüftgelenk
S
F
T
R (S90)
R (S0)

Kniegelenk
S
F
R

Oberes Sprunggelenk
S

---

Den Gelenkmessungen können ergänzend folgende Items zur Überprüfung hintangestellt werden:

**Ergänzende Items**

### a) Grobmotorik:

- Bewegungsablauf
- Bewegungskoordination
- Sitzen
- Stehen

- Gangbild
- Gleichgewicht (im Sitz, Stand)
- Muskeltonus (in Ruhe, Aktion)
- …

## b) Feinmotorik:

- Auge-Hand-Koordination
- Hand-Hand-Koordination
- Diadochokinese (Fähigkeit, antagonistische Bewegungen schnell hintereinander durchzuführen)
- ...

### Muskelfunktikonsprüfung (MfP)

**MfP als Test einzelner sich kontrahierender Muskeln**

Nach Daniels und Worthingham (1976) beinhaltet die manuelle Muskelfunktionsprüfung das Testen der sich konotrahierenden Muskulatur in ihrer Beziehung zu dem Gelenk, das durch sie bewegt wird. Dies Art der Muskelfunktionsprüfung ermöglicht es, die Kontraktionsfähigkeit einzelner, isolierter Muskeln, aber auch die Funktion von Muskelgruppen zu überprüfen.

**Stufeneinteilung der Muskelfunktion**

Die Qualität der geprüften Muskelfunktion wird mit 5 Zahlenwerten angegeben:

| | | |
|---|---|---|
| 5,4 | *Normal-Gut:* | Bewegungen im vollen Bewegungsausmaß gegen Schwerkraft und manuellen Widerstand |
| 3,2 | *Ausreichend:* | Bewegen im vollen Bewegungsausmaß gegen die Schwerkraft |
| | Schwach: | Ausführen des vollen Bewegungsausmaßes unter Aufhebung der Schwerkraft |
| 1,0 | *Muskelzuckung:* | Schwache Muskelkontraktion ohne Gelenkbewegung |
| | *Null:* | Keine Muskelkontraktion |

Eine zusätzliche Differenzierung der Widerstandsangabe geschieht durch Ergänzen eines + oder –, was im Ermessen des Prüfers liegt.[21]

**Grenzen der MfP**

Wie jeder Test hat auch dieser Grenzen. Er ist primär einsetzbar, um die geschädigte Muskulatur, die intakte oder gestörte Verbindung zwischen Nerv und Muskel und die Innervationsfähigkeit des 2. motorischen Neurons festzustellen. Liegt jedoch durch Funktionsstörungen im Bereich des ZNS Hyper- oder Hypotonie der Muskulatur vor, kann die Kontraktionsfähigkeit nicht mit Testform überprüft werden.[22]

Parallel zur Muskelfunktionsprüfung sind genaue Patientenbeobachtungen und daraus resultierende Einschätzungen von Qualität und Quantität der Bewegung notwendig. Durch alltägliche Situationen, wie z. B. den Händedruck bei der Begrüßung, erhält die Ergotherapeutin zusätzliche Informationen.

**Befundbogen für MfP**

Sollen regelmäßige MfP durchgeführt werden, muss ein dafür geeigneter *Befundbogen* mit nachstehenden Items erstellt werden:

- Persönliche Daten des Patienten
- als Legende die Stadien der Muskelfunktion
- Sowohl für links als auch für rechts das Gelenk, die Bewegung und die die Bewegungen ausführende Muskulatur.

50

Die MfP schließt eine Ganganalyse mit Beschreibung der Phasen des normalen Gehens, ihrer Abweichungen und deren Ursachen mit ein.

### Weitere Möglichkeiten – Längen- und Umfangmesungen

Längen-, Umfangmes- sungen

Um möglichst reelle Vergleichswerte zu erzielen, muss man Fixpunkte, die zu jeder Messung wiederzufinden sind, wählen.

*1. Obere Extremität*

Obere Extre- mität

| | |
|---|---|
| *Gesamte Armlänge:* | Acromionspitze bis proc. styloideus radii |
| Oberarmlänge: | Acromionspitze bis Olecranonspitze bei 90° flektiertem Ellbogengelenk |
| Unterarmlänge: | Olecranonspitze bis Proc. styloideus ulnae |
| Ellenlänge: | Olecranonspitze bis Proc. styl. ulnae bei Mittelstellung im Unterarm |

Die Umfänge misst man am locker herabhängenden, nicht angespannten Arm. An folgenden Stellen wird gemessen:

- 25 cm und 15 cm oberhalb des Epicondyl, lat. humeri
- 10 und 20 cm unterhalb des Ep. lat. humeri
- das Ellbogengelenk auf der Höhe der Olecranonspitze
- das Handgelenk distal des Proc. styl. ulnae und radii
- die Mittelhand in Höhe der Ossa metacarpalia II–V

*2. Untere Extremität*

Untere Extre- mität

| | |
|---|---|
| *Gesamte Beinlänge:* | beim entspannt liegenden Patienten: Spina iliaca ant. sup. bis zur Spitze des äußeren Knöchels |
| Oberschenkellänge: | Spitze des Trochanter major bis zum lateralen Kniegelenkspalt. Ist die Trochanterspitze nicht tastbar, dann kann auch von der Spina iliaca ant. sup. zum lat. Kniegelenkspalt gemessen werden. |
| Unterschenkellänge: | vom lat. Kniegelenkspalt bis zur Spitze des Malleolus lateralis. |

Das Ausmaß der Beinlängendifferenz kann dadurch festgestellt werden, dass unter das verkürzte Bein Holzbrettchen unterschiedlicher Stärke gelegt und dann die Zentimeter angegeben werden.

Beinlängen differenz

Die Umfänge werden ebenfalls bei entspannter Muskulatur gemessen:

- 15, 20 oder 25 cm überhalb des medialen Kniegelenkspaltes
- direkt über dem Kniegelenkspalt
- 15 und 20 cm unterhalb des med. Kniegelenkspaltes.[23][24]

### Überprüfung der Handfunktion

Bedeutung der Hand- funktion

Da Handfunktionen sehr differenziert und für die Kommunikation, die Ausdrucksfähigkeit eines Menschen, von großer Bedeutung sind, ist eine große Datenzahl nötig.

## Sichtbefund

Beschreiben der Spontanhaltung der Hand unter Berücksichtigung der Handkonturen    Gelenkstellungen    Hautverhältnisse.

Abnorme Haltungen, Entzündungzeichen, sichtbare Atrophien, Gelenkfehlstellungen und narbige Veränderungen müssen erkannt und beschrieben werden.

Des Weiteren muss man die palmaren und dorsalen Handkonturen auf weitere Veränderungen hin ansehen und nach der Ursache forschen:

> So können *Ödeme* durch lokale Entzündungen, toxische Reaktionen oder Systemerkrankungen (M. Sudeck) entstehen,
> *Muskelatrophien* sekundär durch M. Sudeck, chron. Polyarthritis und primär durch Nervenläsionen verursacht sein.

Die Ursachen sind für die adäquaten Behandlungsmaßnahmen maßgebend.

**Maßnahmen zur Aufnahme des Bewegungsbefundes neben der Gelenkmessung**

## Bewegungsbefund

Da es leicht zu Sehnenverletzungen und Nervenläsionen kommt, ist die Erfassung der aktiven und passiven Beweglichkeit unumgänglich.
Zur Überprüfung des aktiven und auch des assistiv ausgeführten Bewegungsausmaßes der Finger gibt es neben der Gelenkmessung
- das Messen des Fingerkuppenhohlhandabstandes (FKHA) und
- das Messen des Abstandes vom Daumen zu den einzelnen Fingerkuppen bei der Durchführung der Opposition.

**FKHA**

– *Fingerkuppenhohlhandabstand (FKHA)*

Um ihn messen zu können, benötigt man entweder ein Lineal oder einen Winkelmesser, das/der bei Null anfängt, oder das Hines Digit-o-meter (Dr. Blatter).

Abb. 12:

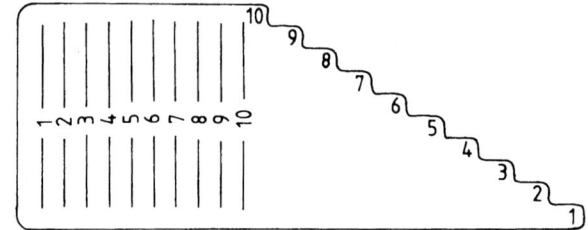

Ist der Faustschluss nicht ausführbar, misst man den Abstand von der Fingerkuppe zur proximalen oder distalen Beugefalte in der Palma manus. Es ist wichtig, dass man sich genau notiert, von wo nach wo gemessen wurde, um präzise Kontrollmessungen durchführen zu können. Die Ergebnisse des Befundes sollten auf einem Befundaufnahmebogen notiert und in Abbildungen der Hände eingetragen werden.

**Daumenopposition**

– *Daumenopposition*

In dieser Form kann auch die eingeschränkte Daumenopposition zu jedem Finger festgestellt werden.

Bei der Notierung der Werte werden die Finger wie folgt bezeichnet:

I – Daumen, II – Zeigefinger, III – Mittelfinger etc.

Eine eingeschränkte Daumenopposition kann z. B. so notiert werden:

I–II: 1,5 cm       I–III: 1 cm etc.

## Überprüfen der Greifformen der Hand

**Hinweis:** Die Greifformen der Hand werden von unterschiedlichen Autoren unterschiedlich benannt. Es empfiehlt sich, sich zur besseren Kommunikation im therapeutischen Team auf eine Nomenklatur zu einigen. Greifbewegungen sind dadurch charakterisiert, dass bei ihrer Durchführung gleichzeitig alle Gelenke der oberen Extremität beteiligt sind.

a) *Faustschluss:* Bei einem vollständigen Faustschluss schließen sich alle Langfinger kraftvoll um einen Gegenstand kleineren Durchmessers mit gleichzeitiger Daumenoppositon. Als zylindrischen Griff bezeichnet man eine Form des Faustschlusses, bei dem der umfasste Gegenstand einen so großen Durchmesser hat, dass sich nur Daumen- und Zeigefingerspitze berühren. **Faustschluss**

b) *Sphärengriff:* Umfassen eines kegelförmigen Gegenstandes mit kraftvolle Opposition und palmarer Adduktion des Daumens und leichter Opposition des kleinen Fingers (Hypothenar). **Sphärengriff**

c) *Hakengriff:* Die Finger sind im Proximalen Interphalangealgelenk (PIP) und im Distalen Interphalangealgelenk (DIP), gebeugt, im Metacarpophalangealgelenk (MP) gestreckt. Diesen Griff benötigt man zum Tragen einer Tasche oder eines Eimers. Er wird vorwiegend in Verbindung mit Ellbogenextension, Pronation und dem Handgelenk in Mittelstellung eingesetzt. **Hakengriff**

d) *Spitzgriff:* Beim Spitzgriff steht der Daumen in Opposition zum Zeigefinger oder zu einem der anderen Finger. Er ist dann vollständig, wenn die Fingerkuppe medial kraftvoll z. B. gegen die Daumenspitze gehalten werden kann. *Test:* Es soll versucht werden, ein Stück Papier, das im Spitzgriff gehalten wird, wegzuziehen. **Spitzgriff**
Zum Halten einer Nadel stehen sich beide Fingerkuppen gegenüber; beim Festhalten eines Stiftes oder einer Pinzette wird mit dem Daumen lateral gegriffen. Eine weitere Form des Spitzgriffes ist der Drei-Finger-Griff, bei dem zum kräftigeren Festhalten noch der Mittelfinger hinzukommt.

e) *Schlüsselgriff:* Lateraler Griff, um einen flachen Gegenstand zwischen Daumen und radialer Zeigefingerseite zu halten. Der Daumen steht in Opposition und Adduktion, die Gelenke des Zeigefingers sind alle leicht gebeugt. Der Schlüsselgriff ist dann vollständig, wenn er gegen Widerstand eingesetzt werden kann. **Schlüsselgriff**

f) *Interdigitalgriff:* Griff zwischen den Langfingerseiten durch Adduktion der Finger; durch die unterschiedliche Funktion der Mm. interossei palmares nur bei gestrecktem Langfinger als Greifvorgang (Festhalten eines Papieres, das herausgezogen werden soll) prüfbar. **Interdigital-griff**

## Weitere Möglichkeiten der Befundaufnahme im Bereich der unteren Extremität (U. E.)

Die untere Extremität dient primär der Fortbewegung. Oft sind Dauerleistungen im Stehen bei der Arbeit notwendig, die nur durch permanenten Kraftaufwand zur Gelenkstabilisierung durchführbar sind. Ermüdung limitiert die Dauer der Haltung. Ist man nicht in der Lage zu stehen, so ist auch das Gehen unmöglich. Die Funktiontüchtigkeit des Beines ist ab- **Befundaufnahme im Bereich der unteren Extremität** hängig von der Schmerzfreiheit, der aktiven und passiven Funktion. Kräftesparendes Sitzen wird nur durch ausreichende Hüft- und Kniegelenksbeweglichkeit ermöglicht. Außerdem erfordert rückenschonendes Bücken und Heben neben guter Gelenkbeweglichkeit in der unteren Extremität dort auch gute Muskelfunktion.

**Items**

- Erfassen des Bewegungsausmaßes
- Schmerzangabe (Ruhe-, Bewegungs-, Belastungsschmerz)
- Sind Ödeme vorhanden?
- Haben Operationen stattgefunden? Welche?
- Sind Gelenke versteift? Was ist die Ursache der Versteifung?
- Sind Gelenke durch künstliche ersetzt worden? Wenn ja, welche? Sind diese Gelenke belastungsstabil?
- Beschreibung des Gangbildes, wobei zwischen Stand- und Spielbeinphase zu differenzieren ist. Das pathologische Gangbild beschreiben: Watschelgang, Schonhinken, Gang mit Zirkumduktion, ...
- Benötigt der Patient Gehhilfen? (Unterarmstützen, Handstock, Schuherhöhung, Abrollhilfe, orthopädische Schuhe)

**Nichtinstrumentelle Überprüfungsverfahren**

Zu den nicht instrumentellen Überprfungsverfahren von Gelenkbeweglichkeit und Muskelfunktion der unteren Extremitäten gehört das Befunden von Komplexbewegungen:

- Flexion im Hüftgelenk: der Patient soll sich freihändig auf einen Hocker setzen
- Extension im Hüft- und Kniegelenk: Der Patient kann vom Hocker freihändig aufstehen
- Flexion und Außenrotation (ARO) im Hüftgelenk: Ein Fuß muss auf das andere Knie gelegt werden können. Diese Bewegung ist für das Anziehen von Schuhen und Strümpfen wichtig.

Beachten: Patienten mit einer Totalendoprothese (TEP) im Hüftgelenk dürfen diese ARO-Bewegung *nicht* ausführen.

### Befundaufnahme der Wirbelsäulen (WS)-Beweglichkeit

**Inspektion**

*1. Inspektion*

Der Sichtbefund wird am nur mit Unterhose bekleideten Patienten durchgeführt. Zu achten ist auf eine ruhige Atmosphäre, einen gut temperierten Raum und möglichst schattenfreien Lichteinfall.

Grundbedingung ist die Fähigkeit des Patienten, über eine längere Zeit frei und ruhig zu stehen. Zur Entspannung sollte er zwischendurch immer wieder ein paar Schritte gehen.

Bei der Inspektion geht es um die Wahrnehmung und Beschreibung der gesamten Haltung des Patienten von lateral, dorsal und ventral. Mögliche Kriterien könnten sein:

- Wie ist die Beinbelastung? Gleichmäßig? Asymmetrisch?
- Wie stehen Becken- und Schultergürtel zueinander?
- Sind die physiologischen Krümmungen vorhanden?
- Wie ist das Becken gekippt?
- Ist ein Beckenschiefstand sichtbar?
- Sind seitliche Verkrümmungen der WS zu sehen?

54

## 2. Testen der Funktionen anhand von Bewegungen

- Die Dorsolumbalkyphose ist fixiert, wenn sie sich bei extremer Elevation der Arme im Sitzen nicht ausgleicht.
- Eine Skoliose ist fixiert, wenn beim Bücken kein Ausgleich der abweichenden Dornfortsätze stattfindet.

## 3. Feststellen der Beweglichkeit in den anderen WS-Abschnitten

- Messen der Extension und Flexion – Sagittalebene
Extension und Flexion der HWS werden mittels eines Kinn-Brustbein-Abstandes (KBA) gemessen.
Dazu benötigt man ein kurzes Lineal, das bei Null anfängt oder ein Zentimetermaß. Gemessen wird der Abstand vom Kinn bis zur Mitte der Fossa jugolaris:
(1) in der physiologischen Ausgangsstellung (Nullstellung)
(2) in der maximalen Extension und
(3) in der maximalen Flexion.

Je größer die Differenz der Messwerte, um so größer ist die Beweglichkeit der Halswirbelsäule in der Sagittalebene.

Abb. 13:

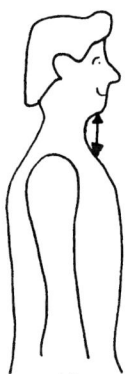 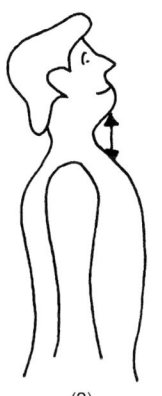 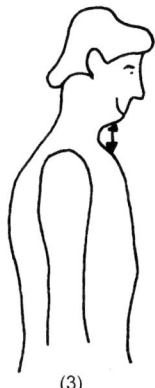

(1)             (2)             (3)

- Messen der Lateralflexion – Frontalebene

Es wird das aktive Bewegungsausmaß der Lateralflexion nach links und rechts gemessen. Messgerät ist ein Lineal, das bei Null beginnt.
Messpunkte sind das Ohrläppchen und ein auf dem Schultergürtel gewählter Punkt, den man sich zur Erleichterung mit einem Klebepunkt markiert. Eine Wiederholungsmessung birgt die Gefahr der Ungenauigkeit in sich, da man den zweiten Messpunkt nicht immer genau wieder findet.
Gemessen werden:
(1) der Abstand vom Ohrläppchen zum Messpunkt in der für den Patienten physiologischen Haltung (Nullstellung)
(2) der Abstand bei der Lateralflexion nach links und
(3) der Abstand bei der Lateralflexion nach rechts.

Abb. 14:

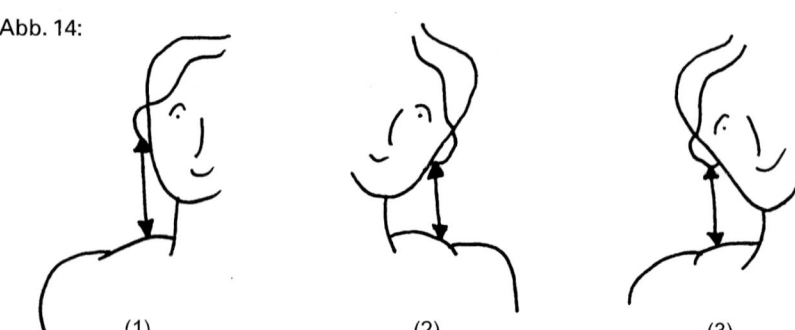

(1)　　　　　　　　(2)　　　　　　　　(3)

Verglichen werden die Differenzen zwischen der Nullstellung (1) und den Werten der Lateralflexion. Je größer die Differenz, um so größer ist das aktive Bewegungsausmaß.

**Rotation**

• Messen der Rotation – Rotationsachse
Um die Rotationsachse wird die Drehung des Kopfes nach links und nach rechts erfasst.
Da eine Messung sehr ungenau ist, empfiehlt sich eine qualitative Beschreibung: Der Patient wird aufgefordert, den Kopf nach links und nach rechts zu drehen und zu beschreiben, was er jeweils sieht. Es ist zu berücksichtigen, dass der Patient ein eingeschränktes Bewegungsausmaß teilweise mit guten Augenbewegungen kompensieren kann. Außerdem ist eine (teilweise) Rumpfrotation als Ausweichbewegung möglich und muss verhindert werden.
Um vergleichbare Messergebnisse zu erhalten, sollte bei jeder Messwiederholung derselbe Standort gewählt werden.

### Brustwirbelsäule (BWS)

**BWS Extension Flexion**

• Messen der Extension und Flexion – Sagittalebene
Die Extension und Flexion der BWS werden als ‚oberer Schober' (Ott'-sches Maß) gemessen. Dazu benötigt man ein flexibles Maßband und Klebepunkte.

**Ott'sches Maß**

Vom Dornfortsatz C7, der mit einem Klebepunkt markiert wird, misst man 30 cm nach caudal und markiert auch diesen Punkt mit einem Klebepunkt. Auf Aufforderung soll sich der Patient so weit wie möglich nach vorne beugen und dabei einen ‚Katzenbuckel' machen. Nur so ist gewährleistet, dass er die Bewegung der BWS ausführt und nicht mit geradem Rücken den Oberkörper durch reine Hüftflexion nach vorne beugt.

Zu beachten ist, dass sich die Haut über den Dornfortsätzen verschieben kann und dadurch Messungenauigkeiten auftreten können. Aus diesem Grund sollte die Ergotherapeutin von C7 bis zu dem davon 30 cm caudal liegenden Punkt die Dornfortsätze nachzählen, sowohl in der Extension als auch in der Flexion. Bei einer maximalen aktiven physiologischen Flexion der BWS verlängert sich der Abstand um etwa 7 cm (siehe Abb. 15).

56

- Messen der Atembreite – Transversalebene

Es wird der sich bei maximaler Inspiration vergrößernde und bei maximaler Exspiration verringernde transversale Durchmesser des Thorax gemessen.
Damit wird die Beweglichkeit der Rippengelenke (Art. capitis costae, Art. costotransversaria und Art. sternocostales) überprüft.
Die Atembreite wird mit Hilfe eines Zentimetermaßes bei maximaler Inspiration und Exspiration an drei Stellen gemessen,

- – unter den Achseln
- – in Höhe der Sternumspitze und
- – 5 cm unter der Sternumspitze.

Auch hier interessiert die Differenz zwischen den beiden Werten, die an jedem Messpunkt erhoben werden. Je höher die Differenz, umso größer ist die Beweglichkeit.
Die Messung der Atembreite ist beim Patienten mit M. Bechterew (Sp. a.) erforderlich.

### BWS und Lendenwirbelsäule (LWS)

- Messen der Lateralflexion – Frontalebene

In der Frontalebene wird die Lateralflexion nach links und rechts durch Fingerkuppen-Boden-Abstand (FKBA) gemessen. Das Messgerät ist ein Zollstock. Ausgangspunkt der Messungen ist der in der Nullstellung stehende Patient.
Gemessen wird:
(1) in der Nullstellung der Abstand vom Mittelfinger zum Fußboden, sowohl links als auch rechts; dann
(2) der FKBA in der maximal möglichen Lateralflexion nach links (ohne Ausweichbewegungen!) und
(3) der FKBA in der maximal möglichen Lateralflexion nach rechts, ebenfalls ohne Ausweichbewegungen.
Je größer die Differenz der Werte, um so größer die Beweglichkeit.
Beachten: Die festgestellten Werte haben nur für einen intraindividuellen Vergleich Bedeutung.

- Rumpfrotation nach links und rechts – Rotationsachse

Die Hauptbewegung um die Rotationsachse findet in der unteren BWS statt, in der LWS ist nur eine minimale Rotation von wenigen Grad möglich. Die Befundung wird entsprechend der der Rotation der HWS durchgeführt.

### Lendenwirbelsäule (LWS)

- Messen der Extension und Flexion – Sagittalebene

Gemessen wird der ‚untere Schober'. Dazu benötigt man, wie beim oberen Schober, Klebepunkte und ein Zentimetermaß.

Der Dornfortsatz S1 wird markiert. Von hier misst man 10 cm nach cranial und markiert diesen Punkt. Auf Aufforderung beugt sich der Patient mit rundem Rücken maximal nach vorne und der Abstand zwischen beiden Punkten wird erneut gemessen.

Bei einer maximalen aktiven physiologischen Flexion der LWS verlängert sich der Abstand zwischen den markierten Punkten um etwa 3 cm. Bei bestimmten Erkrankungen der Wirbelsäule, wie z. B. beim M. Bechterew (Sp. a.), ist die Flexion so eingeschränkt, dass sich der Abstand nur um einen Zentimeter oder möglicherweise gar nicht mehr vergrößert.

Abb. 15:

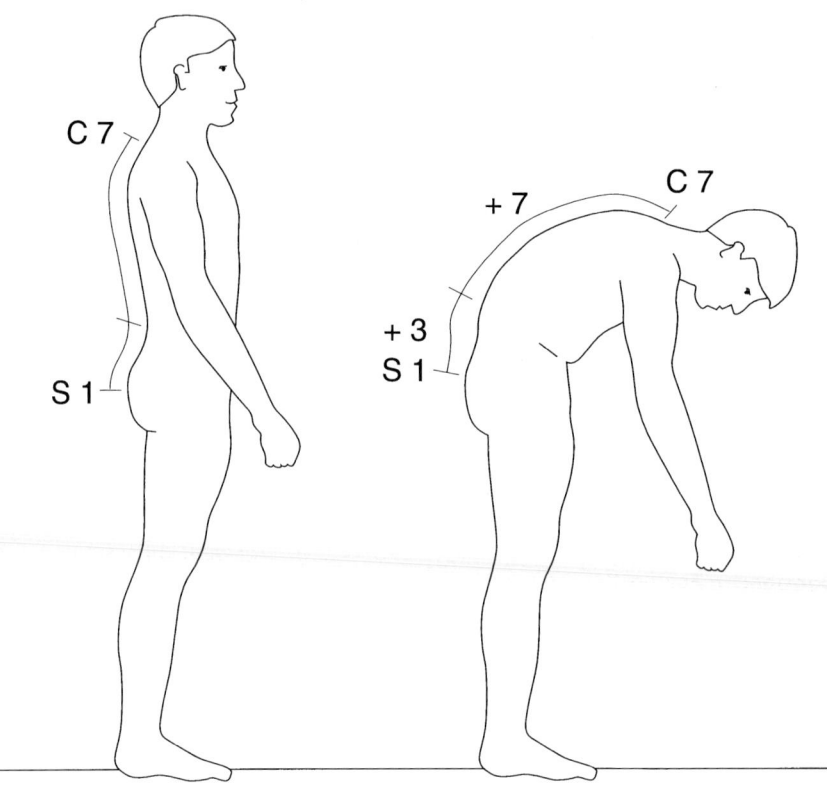

## Komplexfunktionen

Überprüfen von Gebrauchsbewegungen als mot.-funk. Test

Eine weitere Möglichkeit der Funktionserfassung, ohne Durchführen von genauen Messungen, ist das Überprüfen von Komplexfunktionen.[25]

Arm (Schulter-, Ellbogen-, Handgelenks- und Fingerfunktionen):
- Haare kämmen
- Bissen zum Mund führen
- Schürze zubinden
- leeren Koffer vom Schrank holen
- Tasche aufheben und tragen

Hand (Handgelenksbewegungen, Fingerfunktionen):
– Umfassen des Besteckgriffes
– Armbanduhr aufziehen
– Tragen eines vollen Tellers
– Schlüssel umschließen
– Wasserhahn auf- und zudrehen

Bein (Alle Gelenke der Gliederkette und Rumpf):
– Treppensteigen ohne Festhalten am Geländer
– vom Sitzen aufstehen und wieder setzen
– in die Hocke gehen und wieder aufrichten
– Zehennägelschneiden (Pediküre)

Fuß (Hüft-, Knie-, Sprung- und Zehengelenke):
– auf Zehenspitzen stehen
– auf den Hacken stehen

HWS:
– im Sitzen, z. B. im Auto, zur Seite und zur Decke sehen

BWS:
– ohne in die Hocke zu gehen bücken und etwas aufheben

LWS:
– im Sitzen, z. B. im Auto bei Rückwärtsfahren, nach hinten sehen.

## 2. Sensibilität

Beim Zusammenwirken von Tast-, Temperatur- und Schmerzsinn ist ein optimales taktiles Erkennen und das Handhaben von Gegenständen des täglichen Lebens möglich, da so differenziertes Unterscheiden gewährleistet und die Verletzungsgefahr vermindert wird. Daraus ergibt sich die Notwendigkeit der Durchführung eines differenzierten Sensibilitätsbefundes nach peripheren und zentralen Nervenverletzungen im Bereich der oberen Extremität, sowie nach Operationen an der Hand.

**Optimales taktiles Erkennen als Grundlage aller Bewegungen**

Es müssen Auffälligkeiten im Empfindungsvermögen (z. B. Schmerzen, Parästhesien, Veränderungen im Temperaturempfinden) beschrieben werden, dazu Daten der Trophik, der Schweißsekretion und der motorischen Ausfälle erfasst werden. Letztere sind schon im vorhergehenden Abschnitt behandelt worden.

**Beschreiben von Sensibilitätsstörungen**

Um einen möglichst lückenlosen Befund durchführen zu können, sollte man einen Testbogen erarbeiten, der etwa folgende Items umfasst:

**Lückenloser Test als Therapiegrundlage**

I. Oberflächensensibilität
- Druckempfindung    (Fingerdruck)
- Feine Berührung    (Watte)
- Handschrift lesen    (dem Pat., der die Augen geschlossen hält, mit dem Finger Buchstaben auf die Hand, auf den Unterarm zeichnen)
- Spitz und stumpf    (Sicherheitsnadeln)
- Schmerzempfindung    (Kneifen)
- Wärmedifferenz.

## II. Bestimmung der Berührungsschwelle

Ziel ist, die Fähigkeit des Patienten, Reize unterschiedlicher Intensität zu unterscheiden, zu befunden. Mit Hilfe der Semmes-Weinstein Monofilamente (sog. ‚Tasthaaren' aus Nylon) werden Berührungsschwellen erfasst. Diese präzise Messmethode gibt Auskunft über sich verbessernde, aber auch über sich verschlechternde Oberflächensensibilität. Eine genaue Beschreibung der Anwendung der Monofilamente ist bei Breier (1989) nachzulesen.

## III. Hypersensibilität

## IV. Hyposensibilität

## V. Tiefensensibilität

Genaue Ergebnisse erhält man durch Befunde ohne visuelle Kontrolle durch den Patienten (sog. ‚Blind-Tests'). Entweder lässt man den Patienten die Augen schließen – einige Überprüfungsverfahren kann man nur so durchführen – oder er tastet Gegenstände in einem Holzkistchen, das beidseits mit einem Vorhang versehen ist.

**Items der Blind-Tests**

Inhalte des Befundes sind folgende Punkte:

## I. Oberflächensensibilität
Zu testen durch verschiedene physikalische Eigenschaften und Materialien

| | |
|---|---|
| heiß – kalt | Metall – Holz |
| nass – trocken | Papier – Stoff |
| rauh – weich | |
| schwer – leicht | |

Weitere Reize und Materialien werden nach eigener Wahl und in Abhängigkeit vom Krankheitsbild ausgewählt. Wie differenziert ein solcher Test ausgearbeitet wird, ist von dem Fachbereich, in dem man tätig ist, abhängig.

## II. Stereognosie

Unter Stereognosie versteht man die taktil-kinästhetische Wahrnehmung, durch die 3-dimensionale Gegenstände ohne visuelle Kontrolle erkannt werden.[26]
Das erfordert das Wahrnehmen der Oberfächenbeschaffenheit, Formbewusstsein, Wahrnehmen der Gelenkstellung(en), das Erfassen von Größe, Temperatur und Gewicht des Gegenstandes.

| 1. Gegenstände: | Schlüssel, Geldstück, Wolle (Baumwolle), Kamm, Bleistift, Radiergummi, Streichholzschachtel, Knopf, Zahnbürste |
|---|---|
| 2. Formen, Größen | groß, klein, dick, dünn, lang, kurz, rund, eckig, unterschiedlich eckige Formen einsetzen |

## III. Berührungslokalisation – Tiefensensibilität

- leicht mit Wolle
- Finger mit Druck
- Berührung des vom Therapeuten berührten Punktes
- 2-Punkte-Diskriminierung
- Temperatur

## IV. Lageempfindung – Tiefensensibilität

1. Körperschema (berührten Extremitätenteil benennen lassen)
2. Wiederholung passiver Bewegungen an der oberen und unteren Extremität
3. Aktives Ausführen von Bewegungen auf Aufforderung des Therapeuten

### 2-Punkte-Diskriminierung nach Weber

Als Messinstrumente können entweder das Aesthesiometer (2- oder 3-Punkt) oder aber der 2-Punkt-Diskriminator eingesetzt werden. **Testmaterial**
Beim Aesthesiometer können ähnlich wie bei einer Schublehre die Abstände der zwei Spitzen eingestellt werden. Der 2-Punkt-Diskriminator besteht aus einem Set von zwei Plastikscheiben mit einer Reihe von Metallstiften, die in unterschiedlichen Abständen (von 1 mm bis 25 mm) angebracht sind. Das erleichtert der Ergotherapeutin die Befundaufnahme, da sie in Abhängigkeit von dem zu testenden Hautareal keine Einstellung vornehmen muss.
Ohne visuelle Kontrolle durch den Patienten werden nun unterschiedliche Hautbezirke im Bereich der Hand mit ein oder zwei Punkten berührt. Der Patient wird aufgefordert anzugeben, wie viele Punkte er wahrnimmt. Die Ergebnisse sind in Abbildungen der Hand von palmar und dorsal auf einem Befundaufnahmebogen einzutragen.

*Normalwerte:* **Normalwerte**

a) An der Fingerkuppe werden Doppelreizungen im Abstand von 2–5 mm gut wahrgenommen. Eine Schutzsensibilität liegt vor, wenn der 15 mm-Abstand gerade noch erkennbar ist, Werte darüber zeigen eine fehlende Schutzsensibilität an, was für den Patienten ständiges Arbeiten unter Sichtkontrolle bedeutet.
b) An der Beugeseite der Grundphalanx können bei einem Abstand von 6–10 mm 2 Punkte erkannt werden.
c) An der Fingerstreckseite werden Doppelreizungen zwischen 12–15 mm gespürt, Werte darunter nur als ein Punkt.

Es müssen mehrere Testreihen durchgeführt und die Werte miteinander verglichen werden, um ein objektives Testergebnis zu erhalten. Wenngleich die Überprüfung der 2-Punkte-Diskriminierung genauere Rückschlüsse zulässt als globale Überprüfungen der taktilen Gnosis – es besteht ein direkter Zusammenhang zwischen der Qualität der 2-Punkte-Diskriminierung und der Ausführung eines differenzierten aktiven Spitzgriffes (z. B. Aufziehen einer Uhr) – ist dieser Test dennoch für nervenchirurgische Eingriffe zu ungenau und oberflächlich. **Ergebnisse mehrerer Tests müssen miteinander verglichen werden**

## Ninhydrinprobe nach Moberg

Eine weitere Befundung ist die *Ninhydrinprobe nach Moberg*. Bei Unterbrechung der Nervenleitung fehlt infolge des gemeinsamen Verlaufes der sympathischen und sensiblen Nerven nicht nur die taktile Wahrnehmung, sondern die Schweißabsonderung ist ebenfalls gestört, so dass ein betroffener Hautabschnitt sicht- und fühlbar trocken ist.
Der Test wird folgendermaßen durchgeführt:

Feststellen
der gestörten
sensiblen und
sympathi-
schen Versor-
gung

Um Schweißspuren anderer Finger zu beseitigen, muss die betroffene Hand gewaschen werden. Danach werden die Fingerkuppen auf einen Papierstreifen gelegt und mit Bleistift umrandet. Das Papier wird nun mit Ninhydrinlösung gesäuert, gefärbt und bei einer bestimmten Temperatur entwickelt, so dass die Schweißpunkte der Fingerabdrücke rötlich gefärbt erscheinen. Von der Anzahl und Verteilung der Punkte kann man auf die Art der Nervenschädigung Rückschlüsse ziehen.[27]

## 3. Aktivitäten des täglichen Lebens (AdtL)

Es bietet sich an, für verschiedene Krankheitsbilder unterschiedliche Befundbögen zur Erfassung des Status quo der AdtL zu entwickeln, um aufgrund der differenzierten Diagnostik eine gezielte und effektive Therapie durchführen zu können.
Einige Krankheitsbilder, z. B. die chron. Polyarthritis, benötigen spezifische Items und somit spezielle Befundaufnahmebögen.

### Häufige Items von AdtL-Befundaufnahmebögen

*a) Hygiene*

- Waschen am Waschbecken
- Einsteigen in die Badewanne, Aussteigen
- Selbstständiges Baden
- Duschen
- Händewaschen
- Gesicht und Hals waschen
- Oberkörper und Arme waschen
- Beine und Füße waschen
- Intimhygiene durchführen
- Abtrocknen
- Haare waschen
- Haare bürsten, kämmen, frisieren
- Make up auftragen und sich abschminken
- Elektrisch, nass rasieren
- Zähne putzen
- Maniküre, Pediküre durchführen
- Benutzung eines normalen WCs u. a. m.

*b) An- und Ausziehen*

- Unterhemd, Pullover über den Kopf ziehen
- BH an- und ausziehen
- Oberhemd, Bluse an- und ausziehen

62

- Rock anziehen und selber schließen
- Schlips binden
- Gürtel umbinden
- Strümpfe an- und ausziehen
- Schuhe an- und ausziehen
- Schleifebinden
- Druckknöpfe öffnen und schließen
- Haken und Ösen öffnen und schließen
- Reißverschluss öffnen und schließen u. a. m.

## c) Essen und Trinken

**Essen und Trinken**

- mit dem Messer schneiden
- mit Messer und Gabel essen
- mit Löffel essen
- Obst schälen und essen
- zubereitete, kleingeschnittene Brote zum Mund führen
- aus Kanne oder Flasche gießen
- aus einem Glas, einer Tasse trinken u. a. m.

## d) Haushalt

**Haushalt**

- Flasche öffnen
- Glas aufschrauben
- Dose öffnen
- Gemüse putzen
- im Topf rühren
- Tablett tragen
- Geschirr abwaschen und abtrocknen
- Wischlappen auswringen
- Tages- und Großreinigung
- Fensterputzen
- mit großem Besen, Handfeger, Kehrblech hantieren
- Wäsche waschen, aufhängen und abnehmen
- Bügeln
- Bettmachen
- Bettwäsche wechseln
- Einkaufen u. a. m.

## e) Allgemeine Handgriffe

**Allgemeine Handgriffe**

- Wasserhahn auf- und zudrehen
- Schlüssel drehen
- Tür öffnen und schließen, Türklinke bedienen
- Fenster öffnen und schließen
- Lichtschalter bedienen
- Gegenstände aufheben
- Uhr anlegen und aufziehen
- mit Hand/Maschine nähen u. a. m.

## f) Persönliche Post, Kommunikation

**Persönliche Post, Kommunikation**

- Schreiben mit der Hand
- Schreiben mit elektrischer Schreibmaschine, mit dem Computer, 10, 5, 2 Finger
- Brief schreiben und postfertig machen
- mit der Schere schneiden

|  |  |
|---|---|
|  | – Seite umblättern |
|  | – Telefonieren (Tasten, Wählscheibe) u. a. m. |

**Straßenver-kehr**

*g) Straßenverkehr*

- Benutzen von Fußgängerüberwegen mit und ohne Ampel
- Benutzen öffentlicher Verkehrsmittel u. a. m.

**Körperposi-tionen, Fort-bewegungen**

*h) Körperpositionen/Fortbewegen*

- Hinlegen/Aufstehen
- Hinsetzen/Aufstehen
- Gehen auf unterschiedlichem Untergrund
- Treppen auf-, abwärts gehen

**Hobbies, Be-rufsausübung**

*i) Hobbies*

*k) Berufsausübung*

**Bogen als Be-fragungs-grundlage**

Es folgt ein Befundbogen, dessen Items, wenn nötig, auf einem weiteren Bogen unterschiedlich ausführlich beantwortet werden können. Er dient primär als Befragungsgrundlage.

---

**Selbsthilfestatus bei Knie-und Hüftarthrodese, Zustand nach Totalendoprothese, Prothosenwechsel im Hüft- und/oder Kniegelenk[28]**

(Die Krankheitsbilder sind in Kapitel 3 beschrieben)

**An-, Auszie-hen**

I. *An- und Ausziehen*
1. Strümpfe (Technik'' – z. B. Strumpfanzieher, Helfende Hand, Unterarm-Stütze)
2. Schuhe (Technik'' – z. B. langer Schuhlöffel, Helfende Hand)
3. Schlüpfer (Technik'' – z. B. Helfende Hand, Strapsbänder)
4. Lange Hose

**Waschen**

II. *Waschen*
1. Füße (Technik'' – Bürste mit Stiel, Zehenputzer, Toiletten-bürste)
2. Badewanne (Technik'' – Hocker, Badebrett, -sitz, Griff, rutsch-feste Unterlage)

**WC-Benut-zung**

III. *Toilette*
1. Hinsetzen
2. Aufstehen (Technik'' Sitzerhöhung, Griff)
3. Säuberung nach der Defäkation (verbotene Technik bei TEP re)

**Sitzen**

IV. *Sitzen*
1. Zu Hause (Hinsetzen, Aufstehen, Zeitdauer für schmerzfreies Sitzen)
2. Beruf (Arthrodesenkissen, -stuhl, Fußbank)
3. Auto

**Aufheben kleiner Ge-genstände**

V. *Kleine Gegenstände vom Fußboden aufheben*
   Technik'' – Hilfsmittel

**Reinigungar-beiten**

VI. *Reinigungsarbeiten*
1. Handfeger und Kehrblech (Technik'' – lange Kehrgarnitur)

64

2. Feucht aufwischen (Technik'' – Leifheit, Pudel)
   a. Lappen auswringen
   b. Lappen um den Schrubber legen
VII. *Zusatzfragen*
   1. Fortbewegung
   1.1 Gehen in Räumen
   1.2 Zeitliche Belastbarkeit beim Gehen in Räumen
   1.3 Gehen außerhalb von Räumen
   1.4 Zeitliche Belastbarkeit beim Gehen außerhalb von Räumen
   1.5 Treppensteigen
   1.6 Wieviel Treppenstufen müssen überwunden werden?
   1.7 Ein- und Aussteigen bei öffentlichen Verkehrsmitteln
   1.8 Ein und Aussteigen beim Pkw
   1.9 Überqueren von gut befahrenen Straßen
   2. Transportieren von heißen Platten
      Tablett oder viel Geschirr
      Servierboy
      Wäsche – nass, trocken
   3. Einkaufen (Einkaufswagen, Auto)

Anmerkung: Technik'' = erlaubte Technik von postoperativ luxations-
gefährdender unterscheiden und bei der Beschreibung
vermerken

## 4. Erfassen kognitiver Leistungen

Die Kenntnis über die geistig-funktionellen Fähigkeiten eines Patienten gehört unumgänglich zur ergotherapeutischen Ganzbehandlung. Sie ist erforderlich, um dem Patienten im Rahmen der Behandlung die Techniken anzubieten, die er aufgrund seiner Fähigkeiten bewältigen kann. Außerdem kann sich die Ergotherapeutin in ihrem pädagogisch-didaktischen Vorgehen am Patienten orientieren und somit ein qualitativ besseres Ergebnis erzielen.

Für den Einsatz arbeitstherapeutischer Maßnahmen zur Überprüfung der Arbeitsfähigkeit bzw. als Vorbereitung auf eine erneute berufliche Tätigkeit ist das Wissen über die vorhandenen und die später geforderten kognitiven Leistungen erforderlich.

Da eine detaillierte Befundung kognitiver Leistungen in der motorisch-funktionellen Therapie nicht immer zwingend erforderlich ist, empfiehlt es sich, den Patienten in Bezug auf diese Leistungen über einen längeren Zeitraum zu beobachten und erst dann den Befund schriftlich zu fixieren. Fallen der Ergotherapeutin spezifische Leistungseinbußen auf, sollte sie eine umfassendere neuropsychologische Befundung vornehmen (siehe Literatur).

Beurteilt werden u. a.:

- Räumliche und zeitliche Orientierung (Pünktlichkeit, Fähigkeit zur Zeiteinteilung, ...)
- Aufmerksamkeit (Verarbeitungsgeschwindigkeit, Konzentration, Daueraufmerksamkeit, Vigilanz)
- Gedächtnisleistungen (Kurz-, Langzeitgedächtnis, Merkfähigkeit)

- Leistungen der visuellen Raumwahrnehmung und visuellen Raumoperation
- Wahrnehmungsfähigkeiten (Farben, Formen, Figur-Grund-Wahrnehmung, ...)
- Umsetzen eines schriftlichen Arbeitsauftrages in die Praxis
- Planung und Strukturierung von Arbeitsgängen
- Ausdauer, Geduld
- ...

## 5. Erfassen des Leidensdruckes des Patienten und seiner psychischen Situation

**Angst und Unsicherheit bei Aufnahme in eine Klinik**

Bei jedem kranken oder behinderten Menschen, der stationär in eine Klinik aufgenommen wird, entsteht das Gefühl der Angst und der Unsicherheit. Durch eine Operation wird er für eine gewisse Zeit unselbstständig, sein Selbstwertgefühl ist beeinträchtigt und je nach Operationsresultat können Gefühle der Mutlosigkeit, Passivität, Resignation und Isolation entstehen. Besonders problematisch ist die Situation derer, die ihre Behinderung erst später erworben und den Zustand des Nichtbehindertseins noch vor Augen haben.

**Problematik eines Patienten mit spät erworbener Behinderung**

Abhängig vom Ausmaß der Beeinträchtigung befürchtet der Patient mehr oder weniger stark, nicht wieder in sein prämorbides soziales Leben, mit allen dazugehörigen Aktivitäten, zurückzukehren.

Es ist Aufgabe der Ergotherapeutin, herauszufinden, wo der Patient seine größten Probleme und Ängste hat, um dann, soweit es möglich ist, auf sie einzugehen, damit eine positive Beeinflussung des Heilungsprozesses und der Rehabilitation gewährleistet ist.

**Fragen der ETh an den Patienten**

Dazu sollte im Verlauf der Therapie so schnell wie möglich Antwort auf folgende Fragen gefunden werden:

- In welchen Gelenken hat der Patient die größten Beschwerden?
- Sind der Einweisungsgrund und die täglich auftretenden Schwierigkeiten, z. B. im Haushalt, identisch oder nicht?
- Wo liegen die derzeitigen Probleme im Haushalt, in dem Bereich der persönlichen Hygiene, in der sozialen oder in der beruflichen Situation?
- Hat der Patient große Schwierigkeiten, sein verändertes Äußeres, seine veränderte Bewegungsgestalt zu akzeptieren?
- Sind massive Ängste vor weiteren Deformitäten, Veränderungen im Aussehen vorhanden?
- Leidet der Patient unter der Unwissenheit über das Krankheitsbild, seinem derzeitigen Gesundheitszustand und der ungewissen Zukunft mit möglichen Verschlechterungen seines Zustandsbildes?
- Empfindet er seine Erkrankung als Strafe?
- Will der Patient sich nur pflegen lassen, um Zuwendung zu bekommen und zeigt er keine Bereitschaft, sich selbst zu helfen, aktiv an seiner Rehabilitation teilzunehmen?[29]

Das stellt in Bezug auf die Gesprächsführung, das Zuhören und das Verbalisieren emotionaler Erlebnisinhalte hohe Anforderungen an die Ergotherapeutin.

66

Da die Patienten zu verschiedenen Therapeuten ein Vertrauensverhältnis aufbauen und gesprächsbereit sind, ist die interdisziplinäre Kooperation auch hier von großer Bedeutung.

## 6. Soziale Situation

Bei allen Patienten ist es erforderlich, sich mit der sozialen Situation auseinander zu setzen.
Dazu gehört das Wissen über:

**Bedeutung des Wissens um die soziale Situation**

– den Familienstand, Angehörige, Freunde
– Kinder und deren Wohnort
– berufliche Situation
– die finanzielle Situation
– den Grad der Behinderung (Schwerbehindertenausweis)
– den Wohnort: Stadt oder ländliche Gegend.

Von einzelnen dieser Punkte kann die Hilfsmittelversorgung, die ambulante Weiterbehandlung, die soziale und berufliche Rehabilitation abhängen.

---

**Aufgaben**

1. Beschreiben Sie die Neutral-Null-Stellung!
2. Nennen Sie die Bewegungsebenen, in denen die Gelenkmessung nach der Neutral-Null-Methode mit der SFTR-Notierung durchgeführt wird.
3. Stellen Sie die Notation nach der Neutral-Null-Methode jeweils anhand eines Beispiels dar:
   a. bei normaler Beweglichkeit
   b. bei Kontrakturen/Ankylosen
   und erklären Sie sie kurz!
4. Wenn Sie eine Messung des Schultergelenkes vornehmen, liegt der bewegliche Schenkel des Winkelmessers:
   a. parallel zum Rumpf
   b. parallel zum Humerus?
5. Für die Messung der Rotation im Schultergelenk finden Sie für das rechte und das linke Schultergelenk unterschiedliche Angaben zur Meßebene:
   • Schultergelenk li:   R (F90) 30 – 0 – 30
   • Schultergelenk re:   R (F0) 40 – 0 -10
   Beschreiben Sie kurz die Durchführung der Messung und erklären Sie, warum die Messungen vermutlich unterschiedlich ausgeführt worden sind.
6. Nennen Sie 4 mögliche Probleme, die sich bei einer Gelenkmessung des Schultergelenkes ergeben können und nennen Sie zu jedem Problem jeweils eine Lösungsmöglichkeit!
7. Nennen Sie 5 Punkte, die beim Sichtbefund der Hand beachtet werden müssen!
8. Beschreiben Sie die Befundaufname bei Erkrankungen und Verletzungen der Hand!
9. Zählen Sie 5 Methoden – neben der Gelenkmessung – auf, die die Erstellung eines motorisch-funktionellen Handbefundes ermöglichen!
   Wählen Sie davon 2 aus, beschreiben Sie deren Durchführung und zählen Sie dazu, wenn erforderlich, die entsprechenden Meßgeräte bzw. Hilfsmittel auf!

10. Zählen Sie Tätigkeiten auf, die Sie einen Patienten ausführen lassen, um die Extension und Flexion in MP, PIP und DIP zu überprüfen!

11. Um einen umfassenden Funktionsstatus zu erhalten, ist es bei einem Bechterew-Patienten notwendig, die Atembreite zu messen. Wie wird die Messung korrekt ausgeführt?
Welches Messgerät benötigen Sie?

12. Unterscheiden Sie den ‚oberen Schober' (Ott'sches Maß) vom ‚unteren Schober', indem Sie die Durchführung der beiden Messungen beschreiben und die dazu erforderlichen Hilfsmittel nennen!

13. Der Ihnen verordnete Patient hat Störungen in der Berührungsempfindung (Oberflächensensibilität)
   a) Wie führen Sie den Befund durch, um einen Eindruck vom Ausmaß der Schädigung zu erhalten?
   b) Was müssen Sie dabei beachten?
   c) Definieren Sie den Begriff ‚Stereognosie'!

14. Nennen Sie 10 Items (Tätigkeiten), die Sie überprüfen würden, um einen Überblick über die Fähigkeiten eines Patienten im Bereich des Haushaltes zu bekommen!

15. Welche Gründe sprechen dafür, dass die Ergotherapeutin über
   – den Leidensdruck
   – die psychische und
   – die soziale Situation des Patienten informiert ist?

## Anmerkungen

[19] Ortopedia (o. J.), Textbeilage des Vigorimeters

[20] Russe, O. H. & Gerhardt, J. J. & Russe (1975). Taschenbuch der Gelenkmessung mit Darstellung der Neutral-Null-Methode und SFTR-Notierung. Bern: Hans Huber. S. 8

[21] Daniels, L. & Worthingham, C. (1979). Muskelfunktionsprüfung (3. Aufl.). Stuttgart: Gustav Fischer. S. 6.

[22] Daniels, L. & Worthingham, C., a.a.O., S. 8.

[23] Josenhans, G. (Hrsg.), (1978). Funktionsprüfungen und Befunddokumentation des Bewegungsapparates. Stuttgart: Thieme.

[24] Jentschura, G. & Janz, H. W. (Hrsg.). (1979). Beschäftigungstherapie Bd. I. (3. neubearb. u. erw. Aufl.). Stuttgart: Thieme. S. 19/20.

[25] Josenhans, G. (Hrsg.). (1978). Funktionsprüfungen und Befunddokumentation des Bewegungsaparates. Stuttgart: Thieme.

[26] Eggers, O. (1979). Ergotherapie bei Hemiplegie. Basel: Bürozentrum für Gelähmte, Reinach. S. 137.

[27] Pfenninger, B. (1984). Ergotherapie bei Erkrankungen und Verletzungen der Hand. (2. neubearb. Aufl.) Berlin: Springer. S. 7.

[28] Erarbeitet von D. Bollmeyer-Drygas (Ergotherapeutin in der Ergotherapie-Abt. des Annastiftes e. V. Hannover) und A. Hasselblatt.

[29] Trombly, C. A. (ed.) (1977). Occupational Therapy for Physical Dysfunction. (2nd ed.). Baltimore/London: Williams & Wilkins. S. 11.

## Quellen

– Baumgartner, R. & Ochsner P. E. & Schreiber, A. (1986). Checkliste Orthopädie. (2. überarb. Aufl.). Stuttgart: Thieme.
– Breier, S. (1989). Evaluationsmethoden in der Handtherapie. praxis ergotherapie 2, 68–78.

- Davies, P. M. (1985). Steps to follow. Berlin: Springer.
- Geissner, E. & Jungnitsch, G. (Hrsg.). (1992). Psychologie des Schmerzes. Weinheim: Psychologie Verlags Union.
- Katalog der Fa. Smith & Nephew
- Michal, C. (1996). Neuropsychologisches Befundsystem für die Ergotherapie. Berlin: Springer.
- Parry, W. (1981). Rehabilitation of the Hand. (4th ed.) London: Butterworth.
- Zapotoczky, H. G. & Nutzinger, D. O. (Hrsg.). (1995). Psychologie am Krankenbett. (2. Aufl.). Weinheim: Beltz.

**Weiterführende Literatur**

- Debrunner, U. (1973). Orthopädisches Diagnostikum. Stuttgart: Thieme.
- Hermsdörfer, J. & Marquardt, Ch. & Wack, St. & Mai, N. (1996). Bewegungsanalyse bei Handfunktionsstörungen. praxis ergotherapie, 9 (2), 84–94.
- Janda, V. (1980). Muskelfunktionsdiagnostik. Berlin: Springer.
- Josenhans, G. (Hrsg.). (1976). Funktionsprüfungen und Befunddokumentation des Bewegungsapparates. Stuttgart: Thieme.
- Klein-Vogelbach, S. (1984). Funktionelle Bewegungslehre. Rehabilitation und Prävention Bd. 1. (3. vollst. überarb. Aufl.). Berlin: Springer.
- Ritter-Demuth, C. (1990). Gelenkmessung nach der Neutral-Null-Methode. praxis ergotherapie 3 (3), 128–135.

# 2.3 Erstellen eines Behandlungsplanes

Unter einem Behandlungsplan versteht man das differenzierte, auf medizinischen, anatomischen Daten und selbst erstellten Befunden beruhende Konzept der Therapie eines Patienten. Dabei werden die erarbeiteten Behandlungsziele und der Einsatz adäquater Behandlungsmaßnahmen und -medien berücksichtigt.
Bis man genügend Erfahrung gesammelt hat, sollte der Behandlungsplan zumindest in Stichworten notiert werden, um für sich selbst eine Kontrolle und einen Leitfaden, auch für Änderungen, zu haben.

*Definition*

Sehr positiv wäre eine Therapieplanung im Gesamtteam einer Klinik, um eine Überforderung des Patienten zu vermeiden; das bedeutet, dass zunächst jedes Teammitglied für seinen Fachbereich einen eigenen Plan erstellen muss, der dann im Vergleich mit den anderen möglicherweise einer Veränderung bedarf.

*Therapieplanung im Gesamtteam der Klinik*

*Gliederung eines Behandlungsplanes in Teilschritte*

*Gliederung des Behandlungsplanes*

1. Informationssammlung über den Patienten
2. Auswerten der Informationen
3. Erarbeiten von Zielen und Prioritäten der Behandlung
4. Ausformulieren der Behandlungsmethode(n) für jedes Grob- und Feinziel
5. Patientenbehandlung
6. Endauswertung der Daten, Vergleich des Status quo mit dem Status nascendi, dem Anfangsstatus.

## 2.3.1 Behandlungsziele

Unter Berücksichtigung des Ansatzes des Behaviorismus geht man davon aus, dass alle Lernprozesse von Verhaltensänderungen begleitet sind. D. h., dass man von beobachtbarem Verhalten auf Lernen, das an sich nicht beobachtbar ist, schließen kann.

Werden Behandlungsziele explizit formuliert, dann benennt damit die Therapeutin zukünftig zu beobachtendes Verhalten des Patienten, aus dem zu schließen wäre, dass das angestrebte Verhalten bzw. die angestrebte Funktionsänderung erreicht worden ist.

**Notwendigkeit von Zielen**

Behandlungsziele sind aus folgenden Gründen notwendig:

– Anhand der Ziele ist die Auswahl und Adaptation der Behandlungskonzepte, der Behandlungsmaßnahmen und -medien vorzunehmen.
– Dem Patienten wird das Wiedererlernen/Erlernen/Kompensieren von Funktionen und die Planung seines zukünftigen, teilweise oder völlig veränderten Lebens erleichtert.
– Das Finden und Formulieren von Behandlungszielen ermöglicht patientenorientierte Behandlungsplanung und -durchführung, wodurch automatisch die Effizienz der Behandlung gesteigert wird.
– Es wird überprüfbar, ob der Patient das gelernt hat, was er lernen sollte bzw. lernen wollte.
– Es wird überprüfbar, ob die Therapeutin ihre Behandlung so gut geplant und auch durchgeführt hat, dass sie das Ziel, das sie erreichen wollte, auch erreicht hat. Nachfolgend ist eine gezielte Veränderung der Behandlungsplanung und -durchführung möglich.
– Behandlungsplanung und -durchführung werden für den Patienten und das therapeutische Team transparent.

**Zielorientierte Behandlung**

Zielorientierte Behandlung bedeutet, dass die zu verwirklichenden Behandlungsziele von vornherein anhand verbindlicher Grundlagen festgelegt werden. Zu diesen verbindlichen Grundlagen gehören die Informationen aus dem Erstgespräch mit dem Patienten, die detaillierte Befundaufnahme und Informationen aus anderen Quellen (z. B. Teambesprechungen, Gespräche mit Angehörigen). Die Ergotherapeutin muss auf diese Weise herausfinden, welche Beschwerden dem Patienten den größten Leidensdruck verursachen. Durch deren Behandlung sollen Funktionsverbesserungen und allgemeines Wohlbefinden erreicht werden.

**Unterscheidung zwischen den primären Beschwerden des Pat. und dem Einweisungsgrund**

Man muss sich darüber im Klaren sein, dass die Beschwerden, die den Patienten primär betreffen, nicht unbedingt identisch sind mit dem Grund des Krankenhausaufenthaltes, was am Beispiel eines Patienten mit chronischer Polyarthritis exemplarisch dargestellt werden soll:

Exemplari-
sche Darstel-
lung an einem
Pat. mit
chron. Polyar-
thritis

- Patient mit Beschwerden in Hüft- und Kniegelenken
- Knie TEP re vorgesehen
- Zum Zeitpunkt der Aufnahme ist der Patient unter Einschränkungen gehfähig, die Schmerzen im Knie haben nachgelassen, dafür aber stärkere Bewegungsein- schränkungen und schmerzhafte Beweglichkeit im linken Hüftgelenk (durch Schonen der rechten Seite verursacht)
- Glz. Schmerzen in Schulter- und Handgelenken durch das Gehen mit 2 Unter- armstützen
- Fazit: Hausarbeit kann nur zu einem relativ geringen Teil unter Einschränkung erledigt werden.

Die ergotherapeutische Behandlung würde neben der prä- und besonders postoperativen Mobilisation des rechten Kniegelenkes ein Küchen- training unter besonderer Berücksichtigung des Gelenkschutzes und der geringen Belastbarkeit des Patienten beinhalten.

Behandlungsziele müssen in Abhängigkeit von der Erkrankung, der Dauer des stationären Aufenthaltes und der möglichen ambulanten Nachbe- handlung detailliert und realistisch erarbeitet werden.

Sind die Behandlungsziele bestimmt, ist eine Aufgliederung erforderlich. Eine differenzierte Hierarchisierung der Ziele mit nachfolgender sachlich- logischer und didaktisch-logischer Ordnung erleichtert die Planung der einzelnen Behandlungseinheiten.
Die Zielsetzung gliedert sich wie folgt auf:

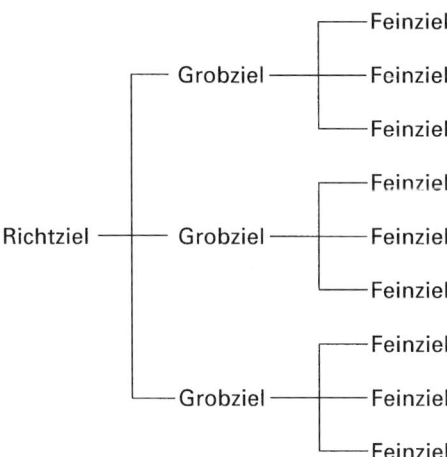

Vor allen Zielen steht das ‚Richtziel' oder ‚Rehabilitationsziel', in dem für einen Lebensbereich allgemein und relativ offen formuliert wird, was der Patient erreichen soll und für sich erreichen will. Zu den Richtzielen, die im interdisziplinären Team erreicht werden sollten, gehören im motorisch- funktionellen Bereich besonders die nachfolgenden vier:

(1) Vorbereitung auf die Arbeit:
Verbesserung der Gelenkfunktion, Vergrößerung der Muskelaktivität, Wiederherstellung der Koordination
(2) Adaptationen für Werkzeug oder Arbeitsplatz
(3) Gewährleisten von Hilfestellung, wenn der Patient zu seiner ursprünglichen Arbeit nicht mehr zurückkehren kann.
(4) Aktivitäten des tägl. Lebens, um dem Patienten so viel Unabhängigkeit von fremder Hilfe wie möglich zu erhalten.

**Grobziele**

Daraus folgen die ‚Grobbehandlungsziele‘, deren etwas präzisere Formulierung die Absicht des Therapeuten schon eher erkennen lässt. Diese Ziele weisen in der Regel eine höhere Komplexität und einen höheren Schwierigkeitsgrad auf. Hier handelt es sich häufig um Ziele, deren Realisierung nicht immer eindeutig zu erwarten ist und die daher im Laufe des Therapieprozesses einer Modifizierung bedürfen.

**Feinziele**

Jedes Grobziel lässt sich in der Regel in mehrere Feinziele aufgliedern. Feinziele sind Ziele einer Therapieeinheit oder mehrerer aufeinanderfolgender Einheiten. Sie sind so eindeutig und operationalisiert formuliert, dass nur eine Interpretation möglich ist.
Operationalisiert formuliert bedeutet, dass sowohl der Adressat genannt wird als auch das beobachtbare Endverhalten eindeutig beschrieben wird, das diese Person nach Erreichen des Zieles zeigen soll:

– Aus diesem Grund sind für die Verhaltensbeschreibungen Verben mit möglichst geringem Interpretationsspielraum (z. B. schreiben, greifen im Spitzgriff, Grundsätze des Gelenkschutzes nennen) zu wählen.
– Darüber hinaus muss präzise dargestellt werden, unter welchen Bedingungen das Endverhalten geäußert werden soll, also ob der Patient bestimmte Hilfsmittel oder Geräte einsetzen soll.
– Die Qualität des zu erreichenden Verhaltens muss angegeben werden (z. B. das vollständige endgradige aktive Bewegungsausmaß im Schultergelenk in allen Bewegungsrichtungen). Die Ergotherapeutin hat patientenorientiert über die Höhe dieses Gütemaßstabes zu entscheiden.

Vorteile dieser Therapieziel-Operationalisierung sind, dass die Ergotherapeutin schon mit der Zielformulierung einen großen Teil des Behandlungsplanes erarbeitet hat und sie im Verlauf der Behandlungsdurchführung fortlaufend überprüfen kann, ob die gewählten Methoden und Medien in Bezug auf die Ziele effizient sind oder aber, ob Veränderungen indiziert sind.
Da nicht alle Feinziele gleichzeitig erreichbar sind, ist es notwendig, in der Abfolge Prioritäten zu setzen. Grundsätzlich sollte sich die Ergotherapeutin nach folgenden zwei Gesichtspunkten richten:

– Was ist für den Patienten selbst und für seine Familie am wichtigsten?
– Was ist aus Sicht des Therapeuten am wichtigsten; d. h., welche Funktionen, Fertigkeiten, Leistungen muss der Patient zunächst vorweisen, um dann Weiteres darauf aufbauen zu können?

Darauf folgend ist für jedes Feinziel zu überlegen, ob es in der zur Verfügung stehenden Behandlungszeit (Behandlungseinheit, Sequenz von Behandlungseinheiten) erreicht werden kann oder nicht. Das erfordert die Überarbeitung der Ziele hinsichtlich ihrer Relevanz für das tägliche Leben, weiterhin das Aussortieren wenig bedeutsamer Ziele, damit als Quintessenz die Ziele in den Behandlungsplan aufgenommen werden, die in der zur Verfügung stehenden Zeit mit größter Wahrscheinlichkeit zu erreichen sein werden.

## 2.3.2 Behandlungsmaßnahmen

Die Behandlungsmaßnahmen und -methoden werden zielorientiert ausgewählt. Sie müssen logisch aufeinander aufbauen und Freiraum für Steigerungsmöglichkeiten geben: sowohl auf den zeitlichen Ablauf als auch den Schwierigkeitsgrad bezogen.

**Behandlungsmaßnahmen werden anhand der Ziele erarbeitet**

Im Vordergrund steht der Einsatz physiologischer Bewegungsabläufe mit dem Ziel der größtmöglichen aktiven physiologischen schmerzfreien Beweglichkeit in den betroffenen Gelenken und des Erhalts bzw. der Vergrößerung der Muskelkraft. Diese Maßnahmen finden in Einzelbehandlung Anwendung.

Gruppenaktivitäten und -behandlungen werden in der funktionellen Ergotherapie eingesetzt, um den Patienten Gelegenheit zur Kontaktaufnahme und zum Erfahrungsaustausch zu geben. Nicht zu unterschätzen ist in der Gruppensituation (z. B. in einer Gelenkschutzgruppe) das Lernen durch Beobachtung, das Lernen am Modell (nach Bandura). Der Mitpatient wird in bestimmten Situationen eher als Vorbild zum Lernen akzeptiert als die Therapeutin, da er mit einer spezifischen Erkrankung lebt und im Umgang mit ihr Behandlungskompetenz erworben hat.

Um die Behandlungsmaßnahmen effektiv durchzuführen, muss der Therapeut auf physiologische Ausgangshaltungen oder -stellungen, Ausweichbewegungen und andere Fehlerquellen achten, wenn nötig manuelle Unterstützung geben oder korrigieren.

**Effektive Behandlung nur bei physiologischer Ausgangsstellung des Pat.**

Die Behandlungsmaßnahmen sollen so früh wie möglich einsetzen, was besonders während längerer Fixations- oder Ruheperioden wichtig ist, da

**Frühe ETh-Behandlung ist von großer Bedeutung für den Pat. und die Therapie**

1. früher Kontakt zum Patienten die funktionelle Behandlung erleichtert,
2. die Ergotherapeutin schon eine Kontaktperson im Krankenhaus ist,
3. durch die Behandlung auch die Eintönigkeit des Krankenhauslebens aufgehoben werden kann, was zur psychischen Stabilisierung beiträgt,
4. so schon Vorarbeit für das Selbsthilfetraining geleistet werden kann,
5. der Patient auch in dieser Phase schon beginnen kann, an seiner Rehabilitation aktiv mit zu wirken und den Gesundungsprozess positiv zu beeinflussen.

## 2.3.3 Behandlungsmedien

Die Medien werden nach Befund und Behandlungsmaßnahme ausgewählt.

**Auswahl, am Befund orientiert**

Wichtig ist die richtige Auswahl bezüglich der Funktionalität, der Ansprechbarkeit und der Möglichkeit, den Patienten zu motivieren. Um die

**Arbeitsganganalyse**

adäquate Technik herauszufinden, sollte jede Therapeutin zunächst von den verschiedenen Handwerksformen für sich eine differenzierte Arbeitsablauf- und eine Bewegungsanalyse durchführen, um genau über die Anforderungen informiert zu sein.

**Auswahl durch den Pat. bestimmt**

Die Auswahl der geeigneten Medien und Aktivitäten wird primär durch den Patienten mit seinen Schwierigkeiten bestimmt und könnte anhand der folgenden Fragestellungen (die Reihenfolge ist willkürlich) vorgenommen werden:

- Welche Medien gibt es, um die speziellen motorischen, kognitiven oder affektiven Funktionen zu verbessern?
- Mit welchem Medium sind die gesetzten Ziele am besten zu erreichen?
- Ist es sinnvoll, ein besonders adaptiertes Behandlungsmittel (funktionelles Spiel, ...) selbst herzustellen?
- Über welche Lernvoraussetzungen verfügt vermutlich der Patient im Hinblick auf den geplanten Medieneinsatz? Erbringt er wenigstens teilweise die erforderlichen motorischen Funktionen, Wahrnehmungsleistungen etc.?
- Hat das gewählte Medium einen hohen Aufforderungscharakter?
- Spricht das Medium verschiedene Sinneskanäle an und erhöht damit den Therapieeffekt?
- Welche motorischen Funktionen sollen angesprochen werden? (Uni-, bilateral, bimanuell, alternierend, ...; welche Gelenke, Muskeln, ...)
- Welche kognitiven Leistungen sollen gefordert und gefördert werden? (Ausdauer, Konzentration, Merkfähigkeit, ...)
- Welche sozio-emotionalen Leistungen sollen im Rahmen der Therapie gefördert werden? (Auseinandersetzung in einer Gruppe, in Partnerarbeit, ...)
- Ist es erforderlich, das Medium an die psychologischen Gegebenheiten des Patienten, seine Vorstellungen und seine Anspruchshaltung zu adaptieren?
- Ist der Patient möglicherweise durch das Medium überfordert? Wäre eine Adaptation des Mediums orientiert an den Fähigkeiten des Patienten sinnvoll?
- An welcher Stelle soll das Medium im Therapieverlauf zum Einsatz kommen?
- Sind die Rahmenbedingungen so, dass ein problemloser Einsatz des Mediums gewährleistet ist?
- Wie alt ist der Patient?
- Welche individuellen Interessen und Vorlieben hat der Patient?

In der Auswahl und Anwendung der Medien muss Flexibilität gewährleistet bleiben, um sich an die veränderte Leistungs- und Funktionsfähigkeit des Patienten anpassen zu können.

### 2.3.4 Aufgabenanalyse – Arbeitsablaufanalyse

**Definition**

Unter der *Aufgabenanalyse* versteht man das Zerlegen einer Tätigkeit in kleine, differenzierteste Arbeitsschritte, um feststellen zu können, welche Anforderungen sie stellt, welche Fähigkeiten der Patient mitbringen muss und welche möglichen, nötigen Veränderungen am Arbeitsplatz vorgenommen werden müssten.
Die *Arbeitsablaufanalyse* muss einerseits vor Behandlungsbeginn für eine gewisse Behandlungszeit, dann auch für jede Behandlungseinheit durchgeführt werden.

Zu jeder Form der Arbeitsablaufanalyse gehört als Vorbereitung eine Analyse der physiologischen Bewegungen, am besten durch Eigenerfahrung. Es ist ratsam, bei sich oder einer anderen Person die tätigen Muskeln zu tasten. So erhält man Kenntnis darüber, welche Muskeln bei welcher Bewegung kontrahieren, wie also für eine bestimmte handwerkliche Technik die charakteristische Belastung aussieht. Bewegungen, die sich wiederholen, wie z. B. uni-, bilaterale, reziproke Tätigkeiten müssen notiert werden. Die Art der Muskelkontraktion muss erfasst werden: ex-, konzentrisch, isoton, isometrisch, und eine Überprüfung der Bewegung auf neurologischer Basis: Wird eine Bewegung fließend ausgeführt mit gleichzeitig vorhandener Sensibilität?

**Bewertung physiologischer Bewegungen in Selbstanalyse**

**Beschreibung der Tätigkeiten**

Aufgrund dieser Erfahrungen und Überlegungen können mögliche Ausweichbewegungen eher beschrieben werden, z. B. die Wahrscheinlichkeit ihres Auftretens, ihre Auffälligkeit und Möglichkeiten ihrer Vermeidung durch manuelle, verbale Korrektur, Korrektur durch Einsatz eines Spiegels oder veränderte Ausgangspositionen.

**Feststellen, Beschreiben von Ausweichbewegungen**

Hat man diese Überlegungen detailliert durchgeführt, kann man sich eher und leichter die für ein bestimmtes Krankheitsbild relevanten Behandlungstechniken erarbeiten.

Außerdem gehören folgende Überlegungen zur Arbeitsablaufanalyse:

**Weitere Überlegungen zur Arbeitsablaufanalyse**

- Welche Adaptionen sind notwendig?
- Welche Hilfsmittel müssen i.d.R. bei der Behandlung eingesetzt werden?
- Welche Steigerungsmöglichkeiten bietet die handwerkliche Technik von sich aus, welche könnten durch Arbeitsplatzveränderungen hervorgerufen werden?
- Stehen isolierte Bewegungsvorgänge im Mittelpunkt? Wie kann man Abhilfe schaffen?
- Müssen z. B. bei Lähmungen, Hilfsmuskeln trainiert werden?
- Wie soll die Tätigkeit ausgeführt werden? Gegen Widerstand, gegen die Schwerkraft, unter völliger Entspannung?[30]

## 2.3.5 Anforderungen an den Therapeuten

*a) Die Ergotherapeutin muss die Faktoren, die die Rehabilitation beeinflussen (können), kennen und mit ihnen umgehen (können)*

Von Kindheit an haben soziale und kulturelle Einflüsse auf den Patienten gewirkt. Dadurch entwickelten sich die Fähigkeit, Vertrauen aufzubauen, Selbstbewusstsein und Selbstakzeptanz. Darüber hinaus entstanden Einstellungen, u. a. die Einstellung gegenüber Gesundheit versus Krankheit und Behinderung, die Einstellung zu Unabhängigkeit versus Abhängigkeit und damit auch zu Helfern (z. B. im Rahmen des Gesundheitswesens Tätigen). Je nach individueller Situation lernte der Patient auch, dass er selber auf seine Situation wirken und sie positiv und negativ beeinflussen kann.

**Faktoren, die die Rehabilitation beeinflussen können**

Ebenso beeinflussen die Vorstellung vom eigenen Körper, die Vorstellung seiner Funktionen, das eigene Körperbild und Körperschema jede Therapie und somit auch die Gesamtrehabilitation.

Von den Vorbildern des Patienten, die ebenfalls schwere Erkrankungen zu bewältigen haben, hängt es ab, ob und wie der Patient Einschränkungen und Behinderungen für sich akzeptieren kann und auch dadurch zur aktiven Mitarbeit in der Therapie motiviert ist.

Einen nicht zu unterschätzenden Einfluss hat auch die Umgebung im Krankenhaus: Die Gestaltung der Zimmer, die Wahl der Bettwäsche, die Gestaltung von Fluren, Aufenthaltsräumen und auch der Therapieräume. Häufig gibt es für den Patienten kaum Rückzugsmöglichkeiten, er befindet sich in ständiger Auseinandersetzung mit ihm fremden Personen. Ist er prä- bzw. postoperativ bettlägerig, kann er sich nicht zurück ziehen und dadurch steht er (ständig) unter Stress. Dies könnte eine zusätzliche Schwächung des Immunsystems bedeuten, der Patient ist anfälliger für Infektionen, die Rekonvaleszenzphase verlängert sich und damit möglicherweise auch der Klinikaufenthalt. Die Patienten zeigen in solchen Situationen depressive Tendenzen/Verstimmungen oder reagieren mit Angst.

Ein langer Krankenhausaufenthalt kann Symptome der Deprivation hervorrufen.

Ein weiteres Phänomen ist die sogenannte ‚Restriction of energy': Aufgrund der Erkrankung und somit der eingeschränkten Möglichkeiten ist der Patient nicht in der Lage, die Verhaltensweisen, die Energie frei werden lassen, auszuleben; er kann sich nicht seinen Möglichkeiten entsprechend verhalten und Aktivitäten entwickeln.

Der Einfluss der Familie ist nicht zu unterschätzen. Unterstützt sie den Patienten in Bezug auf die Wiedererlangung der Selbständigkeit, verstärkt die Aktivitäten, die er (wieder) kann positiv, dann wird das mehr Eigeninitiative und zu einer positiveren Einstellung gegenüber den eigene Fähigkeiten führen und positive Energien freisetzen.

Durch ängstliche Reaktionen der Angehörigen verliert der Patient Selbstvertrauen und reduziert die aktive Mitarbeit in der Therapie.

Bezüglich der Motivation sind unterschiedliche Phasen zu beobachten, Schmid-Carlshausen (1981) beschreibt fünf, die jeder Patient im Laufe seiner Rehabilitation durchleben kann. Die Reihenfolge ist nicht zwingend. Phasen können übersprungen werden. Es gehören dazu:

- die Verleugnung
- die Hoffnung
- die Enttäuschung
- die Realisierung
- die Bewältigung.

In jeder dieser Phasen ist die Motivation des Patienten, aktiv an seiner Rehabilitation mitzuarbeiten, unterschiedlich. Wie der Patient damit umgehen kann, ist sowohl von seiner Persönlichkeit als auch vom Verhalten des Therapeuten abhängig.

Das Alter des Patienten, seine berufliche und soziale Situation und sein Stand in der Gesellschaft beeinflussen die Rehabilitation ebenfalls.

Viele der eben in Bezug auf den Patienten genannten Punkte treffen auch auf die Therapeutin zu. Auch ihre Sozialisation hat sich auf die Einstellung zu Gesund versus Krank ausgewirkt, auf ihr Körpergefühl, ihre Fähigkeit, sich in ihr Gegenüber einzufühlen und die Situation des Anderen zu verstehen. Aber auch, dort gegen den Widerstand des Patienten tätig zu werden, wo es ihr notwendig und für den Patienten hilfreich erscheint.
Sympathie und Antipathie beeinflussen den therapeutischen Prozess ebenfalls.

Erreicht die Ergotherapeutin die Ziele, die sie für den Patienten und für sich gesteckt hat, nicht, stagniert die Behandlung und kommt es sogar zu Rückschlägen, dann kann das bei der Ergotherapeutin zur Frustration führen.[31]
Sie stellt möglicherweise sich und ihre Kompetenz in Frage.


*b) Wissen um methodisch-didaktische Aspekte*

Eine qualifizierte Behandlung ist ziel- und patientenorientiert. Sie ist zeitlich und inhaltlich strukturiert, es sind aufeinander aufbauende Therapiephasen erkennbar, auch Revisionen und Modifikationen des ursprünglichen Behandlungsplanes. Die Behandlungsdauer ist von den Fähigkeiten und der Belastbarkeit des Patienten abhängig: Daher variiert sie von 15 Minuten zweimal täglich bis zu 60 Minuten. Bei der Erstellung des groben Zeitplanes für die Gesamtbehandlung ist zu beachten, **Behandlungsdauer**
- dass die Zeitplanung so realistisch wie möglich ist, was auch feste Behandlungszeiten erfordert;
- dass Zeitreserven mit eingeplant werden. D. h., dass z. B. eine Hilfsmittelabklärung nicht für den letzten Tag, sondern früher eingeplant wird, damit möglicherweise Hilfsmittel ausprobiert und, wenn nötig, noch selbst hergestellt bzw. adaptiert werden können.
In der Abfolge der Maßnahmen und Medien ist das individuelle Leistungsvermögen des Patienten zu berücksichtigen.

Die körperliche Beanspruchung des Patienten kann durch die Art der Technik variiert werden. **Steigerungsmöglichkeit**
Steigerungsmöglichkeiten:
die Wahl des Materials (z. B. unterschiedliche Garnstärken),
Verlängerung der Arbeitszeit,
Änderungen im Arbeitsgang,
Beschleunigung des Arbeitstempos,
Veränderungen in der Arbeitsplatzgestaltung.
Bei Leistungsminderung, bei Auftreten von Ermüdungserscheinungen, wie z. B. Kreislaufschwäche (Unruhe, Blässe, Übelkeit), Muskelzittern und Schwellungen müssen Hilfsmittel und Adaptationen eingesetzt oder vermehrt Pausen eingelegt werden.

77

Pädagogi-
sches und
psychologi-
sches Wissen
als Hilfe für
den Umgang
mit dem Pati-
enten

## c) Kenntnis weiterer pädagogischer und psychologischer Aspekte der Behandlung

Dem Patienten gegenüber hat die Ergotherapeutin einen Lehrauftrag. Abhängig von ihren pädagogischen Fähigkeiten fördert oder hemmt sie seine Bereitschaft zur aktiven Mitarbeit und den gesamten therapeutischen Prozess.

Die Aufgabe der Ergotherapeutin ist, den Patienten über Ziele und Inhalte der Therapie zu informieren und ihn aktiv an der Behandlungsplanung zu beteiligen. Dabei sind seine speziellen Wünsche zu berücksichtigen, auch wenn sie der Therapeutin eher kontraindiziert erscheinen (z. B. Sticken bei chronischer Polyarthritis). In diesem Fall müssen patientenorientiert Vor- und Nachteile durchdacht und Kompromisse gefunden werden. Das erfordert Flexibilität in der Entscheidung über den Einsatz von Behandlungsmaßnahmen und -medien.

Der Arbeitsplatz eines jeden Patienten muss gut vorbereitet sein. Der ordnungsgemäße Einsatz der Werkzeuge, unter Berücksichtigung von Unfallverhütungsmaßnahmen und Vermeidung von Ausweichbewegungen, muss dem Patienten erklärt werden. Aufgabe der Therapeutin ist, bei von der Instruktion abweichendem Verhalten korrigierend einzugreifen.

Der Wunsch des Patienten, seine Entscheidungsfähigkeit, aktiv und kooperativ an der Rehabilitation teilzunehmen, seine Bereitschaft, physische und psychische Reserven zu mobilisieren, bedarf einer positiven Verstärkung.

Der Patient muss das Gefühl haben, dass er akzeptiert wird.

Die Beziehung zwischen Ergotherapeutin und Patient sollte durch gegenseitige Akzeptanz geprägt sein. Die emotionalen und psychischen Schwierigkeiten des Patienten, seine Einstellung zu der Erkrankung und, bei chronischen Erkrankungen, zu den weiteren Auswirkungen und Folgen auf alle Lebensbereiche, können auf dieser Basis genauer verbalisiert, erkannt und verstanden werden.

Aktives Zuhören, die Verbalisierung emotionaler Erlebnisinhalte und nonverbale Zeichen des Verstehens, sollen dem Patienten Raum schaffen, seine Ängste, Trauer und Wut, aber auch Ansätze zur Bewältigung der Therapeutin gegenüber zu äußern. (Siehe auch: Erstgespräch)

Bei langer Rekonvaleszenzzeit muss man die Gefahr der Hospitalisierung sehen: der Pat. fühlt sich nicht mehr in der Lage, außerhalb der Klinik zu leben, er ist von der Klinik abhängig geworden. Das bedeutet, dass der Realitätsbezug der Therapie sehr transparent gemacht werden muss und die Bedeutung der einzelnen Tätigkeiten für das Leben außerhalb der Einrichtung deutlich wird.[32][33]

## 2.4 Dokumentation

Um die Relevanz der Ergotherapie in der Klinik deutlich zu machen, ist es unerläßlich, die Arbeit so präzise und umfangreich wie möglich zu dokumentieren. Erleichterung bieten die Verordnungs-, Testbögen zur Befundaufnahme, die sich jeder, wenn nicht vorhanden, erarbeiten muss. Behandlungsberichte dienen der Reflexion und kritischen Beobachtung der eigenen Tätigkeit. Sie machen die therapeutische Arbeit für den behandelnden Arzt und den Hausarzt transparent, wenn Verlaufs- und Abschlussberichte dem Entlassungsbericht beigefügt werden. Somit bietet der Bericht eine gute Grundlage für Folgebehandlungen.

Tages- und Wochenberichte sind die Gesprächsgrundlage in inter- und intradisziplinären Teambesprechungen und wichtig für die weitere Behandlungsplanung mit allen erforderlichen Veränderungen.

Dokumentiert werden müssen aber auch vor- und nachbereitende Tätigkeiten, wie z. B. das Ketteschären, das Aufbäumen, das Herstellen von Hilfsmitteln und Adaptionen. Diese Zeiten müssen zu den spezifischen Behandlungszeiten hinzu addiert werden.

**Arbeitsdokumentation bewirkt eine bessere Arbeitsdarstellung**

## 2.5 Zusammenfassung in Form eines Regelkreissystems

(Grundform des in der Kybernetik angewandten Modells)

Abb. 16: Regelkreis

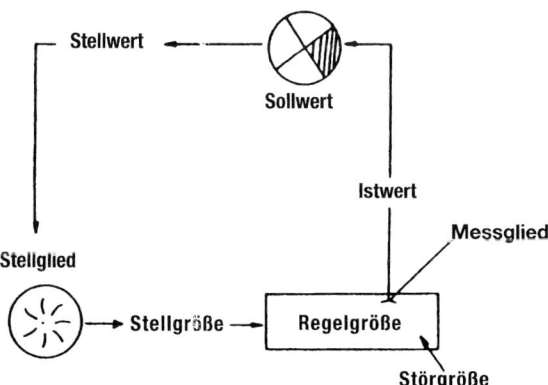

### Begriffsklärung – Übertragung auf die Behandlung

Regelgröße: Eine Größe, die konstant gehalten, bzw. verbessert werden soll – z. B. das Bewegungsausmaß des Patienten.

Störgrößen: Verändernde Einflüsse auf die Regelgröße – z. B. Abbauprozesse am Gelenk zur autoaggressive Prozesse.

Messglied: Messgerät, das den Istzustand der Regelgröße feststellt und an ein Zentrum weiter gibt, in dem der Sollwert gespeichert ist – z. B. die Therapeutin, die mit Hilfe eines Winkelmessers oder anderer Befundmethoden den status quo des Bewegungsausmaßes feststellt.

79

| Istwert: | Aktueller Stand – z. B. eingeschränkte Gelenkfunktion. |
| Sollwert: | Ein bestimmter, zentral festgelegter Wert, der konstant gehalten werden soll – z. B. das physiologische Bewegungsausmaß. |
| Stellwert: | Nach dem Vergleich von Ist- und Sollwert die Informationen über die auszulösenden Tätigkeiten des Stellgliedes – z. B. die Bewegungsdifferenz (pathologisch versus physiologisch), die durch die Therapie verringert werden soll. |
| Stellglied: | Es hat kompensatorische Wirkung auf die Regelgröße – z. B. die Therapie: Einweisung in den Gelenkschutz. |
| Stellgröße: | Korrigierender Einfluss – z. B. das Übernehmen eines Übungsprogrammes in das tägliche Lebens im Sinne des aktiven Gelenkschutzes. |

## Aufgaben

1. Definieren Sie ‚Behandlungsplan' und erläutern Sie dessen Bedeutung für die ergotherapeutische Behandlung!
2. Bringen Sie die nachstehenden Punkte, die zum Ablauf eines Behandlungsplanes gehören, in die richtige Reihenfolge und begründen Sie sie:
   – Zwischenbefunde
   – Ausformulieren der Behandlungsmethode(n) für jedes Grob- und Feinziel
   – Informationssammlung über den Patienten
   – Endauswertung der Daten mit Dokumentation des Behandlungsprozesses
   – Auswerten der Informationen
   – Patientenbehandlung
   – Erarbeiten von Zielen und Prioritäten
   – Arbeitsablauf- und Anforderungsanalyse.
3. Das Formulieren von Behandlungszielen ist wesentlicher Bestandteil der Behandlungsplanung.
   a) Nennen Sie 4 wichtige Grobbehandlungsziele im motorisch-funktionellen Bereich!
   b) Beschreiben Sie, was unter der Operationalisierung von Zielen zu verstehen ist und formulieren Sie beispielhaft ein präzise operationalisiertes Behandlungsziel.
4. Sie erhalten folgende Verordnung, anhand derer Sie einen Behandlungsplan erstellen sollen:
   Patient: X. Y., männlich, 25 Jahre
   Diagnose: Zust. n. Unterarmfraktur rechts und beginnenden Kontrakturen im Ellbogen- und Handgelenk aufgrund langer Ruhigstellung im Gips.
   Bewegungsausmaße rechts:
   Ellbogengelenk: S 0 – 20 – 110
   Handgelenk: S 30 – 0 – 20
   Formulieren Sie explizit 3 Feinziele für den motorisch-funktionellen Bereich!
   Erarbeiten Sie für ein Feinziel:
   • die mögliche Arbeitsplatzgestaltung
   • die Behandlungsmittel
   • die Behandlungsmaßnahme(n) und ihre Durchführung und
   • zwei realistische Steigerungsmöglichkeiten mit kurzer Beschreibung!

5. Auf der ärztlichen Verordnung eines Patienten mit chronischer Polyarthritis sind Ihnen folgende globale Grobbehandlungsziele vorgegeben:
- Verbesserung der feinmotorischen Funktionen
- Verhindern und Herauszögern von Deformitäten
- Erhalten der Muskelkraft und des Bewegungsausmaßes in der oberen Extremität
- Gelenkschutzunterweisung.

Erarbeiten Sie für ein Ziel Ihrer Wahl
- die mögliche Arbeitsplatzgestaltung
- die Behandlungsmittel
- die Behandlungsmaßnahme(n) und ihre Durchführung und
- zwei realistische Steigerungsmöglichkeiten mit kurzer Beschreibung'

Begründen Sie Ihre Aussagen!

## Anmerkungen

[30] Dünnwald, C.: Ergotherapeutische Bewegungsanalyse der oberen Extremität. Fortbildungsveranstaltung der Regionalgruppe Niedersachsen. 14./15. 10. 1983, Osnabrück.

[31] Trombly, C. A. (ed.), a.a.O., S. 16–21

[32] Nichols, P.J.R. (ed.). (1980). Rehabilitation Medicine. The management of physical disabilities (2nd ed). London: Buterworth. S. 48

[33] Trombly, C. A. (ed.) (1977). Occupational Therapy for Physical Dysfunction, (2nd ed.). Baltimore/London: Williams & Wilkins. S. 12–16.

## Quellen

- Becker, G. E. (1984). Planung von Unterricht. Handlungsorientierte Didaktik, Teil 1. Weinheim: Beltz.
- Hasselblatt, A. (1988). Curriculumentwicklung für den lernzielorientierten Unterricht an Berufsfachschulen für Beschäftigungs- und Arbeitstherapeuten (Ergotherapeuten) für das Fach Fachspezifische Behandlungstechniken Orthopädie. Unveröffentlichte Schriftliche Arbeit im Rahmen des 2-Jahres-Studienlehrganges 1987/88 der Deutschen Zentrale für Volksgesundheitspflege e. V. zur pädagogischen Qualifizierung für Lehrkräfte im Gesundheitswesen.
- Jentschura, G. & Janz, H. W. (Hrsg.). (1979). Beschäftigungstherapie Bd. I. (3. neubearb. u. erw. Aufl.). Stuttgart: Thieme.
- Möller, Ch. (1976). Technik der Lernplanung. (5. Aufl.). Weinheim: Beltz.
- Rusk, H. A. (1977). Rehabilitation Medicine. (4th ed.). St. Louis: The C. V. Mosby Company.
- Schmidt-Carlshausen, U. (1981). Motivierung der Patienten zur Rehabilitation. Eine pädagogische Aufgabe für Ergotherapeuten. Schriftenreihe Ergotherapie. Dortmund: Borgmann.
- Schücking, B. & Huchthausen, G. (1961). Leitfaden der Beschäftigungs- und Arbeitstherapie. Darmstadt: Dr. Steinkopff.
- Zapotoczky, H. G. & Nutzinger, D. O. (Hrsg.). (1995). Psychologie am Krankenbett. (2. Aufl.). Weinheim: Beltz.

**Zusammenfassung**

- Jede Therapie hat einen bestimmten formalen Ablauf.
- Die ergotherapeutische Behandlung beginnt erst auf Verordnung des Arztes.
- Die ETh sammelt im interdisziplinären Team umfassende Informationen über den Patienten.
- Grundlage der Kontaktaufnahme und jeglichen Gesprächs mit dem Patienten sollten die Regeln der nicht-direktiven Therapie von Rogers und Tausch sein.
- Der nächste Schritt ist eine detaillierte Befundaufnahme, beginnend mit der Beobachtung des Patienten.
- Es folgt der motorisch-funktionelle Befund der oberen und unteren Extremitäten mit Gelenkmessung nach der Neutral-Null-Methode, der Muskelfunktionsprüfung und Längen- und Umfangsmessungen.
- Der Sensibilitätsbefund umfasst neben der Überprüfung der Oberflächen- und Tiefensensibilität die des Temperatur- und des Schmerzempfindens.
- Befundbögen für die Statuserhebung in den AdtL können tabellarisch zum Ankreuzen oder als Fragebogen gestaltet sein. Für verschiedene Krankheitsbilder sind unterschiedliche Bögen zu erarbeiten.
- Die Erfassung des Leidensdruckes ist von großer Bedeutung, um eine symptomatische umfassende konservative Therapie durchführen zu können.
- Ohne Kenntnis der sozialen Situation des Patienten ist keine komplette Rehabilitation, insbesondere in Bezug auf die Aktivitäten des täglichen Lebens möglich.
- Das Erstellen eines Behandlungsplanes umfasst die Informationssammlung über den Patienten, das Erarbeiten von Zielen, die Auswahl von Behandlungsmethoden und -medien (aufgrund einer Arbeitsablaufanalyse), die Patientenbehandlung und nach Abschluss der Therapie eine Endauswertung aller Daten.
- Die Anforderungen an den Therapeuten im Rahmen jeder Behandlung schließen das Wissen um die Dosierung der Therapie, um pädagogische und psychologische Aspekte und um Faktoren, die die Rehabilitaton beeinflussen, ein.

# 3 KRANKHEITSBILDER UND IHRE ERGOTHERAPEUTISCHE BEHANDLUNG

## Lernziele

Der Leser soll
- aufgrund einer kurzen Darstellung die wichtigsten Daten des jeweiligen Krankheitsbildes mit Ursachen, Symptomen, möglichen Komplikationen, z. T. Beschreibung der funktionellen Anatomie und der Patho-Anatomie, kennen
- die motorischen, sensiblen, geistigen, eventuellen psychischen Veränderungen, Defizite kennen und nennen
- die vorgeschlagenen spezifischen Behandlungsmaßnahmen, Medien und Zielsetzungen der entsprechenden ergotherapeutischen Behandlung kennen, in der Praxis anwenden und/oder patienten- und symptomorientiert abwandeln
- die weiteren möglichen operativen und konservativen Behandlungsmaßnahmen kennen.

## 3.1 Erkrankungen und Verletzungen im Bereich des Schultergelenkes

### 3.1.1 Grundlagen

Um die große Bedeutung der Erkrankungen im Bereich des Schultergelenkes verstehen zu können, muss die funktionelle Anatomie des Gelenkes bekannt sein.
Im Bereich des Schultergürtels gibt es 3 Gelenke, die an den Bewegungen des Articulatio (Art.) humeri beteiligt sind:

**Erkrankungen des Schultergelenkes bewirken oft große Bewegungseinschränkungen**

1. Art. sternoclavicularis
2. Art. acromioclavicularis
3. Art. glenohumeralis = Art. humeri selbst.

**3 Gelenke des Schultergürtels**

An der Beweglichkeit des Schultergelenkes ist außerdem die bindegewebige Gleitschicht zwischen Scapula und Thorax maßgeblich beteiligt. Anhand der Abduktion und der Elevation soll das Zusammenspiel der Gelenke und der Muskulatur verdeutlicht werden.

### Abduktion

Sie wird primär durch den M. deltoideus durchgeführt, unterstützt durch den M. biceps, Caput longum und den M. supraspinatus. Bis 30° bleibt das Verhältnis von Humerus- und Schulterblattbewegung gleich. Bis 60° ist der M. deltoideus mit der pars acromialis, bei 60–75° der gesamte deltoideus beteiligt. Über 75° wird die scapula vom M. serratus ant. und dem M. trapezius nach cranial gezogen, so dass sich der angulus inferior nach lateral dreht, wodurch der M. deltoideus passiv verlagert wird; so ist er in der Lage, sich bis 165° aktiv zu kontrahieren. An der Abduktion ist bis zum Bewegungsausmaß von 30° das Acromioclaviculargelenk beteiligt.

**Muskuläre Durchführung der Abduktion**

# Flexion

Muskuläre
und artikuläre
Durchführung
der Flexion

Muskuläre Durchführung: M. serratus ant., M. trapezius, der den serratus am Übergang von der Abduktion in die Elevation unterstützt. Zur Durchführung der Elevation muss zunächst durch den M. deltoideus, das Caput longum M. bicipitis und den M. supraspinatus eine Abduktion durchgeführt werden. Bei Elevation bis 90° werden 4° von je 10° Armbewegung durch Elevation der Clavicula und des Art. Sternoclavicularis durchgeführt.

Zwischen 30° und 170° sind pro ca. 15° Bewegung 10° Bewegung im Glenohumeralgelenk und 5° Rotation der Scapula am Thorax. Ab 135° ist auch das Acromioclaviculargelenk an der Bewegungsdurchführung beteiligt.

Die knöchernen artikulierenden Flächen im Art. glenohumerale sind sehr ungleich, so dass die kleine Cavitas glenoidale durch das faserknorpelige Labrum glenoidale vergrößert wird. Umgeben ist das Gelenk von einer großflächigen Kapsel, die ein umfangreiches Bewegungsausmaß zuläßt. Zusätzlich ist das Gelenk muskulär und ligamentär gesichert.[34]

## Behandlungsziele

Ziele

– Vergrößern des aktiven schmerzfreien Bewegungsausmaßes des gesamten Schultergürtels
– Verbessern der Kraft der Schulter- und Armmuskulatur
– Verhindern von Ausweich- und Trickbewegungen
– Erreichen der größtmöglichen Selbständigkeit in den Aktivitäten des täglichen Lebens
– Erhalt der Beweglichkeit in den distalen Gelenken des Armes
– Erhalt der Muskelfunktion und -kraft im Bereich des gesamten Armes.

## Befundaufnahme

Befund-
aufnahme

– Gelenkmessung nach Neutral-Null unter Hemmung von Ausweichbewegungen
– Beurteilung des Bewegungsablaufes unter Berücksichtigung der physiologischen Bewegung im Glenohumeralgelenk und den angrenzenden Gelenken der Funktionskette
– Zur isolierten Befundung der Schultergelenksbeweglichkeit muss die Ergotherapeutin das Schulterblatt fixieren.
– Innen- und Außenrotation können indirekt durch den Schürzen- und Nackengriff erfasst werden.
– Beurteilung der Ausweichbewegungen
– Sichtbefund: Haltung, Lage, Vergleich beider Schultern: gibt es einen Schulterblatthochstand oder ist ein Schulterblatt abgesenkt?
– Handkraft-, Greifkraftmessung
– Schmerzbefund
– AdtL-Befund der oberen Extremität.

Statuserhe-
bung nur un-
ter Beachtung
der ärztlichen
Verordnung

**Wichtig:** Die Befundaufnahme muss immer nach der Diagnose und unter Beachtung der ärztlichen Behandlungsverordnung geschehen. ‚Verbotene' Bewegungen dürfen nicht befundet werden.

84

## Behandlungsmaßnahmen/-medien

*1. Aktive kontrollierte Bewegung im Schultergelenk gegen die Schwerkraft oder gegen einen Widerstand.*

(Siehe auch: 1.2.3 Gelenkmobilisation)

Es werden alle Bewegungsrichtungen unter Hemmung von Ausweichbewegungen gefordert. Ausweichbewegungen können dadurch verhindert werden, dass

- die Therpaeutin den Schultergürtel und/oder das Schulterblatt manuell fixiert
- sich der Patient durch das Arbeiten vor einem großen Spiegel über visuelle Informationen eigenständig aktiv korrigiert
- bilaterale Bewegungen/Tätigkeiten eingesetzt werden.

## Behandlungsmaßnahmen:

- Weben am hochgehängten Webrahmen mit langem Schiffchen und seitlichen Ablagen; Sitzposition: Stuhl mit gerader Rückenlehne und Armaussparungen oder Hocker, um manuell besser korrigieren zu können; Hüft-, Knie-und Sprunggelenke in 90° Flexion
- Kette schären
- Peddigrohrarbeiten an einem höhenverstellbaren Tisch
- Makrameearbeiten hoch hängen
- Linoldruck an einer höhen- und schrägverstellbaren Ebene mit adaptierten Stempeln zum bilateralen Arbeiten
- Holzarbeiten: Bilateral schmirgeln an einer schrägen Ebene, z. B. an einer adaptierbaren Hobelbank
- Ton: Aufbaukeramik an einem höhenverstellbaren Arbeitsplatz
- Funktionelle Spiele: höhen- und schrägverstellbar; Ballspiele, Kegeln auf tiefer Ebene

*2. Assistive Bewegungsführung; Aufhebung der Schwerkraft durch Einsatz des Helparmes oder durch den Therapeuten*

(Siehe auch: 1.2.3 Gelenkmobilisation)

- Peddigrohr
- Drucktechniken
- Weben
- Makramee
- Bildnerisches Gestalten: Großflächiges und/oder bilaterales Malen (z. B. auch nach Musik), Kleisterpapier
- Funktionelle Spiele

Bei allen Techniken müssen die Anforderungen durch die Materialien oder die Arbeitsplatzanordnungen variabel sein und ggf. in Form einer Steigerung geändert werden können.

*Margin notes:*
**Aktive Bewegung gegen Widerstand**

**Verhindern von Ausweichbewegungen**

**Behandlungsmaßnahmen**

**Behandlungsmedien bei der assistiven Bewegungsführung**

**Variabilität der Techniken**

*3. Selbsthilfe*

Das Selbsthilfetraining und die Hilfsmittelabklärung sind bei beidseits vorhandenen Bewegungseinschränkungen besonders von Bedeutung. Folgende Hilfsmittel könnten u. a. notwendig sein: Verlängerte Kämme und Bürsten, verlängerte Badebürste, Anziehhaken. Die Kleidung sollte vorn zu schließen und weit und dehnbar sein.

### 3.1.2 Schulterluxation

**Allgemeine Daten zum Krankheitsbild**

**Ursache**

*a) Ursachen und Luxationsformen*

Bei den Ursachen werden die traumatische und die habituelle Luxation unterschieden.

**Traumatische Luxation**

- Traumatische Luxation, z. B. infolge plötzlicher Gewalteinwirkung beim Sturz auf den ausgestreckten Arm oder bei Zug des Körpergewichtes beim Fallen mit fixiertem Arm.

**Habituelle Luxation**

- Habituelle Luxation, z. B. infolge einer Dysplasie des Schultergelenkes oder des Humerus, aber auch nach traumatischen Einwirkungen, die nicht oder nur unzureichend behandelt worden sind.

Auf eine erste Luxation können rezidivierende Schulterluxationen folgen, häufig auch bei nur geringen Traumen.

**Vordere Luxation**

Die häufigste Luxationsform ist die vordere subcoracoidale Luxation, bei der Kräfte wirken, die den Arm abduzieren und außenrotieren (z. B. Sturz auf den ausgestreckten Arm).
Außerdem gibt es die subglenoidale Luxation, die nach einem Zug des Humerus nach vorne unten entsteht.

**Hintere Luxation**

Weniger häufig ist die Luxation nach hinten in Adduktion und Innenrotation, die subspinale Luxation. Der Arm ist in dieser Stellung fixiert und kann nicht mehr abduziert werden.

**Begleitverletzungen**

*b) Begleitverletzungen*

- knöcherner Kapselausriss am Labrum glenoidale
- neurologische und vasculäre Zusatzverletzungen
- Abriss des Tuberculum majus

**Behandlungsziele**

**Ziele nach Reposition bzw. OP**

Nach der Reposition bzw. operativen Behandlung:

- Erreichen des größtmöglichen aktiven Bewegungsausmaßes ohne Rezidiv
- Verbessern der Kraft der das Schultergelenk umgebenden Muskulatur und Schaffung eines muskulären Gleichgewichtes
- Verhindern von Ausweich- und luxationsfördernden Bewegungen
- Größtmögliche Selbstständigkeit in den Aktivitäten des täglichen Lebens.

## Behandlungsmaßnahmen

### Postoperative Therapie nach Operation nach Eden-Lange-Hybinette

Der Patient wird noch in Narkose mit der Abduktionsschiene versorgt. In den ersten Tagen postoperationem beginnt eine leichte physiotherapeutische Mobilisation.

Die Abduktionsschiene wird mindestens 4 Wochen getragen. Etwa 2 Wochen nach der Operation beginnt die assistiv mobilisierende Übungsbehandlung aus der Schiene. Bewegungen in die Außenrotation und Retroversion sind erst etwa 6–8 Wochen nach der Operation erlaubt.

Nach Entfernung der Schiene weiterhin zunächst assistive, dann aber zunehmend aktive mobilisierende Therapie z. B. mit Rasierschaumübungen, Herstellen von großen Kleisterpapierbögen und großflächigem Malen. Grundsätzlich ist mit geringstem Widerstand zu beginnen, der langsam zu steigern ist. Wenn die Außenrotation erlaubt ist, muss diese verstärkt geübt werden.

Im Rahmen der Aktivitäten des täglichen Lebens sind folgende Punkte zu berücksichtigen:

– alle Tätigkeiten nur im Gesichtsfeld durchführen, daher ist der Patient zunächst beim Kämmen, An- und Ausziehen auf fremde Hilfe angewiesen
– Tragen von Taschen und Tabletts ist verboten.

### Postoperative Behandlung nach OP nach Bankart und nach Putti-Platt

Behandlungsbeginn 2 Wochen postoperativ. Zunächst assistive Bewegungsübungen, nicht über 90° unter Vermeidung der ARO; in der 4. Woche postoperationem aktive Bewegungen auch über 90°, Erarbeiten eines muskulären Gleichgewichtes, Kräftigung der Innenrotatoren.

Das aktive Bewegungsausmaß soll unter Berücksichtigung von Rotationsbewegungen durch Einsatz unterschiedlicher Behandlungsmedien (s. o.) vergrößert werden. Ein weiterer Schwerpunkt ist das Selbsthilfetraining (s. o.).

### Weitere konservative Behandlung

– Physiotherapeutische Nachbehandlung, da es ohne Behandlung oft spontan zu neuen Luxationen kommt.
– Desault-Verband: die Tragezeiten sind auch vom Alter des Patienten abhängig; generell sollte der Verband nur so kurz wie möglich getragen werden, da das Schultergelenk schnell kontrakt wird.
– Ärztliche Beratung in bezug auf sportliche Betätigung.

### Orthopädisch-chirurgische Behandlung der habituellen Luxation

Es herrscht ein muskuläres Ungleichgewicht: die Außenrotatoren überwiegen gegenüber den Innenrotatoren.

Operative Therapie:

*a) Operation nach Eden-Lange-Hybinette*

Ziel der Operation ist, die Bewegung in die Außenrotation einzuschränken. Der vordere Pfannenrand wird durch Einsatz eines Knochenspanes verstärkt und vergrößert, die Sehne des M. subscapularis verkürzt. Die Abduktionsschiene, auf der der Arm in 50° Abduktion und 30° Flexion mit leichter Innenrotation gelagert wird, muss ca. 4 Wochen getragen werden. (Baumgarten 1986, 223)

*b) OP nach Bankart und nach Putti-Platt*

Verstärken der Gelenkkapsel durch Verschluss der Luxationtasche. Dabei wird die Subscapularissehne nach lateral versetzt, so dass der Arm eher in Innenrotationsstellung gehalten und so die Außenrotation eingeschränkt wird.

**Physiotherapie**

– PT: – Kräftigung der gesamten Schulter-Arm-Muskulatur unter besonderer Berücksichtigung der Rotatorenmanschette durch isometrisches Muskeltraining
– Entspannungsübungen für den M. pectoralis und
– Training koordinierter Gesamtbewegungen beim Klapp'schen Kriechen
– Erreichen muskulärer Absicherung und koordinierter Bewegung, besonders durch Kräftigung der Innenrotatoren
– Dosierte Dehnung bei endgradigen Bewegungseinschränkungen
– Anleitung zum selbstständigen Muskeltraining.

### 3.1.3 Acromioplastik

**Operative Maßnahmen – Indikationen**

**Indikationen zur OP**

Partielle oder totale Entfernung des Acromions, wobei die Pars acromialis des M. deltoideus abgelöst und später am verbleibenden Acromionrest oder am Ansatz des M. trapezius reinseriert wird. Diese OP ist indiziert bei:

– Veränderungen der Rotatorenmanschette
– knöchernen Veränderungen des Art. acromioclavicularis oder des Humerus.

Je nach Operationstechnik Lagerung im Desault-Verband oder in mindestens 70° Abduktion zur Entlastung der Sehnennahtstelle des M. deltoideus.

**Behandlungsziele**

**Ziele**

– Erreichen des größtmöglichen aktiven schmerzfreien Bewegungsausmaßes
– Verhindern von Muskelatrophien
– Wiedererlangen der aktiven physiologischen Bewegungen und des Bewegungsgefühls im Bereich des Schultergelenkes ohne Ausweichbewegungen
– Verbessern der Muskelkraft, um das muskuläre Gleichgewicht wiederherzustellen.

## Behandlungsmaßnahmen/-medien

### 2 Wochen postop.

- Assistive Bewegungsübungen im Bereich der Lagerungsebene, also etwa 90° Abduktion, glz. Bewegen von Ellbogen-, Hand- und Fingergelenken
- Rotationsbewegungen im schmerzfreien Radius durchführen
- Unilaterale Peddigrohrarbeiten
- Funktionelle Spiele ohne solche Widerstände, bei denen eine ruckartige Anspannung zu überwinden wäre, z. B. bei Klettverschlüssen.

### 3 Wochen postop.

- Erweitern des Bewegungsausmaßes auf Bewegungen über 90° und vermehrte Rotationsbewegungen
- Zunehmend aktive Bewegungen und Reduktion der Assistenz
- Nach ärztlicher Rücksprache mit Behandlung ohne Schiene beginnen
- Peddigrohrarbeiten
- Weben an schräger Ebene, hochgehängt
- Bilaterale Tätigkeiten (mit Rasierschaum und funktionellen Spielen; Einsatz von großflächigem Malen, Linoldruck mit adaptierten Stempeln und an adaptierten Arbeitsplätzen)

---

### Aufgaben

1. Zählen Sie die Gelenke des Schultergürtels auf!
2. Erarbeiten Sie die einzelnen Bewegungen des Schultergelenkes in den Ebenen S-F-T-R und die daran beteiligte Muskulatur!
3. Erläutern Sie die passive, assistive und aktive Bewegungsführung im Rahmen der Behandlung! Begründen Sie Ihre Aussagen und führen Sie Beispiele an!
4. Ihnen wird ein Patient mit Beschwerden im Schultergelenk verordnet. Nennen Sie wichtige Punkte der Befundaufnahme, die Ihnen ein umfassendes Bild über das aktive, passive oder auch assistive Bewegungsausmaß des Patienten enmöglichen!
5. Nennen Sie 3 mögliche Behandlungsmaßnahmen bei Erkrankungen des Schultergelenkes und beschreiben Sie sie kurz!
6. Erläutern Sie die Notwendigkeit des Selbsthilfetrainings und der Hilfsmittelversorgung in Bezug auf Erkrankungen und Verletzungen des Schultergelenkes!
7. Bei welchem Krankheitsbild sind die Operationen nach Putti-Platt, Eden-Lange-Hybinette u. a. indiziert?
   Was ist das gemeinsame Ziel dieser Operationen und wie wird dieses Ziel erreicht?
8. Zählen Sie Behandlungsmedien auf, die zur Therapie des Schultergelenkes eingesetzt werden können!

---

### Anmerkungen

[34] Kahle, N. et al. (1978). Dtv-Atlas der Anatomie. Bd. I: Bewegungsapparat. (2. Aufl.) München: dtv. S. 134, 144
- Baumgartner, R. & Ochsner, P. E. & Schreiber, A. (1986). Checkliste Orthopädie, Stuttgart: Thieme.

- Godt, P. & Malin, J.-P. & Wittenborg, A. (1981). Das Schulter-Arm-Syndrom. Stuttgart: Thieme.
- Debrunner, A. M. (1985). Orthopädie. (2. durchges. und ergänzte Aufl.). Bern: Hans Huber.
- Hirsch, S. (1976). Krankengymnastische Behandlung nach Frakturen im Schulter- und Ellbogenbereich. Beschäftigungstherapie und Rehabilitation, 3, 119–120
- Imman et al. (1944). Observations on the function of the shoulder joint. The journal of bone und joint surgery, 26, 1–30.
- Jentschura, G. & Janz, H.-W. (Hrsg.). (1979). Beschäftigungstherapie, Bd. I. (3. neubearb. u. erw. Aufl.) Stuttgart: Thieme.
- Küsswetter, W. (1976). Frakturen im Schulter- und Ellbogenbereich. Beschäftigungstherapie und Rehabilitation, 3, 116–118.
- Matter, Stromsöe, Senn (1979). Die traumatische Schulterluxation. Unfallheilkunde, 82, 407–412.
- Mühlmann, A. v. (1966). Konsevative krankengymnastische Behandlungsmöglichkeiten der habituellen Schulterluxation. Zschr KG, 2
- Müller, M. E. (Hrsg.). (1978). Operativer Gelenksersatz. Bern: Hans Huber.
- Otte, Schlegel, Saha (Hrsg.). (1978). Rezidivierende Schulterluxation. Bücherei des Orthopäden, Bd. 22. Stuttgart: Enke.
- Pitzen, P. & Rössler, H. (1984). Kurzgefaßtes Lehrbuch der Orthopädie. (15., neu bearb. Aufl.). München: Urban & Schwarzenberg.
- Schneider, Thomae (1966). Die krankengymnastische Nachbehandlung der operierten habituellen Schulterluxation. Zschr KG 18 (12), 393–395.
- Unterrichtsunterlagen aus meiner Ausbildung an der Schule für Beschäftigungs- und Arbeitstherapeuten in Celle, insbesondere aus dem fachspezifischen Unterricht im Rahmen des Orthopädie-Praktikums in Debstedt/Bremerhaven bei Frau E. Bajus.

### 3.1.4 Periarthropathia humeroscapularis (PHS)

**Periarthropathie als Überbegriff für 5 versch. Schultergelenkserkrankungen**

**Daten zum Krankheitsbild**

Für schmerzhafte Schultergelenkserkrankungen, die, differenziert diagnostiziert, aus 5 verschiedenen Krankheitsbildern bestehen, hat Wagenhäuser den Begriff „Periarthropathie" als Überbegriff geprägt, so dass der Begriff „Periarthritis" keine Anwendung mehr finden sollte.

Die 5 Krankheitsbilder, die zur Periarthropathia humeroscapularis gehören, sind:

1. Degenerative Veränderungen der Rotatorenmanschette (ab 3. Lebensdezennium als Verschleißerscheinung vorhanden)
2. Rotatorenmanschettenruptur (subtotal bis total)
   Muskeln der Rotatorenmanschette:
   - M. subscapularis mit Inserierung am Tuberculum minus
   - M. supraspinatus, M. infraspinatus und M. teres minor mit Ansatz am Tuberculum majus
3. Degenerative Veränderungen der Bicepssehne (caput longum) mit Tenosynovitis, Tendinitis und Tendovaginitis bis zur Ruptur der Sehne
4. Kalkeinlagerungen in der Supraspinatussehne ('Verkalkung' der Rotatorenmanschette)
5. Schultersteife bis hin zur 'Frozen Shoulder'.

90

Diese Krankheitsbilder können einzeln, gleichzeitig oder auch aufeinanderfolgend auftreten, d. h., das eine schließt das andere nicht aus. Bei allen handelt es sich um degenerative Veränderungen sowohl der Rotatorenmanschette als auch der mitbeteiligten Sehnen und Bänder (Baumgartner 1986, 101). Gemeinsame Symptome sind aktive und passive Bewegungseinschränkungen und Schmerzen im Bereich des Schultergelenkes und der periartikulären Strukturen. Die medizinischen Daten aller einzelnen Erkrankungen können hier nicht differenziert ausgeführt werden; weitere Fakten sind in einem Krankheitslehrbuch nachzulesen.

*a) Ursachen*

**Ursachen**

- degenerative Veränderungen der Rotatorenmanschette
- degenerative Veränderungen an Sehnenansätzen, besonders die der Biceps- und Subscapularissehne
- degenerative Veränderungen infolge Zervicalsyndrom
- degenerative Veränderungen an der Gelenkkapsel.

*b) Symptome und Beschwerdebild*

**Auftreten unterschiedlicher Schmerzsymptome**

- Schmerz, der eine differenzierte Schmerzanamnese erforderlich macht:

Rotatorenmanschettenruptur:
Painful arc (Schmerzbogen) bei Abduktion zwischen 60–120 Grad

Differentialdiagnostik
a) Acromioclaviculargelenksarthrose:
   Lokale Krepitationen, painful arc 90-180° Abduktion
b) N. supraspinatus Engpasssyndrom:
   Spontanschmerz, Hypotrophie von Mm. infra- u. supraspinatus
c) Cervicobrachialsyndrom:
   segmentale Ausstrahlung der Schmerzen, Muskelverspannungen, radikuläre Ausfälle

Je nach Ursache sind die Schmerzen neuralgisch heftig, akut oder mehr unterschwellig konstant.

- Je nach Krankheitsbild Schmerzen, die in den gesamten Arm ausstrahlen oder aber Druck- oder Ruheschmerz
- Bewegungseinschränkungen infolge der schmerzbedingten Schonhaltung (Adduktion im Schultergelenk, Flexion im Ellbogengelenk)
- Trophische Störungen und Parästhesien bis in die Finger
- Muskelatrophien und Gelenkkontrakturen, insbesondere Einschränkung der Rotation.

## Behandlungsziele

**Ziele**

- Erweiterung des aktiven schmerzfreien Bewegungsausmaßes (Pausen, Lockerungen, möglichst im schmerzfreien Bereich arbeiten)
- Verhindern von Kontrakturen
  Größtmögliche Selbstständigkeit in den Aktivitäten des täglichen Lebens. Dabei soll der betroffene Arm im physiologisch günstigsten Sinn bei den Tätigkeiten des täglichen Lebens aktiv mit einbezogen werden.

## Ergotherapeutische Behandlungsmaßnahmen

**Motorisch-funktioneller, Sensibilitäts-, Schmerz-befund**

*Befundaufnahme:*

a) Aktiver und passiver Bewegungsbefund
   - bis zur Schmerzgrenze         nach Neutral-Null
   - über die Schmerzgrenze hinaus
   - Beurteilung des physiologischen Bewegungsablaufes
   - aktive Bewegung in den benachbarten Gelenken überprüfen
   - Befundung der Gebrauchsbewegungen wie Schürzen- und Nackengriff
   - Beobachten und Beschreiben von Ausweich- und Ersatzmechanismen: wo beginnen sie, wie sehen sie aus?
b) Greifkraftmessung der betroffenen Seite
c) Überprüfung der Sensibilität
d) Beschreibung des Schmerzes
e) Überprüfen der Selbsthilfemöglichkeiten
f) Sichtbefund: Grundhaltung – Vergleich beider Schultern

## Behandlungsgrundsätze

**Zu beachtende Faktoren bei der Behandlung**

- Kontrollierte, bewusste Bewegungsfreiheit beachten!
- Keine Stauch- und Schlagbewegungen; wichtig ist ein kontinuierlicher Bewegungsablauf
- Schmerzen beachten und die Behandlungsmaßnahmen entsprechend treffen, Pausen mit Lockerungsübungen einlegen
- Bewegungsausmaß ohne Ausweichbewegungen vergrößern
- Überforderung vermeiden (oft geben Patienten eine Überbelastung nicht zu)
- Bei HWS-Mitbeteiligung einen größeren Abstand zum Werkstück wählen, um eine Hyperlordosierung zu vermeiden!

### a) Behandlungsmaßnahmen

**Aktive kontrollierte Bewegungsführung**

- Aktive, kontrollierte Bewegungsführung unter Berücksichtigung der Schmerzgrenze; Betonung der Bewegung an den Grenzen des Bewegungsausmaßes
- Evtl. assistive Bewegungsführung im Sinne von intensiver Bewegungskontrolle, gleichzeitig Entlastung bei muskulärer Insuffizienz, da statische Anspannung eine größere Belastung für die Muskulatur bedeutet als dynamische.

### b) Behandlungsmedien

*Weben*

**Weben**

- Arbeiten am Tischwebrahmen, wobei auf eine physiologische Sitzhaltung zu achten ist (adaptierbare Tische und Stühle wählen)
- Arbeiten am hochgehängten Webrahmen. Auch hier ist eine physiologische Sitzhaltung zu beachten. Außerdem darf die Lehne des Stuhls die Bewegungen des Armes nicht einschränken.
- Freies Weben unter Einsatz verschiedenartiger Webrahmen.

92

Beim Weben werden folgende Bewegungen in unterschiedlichem Ausmaß gefordert:
- Flexion beim Durchweben, Greifen und Anschlagen des Kammes;
- Abduktion durch seitliches Ablegen der Schiffchen;
- Rotationsbewegungen: Innenrotation beim Ablegen der Schiffchen auf höhere Kästen links und rechts des Webplatzes; Außenrotation beim Herausziehen des Schiffchens mit extendiertem Arm.

Steigerungsmöglichkeiten zur Vergrößerung des Bewegungsausmaßes und der Muskelkraft wären:
- Einsatz von langen Schiffchen
- Verändern der Höhe des Webstückes
- Verändern der Webbreite
- Verändern der Lage und Höhe der Ablagekästen
- Wahl des Webmaterials
- Dauer der Arbeitszeit.

## Peddigrohrarbeiten

**Peddigrohrarbeiten**

Sie bieten nicht soviele Bewegungsmöglichkeiten wie das Weben. Der Therapeut muss beim Flechten besonders auf weit ausholende Bewegungen des Patienten im Schultergelenk achten. Verändern der Belastung durch wechselseitiges Arbeiten: Eine Runde fitzen mit rechts, dann eine Runde mit links im Uhrzeigersinn.

## Funktionelle Spiele

**Funkt. Spiele**

Zum Einsatz kommen große Dübelspiele, die auch höhenverstellbar angebracht werden. Zusätzlich werden die Dübel aus verschiedenen Ebenen angereicht und in unterschiedlichen Ebenen abgelegt.

## Weitere Medien

**Weitere Medien**

- Herstellen von Kleisterpapier oder Rasierschaumübungen mit geringstem Widerstand
- Bilaterales, unilaterales Malen, großflächig auf hochgehängtem Papier
- Drucken mit adaptierten Stempeln
- Makrameearbeiten unterschiedlich hoch hängen
- Holzarbeiten: Hobeln, Schmirgeln an einer schrägen Ebene, an einer schräg- und höhenverstellbaren Hobelbank.

Bei allen Tätigkeiten sollte so viel wie möglich auf bilaterales Arbeiten geachtet werden, um Ausweichbewegungen zu verhindern und um durch die gleichzeitige beidseitige Innervation ein besseres Ergebnis zu erzielen. Parallel muss immer wieder der Selbsthilfestatus abgeklärt werden: An-, Ausziehen von Pullovern über den Kopf, Haarekämmen, Rücken-, Nackenwaschen.

**Bilaterales Arbeiten, um Ausweichbewegungen zu verhindern**

## Behandlungshilfen

**Behandlungshilfen**

- Stuhl mit gerader Rückenlehne und Armausschnitten. Die Lehne soll Ausweichbewegungen bewusst machen und verhindern. Der Patient sitzt mit 90° flektiertem Hüft-, Knie- und Sprunggelenk.
- Höhen- und schrägverstellbare Arbeitstische
- Helparm (siehe 4.7)

Er wird zur Entlastung und zum Erreichen eines optimalen schmerzfreien Bewegungsausmaßes eingesetzt. Liegt das Bewegungsausmaß unter 90° Abduktion, werden beide Arme in die Schlaufen gehängt, da es beidseits muskuläre Verspannungen gibt. Auf der „gesunden" Seite kann man das genaue Armgewicht als Gegengewicht legen, beim „erkrankten" Arm sollte man sich danach richten, was dem Patienten am angenehmsten ist; die meisten haben etwa 200–500 g weniger als das normale Armgewicht. Während der Behandlung kann auf der „erkrankten" Seite das Gewicht alle 10 Minuten langsam reduziert werden. (Individuell entscheiden und sehr vorsichtig vorgehen!!!)

**Beachten:** Innenrotation (IRO), Abduktion und horizontales Vorführen nur, wenn ein geringes Gegengewicht aufgelegt wurde, da sonst die Belastung zu groß ist.

## Allgemeine konservative und operative Behandlung

**Allgemein orthopädisch**

*a) Allgemein-orthopädisch*

*akute PHS:*  Analgetika und Antiphlogistika
Kälteapplikation
Kontrakturprophylaxe: – durch Lagerung in Abduktion (z. B. mit Abduktionsschiene)
– durch Bewegungstherapie (individuell zu entscheiden, ob passiv, assistiv oder aktiv)
– Selbsthilfetraining
Physiotherapie: manuelle Therapie, beginnend mit der Traktion
**Keine** Massage!

*chron. PHS:*  Medikation s. o. nach Bedarf
Wärmeapplikation
Kontrakturbehandlung durch Lagerung in Abduktion, aktive, assistive, passive Bewegungstherapie
Erhalt der vorhandenen Beweglichkeit bzw. Wiederherstellung des größtmöglichen aktiven schmerzfreien Bewegungsausmaßes
Entspannungsübungen nach Kabath
Anwenden der propriozeptiven neuromuskulären Facilitation (PNF)
Bewegungsbad
Manuelle Therapie
Narkose-Mobilisation, wenn nach mehrmonatiger konservativer Behandlung keine Besserung auftritt.

**Operativ**

*b) Operativ*

**PHS-calcificans**

*PHS-calcificans*

Kalkdepots treten häufig in der Sehne des M. supraspinatus auf. Die OP findet häufig nach etwa 3-monatiger erfolgloser konservativer Behandlung statt. Es erfolgt dann eine Ruhigstellung auf der Thoraxabduktionsschiene. Mussten die Sehnen abgelöst und refixiert werden, ist eine längere Ruhigstellung postoperativ erforderlich.

94

*Rotatorenmanschettenruptur*

Bei einem geringen Schädigungsgrad ist eine konservative Behandlung mit Ruhigstellung und nachfolgender intensiver aktiver Übungsbehandlung indiziert. Bei umfassenden Schädigungen ist eine operative Versorgung zu überlegen. Dabei würden die Sehnen unter Zug refixiert. Ist das aufgrund von Sehnenverkürzungen nicht mehr möglich, wird lyophilisierte Dura eingesetzt. Da die Operation aufwendig ist und die Nachbehandlung sich über mehrere Monate erstreckt, ist eine differenzierte Indikationsstellung notwendig.

**Rotatoren-manschetten-ruptur**

---

**Aufgaben**

1. Nennen Sie die wichtigsten Punkte der ergotherapeutischen Befundaufnahme bei der PHS!
2. Nennen Sie 3 Behandlungsgrundsätze und begründen Sie sie unter Berücksichtigung der Veränderungen im Schultergelenk!
3. Erläutern Sie anhand der Technik ‚Weben' die ergotherapeutische Behandlung der PHS unter Berücksichtigung:
   - der Behandlungsziele
   - der Arbeitsplatzgestaltung und Behandlungshilfen und
   - der Steigerungsmöglichkeiten, die die Technik selber bietet!

---

**Quellen**

- Bloch, Fischer, (1958). Probleme der Schultersteife. documenta rheumatologica geigy Nr. 15. Basel: J. R. Geigy.
- Fortbildung der Akademie für ärztliche Fortbildung Niedersachsen am 23. 11. 1983. 6. Orthopädisches Seminar der Orthopädischen Klinik der MHH im Annastift, in Zusammenarbeit mit der Akademie für ärztliche Fortbildung Niedersachsen. Thema: Die Periarthropathie des Schultergelenkes – Pathogenese, Diagnostik und Therapie.
- Godt, P. & Malin, J.-P. & Wittenborg, A. (1981). Das Schulter-Arm-Syndrom. Stuttgart: Thieme.
- Jentschura, G. & Janz, H.-W. (Hrsg.). (1979). Beschäftigungstherapie, Bd. I. (3. neubearb. u. erw. Aufl.) Stuttgart: Thieme.
- Verband der Beschäftigungs- und Arbeitstherapeuten (Ergotherapeuten) e. V. (Hrsg.) (1991). Indikationskatalog Ergotherapie. (4., völlig überarb. Aufl.). Idstein: Schulz-Kirchner.

## 3.1.5 Trümmerfraktur des Humeruskopfes

**Behandlungsziele**

**Ziele**

- Erhalten und Vergrößern des aktiven physiologischen Bewegungsausmaßes
- Verbessern der Muskelkraft
- Erhalt der Beweglichkeit angrenzender Gelenke
- Erhalt und Verbesserung der Selbstständigkeit

95

**Behandlungsmaßnahmen nach Gipsentfernung**

– Ausgleich fehlender Funktionen durch kompensatorische Bewegungen des Schultergürtels erlernen, wenn keine Besserung mehr zu erwarten ist
– Weben am vertikalen Rahmen mit geringem Widerstand, z. B. Schalweben mit Mohairwolle, wobei nur locker angeschlagen werden darf
– Während der Behandlung immer wieder Pendelbewegungen des Armes ausführen, dazu im Stand oder mit Stehhilfe arbeiten
– Weben am Hochwebstuhl
– Schleifen an schräger Ebene
– Selbsthilfetraining
  • für die Zeit mit Gips: Versorgung mit Einhänderhilfsmitteln, z. B. Frühstücksbrett.
  • Nach Gipsentfernung:
    Waschen und Anziehen
    Gegenstände aus dem Schrank holen
– Knetübungen an schräger Ebene
– **Beachten:** keine Stauchbewegungen
            Besonders wichtig sind im Rahmen der Behandlung Bewegungsübungen der Schulter und des gesamten Schultergürtels.

## 3.2 Läsionen des Plexus brachialis

Man unterscheidet bei Läsionen des Plexus brachialis die Erb'sche, die obere und die Klumpke'sche, die untere Plexusläsion.

### 3.2.1 Erb oche Lähmung

**Allgemeine Daten zum Krankheitsbild**

**Lokalisation**

Lokalisation: Spinalwurzel C5/C6

**Ursachen**

*a) Ursachen*

– Geburtsverletzungen
– Schädigung durch Zerreißung, Zerrung, Quetschungen, z. B. Motorrad- und Autounfälle

**Symptome**

*b) Symptome*

– Ausfall der Oberarmmuskulatur:
  M. deltoideus (N. axilliaris), M. biceps und M. brachialis (N. musculocutaneus), M. brachioradialis (N. radialis) und M. supraspinatus, M. coroacobrachialis

**Erscheinungsbild**

– Erscheinungsbild: IRO und Abduktion des schlaff herabhängenden Armes, der sich in einer leichten Beugestellung befindet; aktive Ellbogengelenksflexion ist nicht durchführbar; Pronierter Unterarm; Hand und Finger sind in ihren Bewegungen nicht eingeschränkt.
– Sensible Störungen im Bereich des M. deltoideus und an der Radialseite von Arm und Hand.

- Frozen Shoulder

## Behandlungsziele

- Größtmögliche Selbstständigkeit in den Aktivitäten des täglichen Lebens und bei der Ausübung eines Berufes
- Verbessern oder Normalisieren der sensiblen Wahrnehmung
- Erlernen von Trickbewegungen
- Erlangen des größtmöglichen aktiven Bewegungsausmaßes
- Erhalt und Verbesserung der vorhandenen Muskelkraft
- Verhindern von Kontrakturen
- Versorgen mit Schienen (wenn erforderlich)

## Ergotherapeutische Behandlung

### a) Maßnahmen/Medien

- Weben am vertikalen Rahmen, bis zum hochgehängten Rahmen
- Bilaterales Arbeiten im Flechtgriff
- Rasierschaumübungen mit geringem Widerstand
- Ballspiele
- Peddigrohrarbeiten
- Möglicherweise Einsatz von Therapiehilfen (Helparm) und adaptierten Arbeitsplätzen (Höhen- und neigungsverstellbare Arbeitsflächen)
- ...

### b) Aktivitäten des täglichen Lebens

Im Rahmen des Selbsthilfetrainings ist ein Einhändertraining nicht zwingend notwendig, da Hand- und Fingerfunktionen vorhanden sind. Inhalt wäre eher das Erlernen von Kompensationsbewegungen und -strategien, insbesondere bei der persönlichen Hygiene, beim An- und Ausziehen, Essen, Trinken und bei der Haushaltsführung.

### c) Berufliche Rehabilitation

Arbeitstherapeutische Maßnahmen
- Überprüfen und Trainieren der Geschicklichkeit im motorisch-funktionellen Bereich bei unterschiedlichen Tätigkeiten, die den spontanen Einsatz des Armes und der Hand erfordern
- Überprüfen und Steigern der Belastbarkeit.

### Weitere operative und konservative Behandlung

- Abhängig von der Ursache, primär Kontrakturprophylaxe und Bewegungsschulung durch Physiotherapie
- OP-Maßnahmen

### 3.2.2 Klumpke'sche Lähmung

**Allgemeine Daten zum Krankheitsbild**

**Lokalisation**

Lokalisation: C7–TH 1

**Ursachen**

*a) Ursachen*

- ungünstige Lage des Kindes bei der Entbindung (ungünstige Prognose)
- traumatische Einflüsse (Motorradunfälle)
- Tragen schwerer Lasten

**Symptome**

*b) Symptome*

- Es fällt die Muskulatur des Unterarmes aus:
  Intrinsic-Muskulatur (Atrophie von Thenar und Hypothenar), Flexoren des Handgelenkes, die Hand steht in einer charakteristischen ‚Pfötchenstellung'; Sensibilitätsstörungen der ulnaren Hand- und Armseite

**Ziele**

**Behandlungsziele**

siehe Erb'sche Lähmung

**Ergotherapeutische Behandlungsmaßnahmen**

**Behandlungs-maßnahmen, -medien**

*a) Behandlungsmaßnahmen/-medien*

- Bilaterales Arbeiten im Flechtgriff: Steckspiele, Drucktechniken
- Weben, freies Weben
- Peddigrohrarbeiten
- Einsatz verschiedener Materialien zur Stimulation der Sensibilität[35]

**AdtL**

*b) Aktivitäten des täglichen Lebens (AdtL)*

Da durch den Ausfall der Unterarm- und Handmuskulatur keine Greiffunktionen der Hand mehr möglich sind, z. T. nur geringe Haltefunktionen mit der ulnaren Handkante, ist ein Einhändertraining indiziert. Zu berücksichtigen sind alle Bereiche der AdtL, insbesondere

- An-, Ausziehen (Einhänderschnürung, Verschlüsse an der Kleidung beachten, ...)
- Persönliche Hygiene
- Essen und Trinken (Rutschfeste Unterlage, Hilfen zum Einklemmen von Gegenständen, ...)
- Haushaltsführung
- Schreiben: Umlernen auf die andere Hand, Einhänderschreibmaschinen- bzw. Computertraining.

**Schienenver-sorgung**

*c) Schienenversorgung*

Lagerungsschiene: Lagerung in Funktionsstellung zur Kontrakturprophylaxe

**Berufliche Re-habilitation**

*d) Berufliche Rehabilitation*

Arbeitstherapeutische Maßnahmen:
- Überprüfen und Trainieren der Geschicklichkeit im motorisch-funktionellen Bereich bei unterschiedlichen Tätigkeiten, die den spontanen Einsatz des Armes und der Hand erfordern

– Überprüfen und Steigern der Belastbarkeit.

## Weitere operative und konservative Behandlungsmaßnahmen

Konservative u. operative Behandlung

– Lagerung auf einer Abduktionsschiene zur Entlastung der Nerven in ihrem Verlauf
– Passives Durchbewegen zur Kontrakturprophylaxe
– Elektrotherapie
– Massagen
– Verletzung ohne Rückenbildungstedenzen: OP, Muskelplastiken

---

### Aufgaben

1. Nennen Sie mögliche Ursachen einer Läsion des Plexus brachialis!
2. Unterscheiden Sie zwischen der Erb'schen Lähmung und der Klumpke'schen Lähmung, indem Sie jeweils die spezifischen motorischen Ausfälle nennen!
3. Erarbeiten Sie die ergotherapeutische Behandlung der Erb'schen Lähmung unter besonderer Berücksichtigung der Hilfen zur Bewältigung des täglichen Lebens!

---

### Anmerkungen

[35] Ähnlich wie bei der Behandlung von Hemiplegikern.
Siehe: Eggers, O. (1979). Ergotherapie bei Hemiplegie. Bürozentrum für Gelähmte, Reinach.

### Quellen

– Poeck, K. (1992). Neurologie. (8., überarb. u. erw. Aufl.) Berlin: Springer.
– Shopland, A. J. et al. (1979). Refer to Occupational Therapy. Edinburgh: Churchill Livingstone. S. 61–63.
– Unterrichtsunterlagen aus meiner Ausbildung an der Schule für Beschäftigungs- und Arbeitstherapeuten in Celle, insbesondere aus dem fachspezifischen Unterricht im Rahmen des Orthopädie-Praktikums in Debstedt/Bremerhaven bei Frau E. Bajus.
– Verband der Beschäftigungs- und Arbeitstherapeuten (Ergotherapeuten) e. V. (Hrsg.) (1991). Indikationskatalog Ergotherapie. (4., völlig überarb. Aufl.). Idstein: Schulz-Kirchner.

### Weiterführende Literatur

– Bronner, O. & Gregor, E. (1986). Die Schuler und ihre funktionelle Behandlung nach Verletzungen und bei rheumatischen Erkrankungen. München: Pflaum.
– Buck-Grammcko, D. & Nigst (1991). Motorische Ersatz-Operationen Bd. 1: Schulter-Ellenbogen. Stuttgart: Hippokrates.
– Wülker, N. & Oldhafer, M. & Poos, A. (1992). Konservative Therapie von Schultererkrankungen. Stuttgart: Thieme

## 3.3 Erkrankungen und Verletzungen des Ellbogengelenkes

### 3.3.1 Grundlagen

Ziele

**Behandlungsziele**

- Erreichen des größtmöglichen aktiven schmerzfreien Bewegungsausmaßes in allen Gelenken des Ellbogens und der nächstliegenden Gelenke der Gliederkette.
- Erhalt und Verbesserung der Muskelkraft
- Verbesserung der Funktion von Einzel- und Gebrauchsbewegungen
- Automatisieren von koordinierten Bewegungsabläufen

Maßnahmen

**Ergotherapeutische Behandlungsmaßnahmen**

*a) Medien/Maßnahmen*

- Setzen propriozeptiver Reize und Dehnungsreize
- Aktive Gelenkmobilisation, besonders bei Entzündungsgefahr. Das Bewegungsausmaß kann durch Widerstände oder Haltearbeit an dem Punkt der größtmöglichen Bewegung erweitert werden. Ausweichbewegungen im Schulter- und Handgelenk, besonders bei der Pro- und Supination, beachten und verhindern.
- Muskelkräftigung durch Steigerung in der Behandlung

  - aktive Bewegung unter Einsatz des Helparmes oder Armschlaufen mit Feldern oder Sandsäcken zur Reduktion der Eigenschwere, kein Widerstand
  - Isotonische Muskelarbeit bei aktiven Bewegungen gegen die Schwerkraft
  - Isometrische Muskelarbeit bei aktiven Bewegungen unter Einsatz von Widerständen
  - Steigerung der Therapiezeit: zunächst intermittierende Pausen und Lockerungsübungen, dann Reduzieren der Pausen und Erhöhen der Belastbarkeit

Behandlungs-
medien

*Behandlungsmedien:*

- Weben am hochgehängten Webrahmen, zunächst unter Einsatz des Helparmes, später ohne diesen
- Weben mit funktionellen Geräten (Ellflex, FEPS)
- Holzarbeiten: Sägen, Feilen, bilaterales Schleifen an einer schrägen Ebene, Hobeln
- Textiles Gestalten: Linoldruck mit adaptieren Stempeln (bilateral und zur Beübung der Pro- und Supination)
  Tropfbatik, Batik mit Pinsel und Tjanting
- Lederarbeiten: Umriemelungen
- Makrameearbeiten
- Peddigrohrarbeiten: hochgestellt, Anfertigen eines großen Werkstückes
- Übungen mit Rasierschaum
- Tonarbeiten: Aufbaukeramik

- Funktionelle Spiele: Großes Einsiedlersteckspiel, großes Reversi
  (die Steine werden im Flechtgriff genommen)
  Ballspiele
  Ringe-, Pfeilewerfen
- Knetübungen
- Übungen mit Theraband

*b) Aktivitäten des täglichen Lebens*  **AdtL**

Das Selbsthilfetraining ist besonders wichtig bei doppelseitigen Behinderungen und bleibender Einschränkung der Beweglichkeit.
Mögliche Hilfen wären:

- Besteck mit abgewinkelten Griffen
- Griffverlängerungen (Bürste, Kamm)
- Kleidung, die sich vorne schließen lässt
- Taschen sollten außer dem Handgriff noch einen Schulterriemen haben

## 3.3.2 Epicondylitis humeri

(Tennisellbogen)

### Allgemeine Daten zum Krankheitsbild

Die Epicondylitis ist eine Insertionstendopathie der Finger- und Handgelenksextensoren bzw. -flexoren. Es wird unterschieden zwischen der
- Epicondylitis humeri lateralis (Epicondylitis radialis-Tennisellbogen),
  bei der die Extensoren betroffen sind, und der
- Epicondylitis humeri medialis (Epicondylitis ulnaris – Golferellbogen),
  bei der die Flexoren betroffen sind.
Die radiale Form ist häufiger als die ulnare.

*a) Ursachen*  **Ursachen**

- Abnutzungs- und Degenerationserscheinungen aufgrund funktioneller Überbelastung
- zervikale Wurzelirritationen, z. B. beim HWS-Syndrom
- übermäßige Kompensation fehlender Fingerfunktion durch das Handgelenk

*b) Symptome*  **Symptome**

- Verminderte Handkraft
- Die Extension von Handgelenk und Mittelfinger gegen einen Widerstand ist schmerzhaft.
- lokaler Druckschmerz am entsprechenden Condylus
- Schmerzen bei Kontraktion der Muskeln, nach proximal und distal ausstrahlend
- Schmerzen bei passiver Dehnung und Überbelastung der Muskeln

*c) Komplikationen*  **Komplikationen**

- bei Chronifizierung Verknöcherung und nachfolgend Druckschäden des N. ulnaris

| | |
|---|---|
| Ziele | ## Behandlungsziele |

– sofern möglich, Ausschalten einer vorliegenden Fehlbelastung beim Gebrauch von Arm und Hand
– Erreichen eines größtmöglichen schmerzfreien Bewegungsausmaßes

| | |
|---|---|
| ETh-Behandlung | ## Ergotherapeutische Behandlung |

Postoperativ wird der Arm mit 90° Ellbogengelenksflexion, leicht flektiertem Handgelenk und flektierten MP-Gelenken in einer Gipsschiene gelagert. Das bewirkt, im Vergleich zum zirkulären Gips, geringere Muskelatrophien und ermöglicht eine frühzeitige Mobilisationsbehandlung. Diese beginnt ca. 10 Tage nach dem operativen Eingriff, zunächst mit assistiven Bewegungsübungen zur Kontrakturprophylaxe und zum Erhalt des vorhandenen Bewegungsausmaßes. Wichtig sind assistive und aktive Bewegungen im Schultergelenk und in den Fingergelenken.

| | |
|---|---|
| Konservative u. operative Behandlung | ## Allgemeine konservative und operative Behandlung |

– lokale Kortisoninfiltrationen
– im akuten Stadium Ruhigstellung und Eisbehandlung, nach Abklingen der akuten Reizsituation Wärmebehandlung
– bei Ruhigstellung Durchbewegen von Hand- und Schultergelenk
– Elektrotherapie
– Tritt nach 2–3monatiger konservativer Therapie keine Besserung ein, wird operativ eine Sehnenverlängerung durch Einkerbung nach Hohmann durchgeführt. Eine Operation nach Wilhelm erweitert die Hohmann'sche Einkerbung um eine Denervierung. Danach Ruhigstellung im Gips oder in einer festen Bandage
– ca. 2 Wochen postoperativ (bei Gipsbehandlung) Beginn der Übungsbehandlung im Warmwasserbad.
– Die Wiederherstellung der Arbeitsfähigkeit dauert zwischen 3 Wochen und 6 Monaten, je nach postoperativer Ruhigstellung und Erkrankungsdauer.

## 3.3.3 Supracondyläre Humerusfraktur

### Daten zum Krankheitsbild

| | |
|---|---|
| Ursachen und Symptome | *a) Ursachen/ b) Symptome* |

Sie ist die häufigste Fraktur – eine Extensionsfraktur – im Bereich des Ellbogengelenkes, die besonders bei Kindern zu finden ist. Es kommt zur Verschiebung des distalen Fragments (radius/ulna) nach dorsal.

| | |
|---|---|
| Komplikationen | *c) Komplikationen* |

– Druckschädigung des N. ulnaris oder medianus
– Volkmann'sche Kontraktur     (s. d.)
– M. Sudeck

**Behandlungsziele**

- Verhindern von Ödemen
- Vergrößerung des Bewegungsausmaßes
- Verbessern der Muskelkraft

**Ergotherapeutische Behandlung
(postoperativ nach Gipsabnahme)**

- Gelenkmobilisation und Muskelkräftigung zunächst ohne Belastung vorsichtig dosiert
- Kneten auf konvexer Ebene
- Peddigrohrarbeiten: die erkrankte Seite zunächst nur zur Haltearbeit einsetzen
- Weben
- Ton-, Holzarbeiten mit größeren Kraftleistungen einsetzen, wenn es schon zu Flexionskontrakturen gekommen ist. Sorgfältige Handhabung des Werkzeuges beachten und Ausweichbewegungen verhindern
- **Wichtig:** Behandlung vorsichtig dosieren, um Entzündungen zu vermeiden

**Allgemeine konservative und operative Behandlung**

- Fixation mit Kirschnerdraht und nachfolgend 4–6wöchige Ruhigstellung im Oberarmgips
- Postoperativ nach Gipsabnahme: Physiotherapeutische Bewegungsübungen, Gelenkmobilisation und Muskelkräftigung

## 3.3.4 Ellbogengelenksluxation

**Daten zum Krankheitsbild**

a) *Ursache* der typischen hinteren Luxation (andere Luxationsformen sind sehr selten) ist ein Sturz auf den gestreckten Arm.

b) *Symptome*

Der Processus coronoideus gleitet über die Trochla humeri nach dorsal. Dabei weichen die Unterarmknochen in der Regel nach radial aus.

Begleitverletzungen können sein:
- Schädigung des Kapsel-Bandapparates
- Abriss der Condylen
- Radiusköpfchenfraktur
- Ulnarisschädigung

c) *Komplikationen*

- Volkmann'sche Kontraktur
- Myositis ossificans besonders im Bereich des M. brachialis

## Behandlungsziele (postoperativ bzw. nach Gipsabnahme)

**Ziele**

- Erhalten und Erreichen des größtmöglichen aktiven Bewegungsausmaßes aller Gelenke der oberen Extremität
- Erhalt des muskulären Gleichgewichtes
- Erreichen koordinierter Bewegungsabläufe

## Ergotherapeutische Behandlung

**Maßnahmen/ Medien Befundaufnahme nach Gipsentfernung**

*Behandlungsmaßnahmen, -medien*

Nach Gipsentfernung Befundaufnahme:
- aktives Bewegungsausmaß evtl. unter Aufhebung der Schwerkraft schmerzfrei (!) messen
- Schulter- und Handgelenksbeweglichkeit testen
- Faustschluss und Daumenbeweglichkeit überprüfen
- Sensibilitätsbefund
- Sichtbefund (Hautveränderungen, Ödeme etc.)

**Verhindern der Myositis ossificans**

**Wichtig:** Keine passive, nur aktive Beübung, um im Sehnenbereich des M. brachialis die Myositis ossificans, eine knöcherne Umbildung, zu verhindern. *Muskelentzündung verknöchernd*

Beginn der Behandlung mit Bewegungen der Sagittalebene:

Extension – Flexion; bei Bandverletzungen Rotationsübungen erst nach 1–2 Wochen forcierter durchführen.

**ETh-Maßnahmen und Medien**

Zunächst gelenkmobilisierende Übungen ohne Einsatz von Widerständen:
- Rasierschaumübungen an einer schrägen Ebene
- Herstellen von Kleisterpapier
- Bilateral sich gegenseitig eine Rolle zuspielen
- Einsatz funktioneller Spiele

Dann Übungen mit geringem Widerstand:
- Tonarbeiten: Aufbaukeramik
- Peddigrohrarbeiten
- Funktionelle Spiele

Widerstandsübungen zur Kräftigung der Muskulatur und Zirkulationsförderung:
- Holzarbeiten: Sägen, Feilen, Hobeln, bilateral an einer schrägen Ebene schleifen
- Peddigrohrarbeiten: Große Werkstücke mit geflochtenem Boden und stärkerem Flechtmaterial

Wichtig sind ständige Kontrollbefunde, da sich die Myositis ossificans durch Bewegungsminderung anzeigen kann.

104

## Allgemeine konservative und operative Therapie

– Ohne Begleitverletzungen 3-wöchige Ruhigstellung im Oberarmgips
– OP bei offenen Luxationen und Begleitverletzungen, postop. 3 Wochen Oberarmgips

---

### Aufgaben

1. Wiederholen Sie anhand eines Anatomiebuches den knöchernen Aufbau des Ellbogengelenkes und die Muskulatur, die Ellbogengelenksbewegungen ermöglicht!
2. Bei welcher Unterarmstellung kann der M biceps brachii am wirkungsvollsten beugen?
3. Begründen Sie eine eingeschränkte Pro- und Supination bei Erkrankungen im Bereich des Ellbogengelenkes!
4. Beschreiben Sie mögliche Ausweichbewegungen bei Erkrankungen im Bereich des Ellbogengelenkes!
5. Erarbeiten Sie unter Berücksichtigung der Techniken Weben und Holz eine mögliche ergotherapeutische Behandlung des Ellbogengelenkes mit dem Ziel des größtmöglichen schmerzfreien Bewegungsausmaßes!
6. Welche Folgen hat ein in ca. 20° Flexion eingesteiftes Ellbogengelenk bei Aktivitäten des täglichen Lebens?
7. Eine im Ellbogenbereich häufig auftretende Erkrankung ist die Epicondylitis humeria.
   a. Nennen Sie die zwei Formen der Epicondylitis humeri!
   b. Nennen Sie 3 Hauptsymptome der Epicondylitis humeri!

---

### Quellen

– Hirsch, S. (1976). Krankengymnastische Behandlung nach Frakturen im Schulter- und Ellbogenbereich. Beschäftigungstherapie und Rehabilitation, 3, 119–120.
– Jentschura, G. & Janz, H.-W. (Hrsg.). (1979). Beschäftigungstherapie, Bd. I. (3. neubearb. u. erw. Aufl.) Stuttgart: Thieme.
– Krause (1980). Die Epicondylitis humeri lateralis (sive Epicondylitis radialis) und ihre konservative Behandlung. Therapiewoche 30, 3652–3661.
– Küsswetter, W. (1976). Frakturen im Schulter- und Ellbogenbereich. Beschäftigungstherapie und Rehabilitation, 3, 116–118.
– Müller, M. E. (Hrsg.). (1978). Operativer Gelenksersatz. Bern: Hans Huber.
– Buck-Grammcko, D. & Nigst (1991). Motorische Ersatz-Operationen Bd. 1: Schulter-Ellenbogen. Stuttgart: Hippokrates.
– Tillmann, B. (1978). Entwicklung und funktionelle Anatomie des Ellbogengelenkes. Z Orthop 116, 392–400.

## 3.4 Erkrankungen und Verletzungen der Hand

### 3.4.1 Grundlagen

**Daten zum Krankheitsbild**

Die Beschreibung der einzelnen Krankheitsbilder folgt.

Ziele

**Behandlungsziele**

– Wiederherstellung aller differenzierten Finger- und Handfunktionen, sofern möglich
– Erlernen von Kompensationsbewegungen
– Erreichen größtmöglicher Geschicklichkeit und Koordination der Finger untereinander
– Verbessern der Auge-Hand-Koordination
– Verhindern von Kontrakturen
– Ermöglichen des Schreibens
– Größtmögliche Selbstständigkeit in den AdtL
– Arbeitsplatzsicherung, berufliche Rehabilitation
– Wiederherstellung der Hand als Ausdrucksorgan

**Ergotherapeutische Behandlungsmaßnahmen**

Befundaufnahme

*Befundaufnahme:*

– Sichtbefund
– Bewegungsbefund (Gelenkmessung von Finger- und Handgelenken nach Neutral Null; FKHA)
– Überprüfen der Sehnenfunktion
– Überprüfen der Greifformen der Hand
– Überprüfung der Greifkraft
– Sensibilitätsbefund
– Umfang-, Volumenmessungen

Behandlungs-maßnahmen

*a) Behandlungsmaßnahmen*

Die Behandlungsmaßnahmen bei Erkrankungen und Verletzungen der Hand sind aufgrund der unterschiedlichsten Diagnosen und Symptome sehr vielfältig.

– Gelenkmobilisation
– Muskelkräftigung
– Steigerungsmöglichkeiten
  assistive Bewegungsführung: Einsatz des Helparmes
  Rollbrett
  Bilaterales Arbeiten im Flechtgriff
  aktive Bewegung gegen die Schwerkraft
  aktive Bewegung gegen Widerstand
  Widerstandssteigerung durch Materialwahl, Technik u. Arbeitsplatzgestaltung

106

*Behandlungsgrundsätze:*

- Zeiten der Ruhigstellung und Wundheilung beachten
- Vorsichtige Behandlungsdosierung
- Zur Geschicklichkeitsübung: Aktives Fassen, Greifen, Halten und Loslassen ver-
  schiedener Gegenstände unterschiedlicher Form, Größe und Oberfläche

Dazu gehören auch adaptierte Griffe an Werkzeugen und adaptierte Stempel zum
Linoldruck.

*Weitere Inhalte:*

- Schreibtraining: Handschreiben mit Hilfsmitteln (8-er-Schiene, Griffverdickungen
  etc.)
  Schreiben mit elektrischer Schreibmaschine oder dem Computer
  unter Einsatz von Hilfen
- Arbeitstherapeutische Maßnahmen

*b) Behandlungsmedien, -maßnahmen*

- funktionelle Spiele verschiedenster Art
- Peddigrohrarbeiten
- Makramee
- Sticken
- Lederarbeiten
- Ton
- Therapeutische Knetmasse
- Drucken: Linol, Typensetzen mit Pinzette
- Mosaikarbeiten
- Drechseln

*c) Hilfsmittel und Adaptionen für die Behandlung*

Abb. 17:
Widerstandsklammer

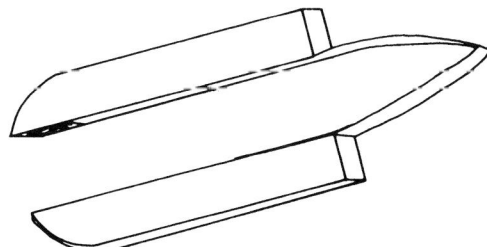

- Spreizschere
- Paradoxe Zange

Das Bunnell-Brettchen wird eingesetzt, um den Flexor digitorium profundus und den Flexor digitorum superficialis relativ isoliert zu mobilisieren. Um das zu erreichen, muss gleichzeitige Bewegung im MP-Gelenk
ausgeschaltet werden.
Bunnell-Brettchen werden aus unterschiedlichsten Materialien und in
verschiedenen Ausführungen hergestellt. Neu entwickelt wurde in der
Berufsgenossenschaftlichen Unfallklinik Ludwigshafen die ‚Haupt-

107

spange'. Sie ist aus Messing gedreht und in drei unterschiedlichen Längen erhältlich. Vorteile der Hauptspange sind eine verbesserte Passform durch größere Auflage und vor allem die Möglichkeit, die Spange problemlos an die verbesserten Funktionen des Patienten anzupassen.[36]

Abb. 18:
Bunnell-Brettchen
(Maße: 8 × 6 × 1 cm)

Abb. 19:
Hauptspange (Gezeichnet nach einer Abbildung aus Anm. 36)

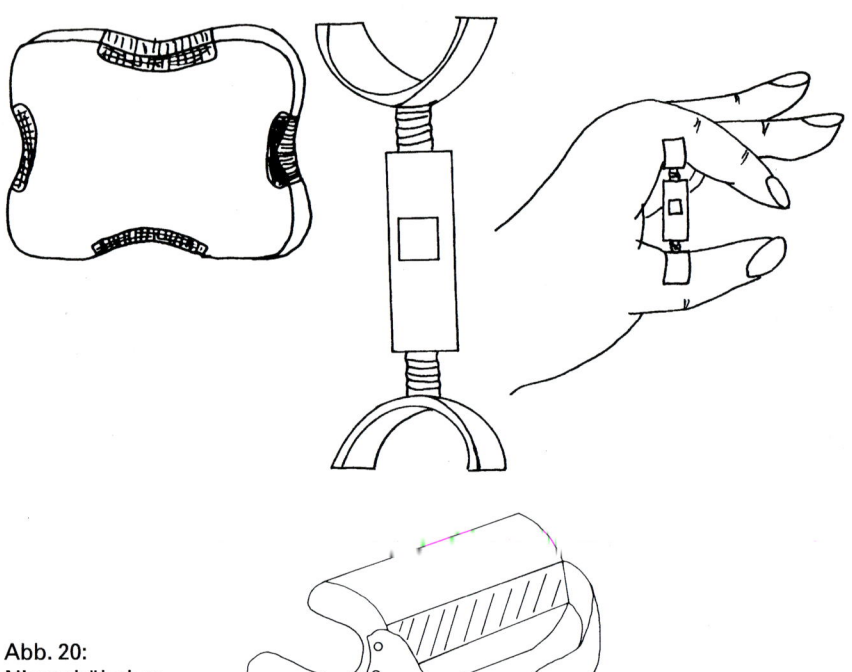

Abb. 20:
Nierenhölzchen

Abb. 21:
8-er-Schiene

Abb. 22:
Omega-Schiene: Schienung des Mittelfingers, um assistive Bewegungen in die Extension und Flexion zu ermöglichen

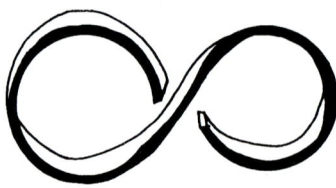

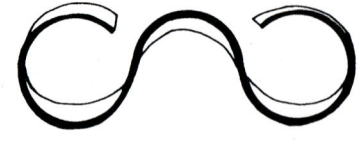

**Griffverdik-
kung**

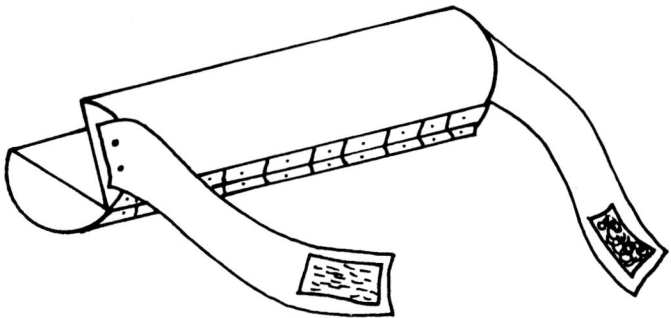

Weitere, nicht abgebildete Hilfen und Adaptionen:
- Schiene zur Immobilisierung des MP-Gelenkes, um die langen Fingerflexoren (extrinsische Muskulatur) isoliert beüben zu können
- Adaptierte Griffe an funktionellen Webgeräten, z. B. am FEPS und am Kamm
- Adaptationen an allen Werkzeuggriffen[37]

### d) Aktivitäten des täglichen Lebens

**AdtL**

- Erlangen der größtmöglichen Selbstständigkeit und Unabhängigkeit in allen Bereichen des täglichen Lebens
- Versorgung mit Hilfsmitteln; falls erforderlich, sind Adaptationen individuell zu fertigen

### e) Schienenversorgung

**Schienenver-
sorgung**

Je nach Krankheitsbild sind unterschiedliche Schienen indiziert:
- Lagerungsschienen
- Funktionsschienen
- Redressierende Schienen.

Die Schienenversorgung hat individuell und mit einer gesicherten Nachsorge zu erfolgen.

### Allgemeine konservative und operative Behandlung

**Konservative
u. operative
Behandlung**

- Analgetika
- Sudeck- und Ödemprophylaxe
- Physikalische Therapie
- Paraffin-Bäder, Fango-Kneten

---

**Aufgaben**

1. Wiederholen Sie die Befundaufnahmme bei Erkrankungen und Verletzungen der Hand, indem Sie die wichtigsten Teilbefunde und die dazu gehörenden Messgeräte und Hilfsmittel nennen!
2. Nennen Sie 3 mögliche Hilfsgeräte für die ergotherapeutische Behandlung der Hand und erläutern Sie deren Funktion!
3. Erörtern Sie die Bedeutung des Selbsthilfetrainings bei Funktionseinschränkungen der Hand! Zählen Sie mögliche Hilfsmittel auf!
4. Erläutern Sie, warum nach Erkrankungen und Verletzungen der Hand die Schienenversorgung eine relativ große Rolle spielt!

---

### 3.4.2 Dupuytren'sche Kontraktur

**Daten zum Krankheits-bild**

Darunter versteht man eine Flexionskontraktur, primär der Phalangen IV und V aufgrund einer Verhärtung und Schrumpfung der Palmarfaszie. Sie tritt bei 1–2 % der Bevölkerung, überwiegend bei Männern zwischen dem 40. und 50. Lebensjahr auf.

In selteneren Fällen ist diese Erkrankung im Bereich des Fußes zu finden, dort M. Ledderhose genannt.

**Daten zum Krankheitsbild**

**Ursachen**

*a) Ursachen*

Autosomal-dominant vererbbare Fibrose der Palmarponeurose

**Symptome**

*b) Symptome*

Die Sehne des M. palmaris longus, die sich aufteilt, zu allen Phalangen zieht und die Palmaraponeurose spannt, verdickt sich und schrumpft infolge narbiger Umwandlung der kollagenen Fasern. Besonders betroffen ist das ulnare Gebiet der distalen Beugefalte, so dass die zunehmende Flexionsstellung von Ring- und kleinem Finger das Ergreifen größerer Gegenstände erschwert. MP und PIP werden in Flexion gezogen, DIP ist extendiert. Durch Extensionsübungen wird die Kontraktur verstärkt. Die Erkrankung weist in ihrem Verlauf nur geringe Schmerzhaftigkeit auf, teilweise kommt es zu Sensibilitätsstörungen.

**Postoperative Behandlungs-ziele**

**Behandlungsziele**

*Postoperativ:*
- Erreichen der vollen Fingerstreckung
        des vollen Faustschlusses
- Erweiterung des aktiven Bewegungsausmaßes
- Wiedererlangung der differenzierten Greiffunktionen

**Ergotherapeutische Behandlung**

**Behandlungs-maßnahmen, -medien**

*a) Behandlungsmaßnahmen/-medien*

Die Behandlung beginnt baldmöglichst nach dem operativen Eingriff, insbesondere wenn es zu Schwellungen kommt.

Infolge der monate- oder jahrelangen Flexionsfehlstellung und der damit verbundenen reduzierten Zirkulation, verläuft die Heilung häufig nur langsam und zögernd.

Tritt nach der Operation eine Wundheilungsstörung ohne schwere Infektion auf, dann sollte die Behandlung trotzdem aufgenommen und durchgeführt werden, auch wenn mit einer Verzögerung der Wundheilung zu rechnen ist. Für den Patienten ist die Wiederkehr der guten Beweglichkeit und der Kraft von größerer Bedeutung als die Dauer der Wundheilung. Eine länger andauernde Ruhigstellung würde weitere Bewegungseinschränkungen hervorrufen.

Die Behandlung muss generell wohldosiert durchgeführt werden. Trotzdem ist damit zu rechnen, dass bei schon oberflächlicher Heilung die Wunde den Belastungen im Rahmen der Behandlung nicht stand hält.

110

Häufig können die Finger noch nicht extendiert werden und haben meist eine Flexionsstellung von etwa:
- 10° im DIP
- 45° im PIP und
- 50° im MP.

Vorsichtige Befundaufnahmme

Der Anfangsbefund muss vorsichtig erstellt werden. Inhalte sind:
- Sichtbefund der Narbe
- Messung der vorhandenen Gelenkstellung
- Messung des vorhandenen Bewegungsausmaßes.

Da die Behandlung zu einem Zeitpunkt einsetzt, zu dem die Wunde noch nicht geschlossen ist, müssen Arbeitsplatz und therapeutische Geräte vor und nach der Behandlung desinfiziert werden.

*Die Behandlung teilt sich nach B. Pfenninger in 4 Phasen auf:*

4 Behandlungsphasen Beübung der PIP- und DIP-Gelenke

1. Beübung der PIP- und DIP-Gelenke, der Flexoren und kleinen Handmuskeln, noch keine Extensionsübungen in den MP-Gelenken. Bei Schwellungen hoch an einer schrägen Ebene arbeiten.
   Greifübungen, besonders Oppositionsübungen, Sphärengriff unter Einsatz funktioneller Spiele, Lederriemelarbeiten, o. a. durchführen. Primär werden aktive Übungen mit dynamischer Muskelarbeit und ohne Belastung Therapieinhalt sein.

Faustschlussübungen

2. Der Schwerpunkt der Behandlung liegt auf den Faustschlussübungen, da der volle Faustschluss für die Aktivitäten im täglichen Leben wichtiger ist als ein eventuell zurückbleibendes Streckdefizit.
   Um das gesamte Öffnen und Schließen der Hand zu trainieren, werden folgende Techniken eingesetzt:
   Drucktechniken mit adaptierten Stempeln, Peddigrohrarbeiten mit Griffadaptionen, funktionelle Spiele mit Hilfe von Widerstandsklammern etc.

Aktive MP-Mobilisation

3. Aktive Mobilisation der MP-Gelenke durch funktionelle Spiele, Einsatz von Spreizscheren, OP-Klemmen, Faustschlussübungen mit kleineren Griffen weiterführen. Freies Weben, Peddigrohrarbeiten, Drucken mit adaptierten Stempeln und Übungen mit der therapeutischen Knetmasse wären weitere mögliche Behandlungsmaßnahmen.

Passive Extensionsmaßnahmen

4. Passive Behandlungsmaßnahmen, Streckübungen, evtl. Schienen zur Kontrakturbehandlung.
   Ist trotz Fehlens trophischer Störungen die Extension noch nicht möglich, muss man mit sich langsam steigernden passiven Übungen beginnen:
   Papierfalten, Ton-, Knetmasse rollen, Schmirgeln, Drucken mit adaptierten Stempeln.
   In einigen Fällen sogar gut angepasste Schienen, deren Tragedauer sich von 5–10 Min. bis auf eine Nacht steigert, einsetzen.[38]

*b) Schienenversorgung*

Der Patient sollte frühzeitig mit dynamischen Schienen versorgt werden, eventuell noch vor vollständiger Wundheilung. Zu beachten ist, dass diese Schienen mit ausreichenden Erholungspausen im Sinne des Intervalltrainings im Sport (je 10 Minuten zu jeder Stunde) getragen werden.

*c) Aktivitäten des täglichen Lebens*

Zu berücksichtigen sind auch bei diesem Krankheitsbild alle Bereiche der Aktivitäten des täglichen Lebens, insbesondere, wenn es sich um Tätigkeiten handelt, die mit der erkrankten dominanten Hand ausgeführt werden, wie z. B. das Schreiben. Bei bimanuellen Tätigkeiten sind u. a. das Knöpfen und das Schleifebinden zu trainieren.

*d) Beruf*

In der Regel gelingt die Rehabilitation so weit, dass der Patient weiterhin im alten Beruf tätig sein kann. Andernfalls wären eine detaillierte Arbeitsgang- und eine Anforderungsanalyse erforderlich. Auf dieser Basis könnten z. B. erforderliche Hilfsmittel und Adaptationen entwickelt und hergestellt werden.

**Allgemeine konservative und operative Behandlung**

*a) Konservativ*

Nur wenig Erfolg mit Röntgenstrahlung, Vitamin E-Gaben, örtlichen Heparin- und Hydrocortisoninfiltrationen.
Ölmassagen und Kontrakturbehandlung sind nur dann erfolgversprechend, wenn bei einem betroffenen Finger die Fibrose noch oberflächlich ist und die Flexionsstellung 45° nicht überschreitet.

*b) Operativ*

Aponeurektomie oder Teilentfernung der Aponeurose. Diese Operation wird auch ambulant, bzw. nur mit einem kurzen Klinikaufenthalt verbunden, durchgeführt.

**Beachten:** Die operierte Hand ist sudeckgefährdet.

---

**Aufgaben**

1. Geben Sie eine kurze Beschreibung der pathologischen Veränderungen beim Krankheitsbild der Dupuytren'schen Kontraktur.
2. Erklären Sie die 4 Behandlungsstadien nach B. Pfenninger und ordnen Sie jedem 3 ergotherapeutische Behandlungsmedien zu!

### 3.4.3 Sehnenverletzungen

#### Allgemeine Daten zu den verschiedenen Formen

*a) Ursachen*

Offene und stumpfe Verletzungen der Hand mit der Folge von Knochenfrakturen und Dislokationen (Sehnenruptur, Sehnenquetschungen, Sehneneinengung, Adhäsionen mit den umgebenden Weichteilen, Überdehnung; Schnitt-, Stich-, Schusswunden).

*b) Symptome – Funktionsausfall*

| | |
|---|---|
| – Extensor digitorum: | Sind mehrere Sehnen betroffen, ist in den MP-Gelenken keine Extension mehr durchführbar; PIP- und DIP-Extension ist durch die Intrinsic-Muskulatur möglich. |
| – Flexor digitorum profundus: | Das DIP kann nicht mehr gebeugt werden, so dass das Endgelenk in Extension steht. |
| – Flexor digitorum superficialis: | Um seine Funktion zu überprüfen, hält man drei Finger der Finger II–V fest (z. B. Zeige-, Ring- und Kleinfinger) und lässt den Mittelfinger beugen. Ist die Sehne des M. flex. dig. sup. intakt, dann kann der Patient das PIP-Gelenk über 90° flexieren, was bei einer isolierten Verletzung nicht möglich ist. |

## Sehnenrupturen

### Behandlungsziele

*Postoperativ:*

- Erreichen des vollständigen Faustschlusses und der vollständigen Extension
- Größtmögliche aktive Beweglichkeit in allen Gelenken
- Größtmögliche Aktivität der Sehnen durch Sehnenmobilisation
- Erreichen der bestmöglichen Koordination der Finger untereinander
- Verbessern der Kraft der Ersatzmuskulatur und ihres automatischen Einsatzes in den Handlungen des täglichen Lebens

#### a) Beugesehnenrupturen

*Behandlungsmaßnahmen*

Es findet keine praeoperative Behandlung statt, damit die Sehnen nicht weiter zurückweichen. Außerdem ist, wenn möglich, ein schneller Wundverschluss vorzunehmen. Bei größerer Verschmutzung wird die verletzte Extremität zunächst ruhig gestellt.

Handöffnung und Faustschluss werden beübt durch:

- Weben, auch an funktionellen Geräten mit adaptierten Griffen (FEPS)
- Linoldruck, Stoffdruck mit unterschiedlichen Griffadaptionen
- Peddigrohrarbeiten mit Greifhilfe
- Holzarbeiten mit Werkzeugen, deren Griffe adaptiert sind

– Funktionelle Spiele, z. B. hochgehängte große Steckspiele mit adaptierten Spielsteinen, um einerseits Ödemen vorzubeugen, andererseits unterschiedliche Greifformen der Hand zu beüben
– Pumpfußball
– Übungen mit therapeutischer Knetmasse.

Bei allen Maßnahmen ist der Widerstand zu variieren.

Der spontane Einsatz der Hand ist auch in den Aktivitäten des täglichen Lebens, insbesondere im Bereich des Haushaltes, aber auch bei Aktivitäten im Garten, zu trainieren.

Möglicherweise ist es notwendig, den Patienten mit Schienen zu versorgen. Dazu gehören:

– Schiene vom Typ Capener
– die 8-er-Schiene o. ä., z. B. in Form eines Handschuhs, der über zwei Finger gezogen wird. Ziel ist es, den Finger mit der fehlenden Flexion mit in Flexion zu bringen und so die Flexion anzubahnen.

**Hilfen zur Inhibition der MP-Flexion**

Häufig ist nach Flexorensehnenverletzungen das exakte Zusammenspiel der Intrinsic-Muskulatur mit den langen Flexoren gestört. Das bedeutet, dass die Fingerbeugung durch die Mm. lumbricales und die Mm. interossei eingeleitet wird. Dadurch wird das MP-Gelenk in eine starke Flexion gezogen, PIP und DIP werden extendiert. Die Flexion des betreffenden MP-Gelenkes wird durch folgende Hilfen inhibiert:

– Bunnell-Brettchen, Hauptspange
– Nierenhölzchen
– Vierkanthölzer, Streichholzschachtel.

Mit dem so gehemmten MP-Gelenk ist die Ausübung des Spitzgriffes bei Steckspielen, Lederarbeiten, Sticken, Applikationen und Fingerweben möglich.


### b) Strecksehnenruptur

**Maßnahmen**

*Behandlungsmaßnahmen*

Die postoperative Übungsbehandlung nach Verletzungen der Strecksehne im Bereich der Langfinger gestaltet sich zum Teil schwieriger als die der Beugesehnen, da bei der Beübung der Greiffunktionen die Flexoren häufig angesprochen werden. Daher werden verstärkt Maßnahmen der neuromuskulären Facilitation notwendig; z. B. die Behandlung im physiologischen Bewegungsmuster: Handgelenkspalmarflexion, Fingerstreckung, Handgelenksdorsalextension, Beugung in allen Fingergelenken.
Postoperativ nach primärer Sehnennaht bzw. nach Sehnentransplantation kann die Versorgung mit einer palmaren Strecksehnenfunktionsschiene indiziert sein. Schienenversorgung darüber hinaus ist individuell abzuklären.

**Medien**

Behandlungsmedien sind verschiedene handwerkliche Techniken und funktionelle Spiele mit adaptierten Spielsteinen, außerdem diverse funktionelle Geschicklichkeitsspiele mit Münzen, Streichhölzern, Gummi-bändern etc. Wichtig ist die Mobilisation der ganzen Hand, bei mehr-gelenkigem Muskel muss teilweise das proximale Gelenk ruhiggestellt werden. Bei allen Maßnahmen und Medien ist zu achten auf die Steigerung der Anforderungen, z. B. durch das Arbeiten gegen einen Widerstand.

## Konservative und operative Maßnahmen

Konservative
u. operative
Maßnahmen

- Operativ
  - Primäre Sehnennaht bei sauberer glatter Verletzung so schnell wie möglich nach dem akuten Ereignis. Nur möglich, wenn sich die Sehne nicht stark verkürzt hat.
  - Sekundäre Sehnennaht nach erfolgter Wundheilung, insbesondere bei sehr verschmutzten Wunden. Auch diese Naht ist nur dann mög-lich, wenn sich die Sehne nicht stark zurückgezogen hat.
  - Ersatzoperationen, wenn kein freies Sehnentransplantat implantiert werden kann.
- Physiotherapie[39]

## Behandlungsziele

Ziele

- Erreichen des größtmöglichen aktiven physiologischen Bewegungs-ausmaßes aller Gelenke der Gliederkette
- Vergrößern der Muskelkraft
- Anbahnen und Automatisieren physiologischer Bewegungsabläufe
- Verbessern der Feinmotorik, Auge-Hand-, Hand-Hand-Koordination

## Behandlungsmaßnahmen, -medien

Maßnahmen/
Medien

Zu beachten: Alle Maßnahmen müssen Flexionsübungen beinhalten.[40]
Eingesetzt werden:
- Lederarbeiten, primär Umriemelungen
- Funktionelle Spiele

*Therapiehilfen sind:*

Omega-, 8-er-Schiene, Fingerextensions- und -flexionsschienen.

Abb. 24:
Flexionshandschuh

Flexions-
handschuh

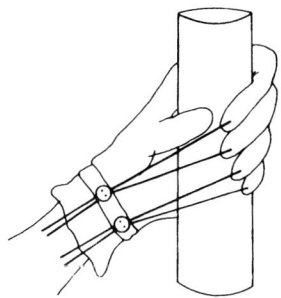

**Aufgaben**

1. Nennen Sie die Arten der Sehnenverletzung, die es an der Hand gibt!
2. Was ist der wesentliche Unterschied zwischen einer primären und einer sekundären Sehnennaht nach Streck- und Beugesehnenverletzungen der Hand? Erläutern Sie kurz!
3. Zählen Sie ergotherapeutische Behandlungsmöglichkeiten nach Sehnenverletzungen auf!
4. Beschreiben Sie den Funktionsausfall nach Schädigung des M. extensor digitorum, des M. flexor digitorum profundus und superficialis, und begründen Sie die Fehlstellungen anhand des Sehnenverlaufs!
5. Nennen Sie ein Behandlungsziel der Behandlung nach Verletzung der Fingerbeugesehnen!
6. Zählen Sie therapeutische Hilfen zur Behandlung nach Beugesehnenverletzungen auf und beschreiben Sie ihre Funktion!

## Tendolyse

**Definition**

**Allgemeine Beschreibung**

Bei einer Tendolyse wird die Sehne nach Adhäsion aus dem umliegenden Gebiet herausgelöst.

**Ziele**

**Behandlungsziele**

- Erreichen des größtmöglichen physiologischen Bewegungsausmaßes
- Verhindern von Kontrakturen

**ETh Behandlungsmaßnahmen**

**Präoperative Maßnahmen**

*a) Präoperativ:*

- Erhalt des erreichten Bewegungsausmaßes
- Aktive Schulung der Greiffunktion
- Isolierte aktive Sehnenfunktion gegen Widerstand
- Wurde eine Sehnennaht durchgeführt, so darf die passive Dehnbehandlung nicht innerhalb der Schutzfrist der Naht durchgeführt werden

**Behandlungsmedien**

*Behandlungsmedien*

- Funktionelle Spiele
- Handwerkliche Techniken: Ton, Peddigrohr
- Therapeutisches Kneten

**Postoperative Maßnahmen**

*b) Postoperativ:*

- Die aktive Behandlung muss so frühzeitig wie möglich einsetzen, um neuen Adhäsionen vorzubeugen.

**Behandlungsmedien**

*Behandlungsmedien*

- Therapeutische Knetmasse (Übungen für Spitzgriff und Faustschluss gegen Widerstand bei entsprechenden Narbenverhältnissen)
- Steckspiele mit Widerstandsklammern (in Extension und Flexion)

**Weitere konservative und operative Maßnahmen**

Die Indikation zur Operation ist dann gegeben, wenn die Adhäsion durch intensive konservative Behandlung nicht behoben werden kann.

## Tenodese

### Allgemeine Beschreibung

Eine Tenodese wird vorwiegend an der oberen Extremität im Bereich der Hand durchgeführt. Ziel ist, durch Fixieren einer Sehne am Knochen die Gelenksbeweglichkeit teilweise oder völlig aufzuheben. So wird z. B. die Sehne des M. flex. dig. prof. an einem dreigliedrigen Finger verkürzt: Der Finger ist im DIP immer leicht gebeugt, wodurch die Handfunktion relativ wenig eingeschränkt wird. Postoperativ wird eine Ruhigstellung notwendig, die, je nach Dauer, in den angrenzenden Gelenken oft beginnende Kontrakturen verursachen kann.[41]

### 3.4.4 Periphere Nervenverletzungen

**Daten zum Krankheitsbild**

*a) Ursachen*

Mechanische Faktoren wie: Druck – Quetschung – Zerrung – Schnitt.
Je nach Art der Einwirkung hinterlassen die Schäden z. T. bleibende Folgen in unterschiedlichem Ausmaß. Besonders nach Frakturen und Luxationen können Nervenfunktionsstörungen noch nach Monaten durch Callusbildung um den Frakturspalt auftreten oder durch narbige Veränderungen mit Schrumpfungstendenz.

*b) Symptome*

Neben der eigentlichen Verletzung des Nerven treten Störungen der Motorik, der Sensibilität, der Trophik, der Gelenkfunktion und der Tiefensensibilität auf. Die Ausfälle sind abhängig von der Schädigungshöhe: Je weiter proximal die Verletzung, um so größere Gebiete werden auch sensibel nicht mehr ausreichend versorgt.
Fehlende sensible und motorische Informationen rufen unkoordinierte Bewegungen hervor. Lähmungen einzelner Muskeln bzw. Muskelgruppen haben eine Störung im muskulären Gleichgewicht von Agonist und Antagonist zur Folge. Daraus können Deformitäten im Bereich der Hand entstehen, die den Einsatz der Hand als Ausdrucksorgan stark einschränken.

*Folgende Formen der Nervenverletzung sind bekannt:*

a) *Neurapraxie:* Hier handelt es sich um eine primäre partielle oder komplette Markscheidenläsion mit vorübergehender Leitungsstörung. Der Funktionsausfall bildet sich spontan zurück, da das Axon in seiner Kontinuität nicht unterbrochen wurde.

b) *Axonotmesis:* Schädigung des Axons bei erhaltenen Markscheiden und Nervenhüllen, wodurch die Ausgangsbedingungen für eine Nervenregeneration günstig sind.

117

c) *Neurotmesis:* Schwerste der Nervenschädigungen mit vollständiger Durchtrennung des Nerven. Aufgrund der Schädigung der Hüllstrukturen ist eine spontane Reinnervation unmöglich und es muss eine Nervennaht durchgeführt werden.[42]

**Behandlungsziele**

- Verhindern von Kontrakturen
- Erhalt des Tonus und der Kraft der gelähmten Muskulatur
- Anbahnen und Erhalt des physiologischen Bewegungsumfangs
- Verbessern der sensiblen Funktionen
- Verbessern der Koordinationsfähigkeit
- Bei völligem muskulären Funktionsausfall und nachfolgender Operation (der Verlauf einiger Muskeln wird geändert, so dass sie Funktionen der nicht innervierten übernehmen): Erlernen von Trickbewegungen (unter normalen Umständen Verhindern von Trickbewegungen).
- Anregen und Verbessern des spontanen Einsatzes der erkrankten Extremität im täglichen Leben
- Größtmögliche Unabhängigkeit in den Aktivitäten des täglichen Lebens
- Korrekte Lagerung durch Schienenversorgung

**Ergotherapeutische Behandlungsmaßnahmen**

Befund: Sensibilitätsstatus, Feststellen von Parästhesien
Überprüfen der Muskel- und Gelenkfunktion
Feststellen dystrophischer Veränderungen

Die Behandlung muss sich an drei Stadien der Regeneration orientieren (B. Pfenninger)[43]:

- ▪ Ⅰⁿⁿⁿⁿⁿ Ⅰⁿ Ⅰ Ⅰ Ⅰ Ⅰ Ⅰ Ⅰ Ⅰ Ⅰ
- • Teilweise Innervation während des Nervenwachstums (Regeneration ca. 1 mm pro Tag)
- • Wiederherstellung der Innervation

Für eine optimale Behandlung ist eine detaillierte Kenntnis der anatomischen Gegebenheiten im Bereich der Hand und des Unterarmes unerlässlich, da eine falsche Behandlung zu irreversiblen Schäden führen kann.

- Der genähte Nerv darf keinem Zug ausgesetzt sein
- nie über die Schmerzgrenze hinaus arbeiten
- Blasenbildung verhindern, da die Oberflächensensibilität und die Beschaffenheit der Haut verändert sind
- sofortige Schienenversorgung zur Unterstützung der gelähmten Muskulatur, um Überdehnungen zu vermeiden
- da die Behandlung von Nervenverletzungen langwierig ist, muss die Behandlung so abwechslungsreich wie möglich unter Einsatz verschiedenster Techniken durchgeführt werden
- Ausnutzung der Agonisten und Unterstützen der Funktion eines regenerierenden Muskels durch Stabilisierung proximaler Gelenke

- bei vollständiger Unterbrechung der Innervation muss der Patient alle Tätigkeiten unter Augenkontrolle durchführen; dasselbe beibehalten, wenn sich die Sensibilität nicht wieder erholt

Innervations-
schulung

- Erlernen von Trickbewegungen zur Innervationsschulung bzw. als Ersatzfunktion

  • Einsatz von Muskeln mit ähnlichem Verlauf und gleicher Funktion
  • „Tendon action": Sehnenverkürzung aufgrund starker Kontraktion des längeren Antagonisten. So ist z. B. bei Läsion der Mm. flex. dig. sup. und prof. die Handgelenksextension mit einer Flexion im PIP und DIP verbunden, da die Flexoren kürzer als die Extensoren sind.
  • „Rebound effect": bei starker Kontraktion des Antagonisten eines gelähmten Muskels und nachfolgender schneller Entspannung kontrahiert sich der gelähmte Muskel (wichtig für die Innervationsschulung).

- Ausnutzen der Schwerkraft[44]

*Ergänzende Bemerkungen zu den sensiblen Funktionen*

Die Verbindung von Motorik und Sensibilität ist so eng, dass ein Sensibilitätsverlust eine Verminderung der Muskelkraft nach sich zieht. Schwierigkeiten entstehen dann, wenn das Axon nicht zu seinem ursprünglichen Versorgungsort hin wächst, sondern andere Teile innerviert und es zu Veränderungen der Information kommt. Das bedeutet für den Patienten, dass er z. T. neue Antwortmuster im Gehirn durch Lernprozesse entwickeln muss. Im Rahmen der Befundung muss die Ergotherapeutin besonders auf die Stereognosie und die Funktion der Proprizeptoren achten (Siehe auch Handbefund):

Enge Verbindung von Motorik und Sensibilität

a) *Stereognosie* (Ertasten von Gegenständen ohne Augenkontrolle)

Stereognosie

- Ertasten täglicher Gebrauchsgegenstände verschiedener Größe und Oberfläche: dabei darauf achten, dass der Patient ausschließlich mit der Handinnenfläche, nicht mit dem Handrücken tastet oder den Gegenstand in die Hand nimmt und schüttelt.
- Zunächst große und bekannte Dinge: Nagelbürste, Streichholzschachtel, im Laufe der Zeit die Größe reduzieren und später Büroklammern, Schlüssel und Gummibänder ertasten lassen. Dabei soll der Patient nach Größe, Form und Oberflächenbeschaffenheit befragt werden. Ist keine korrekte Identifikation möglich, so soll unter Augenkontrolle das, was man sich gedacht hat, mit der Realität verglichen werden, damit ein taktil-visueller Eindruck entsteht.
- Die Trainingseinheiten sollen beendet sein, bevor beim Patienten das Gefühl der Frustration entstehen kann.

b) *Propriozeption (Tiefensensibilität)*

Propriozeption

Propriozeptive Informationen durch Gewicht, Größe und Umfang der Gegenstände liefern und mit Hilfe einer Stoppuhr die Dauer des Informationsflusses feststellen.

## Läsion des N. radialis

Charakterisiert ist diese Nervenläsion durch die **Fallhand**. Sie ist die häufigste Läsion peripherer Nerven und entsteht primär nach Frakturen. In Abhängigkeit von der Schädigungshöhe ist das Ausmaß der motorischen

Fallhand
Allgemeine
Daten zum
Krankheitsbild

und sensiblen Ausfälle sehr unterschiedlich. Anhand der Defizite kann man die Schädigungshöhe ausmachen.

Es fällt bei proximaler Schädigung folgende Muskulatur aus:

**Motor. Funk-
tionsausfälle**

M. triceps, M. anconeus, M. brachio-radialis, M. ext. carpi rad. long., brev., M. supinator, M. ext. dig., M. et. digiti minimi, M. ext. carpi ulnaris, M. abd. poll. long., M. ext. poll. long., M. ext. poll. brev., M. ext. indicis.

Das motorische Bild sieht bei hoher Läsion folgendermaßen aus:

– Ellbogengelenksflexion
– Pronierter Unterarm, Supination nur bei flektiertem Unterarm möglich
– Handgelenkspalmarflexion, wobei die Hand schlaff herunterhängt
– leichte Fingerflexion in allen Gelenken, da die Flexoren überwiegen

**Sensibili-
tätsausfall**

Abb. 25:
Sensibilitätsausfall (nach: M. Malick)

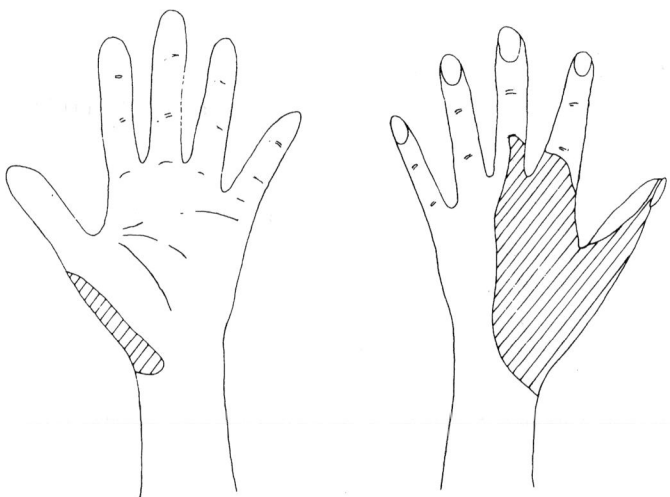

Dabei ist zu beachten, dass der Sensibilitätsausfall funktionell praktisch nicht stört.


**Behandlungsziele:**

s. o.


**Behandlungsmaßnahmen**

Sie richten sich nach den 3 Stadien der Regeneration.


a) *Behandlung im Stadium der Nichtinnervation*

– Versorgung mit einer Radialis- oder Fallhandschiene zur Unterstützung im Handgelenk und um das Greifen überhaupt zu ermöglichen.

120

– Stimulation der nicht innervierten Hautabschnitte
– Ergotherapeutische Behandlung ohne Schiene:

Kräftige Faustschlussübungen unter Verhinderung der Handgelenkspalmar-flexion
Bilaterales Arbeiten
Drucken unter Einsatz adaptierter Stempel
Holzarbeiten, bes. Sägen, Hobeln, wenn nötig Adaptation von Werkzeug-griffen

– Ergotherapeutische Behandlung mit Schiene
Beübung der Feinmotorik, des Faustschlusses und der gesamten oberen Extremität:

Funktionelle Spiele
Freies Weben
Lederarbeiten, Umriemelungen
Einsatz von Widerstandsklammern
Kette schären
Weben am hochgehängten Webrahmen

Durch den Einsatz verschiedener Materialien und Oberflächen wird die Sensibilität immer mit beübt.

*b) Behandlung im Stadium der Teil- und Reinnervation*

– Weiterhin Schienung
– Steigerung der bisherigen Übungen
– Sensibilitätstraining
– Vermehrtes Training der Feinmotorik, der Fingerextension und bei langsam wiederkehrender Funktion der Daumenmuskulatur beson-ders Faustschluss- und Oppositionsübungen:

Peddigrohrflechten
Lederarbeiten
Funktionelle Spiele
Linoldrucken mit adaptierten Stempeln
Weben
Einsatz des Handgelenkböcklis
Therapeutische Knetmasse[45][46]

## Läsion des N. medianus

Läsionen des N. medianus entstehen besonders bei der supracondylären Humerusfraktur, bei einem Suizidversuch durch Schnitt in der Hand-wurzelgegend oder durch Druck im Carpaltunnel.

Die typische Stellung der Hand ist die **Schwurhand**. Sie tritt jedoch nur bei hoher Medianusläsion proximal der Abgänge der motorischen Äste zu den Unterarmflexoren auf. Häufiger ist die distale Medianusverletzung im Handbereich ohne Schwurhand, da bis auf einen Teil der Thenarmusku-latur die Beugemuskulatur nicht gelähmt ist.

**Motor. Funktionsausfall**

Folgende Muskulatur fällt bei proximaler Schädigung aus:

M. pronator teres, M. flex. carpi rad., M. palmaris long., M. flex. dig. prof. (partiell), M. flex. poll. long., M. pronator quadratus, M. abd. poll. brev., M. opponens poll., Mm. lumbricales I und II.

Daraus ergibt sich folgendes Bild:

- Unterarm in Mittelstellung
- Flexion im Handgelenk ist nur partiell aufgehoben
- Fehlende PIP-Flexion nur im Zeige- und Mittelfinger
- Fehlende DIP-Flexion in Daumen, Zeige- und Mittelfinger
- Fehlende MP-Flexion in Daumen und Zeigefinger
- Fehlende Daumenopposition

**Carpaltunnelsyndrom**

Eine distale Läsion wird z. T. auch durch Druckschädigung des Retinaculum flexorum verursacht – es entsteht das Carpaltunnelsyndrom mit Störungen der Sensibilität und der Feinmotorik. Nach operativer Spaltung des Retinaculum flexorum und nachfolgender konservativer Therapie können die Handfunktionen wiederhergestellt werden.

Bei der Medianusläsion ist die umfassendste Sensibilitätsstörung (wie Abb. 26 verdeutlicht) zu finden, die eine große Behinderung bedeutet.

**Sensibilitätsausfall**

Abb. 26:
Sensibilitätsausfall
(nach: M. Malick)

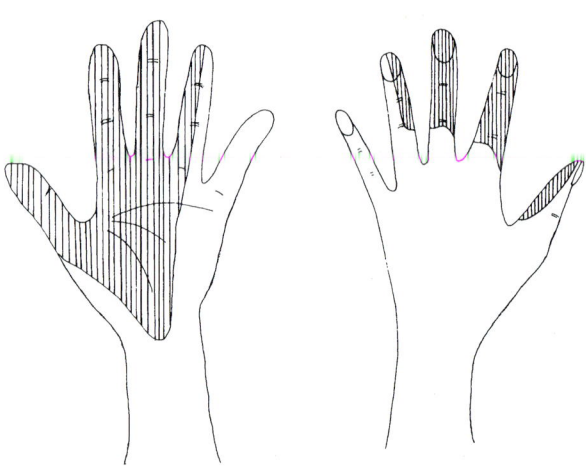

**Ziele**

**Behandlungsziele**

s.o.

**Maßnahmen**

**Ergotherapeutische Behandlungsmaßnahmen**

*a) Behandlung im Stadium der Nichtinnervation*

**Schienenversorgung**

- Schienenversorgung: Opponenssplint, bei hoher Läsion mit Lumbricalesstück

122

- Sensibilitätsschulung und Stimulation der nicht innervierten Hautbezirke
- ohne Schiene Durchführen von Faustschlussübungen
- Medien: funktionelle Spiele
        Lederarbeiten, Umriemelungen

*b) Teil- und Reinnervation*

- Steigerung der Widerstände der vorhergenannten Übungen durch Einsatz von Widerstandsklammern bei der Ausführung der Techniken

  **Widerstandsübungen**

- Gezielte Beübung der Daumenopposition, der Handgelenksextension und -flexion und der Koordination

  **Beübung der Daumenopposition**

- Sensibilitätsschulung
  Medien und Maßnahmen s. o., auch bei Radialisläsion[47][48]

## Läsion des N. ulnaris

Verletzung überwiegend im Bereich des Ellbogen- und Handgelenkes, primär Schädigung durch Druck im Sulcus ulnaris am Ellbogen.

**Motor. Funktionsausfälle**

Der N. ulnaris versorgt folgende Muskulatur, die bei proximaler Schädigung ausfällt:

M. flex. carpi ulnaris, M. flex. dig. prof. (partiell), M. palmaris brev., M. add. poll., M. flex. poll. brev., M. abd. dig. minimi, M. opponens dig. minimi, M. flex. dig. min., M. lumbricales III, IV, M. interossei dorsales, M. interossei palmares

### Handstellung – **Krallenhand**

**Krallenhand**

- Dorsalextension und radiale Abduktion
- MP-Extension
- PIP und DIP in leichter Flexion
- Fingerspreizung, besonders zwischen Ring- und Kleinfinger, geringer zwischen Mittel- und Ringfinger; seitlicher Fingerschluss fehlt
- Abduzierter und im CMC gestreckter Daumen

## Behandlungsziele

**Sensibilitätsausfall**

s. o.

**Ziele**

## Ergotherapeutische Behandlungsmaßnahmen[49][50]

*a) Stadium der Nichtinnervation*

- Schienenversorgung:  Baseler Ulnarisschiene
                        Knuckle Duster
                        Lagerungsschiene, nachts anzulegen

  **Schienenversorgung**

- Sensibilitätsschulung, Stimulation
- Assistive Bewegungsübungen
- Ohne Schiene: Gelenkmobilisation aller Gelenke des gesamten Armes

  **Sensibilitätsschulung**

Abb. 27:
Sensibilitätsausfall
(nach: M. Malick)

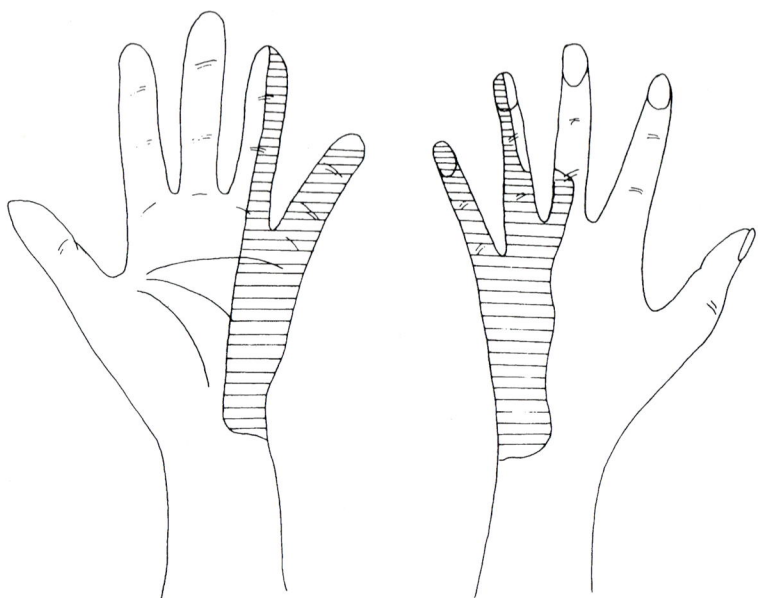

**Motor.-funkt.**
**Beübung**

– Öffnen und Schließen der Hand gegen Widerstand zur Innervationsschulung:
Holzarbeiten (Sägen)
Weben am hochgehängten Webrahmen
Peddigrohrarbeiten
Leder-Umriemelungen
Funktionelle Spiele
Widerstandsklammern einsetzen
Freies Weben

### b) Teil- und Reinnervation

– Weiterhin Schienung
– Sensibilitätstraining und Stimulation
– Faustschlussübungen:

**Feinmotorik**

Übungen für folgende Bewegungen:
Linoldrucken mit adaptierten Griffen
Funktionelle Spiele
Einsatz der Spreizschere bei Umriemelungen (Leder)
Peddigrohrarbeiten
Einsatz der therapeutischen Knetmasse
Ab-, Adduktion
Extension in PIP und DIP
Flexion MP, dabei PIP and DIP extendiert
Opposition I zu V

## Allgemeine konservative und operative Maßnahmen

a) *Nervennaht*

**Nervennaht**

Primärnaht nur bei glatter Durchtrennung und sauberer Verletzung. Sekundärnaht ist gewöhnlich ca. 3–6 Wochen nach der Verletzung mit guter Prognose möglich.

b) *Neurolysen*

**Neurolysen**

Lösung eines Nerven aus dem umgebenden Gewebe, in das er hineingewachsen ist.

c) *Verlagerungen*

**Verlagerungen**

d) *Ersatzoperationen für die Motorik bei*

**Ersatzoperationen für die Motorik**

irreparabler muskulärer Schädigung, wenn das muskuläre Gleichgewicht nicht durch nichtbetroffene muskuläre Anteile ausgeglichen werden kann und die Gefahr weiterer Muskelatrophien, Kontrakturen und Gelenkdestruktionen zu groß ist. Dafür muss aber ein adäquater Kraftspender vorhanden und die passive Gelenkfunktion im vollen Ausmaß möglich sein.

---

**Aufgaben**

1. Beschreiben Sie die Läsion des N. radialis nach Schädigung im Bereich des Oberarmes!
2. Zählen Sie Behandlungsmöglichkeiten für die Radialisläsion auf!
3. Beschreiben Sie die Medianusläsion bei proximaler Schädigung!
4. Nennen Sie Faktoren, die bei der Behandlung eines Patienten mit einer Medianusverletzung besonders zu beachten sind und begründen Sie Ihre Auswahl!
5. Beschreiben Sie die Ulnarisläsion bei proximaler Schädigung mit ihren Ausfällen!
6. Erarbeiten Sie, wie sich die Behandlungsmaßnahmen bei der Ulnarisläsion von denen der Läsion des N. radialis und N. medianus unterscheiden.

---

**Anmerkungen**

[36] Blumenthal, K. & Theilmann, A. (1996). Technische Hilfen in der funktionellen ergotherapeutischen Behandlung. praxis ergotherapie, 9 (4), 269–271.
[37] Pfenninger, B. (1976). Ergotherapie in der Handchirurgie. Basel. S. 11, 21, 32 f, 54–56.
[38] a)a.O., S. 24–29
[39] a.a.O., S. 39–49
[40] a.a.O., S. 49 f
[41] a.a.O., S. 52
[42] Poeck, K. (1992). Neurologie. (8. überarb. u. erw. Aufl.). Berlin: Springer. S. 410 f.
[43] Pfenninger, B. (1976). Ergotherapie in der Handchirurgie. Basel. S. 61

[44] Matev & Bankov. (1982). Die Rehabilitation der Hand. Stuttgart: Thieme. S. 76, 129.
[45] Pfenninger, B. (1976). Ergotherapie in der Handchirurgie. Basel. S. 73 ff.
[46] Shopland, A. et al. (1979). Refer to Occupational Therapy. Edinburgh: Churchill Livingstone. p. 65 ff.
[47] a)a.O., p. 67 ff.
[48] Pfenninger, B. (1976). Ergotherapie in der Handchirurgie. Basel. S. 69–71
[49] a)a.O., S. 63 ff.
[50] Shopland, A. et al. (1979). Refer to Occupational Therapy. Edinburgh: Churchill Livingstone. pp. 70–73

## Quellen

- Buck-Grammcko, D. (1967). Funktionelle Anatomie der Hand. Chirurgische Praxis, 11, 99–105.
- Dick (1957). Die Diagnose der Fingersehnenverletzungen. Chirurgische Praxis, 1, 79–84.
- Jentschura, G. & Janz, H.-W. (Hrsg.). (1979). Beschäftigungstherapie. Bd. 1 (3. neubearb. u. erw. Aufl.) Stuttgart: Thieme.
- Mittelbach, H. T. & Nusselt, St. (1983). Die verletzte Hand. (5. Aufl.) Stuttgart: Springer.
- Nigst, H. (1971). Einsatzmöglichkeiten der Ergotherapie bei Handverletzungen. Handchirurgie e, 3–9
- Parry, W. (1981). The Rehabilitation of the Hand. (4th ed.) London: Butterworths
- Pfenninger, B. (1976). Ergotherapie in der Handchirurgie.
- Poeck, K. (1992). Neurologie. (8. überarb. u. erw. Aufl.). Berlin: Springer.
- Pschyrembel. Klinisches Wörterbuch. (1990). (256. Aufl.). Berlin: Walter de Gruyter.
- Stack, G. (1962). Muscle Function in the Fingers. The journal of bone and joint surgery, 44 (4), 899–909.
- Tubiana & Valentin (1964). The Anatomy of the Extensor Apparatus of the Fingers. Surgical Clinic of North America, 44, 897–906.
- Verband der Beschäftigungs- und Arbeitstherapeuten (Ergotherapeuten) e. V. (Hrsg.) (1991). Indikationskatalog Ergotherapie. (4., völlig überarb. Aufl.). Idstein: Schulz-Kirchner.

## Weiterführende Literatur

- Buck-Grammcko, D. d. & Nigst. (1989). Der handchirurgische Notfall. Stuttgart: Hippokrates.
- Buck-Grammcko, D. & Nigst. (1991). Motorische Ersatz-Operationen Bd. 2: Hand und Unterarm. Stuttgart: Hippokrates.
- Presber, W. & de Neve, W. (1990). Grundlagen und Techniken der Ergotherapie. Berlin: Verlag Gesundheit.
- Waldner-Nilsson, B. (Hrsg.). (1984). Ergotherapie bei Erkrankungen und Verletzungen der Hand. Rehabilitation und Prävention Bd. 8. Berlin: Springer.

### 3.4.5 Frakturen im Bereich der Hand

**Allgemeine Daten zum Krankheitsbild**

Daten zum Krankheits-bild

Frakturen sind Folge eines momentanen einmaligen Traumas, längerer rhythmischer Beanspruchung, herabgesetzter Belastungsfähigkeit des Knochens oder einer Knochenentkalkung. Typische Frakturen im Bereich der Hand sind die des Os scaphoideums, der Mittelhand- und der Fingerknochen.

Ursachen, Symptome und Komplikationen sind in der Literatur über Krankheitsbilder in der Orthopädie nach zu lesen.

Es werden hier nur kurz die ergotherapeutischen Behandlungsmaßnahmen dargestellt, die primär dann relevant werden, wenn es zu Komplikationen (z. B. Nervenschädigungen, M. Sudeck) gekommen ist.

**Allgemeine Behandlungsziele**

Ziele

- Erhalten und Vergrößern des aktiven physiologischen Bewegungsausmaßes im Handgelenk
- Verbesserung der Greiffunktionen: Daumenopposition, Spitzgriff und Faustschluss

**Allgemeine Behandlungsmaßnahmen und Behandlungsmedien**

*a) Behandlung nach Versorgung mit zirkulärem Gips*

Behandlung mit Gips

- Behandlungsbeginn: Nach Böhler sollte die aktive Übungsbehandlung der nicht im zirkulären Gips fixierten Gelenke so früh wie möglich beginnen.
- Aktive Bewegung der gesamten Extremiät; geeignet ist bilaterales Training zur Zirkulationsförderung und Muskelaktivierung
- Gelenkmobilisation im Bereich der Gliederkette
- Therapie 2–3-mal wöchentlich
- Hochlagerung von Arm und Hand, mehrmals am Tag Strecken des Armes. Kommt es zu Schwellungen der Finger, muss der Verband gespalten und eine intensive Übungsbehandlung angesetzt werden.
- Liegt bei Unterarmfrakturen keine stabile Osteosynthese vor, sind die Pro- und Supination strikt zu vermeiden.

*b) Behandlung nach Gipsabnahme*

Behandlung nach Gipsab-nahme

- 1. Woche: entspricht der Behandlung wie mit Gips
- 2. Woche: Steigerung der Anforderungen
- Bei starken Schwellungen: Auswickeln, Faustschlussübungen gegen langsam steigernden Widerstand
- 4. Woche: Ist keine Schwellung mehr vorhanden, aktive und passive sich steigernde Bewegungsübungen
- Tätigkeiten, die Erschütterung erzeugen, frühestens zu diesem Zeitpunkt
  - Trainieren alltäglicher Verrichtungen aus allen Bereichen der Aktivitäten des täglichen Lebens.

**Als Behandlungsmedien eignen sich u. a.:**

- Funktionelle Spiele zur Beübung der unterschiedlichen Greifformen der Hand
- Peddigrohrarbeiten, Knüpfen und Buchbinden zur Kräftigung der Daumenmuskulatur
- Papp- und Papierarbeiten
- Tonarbeiten, Formen von Salzteig
- Therapeutische Knetmasse (Stärke beachten!)
- Theraband (Stärke beachten!)
- ...

**Kontraindikationen**

*Kontraindikationen:*

Metallarbeiten, insbesondere das Metalltreiben, da hier die Erschütterungen zu stark sind. Stauchbewegungen sind ebenfalls zu vermeiden.

**Hinweis:**

**Kontrakturgefahr**

Im Bereich der MP-Gelenke besteht große Kontrakturneigung. Dadurch können alle Greiffunktionen des täglichen Lebens beeinträchtigt werden. Eine erhaltene Opposition des Daumens zu allen Langfingern ermöglicht in der Regel trotz Kontrakturen im MP das Greifen, wenn PIP und DIP in ihrer Funktion nicht eingeschränkt sind.

## Fraktur des Os scaphoideum

### Behandlungsziele

**Ziele**

- Erhalten und Vergrößern des aktiven physiologischen Bewegungsausmaßes im Handgelenk
- Verbesserung der Greiffunktionen: Daumenopposition, Spitzgriff und Faustschluss

### Behandlungsmaßnahmen

**Behandlungsmaßnahmen**

- Funktionelle Spiele
- Peddigrohrarbeiten, Knüpfen und Buchbinden zur Kräftigung der Daumenmuskulatur
- Arbeiten mit der Schere

**Kontraindikation**

*Kontraindikation:*

Metallarbeiten, da die Erschütterungen zu stark sind

### Frakturen der Mittelhandknochen und der Finger

**Kontrakturgefahr**

Im Bereich der MP-Gelenke besteht große Kontrakturneigung. Dadurch können alle Greiffunktionen des täglichen Lebens beeinträchtigt werden. Eine erhaltene Opposition des Daumens zu allen Langfingern ermöglicht in der Regel trotz Kontrakturen im MP das Greifen, wenn PIP und DIP in ihrer Funktion nicht eingeschränkt sind. Gefährlicher ist die Streckkontraktur, da sie eine größere Behinderung in der Ausführung der Aktivitäten des täglichen Lebens bedeutet.

Bei Frakturen in diesem Bereich auch große Sudeck-Gefahr.

**Behandlungsmaßnahmen:**

Behandlungs-
maßnahmen

- Spielen funktioneller Spiele
- Üben alltäglicher Verrichtungen
- Leichte Greifübungen
- Übungen mit therapeutischer Knetmasse
- Tonarbeiten, Salzteigformen

Stauchbewegungen sind verboten.

## 3.4.6 Kompartment-Syndrom

### Allgemeine Daten zum Krankheitsbild

Das Kompartment-Syndrom an Hand und Arm wird unterschieden in die Volkmann'sche Kontraktur und die ischämische Kontraktur der kleinen Handmuskeln. Letztere tritt häufiger auf.

*Daten zum Krankheitsbild*

*a) Ursachen*

*Ursachen*

- Störungen durch Druck auf Nerven und Gefäße, vor allem bei schlecht stehenden Frakturen (besonders bei der supracondylären Humerusfraktur), bei zu engen Gipsverbänden oder bei Überstreckstellung. Durch die Kompression ist die Sauerstoff-Versorgung gestört; es kommt zur narbigen Schrumpfung der Flexionsmuskulatur des Unterarmes, des Handgelenkes und der Finger.
- Kompression durch Hämatom

*b) Symptome*

*Symptome*

- Die Volkmann'sche Kontraktur an der Hand ist gekennzeichnet durch die Intrinsic-Minusstellung: Krallenhand mit Daumenadduktion an die Seite des Zeigefingers. Durch verstärkte Handgelenksflexion können die kontrakten Finger geöffnet werden. (Mittelbach 1983, 253)
- Die lokale ischämische Kontraktur ist gekennzeichnet durch die Intrinsic-Plus-Stellung: leichte MP-Flexion, Extension in PIP und DIP; verstärkte Wölbung der Hohlhand, Daumenadduktion in die Hohlhand.
- Anschwellen von Hand und Fingern (häufig bei schnürenden Verbänden und zirkulären Gipsen)
- Gefühllosigkeit im Versorgungsgebiet des N. ulnaris und N. medianus mit hochgradigen Schmerzen, die medikamentös nur schwer zu beeinflussen sind.

## Behandlungsziele

- Erreichen bzw. Erhalten des größtmöglichen aktiven physiologischen Bewegungsausmaßes
- Praeoperativ: Erreichen der größtmöglichen Muskeldehnung durch Quengelbehandlung
- Verhindern von weiteren Kontrakturen und Erhalt der Gelenkstellungen prae- und postoperativ durch Lagerungsschienen
- Größtmögliche Wiederherstellung von Arm- und Handfunktionen

## Ergotherapeutische Behandlung

### Behandlungsmaßnahmen und -medien

- Dehnungsübungen
- Redressierende Maßnahmen mit dem Ziel der Streckquengelung
- Arbeiten an einer geraden, später zur Vergrößerung des Bewegungsausmaßes an einer schrägen Arbeitsfläche
- Tonarbeiten: Kneten, Aufbaukeramik, Ausrollen
- Papierfalten
- Funktionelle Spiele unter Einsatz der paradoxen Zange zur aktiven Fingerstreckung
- Stärkere Griffverdickungen, Greifen und Loslassen größerer Gegenstände
- Gummibänder unter aktiver Fingerstreckung über Nägel legen
- Passive Streckung:
  Stützübungen wie bei Patienten mit einer Hemiplegie
  Ausrollen therapeutischer Knetmasse, Linoldruck mit adaptierten Stempeln
- Selbsthilfetraining mit Hilfsmittelversorgung und Training des Umgangs mit den Hilfsmitteln: Schreibhilfen, Griffadaptionen für Gegenstände des täglichen Lebens

## Weitere konservative und operative Maßnahmen

- OP
- Physiotherapie

---

### Aufgaben

1. Was versteht man unter der Volkmann'schen Kontraktur?
2. Nennen Sie die zwei Hauptursachen für das Kompartment-Syndrom!
3. Zur ergotherapeutischen Behandlung gehört die Versorgung des Patienten mit einer Lagerungsschiene für nachts. Beschreiben Sie die Funktionsstellung von Handgelenk und Hand! Erarbeiten Sie eine mögliche Schienenform!
4. Ergänzen Sie
   - unter Berücksichtigung der Behandlungsziele die genannten ergotherapeutischen Behandlungsmaßnahmen durch weitere Ihnen bekannte Techniken und
   - die Maßnahmen im Bereich der Aktivitäten des täglichen Lebens und beschreiben Sie eventuell nötige Hilfsmittel und/oder Adaptationen!

## 3.4.7 Kontrakturen infolge langer Ruhigstellung

### Daten zum Krankheitsbild

Kontrakturen sind auf unterschiedlichen Wegen verursachte Einschrän- kungen der Gelenksbeweglichkeit und Gelenksteifen, die nach Art der Gelenkstellung bezeichnet werden (Flexions-, Extensionskontraktur). Durch lange Ruhigstellung einer Fraktur im zirkulären Gips kommt es zu Bewegungsbehinderungen, die durch vorsichtige Behandlung ohne Ge- lenkreizung wieder aufgehoben werden können.

### Behandlungsziele

- Erreichen des ursprünglichen physiologischen Bewegungsausmaßes
- Verbessern der Muskelkraft

### Ergotherapeutische Behandlungsmaßnahmen

- Unter Vermeidung zu großer Bewegungsausschläge Weben am Flach- webstuhl und am vertikalen Webrahmen
- Hochwebstuhl oder Flachwebstuhl mit größerer Breite als Steigerung
- Peddigrohrarbeiten
- Holzarbeiten: Hobeln, Schleifen; Steigerung der Anforderungen durch entsprechende Wahl des Holzes
- zu Behandlungsbeginn möglicherweise Einsatz des Helparmes
- Versorgung mit Quengelschienen

---

### Aufgaben

1. Nennen Sie mögliche Komplikationen, die bei einer Fraktur während des akuten Traumas oder während der Nachbehandlung auftreten können!
2. In der Behandlung von Frakturen des Armes kann auch schon in der Phase, in der der Arm noch eingegipst ist, eine ergotherapeutische Be- handlung indiziert sein. Erläutern Sie, warum!
3. Nennen Sie ergotherapeutische Behandlungsmaßnahmen und -medi- en, die in der Frakturnachbehandlung kontraindiziert sind. Begründen Sie Ihre Aussage!
4. Nennen Sie wichtige Gründe, die für eine frühestmögliche Kontraktur- behandlung sprechen!
5. Nennen Sie 3 wichtige Ziele der ergotherapeutischen Behandlung von Kontrakturen und ordnen Sie jedem Ziel 2 mögliche ergotherapeutische Behandlungsmaßnahmen zu!

---

### Quellen

- Siehe Erkrankungen im Bereich des Ellbogengelenkes und des Schultergelenkes

## 3.5 Erkrankungen und Verletzungen der Wirbelsäule (WS)

### Grundsätze für die Behandlung

Die ergotherapeutische Behandlung einzelner Wirbelsäulenabschnitte erfordert eine ganzheitliche Sichtweise: Bewegungseinschränkungen der WS ziehen möglicherweise Bewegungseinschränkungen in den Extremitäten nach sich und umgekehrt. Die Kenntnis dieser Zusammenhänge hilft bei der Auswahl der adäquaten Behandlungsmaßnahmen und -medien.

### 3.5.1 Frakturen

**Allgemeine Daten zum Krankheitsbild**

**Ursachen**

*Ursachen*

- Insuffizienzerscheinungen durch Leistungsminderung des M. erector spinae und der breiten Rückenmuskulatur
- Insuffizienz durch längere Ruhigstellung
- Traumen
- Metastasen

**Behandlungsziele**

- Kräftigung der Rücken- und Bauchmuskulatur
- Vermitteln von Gelenkschutzmaßnahmen im Rahmen der Rückenschule

**Ergotherapeutische Behandlung – postoperativ**

**Postop. ETh-Behandlung**

- Weben am hochgehängten Webrahmen
- hochgestellte Peddigrohrarbeit
- Makramee: Zu Beginn nur kurz arbeiten, langsam steigern und akute plötzliche Belastung vermeiden
- Gelenkschutz
- Rückenschule

**Weitere operative und konservative Behandlung**

**Konservative u.operative Behandlung**

- OP
- PTh: Muskelkräftigung, Rückenschule

### 3.5.2 Skoliose

**Krankheitsbild**

**Allgemeine Daten zum Krankheitsbild**

Die Skoliose ist eine fixierte, nicht reversible, aktiv nicht aufzurichtende s- oder c-förmige Verkrümmung der WS mit gleichzeitiger Torsion einzelner Wirbelkörper. Die Wirbeltorsion führt im BWS-Bereich zum Rippenbuckel, im LWS-Bereich zum Lendenwulst.

Je nach Schwere der Skoliose zeigen die Wirbelkörper Formveränderungen: Verbreiterung an der konvexen Seite, Verschmälerung an der Konkavseite. Der Skoliosewinkel wird nach der Technik von Cobb gemessen.[51] Die Skoliosen (Sk.) werden nach den Krümmungen eingeteilt:

a) Sk. mit einer Hauptkrümmung (dorsal, lumbal, dorso-lumbal etc.)
b) Sk. mit zwei Hauptkrümmungen (dorsal u. lumbal; dorsal u. zervico-dorsal etc.)
c) Sk. mit dreifacher Krümmung (zervico-dorsal und dorsal lumbal)

Der Krümmungsscheitel ist an dem am stärksten seitlich keilförmig deformierten Wirbelkörper oder an dem Wirbel mit der stärksten Rotation zu erkennen.

*a) Ursachen* **Ursachen**

Die vielfältigen Ursachen für eine Skoliose werden in angeborene und erworbene untergliedert (Baumgartner 1986, 85):

*Angeborene Skoliose:*

- Osteochondropathisch: Missbildungen von Wirbelkörpern und/oder Rippen
- Säuglingsskoliose
- Systemerkrankungen wie z. B. Enchondrale-Dysostosen, Marfan-Syndrom etc.
- Angeborene Lähmungen

*Erworbene Skoliose:*

- Idiopathisch (zu 90 %; primär erkranken Mädchen)
- Neuropathisch (nach Poliomyelitis, Meningomyelozele etc.)
- Myopathisch (z. B. bei Muskeldystrophie)
- Osteochondropathisch
- Infolge Traumata
- Infolge Narbenkontrakturen (z. B. nach Rippenresektion)
- Veränderung der Statik, z. B. bei langjährigem Beckenschiefstand oder bei Verlagerung des Oberkörpers nach Armamputation

*b) Symptome* **Symptome**

Durch die seitliche Verbiegung einschließlich der Torsion kommt es zur Einengung des Brustraumes, Lungen- (Ateminsuffizienz) und Herzfunktion werden beeinträchtigt, ebenso die inneren Organe. Die Statik des gesamten Körpers ist gestört.

**Ziele**

**Behandlungsziele**

- Kräftigung der Rumpfmuskulatur unter Vermeidung pathologischer Haltungen, insbesondere Kräftigung der Mm. der konkaven Seite
- größtmögliche Aufrichtung der WS
- Verhindern von Ausweichbewegungen

- Vergrößern der Atembreite
- Größtmögliche Selbständigkeit in den Aktivitäten des täglichen Lebens (postoperativ vorübergehende oder dauerhafte Hilfsmittelversorgung).

## Behandlungsmaßnahmen

**Behandlungs-maßnahmen Weben**

Jugendliche und Erwachsene werden am funktionellen Webplatz behandelt, wobei der Patient an einem frontal hochgehängten Webrahmen arbeitet, an dem er den aufgesetzten Kamm bei maximaler Streckung gerade noch erreichen kann.

**Arbeitshaltung beim Weben**

### Haltung des Patienten vor dem Webrahmen:

- Die *Füße* stehen im rechten Winkel, die Beine sind zur Erhöhung der Standfestigkeit leicht gespreizt
- Nicht maximal durchgestreckte *Knie,* da sich sonst die Lendenlordose verstärkt; das Gewicht muss sich auf beide Beine gleichmäßig verteilen.
- Das *Becken* soll horizontal stehen, um für die Aufrichtung der WS die bestmögliche Ausgangsposition herzustellen. Es darf nicht nach vorn kippen (Verstärkung der Lendenlordose). Rotationsbewegungen, die die Torsion der WS und der Wirbelkörper verstärken würden, sind verboten. Beim Vergleich von Becken und Schulter in den Frontalebene kann man Ausweichbewegungen feststellen.
- *WS:* maximale Streckung wird durch Höhe des Kammes angegeben.
  Greifen des Kammes:
  Anspannen der Rückenmuskulatur,
  Entspannen der Bauchmuskulatur
  Anschlagen des Kammes:
  Anspannen der Bauch-,
  Entspannen der Rückenmuskulatur
- *Schultergürtel:* Am Schultergürtel sichtbare Rotationsbewegungen im BWS-/LWS-Bereich müssen inhibiert werden.
  Gleichzeitiges Arbeiten mit beiden Armen ist erforderlich. Schiebt die eine Hand das Schiffchen durch, hält sich die andere ca. auf gleicher Höhe am Webrahmen fest, d. h. gleichseitiges und gleichzeitiges Arbeiten. Es darf nicht über die Mittellinie hinaus gearbeitet werden, wenn das Schiffchen auf die konvexe Seite durchgeschoben wird. Beim Durchziehen des Schiffchens wird die Bauch- und Rückenmuskulatur wechselnd diagonal angespannt. Durch die Behandlung wird die Muskulatur der konkaven Seite gedehnt, die der konvexen Seite verkürzt.

*Zu beachten:*
- Abstand Webstück Patient: ist er zu klein, besteht die Gefahr der Hyperlordosierung; ist er zu groß, ist die Möglichkeit der Aufrichtung zu gering
- Die Behandlung ist auch im Sitzen möglich, jedoch sind Ausweichbewegungen schwieriger wahrzunehmen und zu korrigieren.
- Steigerung der Anforderungen durch Verändern der Schiffchenlänge, Fachgröße, Kettbreite und Kettspannung
- Besonders bei Kindern und Jugendlichen ist die psychische Situation zu beachten und darauf einzugehen: Verändertes Aussehen durch das Korsett, Einschränkungen in der Freizeitgestaltung, ...

– Selbsthilfetraining:
  An- und Ausziehen des Korsetts, Wechseln des Hemdes unter dem Korsett
  Körperpflege mit und ohne Korsett
  Aufstehen aus dem Bett und Hinlegen ins Bett
  WC-Benutzung
  Kleidungsveränderungen, Unterstützung bei der Kleiderwahl bei bestehenden
  fixierten Skoliosen
– Postop. bei Gipskorsett und später mit dem Harringtonstab:
  Langer Schuhlöffel, helfende Hand, Strumpfanzieher, Toilettensitz, Waschlappen
  mit 2 Schlaufen, Hilfe zur Intimhygiene

## Weitere konservative und operative Behandlung

Grundsatz der Behandlung ist es, eine Korrektur der WS bis zum Abschluss des Wachstums anzustreben (Baumgartner 1986, 86). Die Spondylodese nach Harrington sollte so spät wie möglich (bei Mädchen bei einem Knochenalter von 15, bei Jungen von 17 Jahren) erfolgen, da die Spondylodese einen Wachstumsstopp bewirkt (Baumgartner 1986, 87).

## Orthesen

Orthesen werden in der Regel nach erfolgter operativer Korrektur eingesetzt.

## Stagnara-Korsett:

Dieses Korsett besteht aus einem Beckenkorb, an dem eine vordere und hintere Längsschiene und an diesen wiederum seitliche Pelotten befestigt sind (Baumgartner 1986, 87).
Milwaukee-Korsett nach Blount und Schmidt (1944):
Es handelt sich hierbei um eine Orthese, die aktive Korrektur ermöglicht, aber auch passive Stützfunktion hat. Ausgangspunkt der Korrektur ist die Lendenwirbelsäule, deren Hyperlordose durch die Aufrichtung des Beckens ausgeglichen und außerdem stabilisiert wird. Im Thoraxbereich wirken auf der konvexen Seite der Skoliose Pelotten korrigierend, der Halsring (über zwei dorsale und einen ventralen Stützstab am Beckenkorb fixiert) unterstützt die Aufrichtung.
Aus kosmetischen Gründen wird dieses Korsett heute überwiegend nur noch bei hochthorakalen Skoliosen verordnet.
Korsetts aus thermoplastischem Material, die unter der Kleidung getragen werden; die Korrektur erfolgt durch eingelagerte Pelotten.[52]

## Krankengymnastik

Bei Skoliose-Patienten ist eine lebenslängliche aktive Rückengymnastik als Einzel- aber auch als Gruppentherapie (motivationaler Aspekt) indiziert. Durchgeführt werden Maßnahmen zur Mobilisation, zur Kräftigung der Bauch- und Rückenmuskulatur – dies ist bei der Versorgung mit einer Orthese besonders wichtig – und Atemtherapie.

Weitere Maßnahmen
- Elektrostimulation der Muskulatur der konvexen Seite
- Passive Maßnahmen:
  - Ausgleich durch eine gegenkrümmende Gipsliegeschale, besonders im Anfangsstadium nachts
  - Halo-Extension: Hierbei handelt es sich um eine präoperative passive Extensionsbehandlung

**OP nach Harrington**

**Operative Maßnahmen**

Spondylodese nach Harrington
Diese Operation ist bei idiopathischen Skoliosen bei Jugendlichen indiziert. Durchgeführt wird eine dorsale Spondylodese mit Distraktion in der Konkavseite, Kompression auf der Konvexseite durch Stahlstangen, die mit Haken im Bereich des oberen und unteren Neutralwirbels fixiert werden.[53] Postoperativ wird der Patient nach 14 Tagen mit einem Gipskorsett versorgt, das ca. 9 Monate getragen und alle 8 Wochen gewechselt wird. (Baumgartner 1986, 211)

---

**Aufgaben**

1. Definieren Sie kurz den Begriff Skoliose!
2. Die Skoliosen werden nach ihren Ursachen aufgeteilt. Nennen Sie diese und erläutern Sie sie kurz.
3. An welcher Seite bildet sich bei einer Skoliose der Rippenbuckel aus?
4. Zählen Sie 4 verschiedene Behandlungsmöglichkeiten bei einer Skoliose mit je einem Beispiel auf!
5. Nennen Sie wichtige Punkte, die bei der Therapie der Skoliose besonders zu beachten sind!
6. Beschreiben Sie die ergotherapeutische Behandlung der Skoliose am hochgehängten Webrahmen und erarbeiten Sie die Muskulatur, die dabei beansprucht wird!
7. Erläutern Sie die Bedeutung des Selbsthilfetrainings im Rahmen einer Skoliosebehandlung, indem Sie:
   a) die wichtigsten Bereiche, in denen ein Selbsthilfetraining durchzuführen ist, nennen und
   b) den unter a. genannten Bereichen die entsprechenden Hilfsmittel und Adaptationen zuordnen!
8. Welche Korsettversorgungen bei einer Skoliose kennen Sie und was bewirken diese?

---

**Anmerkungen**

[51] Idelberger, K. (1984). Orthopädie. Heidelberg: Springer. S. 251 f
[52] a.a.O., S. 256
[53] a.a.O., S. 258

**Quellen**

- Baumgartner, R. & Ochsner, P. E. & Schreiber, A. (1986). Checkliste Orthopädie. (2. überarb. Aufl.). Stuttgart: Thieme.

- Bundesarbeitsgemeinschaft „Hilfe für Behinderte". Kommunikation zwischen Partnern. Bd. 211: Skoliose. Matthiass, H.-H. (1987). (3. Aufl.)
- Hauberg, G. & John, H. (1973). Orthesen für den Rumpf. Stuttgart: Thieme.
- Jentschura, G. & Janz, H.-W. (Hrsg.). (1979). Beschäftigungstherapie, Bd. 1 (3. neubearb. u. erw. Aufl.) Stuttgart: Thieme.
- Köstlin-Schröckert, A. (1987). Selbsthilfetraining und Hilfsmittelversorgung nach Operationen an Wirbelsäule, Hüfte und Knie. Frankfurt: R. G. Fischer.
- Mau, H. (1982). Die Ätiopathogenese der Skoliose. Bücherei des Orthopäden. Bd. 33. Stuttgart: Enke.
- Verband der Beschäftigungs- und Arbeitstherapeuten (Ergotherapeuten) e. V. (Hrsg.) (1991). Indikationskatalog Ergotherapie. (4., völlig überarb. Aufl.). Idstein: Schulz-Kirchner.

**Weiterführende Literatur**

- Hopf, Ch. & Edelmann, P. & Eysel, P. (1996). Die konservative Orthesenbehandlung bei idiopathischen Skoliosen. Indikation und Therapiegrundsätze. Deutsches Ärzteblatt 93, H. 28–29 (33), S. C-1341–C-1344
- Pitzen, Ü. & Rössler, H. (1984). Kurzgefaßtes Lehrbuch der Orthopädie. (15., neu bearb. Aufl.). München: Urban & Schwarzenberg.

## 3.5.3 Spondylitis ankylopoetica (Sp.a.)

### Allgemeine Daten zum Krankheitsbild

Die Spondylitis ankylopoetica ist eine chronisch entzündliche, teils destruktive Erkrankung des rheumatischen Formenkreises, die überwiegend die Wirbelsäule (Einsteifung der Längsbänder), aber auch periphere Gelenke erfasst.

*a) Ursachen*

Sie sind relativ unbekannt. Man weiß, dass sich mindestens eines der pathogenen Hauptgene dominant vererbt und dass das HLA-B-27 (human leucocyte alloantigen) als Risikofaktor zählt. Ca. 7 % der Gesamtbevölkerung haben dieses Antigen und ca. 93 % dieser 7 % sind an der Sp.a. erkrankt, überwiegend Männer zwischen dem 20. und 40. Lebensjahr.

*b) Symptome*

- Schubweiser Verlauf, der schmerzhaft, aber auch relativ schmerzfrei verlaufen kann
- Fersenschmerz
- Iritiden und Irodozyklitiden
- BKS erhöht
- Rückenschmerzen und Schmerzen über den Kreuzdarmbeingelenken, die in die untere Extremität ausstrahlen
- Schmerzhafte Atmung
- Eingeschränkte Rotationsfähigkeit im LWS- und unteren BWS-Bereich
- Entzündliche Veränderungen beginnen bei der aufsteigenden Form in den Iliosacralfugen und den Wirbelbogengelenken; der atrophierte Gelenkknorpel wird knöchern durchbaut, der Bandapparat verkalkt und es kommt zur Einsteifung des WS-Abschnittes mit zunehmender Kyphosierung

**Behandlungsziele**

– Kräftigung der Rumpf-, bes. der Rückenmuskulatur
– Aktive Aufrichtung der WS
– Vergrößerung der Atembreite
– Vergrößern von Seitneigung und Drehbewegung
– Größtmögliche Selbstständigkeit in den Aktivitäten des täglichen Lebens unter Berücksichtigung des Gelenkschutzes, der Hilfsmittelversorgung und der Haltungsschulung
– Erhalt, Adaptation bzw. Verbesserung der beruflichen Situation

**Behandlungsmaßnahmen**

**Befund**

*a) Befund*

– Funktionsstatus der Wirbelsäule in den einzelnen Abschnitten mit Messungen (nach Schober, Ott, Fingerkuppen-Boden-Abstand, Kinn-Brustbein-Abstand, Atembreite, ... )
– AdtL-Status (Persönliche Hygiene, An-, Ausziehen, Haushalt, Autofahren, ... )
– Abklären der beruflichen Situation (Welche Einschränkungen hat der Patient in der Ausführung seiner Tätigkeit? Ist eine Arbeitsplatzadaptation notwendig?, etc.)

*b) Maßnahmen*

**Weben**

**Sitzposition beim Weben**

– *Weben am hochgehängten Rahmen:* Der Patient sitzt auf einem Stuhl mit gerader Rückenlehne und 90° Flexion in Hüft-, Knie- und Sprunggelenken. Um eine vermehrte Aufrichtung zu erreichen, kann der Hüftwinkel auf 100° oder mehr vergrößert werden. Eine rutschfeste Unterlage auf dem Stuhl gibt Sicherheit beim Sitzen. Zum Fachwechsel muss die maximale Streckung ohne Hyperlordosierung in der LWS gefordert werden. Wichtig ist ein möglichst breites Webstück; rechts und links des Arbeitsplatzes sind Ablagekästen zu positionieren. Während des Webens wird das Schiffchen weit herausgezogen, und günstig ist das Ausführen derselben Bewegung glz. mit dem kontralateralen Arm, um den Brustkorb zu dehnen.
Zur Verstärkung und Aufrechterhaltung der Aufrichtung kann mittels eines Hypomochlions Druck auf den Scheitelpunkt der Kyphose ausgeübt werden.
– *Sitzgelegenheit:* Je nach Bewegungseinschränkung und Schmerzen in den Iliosacralfugen und im Bereich der Hüft- und Kniegelenke kann es notwendig werden, den Pat. z. B. auf einer Stehhilfe arbeiten zu lassen; das hat auch den Vorteil, dass Beugekontrakturen in diesen Gelenken vorgebeugt werden kann.

– Bei der Behandlung und bei der Vermittlung von Inhalten des Gelenkschutzes und der Rückenschule die möglicherweise entstehenden Fehlstellungen und Kontrakturen beachten: Achten auf Fehlstellungen und Kontrakturen
  • HWS-Hyperlordose, Hüfte-Beugekontrakturen
  • BWS-Kyphose, Knie-Beugekontrakturen
Um die Fehlstellung auszugleichen, gehen die Patienten oft mit abduzierten Armen.

### c) Gelenkschutz und Rückenschule

Gelenkschutz Rückenschule

– Am Arbeitsplatz Fehlhaltungen, längeres Verweilen in einer Körperhaltung, einseitige Belastungen und Überanstrengungen vermeiden
– Ausreichende Nachtruhe, dazu ein Bett mit harter Unterlage benutzen, ganz flach liegen und einen Teil der Zeit in Bauchlage verbringen
– Ruhepausen einlegen
– Körperhaltung bei den Tätigkeiten beachten
– Regelmäßige physiotherapeutische Behandlung; die Übungen auch zu Hause durchführen
– Rauchen vermeiden, da dadurch die Atemfunktion zusätzlich beeinträchtigt wird

### d) Arbeitsplatz

Arbeitsplatzadaption

– Arbeitsplatzbegehung, -veränderung
– Ermöglichen des Schulbesuches durch adaptierte Arbeitsplatzgestaltung, z. B. durch den Einsatz von Spezialstühlen

### e) Hilfsmittelversorgung

Hilfsmittelversorgung

Helfende Hand, Prismenbrille, Veränderungen im Auto, Spezialstühle

## Weitere konservative und operative Maßnahmen

Konservative und operative Behandlung

– PTh: Bechterew-Gymnastik (mobilisierende Bewegungsübungen)
       Schwimmen
       Atemtherapie
       Balneotherapie
– Physikalische Therapie
  Strahlentherapie, z. B. Kuren in Radonstollen
– Antirheumatika
– OP: wenn nötig, Hüft-TEP, in schweren Fällen WS-Aufrichtung u. Stabilisierung durch Spondylodese nach Harrington

---

### Aufgaben

1. Nennen Sie 4 typische Symptome der Spondylitis ankylopoetica!
2. Der Nachweis eines welchen Stoffes im Blut kann die Diagnose Spondylitis ankylopoetica sichern?
3. Beschreiben Sie den Arbeitsplatz am hochgehängten Webrahmen zur Behandlung der Spondylitis ankylopoetica!
   Nennen Sie für die Behandlung notwendige Hilfsmittel und Adaptationen und beschreiben Sie deren Einsatz!

4. Erläutern Sie, welche Gelenke außer den Wirbelbogen- und den Zwischenwirbelgelenken im Rahmen der Behandlung der besonderen Beachtung bedürfen!

5. Bei noch berufstätigen Patienten mit einer Spondylitis ankylopoetica sind im Rahmen der Behandlung arbeitstherapeutische Aspekte besonders zu beachten. Erarbeiten Sie, welche Informationen über
   - den Gelenkschutz allgemein
   - mögliche Veränderungen am Arbeitsplatz und
   - mögliche Hilfsmittel und Adaptationen
   Sie Ihrem Patienten geben würden.

**Adressen**

Deutsche Vereinigung M. Bechterew e. V.
Metzgergasse 16
97421 Schweinfurt

Dort sind Informationen und auch der regelmäßig erscheinende Bechterew-Brief erhältlich.

### Quellen

- Baumgartner, R. & Ochsner, P. E. & Schreiber, A. (1986). Checkliste Orthopädie. (2. überarb. Aufl.). Stuttgart: Thieme.
- Hartl, P. W. (1982). Ankylosierende Spondylitis, Morbus Strümpell-Marie-Bechterew. München: Werk-Verlag Dr. E. Banaschewski.
- Informationsmaterial der Deutschen Vereinigung M. Bechterew e. V.
- Jentschura, G. & Janz, H.-W. (Hrsg.). (1979). Beschäftigungstherapie, Bd. 1 (3. neubearb. u. erw. Aufl.) Stuttgart: Thieme.
- Verband der Beschäftigungs- und Arbeitstherapeuten (Ergotherapeuten) e. V. (Hrsg.) (1991). Indikationskatalog Ergotherapie. (4., völlig überarb. Aufl.). Idstein: Schulz-Kirchner.

### Weiterführende Literatur

- Atem- und Krankengymnastik für Bechterew-Patienten. Broschüre und Kassette. (1981). (3. Aufl.). Heidelberg: Verlag für Medizin, Dr. E. Fischer.
- Donhauser-Gruber, U. & Mathies, H. & Gruber, A. (1988). Rheumatologie. Entzündliche Gelenk- und Wirbelsäulenerkrankungen. Lehrbuch für Krankengymnastik und Ergotherapie. München: Pflaum.
- Mellenthin-Seemann, U. (1984). Ergotherapie und Hilfsmittel bei Spondylitis ankylopoetica. Beschäftigungstherapie und Rehabilitation 23 (2), 99–101
- Miehle, W. (1987). Gelenk- und Wirbelsäulenrheuma. Informationen für den Patienten. Basel: Eular.
- Seyfried, A. (1984). Pathophysiologische Grundlagen der Bewegungstherapie chronisch entzündlicher Gelenk- und Wirbelsäulenerkrankungen. Basel: Eular.

### 3.5.4 M. Scheuermann

#### Allgemeine Daten zum Krankheitsbild

**Ursachen**

*a)* Morbus Scheuermann, dessen *Ursache* unbekannt ist, beruht auf einer Wachstumsstörung im mittleren und unteren BWS-Bereich, durch die es zu einer versteiften Kyphose kommt.

Die Erkrankung tritt überwiegend zwischen dem 11. und 13. Lebensjahr auf und endet etwa nach dem 18. Lebensjahr im Residualstadium.

## b) Symptome

Die Erkrankung beginnt mit Haltungsinsuffizienz, auf die Bewegungs- **Symptome**
einschränkung folgt. Rückenschmerzen sind seltener, sie nehmen erst nach Abschluss des Wachstums zu und entstehen durch Insuffizienz der Rückenmuskulatur. Im floriden Stadium entstehende Fehlformen der WS sind weder aktiv noch passiv korrigierbar. Die verstärkte Kyphose in der BWS zieht kompensatorisch verstärkte Lordosen in der HWS und LWS nach sich, das Becken wird vermehrt nach vorn gekippt. Z. T. tritt gleichzeitig eine Skoliose auf.
Typisch röntgenologisch feststellbare Zeichen sind:
- Keilwirbelbildung
- Verstärkte Brustkyphose mit einem pathologischen Kyphosewinkel von über 45 Grad (gemessen nach Cobb)
- Schmorl'sch Knorpelknötchen.

## Behandlungsziele
**Ziele**

- Kräftigung der Rücken- und Bauchmuskulatur
- Aufrichtung der Wirbelsäule

## Ergotherapeutische Behandlungsmaßnahmen und -medien
**Maßnahmen/ Medien**

- Weben am hochgehängten Webrahmen unter Einsatz eines Stuhles mit gerader Rückenlehne; Augenabstand zum Werkstück ca. 30–40 cm; ein vergrößerter Hüftwinkel (ca. 110°) bewirkt eine stärkere Aufrichtung der BWS.

Befestigen eines Hypomochlions am Kyphosescheitel, z. B. ein mit Stoff **Arbeitsplatz beim Weben**
überzogenes Klötzchen, das mit einem Klettverschluss versehen ist; das Flauschband wird am Stuhl befestigt. Ob dieser mechanische Druck nötig ist, bedarf für jeden Patienten der individuellen Entscheidung.
- Peddigrohrarbeiten an einem höhenverstellbaren und hochgestellten Tisch
- Hochgehängte Makrameearbeiten
- Rückenschule
  - Haltungsbewusstsein wecken und Haltung schulen, bei Schulkindern auf rückenschonendes Tragen der Schultasche achten.
  - Arbeitsplatzgestaltung beachten: der Arbeitsplatz sollte möglichst hoch vor den Augen des Patienten sein, am besten ein Stehpult mit schräger Arbeitsfläche.
  - Tätigkeiten, die üblicherweise im Sitzen am Tisch ausgeführt werden (Lesen, Schreiben), möglichst in Bauchlage durchführen (Baumgartner 1986, 83).

- Bei Tischen und Stühlen darauf achten, dass sie den Körpermaßen entsprechen.
- Hinweis zur Berufswahl: Darauf achten, dass die körperlichen Anforderungen minimal sind.
- Das Heben und Tragen schwerer Gegenstände ist verboten.

**Weitere konservative und operative Maßnahmen**

Konservative
und operative
Maßnahmen

Krankengymnastik

Orthesen
Operative
Maßnahmen

- PTh: aktive korrigierende Übungsbehandlung Langzeitbehandlung
  Einsatz des Hannover'schen Rückentrainers[54]
- Orthesen: Bei progressiven Kyphosen über 35 Grad erhält der Pat. ein Milwaukee-Korsett nach Blount und Schmidt mit Korrektur in der Sagittalebene. Es arbeitet nach dem 3-Punkte-Drucksystem; Aufrichtung der Lendenlordose, Druck gegen die Thoralkalkyphose und ventral im HSW-Bereich.
- Operative Maßnahmen: Sie sind indiziert, wenn die Progredienz nicht aufgehalten werden kann; dazu muss der Kyphosewinkel 70° und mehr betragen und sich unter Extension kaum verändern oder bei 65° versteift sein. Eingriff von ventral, später von dorsal und Einsatz des Harrington-Stabes.

---

**Aufgaben**

1. Nennen Sie die Symptome des M. Scheuermann!
2. Beschreiben Sie die pathologischen Veränderungen der WS, die beim M. Scheuermann auftreten!
3. Beschreiben Sie die ergotherapeutische Behandlung bei verstärkter BWS-Kyphose am Beispiel des M. Scheuermann!
4. Erläutern Sie die Bedeutung der aktiven Übungsbehandlung beim M. Scheuermann, indem Sie sie mit eher assistiv-passiven konservativen oder operativen Maßnahmen vergleichen!
5. Beschreiben Sie die Behandlung einer vermehrten BWS-Kyphose.
6. Welche Bedeutung hat die aktive Übungsbehandlung, z. B. beim M. Scheuermann?

---

**Anmerkungen**

[54] Eine detaillierte Beschreibung dieses Gerätes ist in der Broschüre, die zum Rückentrainer von der Fa. Meyra (Wilh. Meyer GmbH & Co. KG,, Postfach 1703, 32591 Vlotho) mitgeliefert wird, zu finden. Titel: ‚Der Hannover'sche Rückentrainer'.

**Quellen**

- Baumgartner, R. & Ochsner, P. E. & Schreiber, A. (1986). Checkliste Orthopädie. (2. überarb. Aufl.). Stuttgart: Thieme.
- Hauberg, G. & John, H. (1973). Orthesen für den Rumpf. Stuttgart: Thieme.

## 3.5.5 HWS-Symdrom – Zervikobrachialgie

Der Begriff HWS- oder Zervikalsyndrom umfasst verschiedene Erkrankungen mit unterschiedlichen Ursachen. Die Symptome sind nach Baumgartner (1986, 96) aber oft ähnlich: Von der HWS ausgehende Beschwerden, die in die Arme ausstrahlen.
Daher muss der exakten Diagnosestellung eine differenzierte Anamnese vorangestellt werden.

**Daten zum Krankheitsbild**

Krankheits-bild

*a) Ursachen*

Ursachen

- – arthrogen: degenerative Veränderungen der Zwischenwirbelgelenke, entzündliche Veränderungen
- – Discusprolaps, der aber im HWS-Bereich viel seltener als am lumbosacralen Übergang auftritt, wo seine Prädilektionsstelle ist
- – myogen: Verspannung der Schulter-Nacken-Muskulatur
- – vasal: in Einzelfällen durch Einengung der foramina transversaria
- – neurogen: Einengung des foramen intervertebrale durch Osteophyten und Verschmälerung des Zwischenwirbelraumes
- – traumatisch: Schleudertrauma beim Autounfall

*b) Symptome*

Symptome

- – Eingeschränkte HWS-Beweglichkeit, z. T. auch des Schultergelenkes
- – bei akuten Formen schmerzhafte Bewegungseinschränkung bis zum akuten Schiefhals, fast immer mit muskulären Verspannungen der Nackenmuskulatur
- – Kopfschmerz, Schwindel, Sehstörungen
- – in die Arme ausstrahlender Schmerz
- – durch Wurzelreizungen Hypo- oder Hyperästhesien, im weiteren Verlauf Muskelatrophien, wobei die Segmenthöhe durch die Sensibilitätsausfallsareale bestimmt wird
- – Aktualisierung des Syndroms durch bestimmte Bewegungen oder erzwungene Haltungsfixationen (Fernsehen, Theater)
- – oft Vorläufer einer Periarthropathia humeroscapularis in Form einer akuten oder chronischen zervicalen Bandscheibensymptomatologie

**Behandlungsziele**

Ziele der Behandlung

- – Kräftigung der Nacken-Schulter-Muskulatur zur Stabilisierung
- – Lockerung der Schulter-Nacken-Muskulatur
- – Erreichen des größtmöglichen schmerzfreien, aktiven Bewegungsausmaßes in der HWS und den Gelenken des Armes, insbesondere des Schultergelenkes

### Ergotherapeutische Behandlung

**Befund**

*Befundaufnahmme:*

– HWS-Beweglichkeit: KBA, Seitneigung (Vorsichtig!)
– Beweglichkeit und Sensibilität des Armes, in den die Schmerzen ausstrahlen, überprüfen
– Überprüfen der Handkraft, Greifkraft

**Maßnahmen/ Medien der Behandlung**

*a) Behandlungsmaßnahmen/-medien*

– Weben am hochgehängten Webrahmen zur Aufrichtung der WS; das Webstück muss sich in Augenhöhe mit ca. 30 cm Augenabstand befinden. Hyperlordosierung der HWS vermeiden.
– Peddigrohrarbeiten
– Markamee
– Linoldruck mit großflächiger Arbeitsplatzanordnung
– Einsatz des Help-Armes zur Entlastung der Arme und der Schulter-Nacken-Muskulatur
– funktionelle Dübelspiele
– immer die gesamte obere Extremität beobachten und Ausweichbewegungen verhindern

**Zu beachtende Faktoren bei der Behandlung**

**Beachten:**

– Im akuten Stadium allenfalls vorsichtige passive Übungen bis zur Schmerzgrenze
– In subakuten Fällen assistierte Übungen unter Beachtung der Schmerzgrenze
– Je chronifizierter die Behinderung, desto wichtiger sind aktive Übungen
– Psychische Situation
Die starken und lang anhaltenden Schmerzen wirken sich nicht nur auf die funktionelle, sondern auch auf die psychische Situation aus. Die Patienten werden wiederholt kurz-, dann aber auch längerfristig arbeitsunfähig. Soziale Kontakte können sich reduzieren. Chronische Schmerzen stehen in enger Verbindung mit affektiven Störungen: Einerseits können Gefühle der Hilflosigkeit, Angst und Depressionen durch die Schmerzen entstehen. Auf der anderen Seite beeinflussen diese kognitiven und affektiven Beeinträchtigungen die Schmerzwahrnehmung. (Geissner et al. (Hrsg.) 1992, 22)
Im Rahmen der Rückenschule (Schwerpunkt ‚Nackenbereich') muss dem Patienten der Zusammenhang zwischen physischen und psychischen Belastungen und Schmerzerleben verdeutlicht werden und ihm sind sowohl ein gezieltes Muskeltraining als auch Entspannungsübungen zu vermitteln.

**Kontraindikationen**

*Kontraindikationen:*

– Handarbeiten wie Stricken, Häkeln, Sticken, die eine verkrampfte Haltung der Nackenmuskulatur und vermehrte Konzentration auf sich selbst begünstigen

144

Für Patienten mit HWS-Syndrom sind im Rahmen der Rückenschule ebenfalls bestimmte Haltungs- und Verhaltensregeln zu vermitteln. Die Patienten sollen lernen, welche Kopfhaltungen ungünstig und zu vermeiden sind, darüber hinaus Übungen, deren Ziel die Kräftigung der Halsmuskulatur ist. Im täglichen Leben ist darauf zu achten, dass Drehbewegungen des Kopfes nicht ruckartig ausgeführt werden und ganz besonders bei Tätigkeiten, die eine relativ statische Kopfhaltung mit Flexion in der HWS erfordern, häufig Pausen gemacht werden.

Außerdem sind zu beachten:

- Mögliche Veränderungen am Arbeitsplatz, z. B. höhen- und neigungsverstellbare Tische und adaptierbare anatomisch-physiologisch geformte Stühle.
- Beim Autofahren ein angepaßter Sitz mit Nackenstütze.
- Zum Schlafen ein flaches hartes Kissen oder eine kleine Nackenrolle benutzen. Günstig ist ein Witschi-Kissen mit einer Mulde für den Kopf und Unterstützung für die HWS. Damit es beim Schlafen nicht verrutscht, sollte man es mit einem Band versehen, das unter der Matratze mit einem Klettverschluß geschlossen wird.
- Das Selbsthilfetraining, das u. a. An-, Ausziehen von Pullovern, Hals-, Rückenwaschen, Kämmen, umfasst.
- Das umfassende Haushaltstraining.

## Allgemeine konservative und operative Behandlung

- Schädigungsabhängige Ruhigstellung mit Schanz'schem Wattekragen, Glisson-Schlinge zur Extension
- Schmerzbekämpfung mit Analgetika, Muskelrelaxantien, Sedativa
- Entspannungsübungen
- Schmerzbewältigung, z. B. durch das Erlernen von kognitivem Schmerzmanagement
- nach akutem Schmerzbild und bei chronischen Formen ist eine funktionelle Behandlung möglich: Kräftigung der Schulter-Nackenmuskulatur, isometrisches Training der Flexionsmuskulatur und der Muskeln, die den Kopf zur Seite neigen
- Schwimmen mit Lagenwechsel, am besten Rückenschwimmen
- bei degenerativen Erkrankungen Wärmebehandlung
- nach Abklingen des akuten Schmerzsyndroms: Massagen der Schulter-Nacken-Region
- Extensionsbehandlung: der Kopf des liegenden Patienten wird in leichter Kyphose gestreckt

Wichtig ist, dass der Patient über Übungsmöglichkeiten zu Haus informiert wird:
Übungen zur Lockerung, Kräftigung der Nacken-Schulter-Muskulatur, Trainieren der korrekten Haltung der gesamten WS.

**Aufgaben**

1. Nennen Sie 5 Ursachen des HWS-Syndroms!
2. Nennen Sie 5 wichtige Symptome des HWS-Symdroms und erläutern Sie deren Auswirkungen auf die Aktivitäten des täglichen Lebens! Formulieren Sie dazu jeweils ein Behandlungsziel!
3. Nennen Sie Punkte, die bei der ergotherapeutischen Behandlung eines Patienten mit einem HWS-Syndrom besonders zu beachten sind!
4. Zählen Sie 3 handwerkliche Techniken, die zur Behandlung des HWS-Syndroms eingesetzt würden können, auf! Erläutern Sie dazu die Arbeitsplatzgestaltung und nennen Sie mögliche Hilfsmittel und Adaptationen!
5. Nennen Sie mögliche Inhalte des Gelenkschutzes und der Rückenschule beim HWS-Syndrom und ordnen Sie diesen entsprechende Hilfsmittel zu!

**Quellen**

– Baumgartner, R. & Ochsner, P. E. & Schreiber, A. (1986). Checkliste Orthopädie. (2. überarb. Aufl.). Stuttgart: Thieme.
– Eder & Tilscher (1988). Schmerzsyndrom der Wirbelsäule. Die Wirbelsäule in Forschung und Praxis Bd. 81 (4. neubearb. Aufl.) Stuttgart: Hippokrates.
– Geissner, E. & Jungnitsch, G. (1992). Psychologie des Schmerzes. Weinheim: Psychologie Verlags Union.
– Godt, P. & Malin, J.-P. & Wittenborg, A. (1981). Das Schulter-Arm-Syndrom. Stuttgart: Thieme.
– Krayenbühl & Zander. (o. J.). Über lumbale und zervicale Discushernien. Documenta rheumatologica Nr. 1. Basel: Geigy.
– Nentwig, Ch. G. & Krämer, J. & Ullrich, C.-H. (Hrsg.). (1990). Die Rückenschule. Stuttgart: Enke.

## 3.5.6 Lumbale Bandscheibensyndrome

**Krankheits-bild**

Lumbale Bandscheibensyndrome verlaufen in der Regel in 3 Schritten: Kreuzschmerzen – Hexenschussanfälle (akute Lumbago) – Ischialgien. In vielen Fällen gehen der akuten Lumbago längere Kreuzschmerzen voraus, verursacht durch intradiscale Massenverschiebungen oder Insuffizienzerscheinungen der lumbalen Rückenstrecker.

**Daten zum Krankheitsbild**

**Ursachen**

*a) Ursachen für lumbale Discopathien*

– Muskuläre Fehlhaltungen, Überbelastung
– Fehlstatik:
  Abflachung der Wirbelkörper
  Knochenaufweichung
  Randzackenbildung

146

- Diskopathien:
  degenerative Veränderungen der Bandscheibe
  Elastizitäts- und Höhenverlust
  Sequestrierung von Bandscheibenteilen

*Weitere Ursachen für Kreuzschmerzen:*

Wiederholt werden psychosomatische Aspekte bei der Entstehung vom LWS-Syndrom diskutiert. Es wird versucht, ohne Berücksichtigung des organischen Geschehens, die Ursache der Muskelverspannungen zu erklären. Persönlichkeitstests ergaben eine erhöhte Depressivität bei den Patienten. Dabei blieb unklar, ob die Ursache eine psychologische oder ob die Depressivität eine Reaktion auf die starken Schmerzen und Bewegungseinschränkungen ist. **psychosoma-tische Ursa-chen**

Eindeutig ist demgegenüber der Zusammenhang von Bewegungsverhalten und der organischen Erkrankung, so dass über Verhaltensschulung das Bewegungsverhalten verändert und die Wirbelsäule geschult werden kann. Parallel dazu ist durch gezieltes Entspannungstraining (Progressive Relaxation nach Jacobson) der Circulus vitiosus von Schmerz, Muskelverspannung und Fehlhaltung zu unterbrechen. Dieses Entspannungstraining sollte der Patient auch nach dem Klinikaufenthalt regelmäßig durchführen.

## b) Symptome

- Dermatogene Schmerzen, die scharf und gut abgrenzbar sind: Parästhesien, Hypästhesien **Symptome**
- Skleratogene Schmerzen, die schlecht lokalisierbar und dumpf sind
- Der Protrusion oder dem Vorfall, besonders im Bereich des lumbosakralen Überganges L5/S1, gehen oft über Jahre Hexenschussattacken voraus. Durch ein Bagatelltrauma ausgelöst kommt es zu folgender radikulärer Symptomatik:

  - mehr oder weniger plötzlich ausstrahlender Schmerz entsprechend den Dermatomen L5/S1
  - segmental angeordnete Sensibilitätsstörungen
  - Reflexausfälle
  - Paresen
  - Blasen-, Mastdarmstörungen

Anhand der funktionellen Anatomie des lumbosakralen Überganges kann man sich diesen als Prädilektionsstelle für Bandscheibensyndrome erklären. **Funktionelle Anatomie des lumbosa-kralen Über-ganges**

Auf den Übergang von der Lendenwirbelsäule zum Ossakrum wirken die stärksten Abscherkräfte ein, da in diesem Bereich die größte ‚Abknickung' der gesamten WS und oft eine verstärkte Lordose zu finden sind. Durch Zunahme die Beckenneigung und stärkere Neigung der oberen Fläche von S1 werden die Abscherkräfte, die auf den Diskus intervertebralis wirken, noch verstärkt. Antagonisten dieser Kräfte sind die Gelenkfortsätze, die Ligg. iliolumbalia und das im Sitzen flachgestellte Becken.

Die Hauptaufgabe des lumbosakralen Überganges ist das Erhalten der Stabilität, so dass die Beweglichkeit in diesem WS-Abschnitt auf ein Minimum reduziert ist.

**Ziele**

**Behandlungsziele**

- Kräftigung der Rumpfmuskulatur
- Vergrößerung des schmerzfreien Aktionsradius
- Besonders bei schlaffem Grundtonus allgemeine Kräftigung
- Informationen über korrektes Bücken, Heben und Tragen vermitteln, Gelenkschutzinformationen weitergeben (Rückenschule)
- Erarbeiten von Erleichterungen für Haushalt und Beruf

**Ergotherapeutische Behandlungsmaßnahmen**

**Befundaufnahme**

*Befundaufnahme, sofern möglich:*

- Messung nach Schober
- Fingerkuppen-Boden-Abstand (FKBA). Dabei ist zu beachten, dass die Aussage über die reale Wirbelsäulenbeweglichkeit relativ gering ist, da der FKBA auch von der Beweglichkeit im Hüftgelenk und von der Armlänge abhängig ist.
- Schmerzlokalisation
- Arbeitssituation und Gewohnheiten bei der Haushaltsführung erfragen, bei denen der Patient besonders Beschwerden hat

**Kyphosieren de Übungen**

*a) Behandlungsmaßnahmen, median*

- Weben am hochgehängten Webrahmen
  Zunächst als kyphosierende Behandlung. Um im LWS-Bereich die Lordose auszugleichen und eine Kyphose ‚herzustellen', muss der Hüftwinkel über 90° vergrößert werden, also Flexion von 110°–130°. Einigen Patienten wird das Sitzen in dieser Position nicht möglich sein. Zum Teil wird es notwendig sein, andere Sitzgelegenheiten einzusetzen: Arthrodesenstuhl, Stehhilfen, Hocker, sogenannte ‚Bandscheibenstühle' mit verstellbarer Rückenlehne, ‚Kniehocker' (je nach Herstellerfirma unterschiedlich bezeichnet, z. B. als Balans, Knieswing o. ä.).
- hochgehängte Makrameearbeit
- Peddigrohrarbeiten an einem höheren Arbeitsplatz

**Rückenschule**

*b) Rückenschule*

Im Mittelpunkt der Behandlung stehen die gezielte Muskelkräftigung, das Vermitteln rückenschonender Verhaltensweisen bei allen Aktivitäten des täglichen Lebens einschließlich der Arbeit und das Vermitteln von Entspannungstechniken.
Inhalt ist u. a., dass auch die Ergotherapeutin dem Patienten grundsätzliche Regeln für das Heben und Tragen von Lasten vermittelt und

dieses im Rahmen des Selbsthilfetrainings mit dem Patienten praktisch übt:

- Körpernah tragen und die Last auf beide Arme verteilen
- Körpernah, nicht ruckartig und mit geradem Oberkörper unter Anspannung der Glutaen und der Bauchmuskulatur heben
- Sitzposition im Auto mit 20 Grad zurückgelegter Lehne, Hüftflexion 105–115 Grad, Knieflexion 110–120 Grad und OSG 85–110 Grad
- Arbeitsplatz im Stehen muss genügend hoch sein
- Sitzen auf einem Stuhl bei der Büroarbeit, der die LWS unterstützt: Stuhl mit verstellbarer Rückenlehne, höhenverstellbar
- Bücken am Waschbecken mit einem Ausfallschritt
- Bügeln im Sitzen oder im Stehen, wenn man ein Bein auf einen Hocker stellt
- Bett mit harter, flacher Unterlage, in dem die WS physiologisch horizontal liegt.[55]

Dieses Training kann durch Fotografien oder eine Diaserie mit ‚Richtig' oder ‚Falsch' anschaulich gestaltet werden.

*Hilfsmittelversorgung z. B.*
- Helfende Hand
- Strumpfanzieher
- Arthrodesenstuhl
- Stehhilfe
(Weiteres siehe auch Kapitel ‚Rückenschule')

## Ergotherapeutische Behandlung nach Spondylodese, Nucleotomie

Der Patient wird postoperativ mit einem zirkulären Rumpfgips versorgt, den er ca. 6 Monate tragen muss; es erfolgt dann eine Röntgenkontrolle und je nach Ergebnis erneut Gips- oder Korsettversorgung. Zunächst geht es darum, die Belastbarkeit des Patienten im Stehen zu trainieren, da er nicht sitzen darf. Es bieten sich große funktionelle Dübelspiele an und handwerkliche Techniken, die unterbrochen werden können, wenn der Patient nicht mehr stehen kann. Dabei sollte man sich immer – so weit es geht – nach den Wünschen des Patienten richten.

Darüber hinaus wird eine Hilfsmittelversorgung notwendig:

- Schuhanzieher für Schlüpfschuhe
- Strumpfanzieher, -auszieher; mehrere Modelle ausprobieren!
- Helfende Hand
- langes Rundholz mit dem Haken eines Kleiderbügels an einem Ende als Hilfe zum An- und Ausziehen des Schlüpfers
- Toilettensitzerhöhung und möglicherweise
- Haltegriffe
- Hilfe zur Intimhygiene; am preiswertesten und einfachsten ist der Einsatz einer metallenen gebogenen Gurken- oder Gebäckzange, mit der der Patient das Toilettenpapier halten kann.[56]

## Allgemeine konservative und operative Therapie

- OP: Spondylodese von dorsal oder ventral, Nukleotomie, Nuklelyse
- PTh: Kräftigung der Muskulatur, konsequentes Training der Rückenmuskulatur, Schwimmen und Bewegungsbad, Rückenschule
- Massagen zur Lockerung der Muskulatur

1. Im akuten Stadium: Bettruhe, Analgetika zur Entspannung der reflektorisch angespannten Rückenmuskulatur, Fango, Bäder, Bindegewebsmassage, Extension in einem Spezialbett, Stufenbettlagerung zur Kyphosierung der LWS.

2. Im chronischen Stadium: Im chronischen Stadium sind Wärmeapplikationen und Massagen indiziert. Im Rahmen der Krankengymnastik werden Maßnahmen zur Stabilisierung des betroffenen Wirbelsäulenabschnittes und zur Mobilisierung der daran angrenzenden Wirbelsäulenabschnitte angewandt. Die Unterweisung im rückenschonenden Verhalten ist obligat.

---

**Aufgaben**

1. Nennen Sie mögliche Ursachen und Symptome der lumbalen Bandscheibensyndrome!
2. Erläutern Sie die ergotherapeutische Behandlung lumbaler Bandscheibensyndrome unter Berücksichtigung der Symptome! Nennen Sie dazu die entsprechenden Behandlungsmedien!
3. Nennen Sie für eine Hausfrau mit lumbalem Bandenscheibensyndrom wichtige Inhalte des Gelenkschutzes bzw. der Rückenschule! Nennen Sie Hilfsmittel, mit denen diese Patientin versorgt werden müsste!

---

**Anmerkungen**

[55] Bakons, I. (1091). Präventive Maßnahmen bei Lumboischialgie. Fortbildungsk. Rheumatol. Bd. 6. Basel: Karger. S. 251–255

[56] Entwickelt von Frau P. Zander, Ergotherapeutin. Berlin.

**Quellen**

– Baumgartner, R. & Ochsner, P. E. & Schreiber, A. (1986). Checkliste Orthopädie. (2. überarb. Aufl.). Stuttgart: Thieme.
– Geissner, E. & Jungnitsch, G. (1992). Psychologie des Schmerzes. Weinheim: Psychologie Verlags Union.
– Köstlin-Schröckert, A. (1987). Selbsthilfetraining und Hilfsmittelversorgung nach Operationen an Wirbelsäulen, Hüfte und Knie. Frankfurt: R. G. Fischer.
– Nentwig, Ch. G. & Krämer, J. & Ullrich, C.-H. (Hrsg.). (1990). Die Rückenschule. Stuttgart: Enke.
– Verband der Beschäftigungs- und Arbeitstherapeuten (Ergotherapeuten) e. V. (Hrsg.) (1991). Indikationskatalog Ergotherapie. (4., völlig überarb. Aufl.). Idstein: Schulz-Kirchner.

**Weiterführende Literatur**

– Grandjean, C. (1977). Sitzen Sie richtig? Studie. München: Bayrisches Staatsministerium für Arbeit und Sozialordnung.
– Hauss, H. W. (Hrsg.). (1979). Der Rheumatismus, Bd. 44. ‚Ursachen für Lumbalsyndrome'. Darmstadt: Dr. D. Steinkopff Verlag.
– Josenhans, G. (1982). Wirbelsäule und Bandscheiben. Schriftenreihe der Deutschen Rheuma-Liga. Verlag für Medizin.
– Kempf, H.-D. (1990). Die Rückenschule. Reinbek: Rowohlt.

- Landsiedl & Tischer & Bogner. (1977). Zum Problem der Fehlstatik und Wirbelsäulenstörungen. Z. Orthop. Grenzgeb. 196 (2), 203.
- Leger, W. (1959). Die Form der Wirbelsäule mit Untersuchungen über ihre Beziehung zum Becken und die Statik der aufrechten Haltung. Beilagenheft Z. Orthop. 91.
- Pape, A. (1984). Heben und heben lassen. München: Pflaum.
- Sollmann. (1969). Die gestörte Kinematik der Wirbelsäule. Zbl. Chirg. 85, 1153.
- Struppler (1977). Funktionelle Anatomie des Kreuzschmerzes und der Ischialgie. Münchener Medizinische Wochenschrift 36, 1137–1142.
- Turner, A. (ed.) (1987). The practice of ossupational therapy. (2nd ed.). London: Churchill Livingstone.

## 3.5.7 Weitere Erkrankungen

## Spondylitis tuberculosa

### Allgemeine Daten zum Krankheitsbild

Erkrankt sind meist ein oder mehrere Wirbel. Im Röntgenbild zeigt sich eine Verschmälerung des Zwischenwirbelraumes, andere Wirbelkörper sind von den destruktiven Prozessen betroffen.

**Krankheitsbild**

### Behandlungsziele

- Positive Unterstützung des Heilungsprozesses durch psychische Stabilisierung
- Größtmögliche Selbstständigkeit in den Aktivitäten des täglichen Lebens

**Ziele**

### Behandlungsmaßnahmen

Im Rahmen der Behandlung ist die psychische Situation des Patienten zu berücksichtigen. Die aktive Auseinandersetzung mit der Erkrankung ist zu unterstützen, wozu sich Techniken aus dem bildnerischen Gestalten, aber auch Tonarbeiten eignen. Antriebssteigernd wirken Techniken, die ein schnelles Erfolgserlebnis vermitteln, z. B. Marmorieren, Seidenmalerei, aber auch bei Auswahl entsprechender Werkstücke Peddigrohr- und Lederarbeiten. Zur Förderung des Kontaktes mit anderen Patienten könnten z. B. Spiele eingesetzt werden.

**Maßnahmen**

Zu beachten ist die berufliche Situation des Patienten: Kann er nach Abschluss des Heilungsprozesses wieder in seinem ursprünglichen Beruf tätig werden oder ist eine Umschulung zu erwägen? Wo liegen seine Interessen und Fähigkeiten? Der Einsatz unterschiedlicher arbeitstherapeutischer Maßnahmen, auch von Halb- und Ganztagsbelastung, ist indiziert.

Wird der Patient mit einem Gipskorsett versorgt, werden Hilfsmittel zum An- und Ausziehen und zur Durchführung der persönlichen Hygiene notwendig (siehe Lumbago, OP nach Bandscheibenprolaps).

## Weitere konservative und operative Behandlung

- Medikamentöse Therapie
- Ruhigstellung im Gipsbett und später im Gipskorsett
- Versorgung mit Gipskorsett bis zur Wirbelblockbildung
- Parallel dazu Mobilisation in den anderen Gelenken
- Versorgung mit einem Lendenmieder
- Rückenschule

# Spondylolisthesis

**Krankheits-
bild**

### Allgemeine Daten zum Krankheitsbild

Zwei Wirbelkörper sind aufgrund einer Spondylolyse (überwiegend bei L5) nicht fest miteinander verbunden, so dass sie sich gegeneinander bewegen können; das führt zum Wirbelgleiten. Es kommt zum therapieresistenten Kreuzschmerz und und Ischiasbeschwerden, z. T. mit partieller Lähmung der unteren Extremitäten.

**Ziele**

### Behandlungsziele

- Größtmögliche Selbstständigkeit in den Aktivitäten des täglichen Lebens, wenn nötig mit Hilfsmittelversorgung und Training des Umgangs mit den Hilfsmitteln
- Gelenkschutzunterweisung im Rahmen der Rückenschule

**Maßnahmen**

### Behandlungsmaßnahmen

siehe Lumbago, postop. nach Bandscheibenentfernung u. Gipskorsettversorgung

### Weitere konservative und operative Maßnahmen

**Konservative
und operative
Therapie**

- OP: Spondylodese
- PTh: Muskelkräftigung zur Stabilisierung der WS
- Rückenschule

---

**Aufgaben**

1. Nennen Sie Hilfsmittel, mit denen ein Patient nach einer Spondylodese oder einer Operation nach Harrington versorgt werden muss. Begründen Sie Ihre Auswahl!
2. Erarbeiten Sie für einen berufstätigen Patienten (vorwiegend sitzende Tätigkeit im Büro) wichtige Inhalte des Gelenkschutzes bzw. der Rückenschule! Nennen Sie Hilfsmittel, mit denen dieser Patient versorgt werden müsste!

# Osteoporose

## Daten zum Krankheitsbild

Bei der Osteoporose kommt es zu einer Knochenatrophie, da sich normaler Ab- und Aufbau von Knochensubstanz nicht die Waage halten. **Krankheits-bild**
Die Osteoporose wird aufgeteilt in
- primäre Osteoporose (Postmenopausische und Osteoporose des Seniums)
- Sekundäre Osteoporose (Verursacht u. a. durch Medikamente, Ruhigstellung, Erkrankungen des rheumatischen Formenkreises, Hyperthyreose etc.) (Baumgartner 1986, 93)

*a) Ursachen* **Ursachen**

- Änderungen im Hormonhaushalt
- Inaktivität
- Nebenwirkung von Medikamenten
- Andere Erkrankungen

*b) Symptome* **Symptome**

- Starke diffuse Rückenschmerzen
- z. T. Schmerzen beim Atmen
- Eingeschränkte WS-Beweglichkeit
- Vermehrte BWS-Kyphose durch Keilwirbel
- im LWS-Bereich röntgenologisch sichtbare Fischwirbelformen

*c) Komplikationen* **Komplikationen**

- Spontanfrakturen
- gehäufte Schenkelhals- und Radiusfrakturen mit schlechter Heilungstendenz

## Behandlungsziele **Ziele**

- Kräftigung der Rumpfmuskulatur
- Erhalt und Verbesserung des vorhandenen Bewegungsausmaßes
- Verbessernder Aufrichtung
- Vergrößern der Atembreite

## Ergotherapeutische Behandlungsmaßnahmen **ETh Maßnahmen**

- Weben am hochgehängten Webrahmen
- Spielen funktioneller Spiele (hochgehängt)
- Hochgestellte Peddigrohrarbeit
- Hochgehängte Makrameearbeit

Da längeres gerades Sitzen sehr anstrengend ist, besteht die Gefahr von Ausweichbewegungen: Sitzen auf der vorderen Stuhl- oder Hockerkante, Anwinkeln eines Beines. Diese Ausweichbewegungen müssen korrigiert werden. **Ausweich-bewegungen**

*Kontraindikationen:* ruckartige Stauch-, Stoßbewegungen

**Weitere operative und konservative Maßnahmen**

– Hormon-, Vitamin D-, $Ca^{++}$- und Fluorsalzgaben
– Muskeltraining
– Korsett nur vorübergehend bei starken Schmerzen
– Vermeiden langer Immobilisation
– Rückenschule
– Passive Physiotherapie

**Quellen**

– Baumgartner, R. & Ochsner, P. E. & Schreiber, A. (1986). Checkliste Orthopädie. (2. überarb. Aufl.). Stuttgart: Thieme.
– Idelberger, Kh. (1984). Lehrbuch der Orthopädie. (4. vollst. überarb. Aufl.). Berlin: Springer.
– Josenhans, G. (Hrsg.) (1982). Therapeutisches Vorgehen bei chronischen Gelenk- und Wirbelsäulenerkrankungen. Colloquia rheumatol. München-Gräfelfing: Werk-Verlag, Dr. E. Banaschewski.
– Köstlin-Schröckert, A. (1987). Selbsthilfetraining und Hilfsmittelversorgung nach Operationen an Wirbelsäule, Hüfte und Knie. Frankfurt: R. G. Fischer.
– Ritter, C. (1981). Rückentraining bei Patienten mit Wirbelsäulenschäden. Beschäftigungstherapie und Rehabilitation, 4, 204–206.
– Sauerwein, C. (1981). Selbsthilfetraining mit Patienten nach Wirbelsäulenoperationen. Beschäftigungstherapie und Rehabilitation, 4, 207–211.
– Shopland, A. et al. (1979). (2nd ed). Refer to Occupational Therapy. Edinburgh: Churchill Livingstone.
– Stolze & Harms. (1981). Wirbelsäulenchirurgie – Indikation und Möglichkeiten. Beschäftigungstherapie und Rehabilitation, 4, 199–203.
– Tischer & Eder. (1970). Die Rehabilitation von Wirbelsäulengestörten. (2. Aufl.) Berlin: Springer.

## 3.6 Querschnittlähmung

**Allgemeine Daten zum Krankheitsbild**

*a) Ursachen*

Traumata:
Frakturen, Luxatinonen mit direkter oder indirekter Schädigung des Rückenmarks
Posttraumatische Querschnittlähmungen durch subdurale Blutungen
Myelitis, Encephalomyelitis, Meningomyelitis
Gut-, bösartige Tumore
Degenerative WS- und Bandscheibenveränderungen
Syringomyelie
Spina bifida
Spondylitis

## b) Symptome

Man unterscheidet komplette und inkomplette Lähmungen

Querschnittlähmungen werden untergliedert in:

a) Komplette Lähmungen, bei denen die auf- und absteigenden Bahnen vollständig unterbrochen sind:
- Paraplegie (Lähmung der unteren Extremitäten)
- Tetraplegie (Lähmung aller Extremitäten und des Rumpfes)

b) Inkomplette Lähmungen, bei denen die Bahnen des Rückenmarks nur teilweise unterbrochen sind. Es ist kein einheitliches Lähmungsbild vorhanden.

Die Querschnittlähmung ist durch den Trias von motorischen, sensiblen und vegetativen Ausfällen gekennzeichnet. Dazu gehören:

- Das Fehlen von Willkürbewegungen in den gelähmten Körperabschnitten
- Störungen bzw. Ausfall der Oberflächensensibilität: Berührungs-, Schmerz- und Temperaturempfinden
- Störungen bzw. Ausfall der vegetativen Funktionen und dadurch:
  - Blasen- und Darmfunktionsstörungen
  - Störungen der Sexualität
  - Störungen der Atemfunktion
  - Kreislaufstörungen
- In der Phase des spinalen Schocks, im Anfangsstadium, ist die Lähmung schlaff. Mit Abklingen des Schocks nimmt die Spastizität zu.
- Bei inkompletten Lähmungen sind zwar Funktionen erhalten, jedoch in ihrer Qualität verändert.

## c) Komplikationen

Decubitalgeschwüre
Kontraktruen in allen gelähmten Körperabschnitten
Aufsteigende Niereninfektionen

## Behandlungsziele

Ziele

- Wiederherstellung der größtmöglichen Selbstständigkeit in den Aktivitäten des täglichen Lebens, besonders beim An- und Ausziehen, Waschen und bei der Nahrungsaufnahme
- Größtmögliche Selbstständigkeit in den Aktivitäten des täglichen Lebens durch Versorgung mit herkömmlichen oder individuellen Hilfsmitteln
- Erhalt und Verbesserung der motorischen Restfunktionen für die Aktivitäten des täglichen Lebens (z. B. Rollstuhltraining), Erlernen von Trickbewegungen
- Verhindern von Kontrakturen und Decubiti
- Größtmögliche Selbstständigkeit und Unabhängigkeit im Bereich der Kommunikation (schriftlich, telefonisch)
- Größtmögliche Selbstständigkeit in der Selbstversorgung: Haushalt, Einkaufen
- Größtmögliche Selbstständigkeit und Unabhängigkeit beim Wohnen

- Kontrakturprophylaxe und Wiederherstellung von Greiffunktionen durch Schienenversorgung
- Größtmögliche Selbstständigkeit in der Fortbewegung durch Rollstuhlversorgung, -training und Beratung beim Führerscheinerwerb
- Wiedereingliederung in das berufliche Leben bzw. Vorbereiten auf eine berufliche Tätigkeit
- Beratung und Unterstützung der Angehörigen
- Größtmögliche psychische Stabilisierung und Aktivierung

**Ergotherapeutische Behandlungsmaßnahmen**

**Behandlung des Paraplegikers**

Da bei den Paraplegikern die Funktion der oberen Extremität erhalten ist, werden andere Behandlungsschwerpunkte als beim Tetraplegiker gesetzt, der eine viele umfassendere ergotherapeutische Behandlung benötigt.

Beim Paraplegiker umfasst die Behandlung das Selbsthilfetraining einschließlich der Hilfsmittelversorgung, Rollstuhlversorgung, der individuellen Wohnungsberatung und des Erwerbs des Führerscheines.

**Behandlung des Tetraplegikers Hilfen in der Bettphase**

Ein Tetraplegiker wird im Gegensatz dazu sofort nach Einlieferung in die Klinik auch schon ergotherapeutisch behandelt:
Es müssen für den flach liegenden Patienten Kommunikationsmöglichkeiten geschaffen werden: Ein schräger Spiegel wird so über dem Bett angebracht, dass der Patient herein- und herausgehende Personen sehen kann; Installieren einer adaptierten Klingel, die je nach vorhandenen Funktionen auf Druck, Saugen oder Pusten reagiert.
Während der Bettphase muss auf eine korrekte Lagerung zur Dekubitus und Kontrakturprophylaxe unter Einsatz z. B. des Funktionshandschuhs (zur funktionsgerechten Stellung von Finger- und Handgelenken) geachtet werden.

**Maßnahmen in der Bettphase**

**Individuelle Hilfen**

*Weitere Maßnahmen in der Bettphase:*

Training der Restbewegungen und Erlernen von Trickbewegungen, um sowohl mit dem Schreib- als auch mit dem Selbsthilfetraining beginnen zu können. Dazu wird der Einsatz standardisierter und individueller Hilfen nötig: Spiralschiene zur Unterstützung im Handgelenk mit Stifthalterung, Stabilisierung des Handgelenkes durch Manschetten, Herstellen von individuellen Rasierapparat- und Zahnbürstenhalterungen.

**Aufricht-, Stehphase**

Der Patient wird täglich mit seinem Bett aufgerichtet und gleichzeitig beginnt die PTh mit dem Stehtraining.

**Rollstuhlphase**

Je nach Verträglichkeit beginnt die Rollstuhlphase nach 8–14 Tagen mit steigender Belastung von ca. 15 Minuten bis, nach Ablauf einer Woche, 2 mal 1 Std. im Rollstuhl.

**Transfer**

In dieser Phase wird verstärkt der Transfer trainiert: Bett – Rollstuhl, Rollstuhl – Badewanne, Rollstuhl – Auto etc. Voraussetzung dafür sind ein gutes Oberkörpertraining und funktionelles Training einschließlich der

Stemm- und Stützübungen. Dieses spezifische Training wird kontinuierlich weiter geführt.

Hat der Patient genügend Sitzbalance, dann wird im therapeutischen Team mit ihm zusammen die Rollstuhlversorgung vorgenommen.

Rollstuhlversorgung

Das Selbsthilfetraining wird verstärkt weitergeführt und, sofern möglich, beginnt nun auch das Haushaltstraining, ebenfalls unter Einsatz notwendiger Hilfsmittel.

Verstärktes Selbsthilfetraining

Hilfen sind u. a.:
Helfende Hand, Taschen am Rollstuhl, langer Schuhlöffel, 2-teilige Kleidung, kurze Hosen, „rollstuhlgerechte" Kleidung (z. B. über die Fa. Rolli-Moden), Stretch-Socken, um Faltenbildung zu vermeiden.

Hilfsmittel

Die Kommunikationsmöglichkeiten werden durch vermehrtes Hand-, Computer- und Maschinenschreibtraining und Üben des Umgangs mit Stenorette und Telefon weiter ausgebaut. Je nach Läsionshöhe können Greifhilfen eingesetzt werden. Der Patient muss in der Lage sein, alle Hilfen, die ihre Funktion so optimal wie möglich erfüllen und pflegeleicht sein sollten, selbstständig anzulegen.

Kommunikation

Greifhilfen

Veränderung der vorhandenen Wohnung oder Planung einer neuen orientiert sich an den DIN-Normen. Die Wohnungsplanung wird zusammen mit Angehörigen, Patient, Sozialarbeiter und Ergotherapeutin durchgeführt.

Wohnungsplanung

Zur größtmöglichen Selbstständigkeit und Unabhängigkeit gehört auch der Führerscheinerwerb. Es gibt inzwischen eine Reihe von Fahrschulen, die adaptierte Fahrschulwagen besitzen und eine Ausbildung durchführen.

Führerscheinerwerb

## Behandlungsmedien

Medien

Muskelfunktions-, Handgeschicklichkeitstraining, Erlernen von Trickbewegungen durch den Einsatz funktioneller Spiele, handwerklicher Techniken, wie Peddigrohrarbeiten, Weben, Tonarbeiten, Drucken, bei mehr Funktionen auch Lederarbeiten, Makramee und Batik.

Bei Paraplegikern z. T. auch Einsatz funktioneller Webgeräte oder der Fahrradsäge zur Beübung der unteren Extremität.
Metall- und Holzarbeiten eignen sich sehr gut zur Kräftigung der Muskulatur der oberen Extremität, um dadurch das Rollstuhlfahren zu erleichtern.

Es ist von großer Notwendigkeit, die psychische Situation des Patienten immer zu beachten und darauf einzugehen. Durch das plötzliche Behindertsein hat der Einzelne oft seinen Lebensmut verloren und kein Interesse an der Mitarbeit an seiner Rehabilitation. Es muss ihm jedoch immer wieder vor Augen geführt werden, wie wichtig seine eigenen Aktivitäten sind, wieviel mehr dadurch erreicht werden kann. Wichtig sind Erfolgserlebnisse, die das Selbstwertgefühl stärken. Vieles kann auch durch Pati-

Bedeutung der Eigenaktivität verdeutlichen

Miteinbeziehen der Psyche in die ETh Behandlung

enten, die diesen kritischen Punkt schon überwunden haben, erlernt und erfahren werden. (Siehe auch Weiterführende Literatur: Schmid-Carlshausen; Schöler)

**Weitere konservative und operative Maßnahmen**

**Physiotherapie**

*a) Physiotherapie*

- Atemtherapie
- Kontrakturprophylaxe (Lagerung, passives Durchbewegen aller Gelenke mehrmals täglich)
- Training der nicht gelähmten Muskulatur
- Schulen der Sitzbalance und des richtigen Sitzens im Rollstuhl einschl. der Entlastung
- Positionswechsel, Stütz-, Stemmübungen
- Stehbalance trainieren und darauf folgend Gangschulung
- Sport für Querschnittgelähmte (Schwimmen, Tischtennis, Basketball, Bogenschießen, Leichtathletik, Geschicklichkeitsfahren)

**Krankenpflege**

*b) Krankenpflege*

- Wechsellagerung zur Dekubitusprophylaxe bzw. -behandlung
- allgem. Pflegemaßnahmen unter Beachtung der möglicherweise auftretenden Komplikationen
- Beobachtung der ableitenden Harnwege

**Sozialdienst**

*c) Sozialdienst*

- Finanzielle Absicherung des Patienten und seiner Familie
- Beratende Funktion bei der Wohnungsplanung
- Einleiten der Maßnahmen beruflicher Rehabilitation
- Sichern der pflegerischen Betreuung zu Hause

---

**Aufgaben**

1. Nennen Sie Kommunikationshilfen für einen Para- und/oder Tetraplegiker in der Frühphase der stationären Behandlung!
2. Nennen und beschreiben Sie die ergotherapeutischen Behandlungsmaßnahmen in der Frühphase der stationären Behandlung!
3. Erläutern Sie, in welcher Weise Blasen-, Darmfunktions-, Kreislaufstörungen, Störungen der Atemfunktion und veränderte Thermoregulation die ergotherapeutische Behandlung beeinflussen können!
4. Erarbeiten Sie anhand der DIN 18 025, wie Ihre Wohnung verändert werden müsste, damit ein Paraplegiker dort wohnen könnte!
5. Ordnen Sie den angegebenen möglichen Behandlungszielen ergotherapeutische Behandlungsmaßnahmen und -medien zu!

**Quellen**

- Baumgartner, R. & Ochsner, P. E. & Schreiber, A. (1986). Checkliste Orthopädie. (2. überarb. Aufl.). Stuttgart: Thieme.
- Dylia, M., Ergotherapeutin Werner-Wicker-Klinik, Bad Wildungen (o. J.). Kurzbeschreibung des Krankheitsbildes der Querschnittlähmung.
- Paeslack, B. & Schlüter, H. (Hrsg.). (1980). Physiotherapie in der Rehabilitation Querschnittgelähmter. Rehabilitation und Prävention Bd. 9. Berlin: Springer
- Poeck, K. (1992). Neurologie. (8., überarb. u. erw. Aufl.) Berlin: Springer.
- Shopland, A. et al. (1979). (2nd ed). Refer to Occupational Therapy. Edinburgh: Churchill Livingstone.
- Walsh, J. J. (1969). ABC für Querschnittgelähmte. Stuttgart: Thieme.


**Weiterführende Literatur**

- Buck-Grammcko, D. & Nigst (1991). Motorische Ersatz-Operationen Bd. 3: Operationen an Tetraplegikern. Stuttgart: Hippokrates.
- Bundesarbeitsgemeinschaft für Rehabilitation. (Hrsg.). (1984). Die Rehabilitation Behinderter. Wegweiser für Ärzte. Köln: Deutscher Ärzte-Verlag.
- Burke, D. C. & Murray, D. D. (1984). Die Behandlung Rückenmarkverletzter. Rehabilitation und Prävention Bd. 7. Berlin: Springer.
- Burt, C. (1982). Splinting and quadriplegic upper extremity. In 8th International congress world federation of occupational therapists: Vortragssammlung Vol. I. Pp 357 ff.
- Doose, V. (o. J.). Lebenslaufwohnen. Hrsg.: Fördergemeinschaft der Querschnittgelähmten in Deutschland e. V., Sekretariat des Freundeskreises. Silcherstr. 15, 67591 Mölsheim.
- Hale, G. (Hrsg.). (1981). Handbuch für Körperbehinderte. Ein Ratgeber zur Alltagsbewältigung. Ravensburg: O. Maier.
- Jochheim, K.-A. (Hrsg.). (1975). Rehabilitation Bd. III. Stuttgart: Thieme.
- Knöller. (1981). Sport bei Querschnittgelähmten. Beschäftigungstherapie und Rehabilitation, 20 (3), 147–153.
- König, H. (1988). Bauplanung für Querschnittgelähmte. praxis ergotherapie, 1 (3), 144–146.
- Kudschun, H. & Rossmann, E. (1977). Planen und Bauen für Behinderte. (2. Aufl.). Stuttgart: Deutsche Verlagsanstalt.
- Leitner, H. (1988). Schmerz und Querschnittslähmung. praxis ergotherapie, 1 (3), 124–126.
- Münz, M. (1988). Ergotherapie bei Querschnittgelähmten. praxis ergotherapie, 1 (3), 127–132.
- Paeslack, V. (1981). Sexualität und Sexualverhalten bei Rückenmarkgeschädigten. Beschäftigungstherapie und Rehabilitation, 20 (3), 127–133.
- Paeslack, V. (1989). Querschnittgelähmte. (6. Aufl.) Bundesarbeitsgemeinschaft 'Hilfe für Behinderte'. Kommunikation zwischen Partner. Bd. 202.
- Paeslack, V. (Hrsg.). (1995). Rehabilitation als biographischer Prozeß. Lebensschicksal Querschnittlähmung. Berlin: Springer.
- Pape, A. (1984). Heben und heben lassen. München: Pflaum.
- Preisler, B. & Forster, G. (1996). Steh- und Gehorthesen für Patienten mit angeborener oder erworbener Querschnittlähmung im hohen Lumbal- und Thorakalbereich. praxis ergotherapie, 9 (1), 31 ff.
- Röhl, K. (1993). Schulterproblematik und Querschnittlähmung. Ergotherapie & Rehabilitation, 4, 352–356.
- Schirmer, M. (Hrsg.). (1985). Querschnittlähmungen. Berlin: Springer.
- Schmid-Carlshausen, U. (1981). Motivierung der Patienten zur Rehabilitation. Neue Reihe Ergotherapie. Idstein: Schulz-Kirchner.

- Schöler, L. (1980). Sozialtraining bei Querschnittgelähmten. Beschäftigungstherapie und Rehabilitation, 3, 145–147.
- Schöler, L. et al. (1981). Das alles soll ich nicht mehr können? Sozialtraining für Rollstuhlabhängige. Weinheim: Beltz.
- Simon, P. (1985). Rollstuhl Gebrauchsschulung. München: Pflaum.
- Stemshorn, A. (Hrsg.) (1979). Bauen für Behinderte und Betagte. (2. Aufl.). Stuttgart: Alexander Koch Verlag.
- Stock, D. (Hrsg.). (1983). Die Rehabilitation traumatisch Querschnittgelähmter. (2. überarb. u. erw. Aufl.) Melsungen: Bibliomed Med. Verlagsanstalt.
- Sturm, E. (1979). Rehabilitation von Querschnittgelähmten. Bern: Hans Huber.
- Technische Hilfen für Behinderte, Hefte 1–11. Hrsg.: Die SRH-Gruppe. Zu beziehen durch: Berufsförderungswerk Heidelberg gGmbH, Postfach 10 14 09, 69004 Heidelberg.
- Tierney, N. (1982). The Development of tenodesis or a ‚trick‘ pincer grip by the C6 Quadriplegic. In 8th International congress world federation of occupational therapists: Vortragssammlung Vol. I. Pp 351 ff.
- Turner, A. (ed.) (1987). The practice of ossupational therapy. (2nd ed.). London: Churchill Livingstone.
- Verband der Ergotherapeuten (Hrsg.). (1995). Indikationskatalog Ergotherapie. (5. überarb. Aufl.). Idstein: Schulz-Kirchner Verlag.
- Weishäupl, L. & Halter, I. (1988). Sitzkissen bei Querschnittgelähmten. praxis ergotherapie, 1 (3), 133–135.

## 3.7 Erkrankungen und Verletzungen der unteren Extremität

### 3.7.1 Erkrankungen und Verletzungen der Hüftgelenke

#### 1. Hüftgelenkstotalendoprothese

**Allgemeine Beschreibung**

**Indikationen für eine TEP**

a) *Ursachen, die zur Indikationsstellung führen*

- Coxarthrosen jeglicher Ätiologie jenseits des 60. Lj.
- Chron. Polyarthritis, Sp. a. auch vor dem 60. Lj.
- Unspezifische Coxitis
- Hüftknopfnekrosen
- Tumoren
- Schenkelhalsfrakturen und glz. Coxarthrose bei Patienten, die älter als 70 Jahre sind.

Es gibt verschiedene Modelle der Hüftgelenkstotalendoprothese (TEP) und verschiedene Implantationsformen in Femur und Becken. Als Therapeutin muss ich mich beim zuständigen Arzt darüber genau informieren, um zu wissen, welche Bewegungen der Patient postoperativ nicht durchführen darf: ARO und Adduktion oder IRO und Adduktion.

Der Vorteil einer Totalendoprothese liegt darin, dass das Bein fast sofort nach erfolgter Implantation voll belastet werden kann. (Baumgartner 1986)

## b) Komplikationen

- Pfannen-, Schaftlockerung
- Spontane Frakturen in Femur und Becken
- Wundheilungsstörungen
- Infektionen
- Luxationen

## Behandlungsziele

- Verbessern der Gelenkbeweglichkeit
- Erreichen der größtmöglichen Muskelkraft
- Verhindern von Fehlhaltungen und Kontrakturen
- Verhindern von Thrombose
- Wiedererlangen des physiologischen Gangbildes
- Größtmögliche Unabhängigkeit in den Aktivitäten des täglichen Lebens

## Ergotherapeutische Behandlung

### a) Befund:

Motorischer Befund der unteren Extremität
Selbsthilfe, AdtL-Befund

### b) Muskelfunktionstraining

- Weben am Knie-Beuger-Strecker etwa in der 3. Woche postoperativ, um die Muskulatur der unteren Extremität zu kräftigen, wobei es keine Möglichkeit gibt, die Glutaen besonders in die Therapie miteinzubeziehen, da bis 6 Wochen postop. die Adduktion nicht ganz bis zur Mittellinie erlaubt ist, Rotationsbewegungen überhaupt nicht. Als therapeutisches Mittel käme noch das Übungsbett in Frage, wobei man beim Einsteigen sehr auf die Position des frisch operierten Beines achten und Adduktions- und Rotationsbewegungen vermeiden muss.
- Bei der Behandlung ist die Schmerzgrenze zu beachten, um eine Erhöhung des Muskeltonus zu vermeiden.

### c) Selbsthilfetraining

Es bietet sich an, damit etwas später zu beginnen, da sich die Gelenkbeweglichkeit in der ersten Zeit noch sehr verbessert. Der Schwerpunkt liegt auf der Versorgung der unteren Extremität. Folgende Dinge müssen (z. T. mit Hilfsmitteln) geübt werden:

- Schlüpfer anziehen (langer Schuhlöffel, Anziehhaken)
- Strümpfe, Strumpfhosen anziehen (Strumpfanzieher; das geeignete Modell aussuchen und erproben)
- Schuhe an- und ausziehen (langer Schuhlöffel)
- Schleife binden, alternativ: Slipper, elast. Schnürsenkel, Klettverschluss
- Aufheben von Gegenständen (helfende Hand)

### Hilfsmittel für Bad/WC

- Erhöhter Toilettensitz, möglicherweise mit einem Arthrodesenausschnitt; IRO und Adduktion bei der Intimhygiene vermeiden
- Haltegriffe neben der Toilette
- rutschfeste Matte vor und in der Badewanne/Dusche

– Badebrett und/oder Badewannensitz
Wichtig ist, dass man mit dem Patienten das Einsteigen in die Wanne unter Berücksichtigung der ‚verbotenen' Bewegung übt. Nach 6 Wochen postop. sollte das Implantat übungsstabil sein, aber der Patient, und besonders ältere Menschen sollte(n) immer wieder auf seine Bewegungen achten, um Luxationen zu vermeiden.
– Duschklappsitz oder Duschhocker
– Zehenputzer
– Großes Handtuch zum besseren Greifen mit Schlaufen versehen

**Küchenhilfs-mittel**

*Küche*

– Handfeger und Kehrblech mit verlängertem Stiel
– Zum Feuchtwischen Mop mit langem Stiel, der nicht manuell ausgewrungen werden muss
– Lernen, mit einer Unterarmstütze in der Küche zurechtkommen

### Beachten:

Der Patient wird über Bewegungen, die er nicht bzw. nur eingeschränkt ausführen darf, informiert. Dazu gehört, dass er

– die Beine nicht überschlägt
– sich nicht schräg auf einen Stuhl setzt
– die Rotations- und Adduktionsbewegung im Hüftgelenk beim Zur-Seite-Beugen im Sitzen vermeidet
– sich nicht in tiefe weiche Sessel und Sofas setzt
– schnelle Rotationsbewegungen mit dem Rumpf vermeidet

Sowohl für die Betroffenen als auch für die Therapeutin ist ein guter Leitfaden für die problemlose Bewältigung des täglichen Lebens die Abhandlung „Leben mit einem künstlichen Hüftgelenk" (siehe Quellen).

**Konservative und operative Behandlung**

**Versch. Implantations-techniken**

### Weitere konservative und operative Behandlung

OP: Je nach Alter und vorhergehendem Krankheitsbild werden unterschiedliche Prothesen implantiert. Einzementierte Prothesen sind am 1. Tag postop. belastbar, der Patient soll schon vor dem Bett stehen und die aktive Übungsbehandlung kann beginnen.
Zementfreie TEPs dürfen ca. 12 Wochen nicht belastet werden. Sie sind primär indiziert bei jüngeren Patienten.
PTh: Kreislaufgymnastik, motorisches Funktionstraining, Gangschule

### 2. Hüftgelenksarthrodese

Eine Hüftgelenksarthrodese wird bei unilateraler schmerzhafter Coxarthrose unter bestimmten Voraussetzungen vorgenommen. Vorbedingung ist, dass keine Funktionseinschränkungen in der LWS und im ipsilateralen Kniegelenk vorliegen.
Bevor es den alloarthorplastischen Gelenkersatz gab, wurden Arthrodesen als ein operative Maßnahme eingesetzt, die Schmerzfreiheit im Hüftgelenk auf Dauer versprach jedoch mit Bewegungseinschränkung einhergeht und durch die starke Beckenkippung nach vorn Kreuzschmerzen oder Bandscheibenlockerungen verursachen kann.

Die optimale Gebrauchsstellung ist bei einer Versteifung von ca. 15°
Flexion, Mittelstellung zwischen Ab- und Adduktion von ca. 10°–20°
erreicht.

## Behandlungsziele
- Größtmögliche Selbstständigkeit in den Aktivitäten des täglichen Lebens
- Erreichen der Selbstständigkeit durch individuelle Hilfsmittelversorgung
- Erhalt der größtmöglichen Beweglichkeit in den angrenzenden Gelenken

Ziele

## Behandlungsmaßnahmen/-medien

Maßnahmen und Medien

Postoperativ sind die Patienten gut in der Lage, auf hohen Stühlen oder
Stehhilfen zu sitzen. In dieser Position kann auch gut am hochgehängten
Webrahmen oder aber an der Hobelbank gearbeitet werden.
Für das Sitzen auf niedrigen Sesseln, Sofas und z. B. im Theater oder Kino
sind transportable Sitzerhöhungen, möglicherweise sogar ein Katapultsitz erforderlich. Seitliche Lehnen erleichtern das Hinsetzen und vor
allem das Aufstehen. Eine weitere Alternative ist ein stufenlos höhenverstellbarer Arthrodesenstuhl.

Außerdem sind Hilfsmittel für den Bereich der persönlichen Hygiene notwendig:

Hilfsmittel

- Toilettensitzerhöhung, evtl. mit Arthrodesenausschnitt. Da einige Patienten auch ohne Arthrodesenausschnitt zurecht kommen können, ist eine praktische Erprobung wichtig.
- Haltegriffe
- Badewannensitz
- Rutschfeste Matten
- Badebürste mit verlängertem Stiel.

Zum An- und Ausziehen der unteren Extremität, insbesondere der Füße,
benötigt der Patient

- einen langen Schuhlöffel
- einen Strumpfanzieher
- eine Helfende Hand, die auch darüber hinaus hilfreich ist.

Da alle Patienten, bei denen eine Arthrodese vorgenommen wurde, einen
langen Klinikaufenthalt haben, wird es in der Regel notwendig, sie von
Anfang an zu behandeln und zunächst psychische Betreuung in den Vordergrund zu stellen, um eine positive Beeinflussung des Heilungsprozesses zu bewirken. In dieser Phase sollte man sich nach den Wünschen und Interessen des Patienten richten.

**Aufgaben**

1. Nennen Sie Komplikationen, die möglicherweise nach Versorgung mit einer Hüftgelenkstotalendoprothese auftreten können!
2. Nennen Sie Faktoren, die bei der ergotherapeutischen Behandlung nach Implantation einer TEP im Hüftgelenk besonders zu beachten sind!
3. Zählen Sie wichtige Punkte des AdtL-Status bei Erkrankungen des Hüftgelenkes auf!
4. Nennen Sie Inhalte des Selbsthilfetrainings und entsprechende Hilfsmittel!
5. Beschreiben Sie das Training zum Erlernen des selbstständigen An- und Ausziehens von Schlüpfer, Strümpfen oder Strumpfhosen und Schuhen nach einer Arthrodese im Hüftgelenk. Nennen Sie die dazu notwendigen Hilfsmittel!
6. Erarbeiten Sie die Muskulatur, die bei den genannten Erkrankungen und Zustandsbildern besonders gekräftigt werden muss! Begründen Sie Ihre Aussagen!

**Quellen**

- Bauer. (1970). Ersatz von Hüft- und Kniegelenken durch Endoprothesen. Zeitschrift für Allgemeinmedizin/Der Landarzt.
- Baumgartner, R. & Ochsner, P. E. & Schreiber, A. (1986). Checkliste Orthopädie. (2. überarb. Aufl.). Stuttgart: Thieme.
- Hesser et al. (1972). Ergebnisse der totalen Hüftendoprothese. Arch orthop Unfallchir 72.
- Jentschura, G. & Janz, H.-W. (Hrsg.) (1979). Beschäftigungstherapie, B. 1. (3. neubearb. u. erw. Aufl.). Stuttgart: Thieme.
- Köstlin-Schröckert, A. (1987). Selbsthilfetraining und Hilfsmittelversorgung nach Operationen an Wirbelsäule, Hüfte und Knie. Frankfurt: R. G. Fischer.
- Müller, M. E. (Hrsg.). (1979). Operativer Gelenksersatz. Bern: Hans Huber.
- Shopland, A. et a. (1979). Refer to Occupational Therapy. (2nd ed.). Edinburgh: Churchill Livingstone.
- Valentin, C. (1988 frz., 1989 dtsch.). Leben mit einem künstlichen Hüftgelenk. Zu beziehen beim Deutschen Verband der Ergotherapeuten e. V., Karlsbad-Ittersbach.

### 3.7.2 Erkrankungen und Verletzungen der Kniegelenke und des Sprunggelenkes

**Funktionelle Anatomie des Kniegelenkes**

Das Kniegelenk ist ein Dreh-Scharniergelenk mit einem aktiven Bewegungsausmaß von 0°–130°. Alle Teilkomponenten können verletzt werden:

- Kreuzbänder
- Menisci
- Seitenbänder
- umgebende Muskulatur, bes. die Sehne des M. quadriceps

## 1. Abakterielle Entzündungen und entzündlicher Gelenkerguss

Allgemeine Daten zum Krankheitsbild
Bei der chron. Polyarthritis kommt es bei starker Beanspruchung der Kniegelenke zum Gelenkerguss und zu entzündlichen Reaktionen.

### Behandlungsziele

Ziele

- Erlangen der größtmöglichen Schmerz- und Bewegungsfreiheit
- Erreichen der größtmöglichen Muskelkraft bei der das Gelenk umgebenden Muskulatur
- Größtmögliche Selbstständigkeit in den Aktivitäten des täglichen Lebens

### Ergotherapeutische Maßnahmen

*Befund*

Befund

Gelenkstatus nach der Neutral-Null-Methode, AdtL-Status

### Behandlungsmaßnahmen

Postoperativ nach Synovektomie:

Maßnahmen nach einer Synovektomie

- bei 10 kg Belastung Weben am Übungsbett
- bei 20 kg Belastung Weben am Knie-Beuger-Strecker
- später arbeiten an der Fahrrad- oder Nähmaschinensäge

*Selbsthilfetraining*

Selbsthilfetraining

Überwiegend ist ein Selbsthilfetraining ohne Hilfsmitteleinsatz und -verordnung möglich, es sei denn, die Hüftgelenke sind durch die chron. Polyarthritis stark bewegungseingeschränkt.

### Weitere konservative und operative Maßnahmen

OP- Tag: Lagerung des Knies im 4-stündlichen Wechsel zwischen 70°–80° Flexion und Extension
Dann bis zum 5. Tag täglich 2 × für 2 Std. in voller Extension lagern.

Operative und konservative Maßnahmen

PTh: Atemtherapie, isometrische Spannungsübungen, ab 7. Tag postop. Sitzen an der Bettkante, Gehschule ohne Belastung; bei 90° Flexion Beginn mit der Teilbelastung

## 2. Alloarthroplastischer Gelenkersatz

### Allgemeine Daten

Bei Kniegelenken ist aufgrund der großen Beanspruchung (es ist zwischen den längsten Hebelarmen des Körpers eingelagert) mit mehr Komplikationen zu rechnen als am Hüftgelenk.

| | |
|---|---|
| **GSB-Prothese** | Von den verschiedenen Prothesearten wir die von Gschwend-Scheier-Baeher entwickelte GSB-Prothese am häufigsten eingesetzt. Dies ist eine Scharnierprothese, die ähnlich den physiologischen Verhältnissen eine Verschiebung der Gelenkachse zulässt. Ein weiterer Vorteil ist die minimale intraoperative Knochenresektion, die ein Auswechseln der Prothese ermöglicht.[57] |
| **Indikationen für den alloarthroplastischen Gelenkersatz** | Indikation für den prothetischen Gelenkersatz:<br><br>– Arthrosen<br>– chron. Polyarthritis<br>– schmerzhaft deformierte Kniegelenke |

**Behandlungsziele**

| | |
|---|---|
| **Ziele** | – Erreichen des größtmöglichen aktiven und schmerzfreien Bewegungsausmaßes<br>– Kräftigung der Muskulatur des Ober- und Unterschenkels<br>– Größtmögliche Selbstständigkeit in den Aktivitäten des täglichen Lebens |

**Ergotherapeutische Behandlung**

| | |
|---|---|
| **Postop. ETh-Behandlung** | *Postoperativ:*<br><br>– bei 10 kg Belastung Weben am Übungsbett<br>– bei 20 kg Belastung Weben am Knie-Beuger-Strecker<br>– Hilfsmittelabklärung<br>– Gelenkschutzinformationen[58] |

**Weitere konservative und operative Behandlung**

| | |
|---|---|
| **Konservative und operative Behandlung** | – postop. Lagerung (siehe Synovektomie)<br>– Lagerung des Beines in der Bewegungsschiene (Frankfurter Schiene), die das Knie langsam in Flexion und wieder in Extension bringt<br>– PTh: Gangschulung, Muskelfunktionstraining, Bewegungsbad |

**3. Sprunggelenk**

| | |
|---|---|
| **Behandlung bei Erkrankungen im OSG** | Bei Erkrankungen des oberen Sprunggelenkes werden im Rahmen der Ergotherapie der Plantar- und Dorsalflektator (funkt. Webgerät) und die Nähmaschine bzw. Nähmaschinensäge eingesetzt. |

---

**Aufgaben**

1. Nennen Sie typische Erkrankungen des Kniegelenkes!
2. Nennen Sie Maßnahmen und Medien zur ergotherapeutischen Behandlung bei Erkrankungen und Verletzungen des Kniegelenkes! Ordnen Sie jeder Maßnahme eine mögliche Zielsetzung zu!
3. Erläutern Sie kurz die mögliche ergotherapeutische Behandlung des Sprunggelenkes und zählen Sie dazu die entsprechenden Behandlungsmedien auf!

**Anmerkungen**

[57] Müller, M. E. (1979). Operativer Gelenkersatz. Eine Orientierung für den Allgemeinpraktiker. Bern: Hans Huber.
[58] Siehe unter Gonarthrose.


**Quellen**

- Bauer. (1970). Ersatz von Hüft- und Kniegelenken durch Endoprothesen. Zeitschrift für Allgemeinmedizin/Der Landarzt.
- Baumgartner, R. & Ochsner, P. E. & Schreiber, A. (1986). Checkliste Orthopädie. (2. überarb. Aufl.). Stuttgart: Thieme.
- Jentschura, G. & Janz, H.-W. (Hrsg.) (1979). Beschäftigungstherapie, B. 1. (3. neubearb. u. erw. Aufl.). Stuttgart: Thieme.
- Köstlin-Schröckert, A. (1987). Selbsthilfetraining und Hilfsmittelversorgung nach Operationen an Wirbelsäule, Hüfte und Knie. Frankfurt: R. G. Fischer.
- Müller, M. E. (Hrsg.). (1979). Operativer Gelenkersatz. Bern: Hans Huber.
- Shopland, A. et a. (1979). Refer to Occupational Therapy. (2nd ed.). Edinburgh: Churchill Livingstone.

## 3.8 Amputationen der unteren Extremität

Die Amputationen der unteren Extremität gliedern sich grob auf in

- Amputation im Bereich des Fußes (Teilamputation bis zur vollständigen Amputation)
- Unterschenkelamputation in unterschiedlichen Höhe
- Unterschenkelamputation mit Knieexartikulation
- Oberschenkelamputation in unterschiedlichen Höhen
- Hüftexartikulation
- Hemipelvektomie.

**Amputation der unteren Extremität**

Im Folgenden werden primär die Unter- und Oberschenkelamputation berücksichtigt.


**Daten zum Krankheitsbild**

*a) Ursachen, Indikationen für Amputationen*

- Traumen: umfangreiche Weichteilverletzungen mit lebensbedrohlicher Wundinfektion, offene Trümmerfrakturen
- Maligne Tumoren
- Periphere Gefäßinsuffizienz, arterielle Verschlusskrankheit (AVK)

**Indikationen für eine Amputation**

*b) Komplikationen am Stumpf*

- Druckstellen, Wundscheuern, Durchblutungsstörungen durch eine schlecht sitzende Prothese
- Neurome
- Kausalgien, brennende Schmerzen als Folge der iatrogenen Schädigung peripherer Nerven

**Komplikatikonen am Stumpf**

- Kontrakturen durch falsche Lagerung und mangelnde Mobilisation als Beuge- und Abduktionskontraktur im Hüftgelenk
- Der Phantomschmerz ist eine Sensation im Bereich des amputierten Körperteils. Das fehlende Glied wird weiterhin empfunden und teilweise ist die Täuschung so intensiv, dass die Patienten das fehlende Glied deutlicher als das vorhandene erleben.
Vom Phantomglied gehen häufig sehr unangenehme und auch schmerzhafte somatosensorische Empfindungen aus. Da es so etwas wie ein Schmerzgedächtnis gibt, spricht man beim Phantomschmerz auch von einem Gedächtnisphänomen. Voraussetzung dafür ist, dass der Patient diesen einen Schmerz gespürt haben muss, als das Körperteil noch vorhanden war. Nur so kann sich die Gedächtniskomponente entwickeln (Birbaumer 1991). Die Schmerzen sprechen selbst auf stärkste Analgetika und Sedativa schlecht an.
- Wundheilungsstörungen, Infektionen
- Exostosen am Stumpfende

**Prothesen-**
**versorgung**

c) *Prothesenversorgung*

Die Prothesenversorgung soll so schnell wie möglich erfolgen, wenn der Stumpf schmerzfrei, gut durchblutet, frei beweglich ist und eine gut verschiebliche Haut aufweist. Vorbereitende Physiotherapie muss stattgefunden haben.

**Prothesenarten**

**Unterschen-**
**kelprothese**

a) *Unterschenkelprothese*

Je nach Amputationshöhe erhält der Patient ein Unterschenkelkunstbein mit oder ohne Fußgelenk; ersteres wird mit Hilfe einer Ledermanschette am Oberschenkel fixiert.

**Ober-**
**schenkel-**
**prothese**

b) *Oberschenkelprothese*

Die Oberschenkelprothesen sind Gangprothesen, die entweder mit Umkehrstrumpf oder Zugstrumpf angezogen werden. Das Kniegelenk kann arretierbar oder beweglich sein, es muss während des Standes absolute Stabilität gewährleisten und während der Schwungphase dem Bein freie Beweglichkeit garantieren. Je nach Amputationshöhe ist ein Becken- oder Tragegurt notwendig.

**Prothesen**
**sind i. S. der**
**KK Hilfsmittel**

Da Körperersatzstücke – wie Prothesen – in medizinischer Hinsicht immer dem Ausgleich von Behinderungen dienen, fallen sie unter die Kategorie Hilfsmittel, deren Kosten die Krankenkasse trägt. Dazu gehören: Übungs-, Sofortprothesen, die endgültige Prothese und Zubehör, wie der Amputations-Stumpfstrumpf. Badeprothesen werden nicht von allen Kassen übernommen.

**Erstprothese**

*Erstprothese nach der Amputation:* Es wird ein Gipsschaft mit der behelfsmäßigen Prothese anmodelliert, damit sofort trainiert werden kann.

168

Das hat den Vorteil, dass das automatisierte Bewegungsmuster eher Verhalten bleibt, und die schnelle Versorgung wirkt sich positiver auf die Akzeptanz der Prothese aus. Der Zeitpunkt für die definitive Prothese ist gekommen, wenn durch die Behelfsprothese während etwa 1–2 Wochen keine weitere Atrophie des Stumpfes mehr herbeigeführt werden konnte.

*Vorteile der Sofortprothese:*

– Raschere Wundheilung
– Geringere postoperative Stumpfschmerzen, geringe Phantomschmerzen
– Raschere Belastbarkeit und schnellere Gehfähigkeit
– Verminderung der Dauer der Arbeitsunfähigkeit


## Behandlungsziele

– Größtmögliche Abhärtung des Stumpfes
– Verhindern von Kontrakturen
– Vergrößern der Muskelkraft im Bereich der oberen Extremität
– Erreichen der größtmöglichen Sicherheit im Stand und bei Bewegung
– Verbessern automatischer Gleichgewichtsreaktionen
– Der Patient soll seine Prothese in funktioneller und kosmetischer Hinsicht akzeptieren
– Größtmögliche Selbstständigkeit und Unabhängigkeit von fremder Hilfe in den Aktivitäten des täglichen Lebens
– Größtmögliche Selbstständigkeit im Umgang mit dem Rollstuhl (bei Doppelbeinamputation)
– Größtmögliche berufliche und soziale Wiedereingliederung


## Ergotherapautische Behandlung

*a) Motorisch-funktionelle Therapie*

– Gleichgewichtsschulung mit und ohne Prothese
  • Reduzieren der Sicherheiten beim Sitzen: zunächst Sitzen auf der Bettkante, dann auf einem Stuhl mit Rücken- und Armlehnen, Hocker ohne Lehnen, ...
  • Weben am hochgehängten Webrahmen in Form eines Stufenplanes:
    – Weben im Stehen mit der Möglichkeit zum Festhalten und zum Hinsetzen
    – Weben im Stehen. Rechts und links vom Patienten steht je ein Stuhl, auf dessen Sitzfläche sich ein Holzkasten als Ablage für die Schiffchen befindet.
    – Weben im Stehen. Die Ablagen im Laufe der Behandlung immer tiefer stellen, bis es nur noch Fußbänkchen sind.

– Ballspiele stehend
– Steckspiele mit Gewichtsverlagerung, provoziert durch das Anreichen von Gegenständen aus verschiedenen Richtungen, Ablegen auf verschieden hohe und unterschiedlich angeordnete Ablagen
– Holzarbeiten zur Gleichgewichtsschulung und zur Muskelkräftigung der oberen Extremität
– Peddigrohrarbeiten

- Kräftigung der Abduktoren des gesunden Beines am Ab- und Adduktor
- Beuger-Strecker: Hüftstreckung mit einer speziellen Manschette üben
- Metallarbeiten

**Lagerung, Mobilisation**

*b) Lagerung, Mobilisation*

Lagerung in normaler Streckstellung, um Beugekontrakturen in der Hüfte zu verhindern.

**Stumpfpflege**

*c) Stumpfpflege – Stumpfwickeln*

Der Stumpf wird erst mit lockerem, dann mit festem Verband aus elastischen Binden dicht, straff und konisch zur Förderung des venösen Rückstromes, zur Verhütung von Ödemen und Schwellungen und zur Förderung der Muskelatrophie gewickelt, damit er eine konische Form erhält und in den Prothesenschaft passt. Der Druck muss von distal nach proximal abnehmen.

Abb. 28[59]:

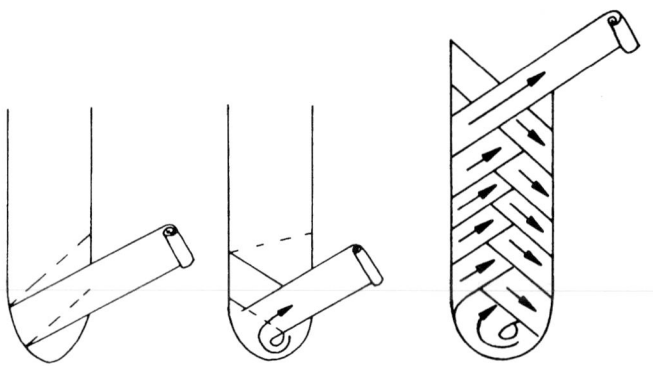

**Stumpfwickeln**

Eine einmal angelegte Bandage sollte den ganzen Tag halten. Zu Beginn wird das Wickeln des Stumpfes von dem Pflegepersonal, den Ergotherapeutinnen und PTh durchgeführt, aber im Laufe der Zeit sollte der Patient es selber lernen.
Auch die Stumpfabhärtung sollte nach Erlernen der spezifischen Methoden (z. B. Bürsten) vom Patienten teilweise übernommen werden.

*d) Selbsthilfetraining – Hilfsmittelversorgung*

**Anziehtraining unter Einsatz von Hilfsmitteln**

*– Anziehtraining/Hilfen*

Schlauchstrumpf aus Trikotgewebe, der über den gepuderten Stumpf gezogen wird. Das Band kann an seinem Ende mit einer Kugel beschwert werden, um das Einfädeln durch das Ventilloch nach außen zu erleichtern. Das Hereinziehen des Stumpfes unter Pumpbewegungen erfordert einige Kraft, so dass ein verlängerter Hebelarm (Anziehhaken, Unterarmstütze, Kleiderbügel) Entlastung bietet. Ist der Stumpf im Schaft, Ventil schließen, ein Vakuum durch Druck auf die Ventilmitte schaffen. Zum Ausziehen den Ventildeckel öffnen.

Zur Erleichterung des An- und Ausziehens der Kleidung dem Patienten Vorschläge zu Kleidungsänderungen für die untere Extremität machen. Hilfen: Langer Schuhlöffel, helfende Hand.

- *Waschtraining/Hilfen*

  **Wasch-training, Hilfsmittel**

  Die Art des Waschens, die der Patient für sich erwählt, wird bestimmt durch seine Beweglichkeit und seine Sicherheit bzw. die Qualität des Gleichgewichtes:
  - Fuß auf die Kante des Stuhls oder Duschhocker setzen (sitzender Patient)
  - Eine Notlösung wäre das Waschen des Fußes in einer Waschschüssel oder in einem Eimer, den der Patient sich selber füllen kann, wenn keine Duschmöglichkeit vorhanden ist.
  - Abtrocknen des Fußes, indem er entweder über das Handtuch gezogen oder mit dem Handtuch trocken geschlagen wird.
  - Hilfsmittel:
    Duschklappsitz
    Haltegriffe
    Rutschfeste Unterlagen auf Fußboden und in der
    Badewanne
    Zehenputzer
    Lifter für bds. Amputierte oder Strickleiter

- *Stumpfpflege*
- *Prothesenpflege*

- *Gehhilfen:* Rollator, Delta-Gehrad

  **Gehhilfen**

  Unterarmstützen:
  Sie bieten, doppelseitig eingesetzt, gute Sicherheit. Schultergürtel, Schulter-, Hand- und Fingergelenke müssen intakt sein.

  Achselstützen:
  Maximale Sicherheit und Freihändigkeit im Stand werden bei gutem Gleichgewicht ermöglicht, z. B. beim Rasieren. Zwischen den Streben kann eine kleine Tasche für notwendige Utensilien angebracht werden.

- *Rollstuhlversorgung/Training (s. d.)*

  **Rollstuhlversorgung**

  Bei bds. Amputierten ist sie notwendig. Die Räder müssen, um ein Umkippen zu verhindern, nach hinten versetzt sein. Gute Lagerungsmöglichkeiten für den Stumpf schaffen, Gel-Kissen zur Decubitusprophylaxe einsetzen. Transfer vom Rollstuhl ins Bett, auf den Stuhl etc. üben.

- *Haushaltstraining*

  **Haushalts-training**

  Es kann durchgeführt werden, wenn der Patient ohne Unterarmstützen stehen kann bzw. mit einer Stütze sicher geht. Üben des Zurücklegens einer Wegstrecke, des Tragens verschiedener Gegenstände, z. B. Taschen, Schieben eines Teewagens. Eine Hilfe kann eine Schürze mit einer großen Tasche vorn sein.

**Berufliche und soziale Rehabilitation**

– *Berufliche und soziale Rehabilitation*

- Ist eine Wiedereingliederung in den alten Arbeitsplatz möglich?
- Kann der Patient in seine Wohnung zurück?
  Benötigt er eine temporäre Haushaltshilfe, die Gemeindeschwester, oder sind Verwandte da, die helfen?
- Gang nach draußen: Einkauf, Museum, Zoo, Kino

– *Angehörigenberatung*

**Instruktionsblatt**

Zur Erleichterung sollte man ein Instruktionsblatt über Stumpf- und Prothesenpflege mit Illustrationen für Pflegepersonal, Patient und Angehörige erarbeiten.

## Allgemeine konservative Behandlung

**Physiotherapie**

a) *Physiotherapie:*

- Mobilisation des Gelenkes, das dem Stumpf am nächsten ist
- Stumpfabhärtung
- Muskelkräftigung
- Gleichgewichtsschulung
- Gehschule mit und ohne Prothese/Unterarmstützen auf ebenem und unebenem Gelände, Treppensteigen auf-, dann abwärts, Ein- und Aussteigen aus Verkehrsmitteln (Bus, Zug, Auto, Straßenbahn)
- Atem- und Kreislaufgymnastik
- Gruppenbehandlung
- Bewegungsbad
- Narbenmassage

**Pflege**

b) *Pflegepersonal*

- Stumpfpflege
- Stumpfwickeln

c) *Elektrotherapie*

d) *Physiotherapie*

- Eisbehandlung
- Warmwasserbäder
- Bürstenmassage

e) *Medikation*

- Schmerzmedikamente
- Psychopharmaka und Sedativa für die Nacht, wenn nötig

---

**Aufgaben**

1. Nennen Sie mögliche Komplikationen am Stumpf und erarbeiten Sie entsprechende Prophylaxen!
2. Nennen Sie mögliche Prothesenarten in der Versorgung nach Amputationen der unteren Extremität und beschreiben Sie sie kurz!

3. Erarbeiten Sie ein Selbsthilfeprogramm für einen Patienten mit einseitiger Oberschenkelamputation und nennen Sie entsprechende Hilfsmittel!
4. Nennen Sie 3 wichtige Behandlungsziele für den motorisch-funktionellen Bereich!
5. Erarbeiten Sie, wie Sie die Technik ‚Weben' einsetzen können, um die o. g. Ziele zu erreichen! Berücksichtigen Sie dabei besonders die Arbeitsplatzgestaltung und mögliche Hilfsmittel und Adaptionen!

## Anmerkungen

[59] Baumgartner, R. (1973). Beinamputationen und Prothesenversorgung bei arteriellen Durchblutungsstörungen. Bücherei des Orthopäden, Bd. 11. Stuttgart: Enke.

## Quellen

- Baumgartner, R. & Ochsner, P. E. & Schreiber, A. (1986). Checkliste Orthopädie. (2. überarb. Aufl.). Stuttgart: Thieme.
- Botta & Baumgartner, R. (1980). Die Unterschenkel-Kurzprothese. Med orthop Technik 2, 73–77.
- Exner, G. (1977). Kleine Orthopädie. (9. neubearb. Aufl.) Stuttgart: Thieme.
- Humm, W. (1969). Rehabilitation of the Lower Limb Amputee. (2nd ed.). London: Tindall und Cassell.
- Jentschura, G. & Janz, H.-W. (Hrsg.) (1979). Beschäftigungstherapie, B. I. (3. neubearb. u. erw. Aufl.). Stuttgart: Thieme.
- Neff. (1980). Übungsprothesen mit Kunststoffschäften. Med orthop Technik 2, 67–72
- Rexing, G. & Eichler (1980). Frühversorgung Unterschenkelamputierter. Med orthop Technik 2, 60–63.
- Schädlich, H. (1976). Gangschulung Amputierter und Beinverletzter. (2. Aufl.) Stuttgart: Hippokrates.

## Weiterführende Literatur

Siehe:
- Rollstuhlversorgung
- Funktionelle Webgeräte

# 3.9 Arthrodesen

Unter einer Arthrodese versteht man die künstliche Versteifung eines Gelenkes, im Gegensatz zur Ankylose, einer knöchernen Gelenkversteifung, bei der z. B. als Folge einer destruierenden Gelenkentzündung der Gelenkspalt partiell oder total knöchern überbrückt ist.
In beiden Fällen kommt es zur Aufhebung der Gelenkbeweglichkeit.

**Definition**

*Indikation für eine Arthrodese:*

- Chronisch destrurierende Entzündungen (chron. Polyarthritis)
- Tbc
- Massive Arthrose in jungem Lebensalter
- Infekt bei Endoprothesen in Hüft- und Kniegelenk

**Ziele**

*Ziele einer Arthrodese:*

- Gelenkstabilität
- Schmerzreduktion

**Komplikationen postop.**

*Postoperative Komplikationen:*

- Wundheilungsstörungen
- Allergische Reaktionen
- Infektionen
- Lockerung der Arthrodese

Arthrodesen werden hauptsächlich an Finger-, Hand-, Schulter-, Hüft-, Knie und Sprunggelenken durchgeführt. Es ist wichtig, dass die Arthrodese in der optimalen Stellung, also in der Gebrauchsstellung, durchgeführt wird, um dem Patienten für die Aktivitäten des täglichen Lebens so viel Selbstständigkeit wie möglich zu gewährleisten.

**Fingerarthrodesen**

### Fingerarthrodesen

Arthrodesen im PIP, DIP und CMC-Gelenk.

**Ziele**

### Ergotherapeutische Ziele:

- Verbessern der Geschicklichkeit
- Bei PIP und DIP Trainieren des Faustschlusses
- Mobilisation der freibeweglichen Gelenke

**Behandlungsmedien, -maßnahmen**

### Behandlungsmedien/-maßnahmen

- Einsatz funktioneller Spiele
- Peddigrohrarbeiten
- Makramee
- freies Weben
- Einsatz therapeutischer Knetmasse unter Beachtung der Belastungsgrenzen

### Arthrodese im Schultergelenk

**Gebrauchsstellung**

Gebrauchsstellung:
Der Bewegungsausfall im Schultergelenk wird durch die Verschiebebewegung zwischen Scapula und Thorax kompensiert. Die Stellung des Gelenkes muss so gewählt werden, dass der Patient bei Ellbogenflexion den Mund trifft (Baumgartner, 1986): Abduktion von 45°, Flexion und gleichzeitig ARO von 20°–40°.

174

**Ergotherapeutische Ziele:**  Ziele

*praeoperativ:*
Erhalt bzw. Erreichen der größtmöglichen Muskelkraft

*postoperativ:*
Wiederherstellung des Bewegungsablaufes des gesamten Armes

**Behandlungsmaßnahmen/-medien**

*a) Praeoperativ*  Maßnahmen, Medien praeop.

Weben:
– am Hochwebstuhl. Der Kamm wird vom Therapeuten angeschlagen, so dass der Patient nur die Fäden einlegt.
– am hochgehängten Webrahmen. Da der Webrahmen in einer stufenlos höhenverstellbaren Halterung befestigt ist, kann er auf das individuelle Bewegungsausmaß des Patienten eingestellt werden.
Peddigrohrarbeiten an einem stufenlos höhenverstellbaren Tisch. Es eignen sich besonders große Werkstücke und das Flechten von Rändern.

*b) Postoperativ*  postop.

Weben am Hochwebstuhl und am hochgehängten Rahmen (Durchführung siehe: praeoperative Behandlung)
Peddigrohrarbeiten (Durchführung siehe: praeoperative Behandlung)
Makrameearbeiten
Hand-, Maschinenschreiben
Abklären der beruflichen Situation
Haushalts-, Küchentraining
Anziehtraining, Hilfsmittelversorgung
Spielen funktioneller Spiele
Umlernen auf die kontralaterale Seite

**Arthrodese des Ellbogengelenkes**

Versteifung in ca. 90°, so dass eine Selbstversorgung des Patienten gewährleistet ist.

**Ziel:**  Ziele
Größtmögliche Selbstständigkeit in den Aktivitäten des täglichen Lebens

**Behandlungemaßnahmen/-medien:**  Maßnahmen, Medien

– Anziehtraining
– Haushaltstraining
– Esstraining
– Einsatz handwerklicher Techniken:
  Peddigrohr, Weben, Makramee
– Funktionelle Spiele

**Quellen**

- Idelberger, Kh. (1984). Lehrbuch der Orthopädie. (4. vollst. überarb. Aufl.). Berlin: Springer.
- Jentschura, G. & Janz, H.-W. (Hrsg.) (1979). Beschäftigungstherapie, B. 1. (3. neubearb. u. erw. Aufl.). Stuttgart: Thieme.
- Köstlin-Schröckert, A. (1987). Selbsthilfetraining und Hilfsmittelversorgung nach Operationen an Wirbelsäule, Hüfte und Knie. Frankfurt: R. G. Fischer.

## 3.10 Arthrosis deformans

**Definition**

Die Arthrosis deformans ist eine chronisch-degenerative Erkrankung eines oder mehrerer Gelenke, die im allgemeinen im höheren Alter auftritt.

**Daten zum Krankheitsbild**

**Ursachen**

*a) Ursachen*

- physiologische Alterungsprozesse
- entzündliche Vorerkrankung
- dysplastische Vorgänge (Flachpfanne, Stellung des Schenkelhalses)
- statisches Ungleichgewicht (Coxa valga, coxa vara; funktionell anatomisch durch Bänderschäden, z. B. Kreuzbandriss ...)
- nekrotische Veränderungen (aseptische Nekrosen, Epiphysenlösungen ...)
- Traumata, Frakturen, Luxationen, Meniskusschäden
- generalisierte Arthrosen aufgrund von Knorpelminderwertigkeit
- Adipositas

**Symptome**

*b) Symptome*

- Anlauf-, Bewegungsschmerz, z. T. Projektion des Schmerzes vom Gelenk weg, Nachtschmerz
  Bei Arthrosen in den Gelenken in der unteren Extremität i. d. Regel verminderte Gehleistung
- Bewegungseinschränkungen
- erhöhter Muskeltonus
- Knorpelverschleiß
- Verkleinerung des Gelenkspaltes
- Kapselschrumpfung
- Krepitationen, Reibegeräusche bei Bewegung
- röntgenologisch sichtbare schwere destruktive Veränderungen

176

*c) Verlauf*

- Fehlbelastung führt zu vermehrter Abnutzung der Knorpelzellen
- pathologische Veränderung der Knorpelfläche
- Reizerguss
- völliger Verschleiß
- herabgesetzte Zirkulation, durch Schmerz reflektorisch erhöhter Muskeltonus
- Knochenveränderungen, Randzackenbildung (Osteophyten)
- Bewegungseinschränkungen
- Kapselschwund
- Muskelatrophie
- Kontrakturen

## Behandlungsziele

- Erhalt der größtmöglichen physiologischen Beweglichkeit durch Gelenkmobilisation
- Erreichen der größtmöglichen Muskelkraft zur Gelenkstabilisierung
- Erhalt oder, wenn möglich, Steigerung der Belastbarkeit
- bei Ankylose oder Arthrodese Erhalt der größtmöglichen Beweglichkeit in den angrenzenden Gelenken der Gliederkette
- Größtmögliche Selbstständigkeit in den Aktivitäten des täglichen Lebens unter Berücksichtigung des Gelenkschutzes

## Ergotherapeutische Behandlung

*a) Behandlungsmaßnahmen/-medien*

- Gelenkmobilisation und Muskelkräftigung durch Einsatz handwerklicher Techniken wie:
  Peddigrohr-, Makramee-, Tonarbeiten, freies Weben, Weben an funktionellen Geräten
- Informieren des Patienten über den Gelenkschutz der betroffenen Gelenke anhand von Broschüren der Krankenkassen oder selbsterstellten Bildmaterials wie Dias oder Fotos, die zeigen, welche Bewegungen erlaubt, welche nicht erlaubt sind.
- Praktisches Üben des Gelenkschutzes bei allen Tätigkeiten des täglichen Lebens.

Zum Gelenkschutz gehören:
- richtige Lagerung
- Ausgewogenheit zwischen Belastung und Pausen, bei akuten Reizzuständen Ruhigstellung
- Vermeiden von Überbelastung und statischen Fehlbelastungen durch Einsatz von Orthesen
- Gewichtsreduktion (von ärztlicher Seite aus veranlasst)

**Beachten:**

Keine massive Behandlung und keine Behandlung bei akuten Reizzuständen; bei subakuten Reizzuständen mit Vorsicht behandeln!

**AdtL**

b) *Aktivitäten des täglichen Lebens/Hilfsmittelversorgung*

**Anziehen**

– *Anziehtraining:*
Dies ist besonders wichtig bei Arthrosen der unteren Extremität, die nachfolgend noch detaillierter beschrieben werden.

**Haushalt**

– *Haushaltstraining:*
Durchführen der Hausarbeit im Sitzen
Vermeiden des Tragens schwerer Lasten (Stockroller zum Einkaufen)
gleichmäßige Verteilung der Lasten
– Weiteres: Siehe Kapitel über Gelenkschutz

**Patienteninstruktion**

c) *Patienteninstruktionen*

– Auch bei erreichter Schmerzfreiheit darf ein Gelenk nicht wieder voll belastet werden, d. h., das vorher unter Schmerzen mögliche Bewegungsausmaß sollte auch ohne Schmerzen nicht wesentlich überschritten werden.
– Medikamente lindern Schmerz und begleitende Entzündungen, bewirken aber keine Heilung der Arthrose. Auch deshalb darf das Gelenk schmerzfrei nicht wieder voll belastet werden.
– Wärme lindert Gelenk- und Muskelschmerzen. Bei starken Reizzuständen mit Ruheschmerz wird Wärme schlecht vertragen, daher dann Kälte und Eisbeutel versuchen.
– Bewegung ist zum Erhalt der Gelenkfunktion notwendig, darf das Gelenk aber nicht überlasten, so dass Bewegung unter Entlastung oberstes Behandlungsprinzip ist. Bewegungsübungen sollen unter Anleitung erlernt und täglich selbstständig durchgeführt werden. Im Alltag ist ein ausreichender Wechsel von Belastung und Ruhepausen – Ruhigstellung nur kurzfristig bei stärkeren Reizzuständen – anzustreben.
– Bäder verkürzen Anlaufbeschwerden und wirken schmerzlindernd durch Wärme; Massagen lockern die Muskulatur und sind dadurch schmerzvermindernd.

**Konservative und operative Therapie allgem. konservativ**

**Allgemeine konservative und operative Therapie**

a) *Allgemein konservativ:*

– Entlastung
– Kontrakturprophylaxe
– schmerzlindernde Physiotherapie
(Fango, Moorbäder, Elektroth.)
– PTh: Manuelle Therapie, Traktion

**Medikation**

b) *Medikation*

– Antirheumatika
– schmerzlindernde und entzündungshemmende Medikamente
– bei stärkeren Reizzuständen intraartikuläre Injektionen

178

*c) Operativ*

- Alloarthroplastik
- Arthrodesen
- Osteotomien bei Fehlstellungen

---

**Aufgaben**

1. Erarbeiten Sie die Unterschiede von der Arthrosis deformans und der chronischen Polyarthritis, indem Sie jeweils
   - mögliche Ursachen
   - die typischen Symptome und
   - den Krankheitsverlauf beschreiben!
2. Nennen Sie ergotherapeutische Behandlungsmaßnahmen und -medien zur Behandlung von arthrotischen Veränderungen der oberen Extremität!
3. Nennen Sie wichtige Inhalte des Selbsthilfetrainings und erarbeiten Sie dazu die entsprechenden Grundsätze des Gelenkschutzes!
4. Erläutern Sie die Notwendigkeit der einzelnen Patienteninstruktionen anhand der Hauptsymptome und des Verlaufes der Erkrankung!

---

**Fingerpolyarthrosen**

Es gibt verschiedene Formen der Fingerpolyarthrosen, die teilweise nur bestimmte Fingergelenke betreffen, wie z. B. die Heberden-Arthrose, die nur die DIP-Gelenke der II.–V. Phalanx befällt.

**Versch. Formen**

Es treten akut, oft nachts, Veränderungen im Gelenkbereich auf: Paarige Knoten, z. T. auch wasserhelle Bläschen, die gerötet und sehr schmerzhaft sind. Die Knoten bilden sich teilweise zurück. Im Laufe der Erkrankung bilden sich starke Deformierungen mit Abweichungen der Endglieder und starke Bewegungseinschränkungen.

**Ergotherapeutische Behandlung:**

**Eth.-Behandlung**

- Gelenkschutzinformationen weitergeben
- Haushaltstraining, Arbeitsmethoden verändern, Einsatz von Hilfsmitteln und/oder elektrischen Haushaltsgeräten
- Erhalten der Gelenkbeweglichkeit durch Einsatz handwerklicher Techniken (Makramee, Peddigrohr, freies Weben, Tonabeiten)
- Therapeutisches Kneten
- Schreibtraining
- Üben von Schleifenbinden, Zuknöpfen etc., Einfädeln einer Nadel; Nähen ist mit der Maschine gelenkschonender.

## Gonarthrose

*Ursachen und Krankheitsverlauf* siehe Arthrosis deformans

### Behandlungsziele

Ziele

- Erhalt bzw. Erweiterung des Bewegungsausmaßes im Kniegelenk
- Erreichen der größtmöglichen Selbstständigkeit und Unabhängigkeit von fremder Hilfe

### Ergotherapeutische Behandlung

**Behandlungs-maßnahmen, -medien**

a) *Behandlungsmaßnahmen/-medien*

- Weben am Knie-Beuger-Strecker unter Ausnutzung der Steigerungsmöglichkeiten, die die Technik und die der funktionelle Webplatz bieten (s. d.)
- Sägen mit der Fahrradsäge

**AdtL**

b) *Aktivitäten des täglichen Lebens – Gelenkschutz – Hilfsmittelversorgung*

- Weder Beine noch Unterschenkel beim Sitzen überkreuzen, da das Gelenk dabei nicht achsengerecht geführt wird; der Bandapparat wird ungleichmäßig belastet, woraus ein Wackelknie entstehen kann
- Beine hochlagern, die Knie nicht durchhängen lassen, das ganze Bein unterlagern.
- Sitzerhöhung
- Stühle und Sessel mit seitlichen Armlehnen erleichtern das Aufstehen
- Anziehhilfen:
  Langer Schuhlöffel, Strumpfanzieher, Schlüpfschuhe oder Schuhe mit Klettverschluss

c) *Berufliche Rehabilitation*

Der Patient sollte eine überwiegend sitzende Tätigkeit ausführen. Ist eine Veränderung im Rahmen der bisherigen Tätigkeit und am bisherigen Arbeitsplatz nicht möglich, wäre ein Berufs-, Tätigkeitswechsel zu empfehlen.

### Allgemeine konservative und operative Behandlung

**Konservative und operative Therapie**

- Analgetika, Antiphlogistika
- Alloarthroplastischer Gelenkersatz, z. B. GSB-Prothese
- Physiotherapie (Schwimmen, Quadrizepstraining, Wärmeapplikation, Elektrotherapie)

## Coxarthrose

### Daten zum Krankheitsbild

*a) Ursachen*

**Ursachen**

- Primäre, idiopathische Coxarthrose
  Minderwertiger Gelenkknorpel
  Malum coxae senile
- sekundäre Coxarthrose (häufiger)
  präarthrotische Deformierung des Hüftkopfes, kongenitale Missbildung, statische Störung, Trauma

*b) Symptome und Verlauf*

**Symptome**

*Das Frühstadium*
- über Jahre symptomlos
- erste subjektive Symptome: Eine zunächst nicht näher definierbare Müdigkeit im betroffenen Bein, Ermüdungsschmerzen, morgendliches Steifheitsgefühl in dem erkrankten Gelenk und typische Anlaufbeschwerden
- nicht selten Schmerzausstrahlung bis in die Knieregion
- Gehleistung vermindert sich durch die bei längerer Belastung auftretenden Beschweren, die zunächst in Ruhe noch verschwinden
- mit zunehmendem Verschleiß werden die schmerzfreien Intervalle immer kürzer
- endgradige, meist schmerzhafte Einschränkung des Gelenks
- Rotations- und Überstreckungsbewegungen sind eingeschränkt
- Schonhinken

*Das fortgeschrittene Stadium*
- fast unmerkliche Zunahme der Belastungsbeschwerden, auch in Ruhe selten Beschwerdefreiheit
- kalte und nasse Witterung hat negativen Einfluß – Schmerzzunahme
- Behinderung beim An- und Ausziehen, Schuhanziehen, Treppensteifen
- gestörtes Gangbild. Patient benötigt eine Stockhilfe

**Fortgeschrittenes Stadium**

*Das Endstadium*
- zunehmende Beschwerden, Schmerzen mit Kontrakturen, der Patient benötigt 2 Gehhilfen
- stark herabgesetzte Mobilität
- An- und Ausziehen meist nur mit fremder Hilfe

**Endstadium**

### Behandlungsziele

**Ziele**

- siehe Arthrosis deformans
- Maximum an Stabilität im Gelenk erhalten

## Ergotherapeutische Behandlung

Die Coxarthrose tritt oft nicht isoliert bei einem Patienten auf, so dass außerdem noch weitere Gelenke in die Therapie einzubeziehen sind.

**Behandlungs-maßnahmen, -medien**

*a) Behandlungsmaßnahmen/-medien*

- Weben am Ab- und Adduktor mit großem Vorbehalt, da die Bewegungen nicht nur achsengerecht in einer Ebene durchgeführt werden, sondern eine Mischbewegung gefordert wird
- Weben im Übungsbett

**AdtL Gelenkschutz**

*b) Aktivitäten des täglichen Lebens – Gelenkschutz*

- Belastung reduzieren
- Überkreuzen der Beine zur Entlastung der verkürzten Muskulatur
- alle Tätigkeiten im Sitzen durchführen, um den Gelenkknorpel zu entlasten
- lotrechte Haltung im Stehen
- Mehrbelastung des gesunden Beines vermeiden und den Patienten auf einen Belastungswechsel hinweisen
- korrektes Gehen und Stehen: feste Schuhe, Schuhe mit dicker Kreppsohle, die das Stauchen abfangen, die Belastung von Vor- und Rückfuß wechseln
- ermüdende Märsche und das Gehen auf unebenem Gelände vermeiden
- Tragen schwerer Lasten vermeiden

Gut ist Fahrradfahren, wobei auch Herren ein Damenrad mit kleiner Übersetzung benutzen sollten. Ein großes Dreirad bietet mehr Sicherheit. Anstrengende Steigungen und lange Fahrstrecken sollten vermieden werden.

**Beruf**

*Beruf*
Einsatz einer Stehhilfe
Berufswechsel diskutieren bzw. Veränderungen am Arbeitsplatz und ihre Realisierbarkeit

**Selbsthilfe**

**Hilfsmittel**

*Selbsthilfetraining/Hilfsmittelversorgung*
- Anziehen von Schuhen und Strümpfen (Strumpfanzieher, Schuhlöffel, helfende Hand)
- erhöhter Toilettensitz
- Haltegriffe
- Badebrett, Badewannensitz, Antirutschunterlage in der Wanne
- möglicherweise Arthrodesenstuhl und Fußbank
- Versorgung mit einem Katapultsitz
- Haushaltstraining
- Angehörigenberatung
- bei einem Hausbesuch sind Oberflächen der Wege, Stufenhöhen, Treppen, Geländer, Badezimmer mit Anordnung der sanitären Einrichtung und Höhe von Badewanne und WC zu analysieren und, wenn nötig, zu verändern
- handelt es sich um einen alleinstehenden Patienten, ist möglicherweise für eine Haushaltshilfe zu sorgen.

182

## Allgemeine konservative und operative Therapie

– Vermitteln allgemeiner Verhaltensmaßregeln
  – Vermeidung bzw. Reduzierung körperlicher Überbelastung
  – Berufliche Umstellung auf überwiegend sitzende Tätigkeit
  – Dauerentlastung durch Benutzung von Gehhilfen
  – Reduzierung bzw. Kontrolle des Körpergewichts
  – Vermeiden von Zugluft, Kälte, Nässe

– Medikamentöse Behandlung, primär schmerzlindernde Medikation

– Physikalische Maßnahmen
  – Wärmebehandlung (Heizkissen, Moor-, Paraffin-Packungen, Moor-Schlamm-bäder, Kurz- und Mikrowelle)
  – Badekuren

– Physiotherapie
  – Krankengymnastische Übungsbehandlung zum Erhalt der Gelenkmobilität und Verhinderung von Kontrakturbildung; Extension und Entlastungsbe-handlung.

– Konservative orthopädische Maßnahmen
  z. B. Hohmann'sche Rotationsbandage, die eine schmerzhafte Rotations- sowie Ab- und Adduktionsbewegung verbietet, Flexion und Extension bleiben mög-lich

– Operative Therapie
  Ziele: Schmerzfreiheit, Verbesserung der Gelenkmechanik und weitgehende Wiederherstellung der Beweglichkeit
  Maßnahmen:
  – Hüftnahe Femurosteotomien, um Coxarthrosen zu verhindern
  – Seltener Hüftgelenkarthrodesen
  – Heute noch seltener, da nur im Falle von Komplikationen mit dem alloarthro-plastischen Gelenkersatz, wenn es keine andere Möglichkeit gibt: Sine-sine

---

### Aufgaben

1. Nennen Sie 3 wichtige Ursachen der Coxarthrose!
2. Nennen Sie die Gelenkschutzmaßnahmen, die einem Patienten mit Coxarthrose vermittelt werden müssen!
3. Erarbeiten Sie die Veränderungen im gesamten Körper, die bei einem Patienten mit rechtsseitiger Cox- und Gonarthrose entstehen können! Begründen Sie Ihre Aussagen!
   Wie beeinflussen diese Veränderungen das Ausführen der Aktivitäten des täglichen Lebens?
4. Worauf ist beim Anziehen der unteren Extremität und bei der Ausführung der persönlichen Hygiene in der postoperativen Behandlung einer Hüft-Total-Endoprothese zu achten?

---

### Quellen

– Arthrosis deformans, Cox-, Gonarthrose
– Baumgartner, R. & Ochsner, P. E. & Schreiber, A. (1986). Checkliste Orthopädie. (2. überarb. Aufl.). Stuttgart: Thieme
– Debrunner, A. M. (1988). Orthopädie. (Nachdruck der 2. durchges. u. erg. Aufl. 1985). Bern: Hans Huber.

– Francois, Francon. (1956). Coxarthrose, documenta rheumatol. geigy Nr. 9. Aix-les-Bains: Geigy.
– Heimstädt (1977). Arthrosen. Schriftenreihe der deutschen Rheuma-Liga e. V. Heidelberg: E. Fischer.
– Jentschura, G. & Janz, H.-W. (Hrsg.) (1979). Beschäftigungstherapie, B. 1. (3. neubearb. u. erw. Aufl.). Stuttgart: Thieme.
– Miehle, W. (1987). Gelenk- und Wirbelsäulenrheuma. Basel: Eular.
– Valentin, C. (1988 frz., 1989 dtsch.). Leben mit einem künstlichen Hüftgelenk. Zu beziehen beim Deutschen Verband der Ergotherapeuten e. V., Karlsbad-Ittersbach.
– Verband der Ergotherapeuten (Hrsg.). (1995). Indikationskatalog Ergotherapie. (5. überarb. Aufl.). Idstein: Schulz-Kirchner Verlag.
– Weitere Literatur siehe Kapitel: ‚Gelenkschutz'

## 3.11 Chronische Polyarthritis

### Daten zum Krankheitsbild

**Definition**

Die chronische Polyarthritis ist eine häufig auftretende Allgemeinerkrankung, vorwiegend einhergehend mit der Entzündung einzelner oder zahlreicher Gelenke, Sehnenscheiden und Bursen unter wechselndem schubweisen Verlauf.

**Epide-miologie**

*Epidemiologie*

– Morbidität zwischen 1 und 3 %
– die Erkrankung kann grundsätzlich in jedem Lebensalter (zu ca. 6 % bei Kindern) auftreten
– Geschlechtsverteilung schwankt in Manifestationsalter von 50–70 Jahren Männer : Frauen 1 : 3
– man findet eine familiäre Häufung ohne Nachweis eines genauen Erbganges
– Häufigeres Auftreten in Regionen feuchten, gemäßigten Klimas
– Erste Krankheitserscheinungen daher auch vor allem im Frühjahr und Herbst

**Ursachen**

*a) Ursachen*

Sie sind unbekannt, es existieren nur Vermutungen:
– genetische Prädispositin
– eine nicht näher definierte Noxe trifft die Synovialmembran von Gelenken, Sehnenscheiden und Bursen
– körpereigene Gewebsanteile wandeln sich zu Antigenen um: Autoimmunprozess mit nachfolgender Entzündung der Synovialmembran von Gelenken, Sehnenscheiden und Bursen

*b) Diagnostik*

(Kriterien der American Rheumatism Association = ARA)

**Kriterien der ARA**

1. Morgensteifheit der Gelenke
2. Schmerzen bei Bewegung oder Empfindlichkeit (Druckschmerz) in mindestens einem Gelenk; symptomfreies Intervall nicht länger als 3 Monate
3. Synovialisschwellung oder Erguss in wenigstens einem Gelenk
4. Symmetrische Gelenkschwellung

5. Subcutane Knoten über Knochenvorsprüngen, auf den Strecksehnen oder im Gelenkbereich
6. Typisches Röntgenbild: gelenknahe Osteoporose und nicht nur degenerative Veränderungen
7. Rheumafaktor ist nachweisbar
8. Veränderungen der Synovialflüssigkeit
9. Histologische Veränderungen der Synovialmembran

Die Rheumafaktoren (Punkte 6, 7 und 8) sind bei Befall kleiner Gelenke nicht immer pathologisch verändert.

## Die Erkrankung kann in 4 Stadien, Phasen, verlaufen:

### I. Proliferative Phase

Entzündliche Hypertrophie und Hyperplasie des Synovialgewebes, sowie gesteigerte Fibrinabsonderung verursachen primär Kapseldehnung, sekundär Schmerzen und Funktionseinschränkungen. Die schmerzbedingte reflektorische Dysfunktion beeinträchtigt die Knorpelernährung, begünstigt das Vorwachsen des Pannusgewebes, das sich als dünne Membran über die Knorpel-Knochen-Grenze schiebt und die Gelenkdestruktion mit nachfolgender Versteifung bewirkt.

**Pannus-bildung, Schmerz, Funktionsein-schränkung**

Schädigung der kleinen Gefäße der Synovialmembran
↓
Entzündung (überwärmte Gelenke, oft ohne Hautrötung)
↓
Exsudation
↓
Gewebsproliferation

## Ziele der ergotherapeutischen Behandlung

**Ziele**

- Deformitäten vorbeugen
- Erhalt des vorhandenen Bewegungsausmaßes
- Erhalt bzw. Verbesserung der Muskelfunktion
- Größtmögliche Selbstständigkeit in den Aktivitäten des täglichen Lebens unter Berücksichtigung des Gelenkschutzes besonders für den Bereich der Haushaltsführung

Problem:
Der Patient sieht die Gefahren noch nicht, ist z.T noch nicht ausführlich genug über das Krankheitsgeschehen inkl. der Progredienz informiert und nimmt die Therapieinhalte und Gelenkschutzinformationen noch nicht für sein eigenes tägliches Leben an.

### II. Destruktive Phase

Durch die Proliferation entstehen:

Knorpel- und Knochenschäden (Usuren), sowie Destruktionen der angrenzenden Gelenkteile. Ursachen der Knorpeldestruktion: Ernährungs-

**Destruktion von Gelenkteilen**

185

störungen, verursacht durch den Pannus, der die Diffusion verhindert; gleichzeitig Einwachsen des Pannus in den Knorpel.

- Synovitisches Gewebe kann durch die Defekte in den Knochen eindringen
- Ausdehnung innerhalb des Knochens, Beginn der Zerstörung von innen
- Am Kniegelenk umschließt der Pannus oft die Menisci; im Laufe der Erkrankung werden so Rupturen verursacht
- Baker's Cyste: Im Kniegelenksbereich nehmen synovitisches Gewebe, Synovialflüssigkeit und Fibrin an Menge zu, es entsteht eine permanente Druckbelastung, die eine Überdehnung der Kapsel verursacht. Eine Aussackung der Synovialmembran bis in die Wade ist möglich.

**Manuelles Befallmuster**

In der destruktiven Phase beginnt die Entstehung der Deformitäten der Hand, die z. T. einzeln, oft aber in unterschiedlicher Weise kombiniert auftreten.

a) *Bajonettstellung (auch: umgekehrte Bajonettstellung)* im Handgelenk: Sowohl die Zerstörung des palmaren Bandapparates als auch der Neigungswinkel der Gelenkfläche des Radius sind die Ursachen der palmaren Luxation des Handgelenkes. Zu beachten ist, dass die Dorsalextension, besonders, wenn sie gegen einen Widerstand und mit großem Bewegungsausschlag geführt wird, die Luxation verstärkt.

**Subluxation**

b) *Subluxation der MP-Gelenke* nach palmar mit nachfolgender Luxation aufgrund zunehmender Zerstörung der Gelenkflächen

**Ulnardeviation**

c) *Ulnardeviation* in den Fingergrundgelenken durch die ulnare Zugtendenz der langen Fingerflexoren und -extensoren bei Destruktion der MP-Gelenke und Schädigung des Kapsel-Band-Apparates; die Strecksehnen luxieren in die ulnaren Interdigitalräume. Die Ulnardeviation kann jedoch auch durch die Handskoliose entstehen (wichtig für die Schienenherstellung). Pathologische Veränderungen im Bereich des Handgelenkes: Die ulnare Verschiebung der ⁙⁙⁙⁙⁙⁙⁙⁙⁙⁙⁙⁙⁙⁙⁙⁙ ⁙⁙⁙⁙⁙⁙⁙⁙⁙⁙⁙⁙⁙ ⁙⁙⁙⁙⁙⁙⁙⁙⁙⁙ ⁙⁙⁙⁙⁙⁙⁙⁙ ⁙⁙⁙⁙⁙ ⁙⁙⁙ ⁙⁙⁙⁙⁙⁙⁙⁙⁙⁙⁙ ⁙⁙⁙ ⁙⁙⁙⁙⁙⁙ handknochen nach radial. Daraus ergibt sich ein kompensatorischer Ulnardrift der Phalangen.

**Schwanenhals**

d) *Schwanenhalsdeformität:* Verursacht durch die Retraktion der Mm. Interossei palmares: Überstreckung der PIP-Gelenke und sekundär durch Zug des M. flex. dig. prof. Beugung des DIP-Gelenkes. Mitursache sind oft eine Subluxation nach palmar im MP-Bereich und eine Tenosynovitis der Beugesehnen.

**Knopfloch**

e) *Knopflochdeformität (Button-Hole-Deformity)*
Zerstörung des Mittelzügels der Dorsalaponeurose über den PIP-Gelenken durch die Gelenksynovitis. Dehnung der zentralen Sehne, Abgleiten der Seitenzügel seitlich nach palmar; sie fungieren dann als Flexoren. Es kann auch zur Ruptur der Extensorensehne über dem PIP-Gelenk kommen, die Lateralbänder der Intrinsicmuskulatur luxieren nach palmar und wirken als Flexoren.
Kompensatorisch: Überstreckung im DIP.

**Schuhmacherdaumen**

f) *Extrinsic-minus-Daumen, Ninety-to-Ninety-Deformity, Schuhmacherdaumen.*
Die Sehne des M. ext. poll. brev. wird am Ansatz (am Daumengrundglied) synovitisch zerstört und gedehnt. Folge: Flexionskontraktur im MP von ca. 90°, im IP-Gelenk im Laufe der Zeit eine kompensatorische Hyperextension und reflektorische Spannung der Adduktoren; das Daumengrundgelenk verliert die

aktive Streckfähigkeit und der Spitzgriff kann nur mit geringer Präzision durchgeführt werden.

g) *Verlust des transversalen Handbogens*

h) *Faustdiastase* – mangelnder Faustschluss.

i) *Strecksehnenruptur* in erster Linie der Sehnen des IV. und V. Fingers im Handgelenksbereich; die Streckung ist nur noch assistiv oder passiv ausführbar.

j) *Caput-ulnae-Syndrom:* Das Ulnarköpfchen springt vermehrt nach dorsal vor. Ursache ist eine durch Entzündung des distalen Radio-ulnar-Gelenkes bedingte Insuffizienz. Die Sehne des M. extensor carpi ulnaris gleitet am Ulnarköpfchen vorbei auf die Beugeseite des Handgelenkes.

k) Ausbildung von *Rheumaknoten*

l) *Carpatunnel-Syndrom:* Durch Tenosynovitis der carpalen Sehnenscheiden an der Palma manus kommt es zur Kompression des N. medianus, was nachfolgende Symptome hervorruft:
Parästhesien, Hypo-, Anästhesie, nächtlichen Schmerz, Thenaratrophie, Verlust der taktilen Gnosis. Das C. ist an frühmorgendlichen mechanischen Bewegungsbehinderungen erkennbar. Oft ist es als erstes Anzeichen der chron. Polyarthritis zu finden. In etwa 80 % der Fälle bleibt die Ursache des Carpatunnel-Syndroms auch operativ ungeklärt (weitere Ursachen: siehe Medianusläsion).

m) *Tenosynovitis:* Entzündung des Sehnengleitgewebes. Die Folge sind Bewegungseinschränkungen, z. T. Sehnenrupturen, Schmerzen bei Bewegung und bei Bewegungsversuch, Spontan- und Ruheschmerz. An der Hand sind überwiegend die Beugesehnen betroffen, es entsteht teilweise der „schnellende Finger".

n) *Bursitis:* Befall der Synovialis der Schleimbeutel, vorwiegend im Bereich der Ellbogengelenkstreckseite mit palpablen Gewebsveränderungen. Rezidivierender Verlauf.
Die Deformitäten sind zunächst relativ gering und können korrigiert werden. Bewegungseinschränkungen sind aber in jedem Falle vorhanden. Schmerzen treten besonders im Bereich des CMC- und des Handgelenkes auf.

**Ergotherapeutische Behandlung**

– Muskelkräftigung und Gelenkmobilisation unter besonderer Berücksichtigung der MP-Gelenke
– Verminderte Kraftanwendung vor allem im Bereich der Fingergelenke. Vorsicht bei Instabilität – es besteht Luxationsgefahr!
– Schienen zur Prophylaxe und Korrektur
– Anwenden der Vainio-Touren (Wickeltechnik zur Korrektur der ulnaren Abweichung der Langfinger)
– Erreichen der größtmöglichen Selbstständigkeit bei den Aktivitäten des täglichen Lebens, primär in den Bereichen persönliche Hygiene, An- und Ausziehen und Haushaltsführung. Dabei sind dem Patienten die Grundsätze des Gelenkschutzes mitzuteilen und unter Einsatz der entsprechenden Hilfsmittel im täglichen Leben praktisch anzuwenden.

**Faustdiastase**

**Strecksehnenruptur**

**Caput-ulnae-Syndrom**

**Rheumaknoten**

**Carpaltunnel-Syndrom**

**Tenosynovitis**

**Bursitis**

**Ergotherapie**

187

### III. Degenerative Phase

**Sekundär-
arthrose**

Die nachfolgenden Faktoren bewirken die Sekundärarthrose; sie nehmen unabhängig von der chron. Polyarthritis an Schwere und Ausmaß zu:

- Destruktion der Gelenkflächen
- Inkongruenz
- Instabilität
- Varus-, Valgusfehlstellunen
- Subluxation, Luxation
- Zerstörung des Ulnarköpfchens

Erweichte Knorpelabschnitte lösen sich spontan ab, freie Körper behindern die Gelenkfunktion. Reaktive Veränderungen am Knochen zeigen sich in Randwulstbildungen.

**Symptome**

*Symptome*

- Ausgeprägte, passiv korrigierbare Deformitäten
- es sind nicht mehr als 5 Gelenke der Hand bewegungseingeschränkt
- Zerstörung des transversalen Handgewölbes
- Schädigung des Bänderapparates
- Kontrakturentstehung

**Ergotherapie**

**Ergotherapeutische Behandlung**

- Korrektur des transversalen Handgewölbes durch Schienen
- Vermeiden von Kraftübungen an kugelförmigen Gegenständen, z. B. Schaumstoffbällen, da die Gefahr von Subuxationen besteht.
- Einsatz von gelenkmobilisierenden Fingerübungen ohne Widerstand. Dabei auf eine korrekte Ausgangsstellung des Handgelenkes achten: Der dritte Strahl befindet sich in der Verlängerung zum Unterarm.
- Erhalten der größtmöglichen Selbstständigkeit und Unabhängigkeit von fremder Hilfe bei den Aktivitäten des täglichen Lebens (persönliche Hygiene, An-, Ausziehen mit Adaptation von Kleidung, Haushaltsführung, Hobbyfindung, ... )
- Anwenden der Grundregeln des Gelenkschutzes im Rahmen des Selbsthilfetrainings unter Einsatz der entsprechenden Hilfsmittel (konventionelle bzw. individuell hergestellte).

### IV. Stabilisierende Phase

**Ankylosen
keine Entzün-
dungs-
prozesse
mehr**

Ankylose: keine oder nur minimale aktive Gelenkbeweglichkeit.
Es finden keine Entzündungsprozesse mehr statt, die Synovialmembran bildet sich zurück und jede Form der „Defektheilung", d. h. eine Ankylose in einer ungünstigen Stellung, behindert den Patienten.
Die Deformitäten sind weder aktiv noch passiv korrigierbar. Z. T. wird versucht, durch operativen Gelenkersatz und/oder Arthrodesen in Funktionsstellung Gelenkfunktionen wieder zu ermöglichen.

## Ergotherapeutische Behandlung

- Motorisches Funktionstraining zur Verbesserung der Öffnung, der Greiffähigkeit und der Kraft der Hand, sofern möglich.
- Selbsthilfetraining in allen Bereichen unter Berücksichtigung des Gelenkschutzes und insbesondere der Hilfsmittelversorgung
- Schienenversorgung
- Arbeitstherapeutische Maßnahmen im Sinne der Berufsvorbereitung, der Wiedereingliederung in den alten Beruf, der Berufsfindung, ...
- Arbeitsplatzadaptation unter Berücksichtigung gelenkschonender Maßnahmen

## Allgemeines zur Behandlung des Polyarthritikers

### Behandlungsziele

- Erhalt/Erreichen/Wiedergewinnen der größtmöglichen Selbstständigkeit in allen Aktivitäten des täglichen Lebens einschließlich der Unterweisung im Gelenkschutz und der adäquaten Hilfsmittelversorgung.
- Erhalt des größtmöglichen aktiven physiologischen Bewegungsausmaßes und der größtmöglichen Muskelkraft
- Verbessern der Feinmotorik, insbesondere der Koordination und Geschicklichkeit
- Verhindern von Ausweichbewegungen
- Verhindern von Schonstellungen, Deformitäten und pathologischen Bewegungsabläufen
- Erhalt der bedrohten, gestörten Funktionen bzw. deren Besserung oder Wiederherstellung
- Erlernen von gelenkschonenden Kompensationsmechanismen als Ersatz für wichtige verlorengegangene Funktionen
- Erhalt der Funktionsstellung der Gelenke der Hand durch entsprechende Schienenversorgung
- Erhalt/Erreichen/Wiedergewinnen der größtmöglichen Arbeitsfähigkeit

## Ergotherapeutische Behandlung

*Detaillierte Befundaufnahme:*

- Motorischer Befund einschließlich der Deformitätenbeschreibung
- Erfassen der Greifkraft
- Sensibilitätsstatus
- AdtL-Status
- Schmerzbefund

*Grundsätze der Behandlung*

- Keine ruckartigen Bewegungen ausführen lassen
- Auf korrekte Arbeitshaltung achten, um Ausweichbewegungen oder Hineinarbeiten in Deformitäten zu vermeiden

- Jeder Patient muss individuell mit seiner Behinderung behandelt werden, so dass die Maßnahmen und Techniken nur aufgezählt, aber nicht ausführlich erklärt werden
- Individuell angemessene Dosierung der Behandlung, um Überforderungen, die einen Schub auslösen können, zu vermeiden
- Die Behandlung eines Patienten mit chronischer Polyarthritis muss eine ergotherapeutische Ganzbehandlung sein, die nachstehende Inhalte umfasst:

  - Motorisch-funktionelle Übungen
  - Selbsthilfetraining, Hilfsmittelversorgung einschließlich Hausbesuch
  - Gelenkschutztraining
  - Schienenherstellung
  - Arbeitsplatzgestaltung, -adaptationen, -veränderung, um frühe Berentung zu vermeiden
  - Psychische Stabilisierung, Unterstützung bei der Krankheitsverarbeitung
  - Weitergabe von Informationsmaterial

**Maßnahmen, Medien motorisch funktionell**

*a) Behandlungsmaßnahmen/-medien*

*Motorisch-funktionelle Behandlung:*
Einsatz handwerklicher Techniken unter Berücksichtigung der Fähigkeiten des Patienten. Die Technik muss vom Patienten durchführbar sein und soll Erfolgserlebnisse vermitteln, nicht durch zu hohe Anforderungen frustrieren.

- Weben an den funktionellen Geräten
- Weben am Tischwebrahmen
- freies Weben
- Makrameearbeiten (weiches Material)
- Peddigrohr
- Umriemelungsarbeiten in Leder
- Einsatz funktioneller Spiele, um differenziert Greiffunktionen zu üben
- Drucken mit adaptierten Stempeln
- Salzteigarbeiten
- Tonarbeiten

Zur Lockerung kann der Patient vor der Behandlung die Finger im warmen Sand durchbewegen.
Es ist wichtig, eine große Auswahl verschiedenster Techniken zu haben, da chronische Polyarthritiker Dauerpatienten sind, die in unterschiedlichen Abständen immer wieder zur stationären konservativen und operativen Behandlung in die Klinik kommen.

*Kontraindikationen:*

Metall-, Holzarbeiten, Sticken, Perlen aufziehen, Stricken; alle Techniken, die eine verkrampfte Sitzhaltung, einen kraftvollen Spitzgriff und langdauernde feine Bewegungen erfordern.

190

Gemäß dem Subsidaritätsprinzip „Nur so viel Hilfe von außen, wie unbedingt nötig" erhält der Patient Unterstützung und Hilfestellung durch die Therapeutin und (möglichst) auch durch die Angehörigen. Auch die Hilfsmittelversorgung basiert auf diesem Grundsatz: So wenig Hilfsmittel wie möglich einsetzen, jedoch genügend, um einen umfassenden, effektiven Gelenkschutz gewährleisten zu können.

In die Abklärung der Aktivitäten des täglichen Lebens sollte man, orientiert am Alter und der individuellen Situation des Patienten, die Angehörigen miteinbeziehen. Das Selbsthilfetraining beginnt schon vor den operativen Maßnahmen und wird danach intensiver und anhand der neuen Gegebenheiten fortgeführt. Erst nach einer Operation, einer Synovektomie oder einem allorarthroplastischen Gelenkersatz, kann die endgültige Hilfsmittelerprobung vorgenommen und entschieden werden, welche Hilfen notwendig sind. Im Bereich des Haushaltes oder der Küche ist es erstrebenswert, so viele Geräte wie möglich, die auch eine gesunde Hausfrau besitzt, zu benutzen:

- Sparschäler zum Kartoffel- und Gurkenschälen
- Halber Siebdeckel zum Abgießen von Kartoffeln
- Verlängerte Hebelarme zum Öffnen von Gläsern und Flaschen
- Elektrischer Mixer

Weitere Informationen enthält das Kapitel über den Gelenkschutz.

Im Badezimmer und der Toilette werden in der Regel folgende Hilfen benötigt:

- Haltegriffe
- Toilettensitzerhöhung
- Badewannenbrett, -sitz
- Duschklappensitz
- Anti-Rutsch-Unterlage

An-, Ausziehen

- Strumpfanzieher
- Langer Schuhlöffel
- Helfende Hand
- Rundholz mit einem Kleiderbügelhaken
- Kleiderbügel

Das Gelenkschutztraining umfasst alle Bereiche des täglichen Lebens einschließlich der korrekten Lagerung. Die Inhalte des Gelenkschutzes sind dem Patienten theoretisch (anhand von Texten und Abbildungen) und praktisch im Rahmen des Selbsthilfetrainings zu vermitteln.

### d) Schienenherstellung

- Lagerungsschiene für nachts, um die Funktionsstellung zu erhalten und eine Ulnardeviation zu vermeiden
- Handgelenksstützschienen, die das Handgelenk unterstützen und so differenziertere Hand- und Fingerfunktionen ermöglichen
- Dynamische Schienen nach Swanson-Arthroplastik
- Antiulnardeviationshandspange als Funktionsschiene bei den täglichen Verrichtungen, um beim Zufassen die Ulnardeviation in den MP-Gelenken zu verhindern
- Kleine Fingerschienen (dynamische Drei-Punkt-Schienen) gegen die speziellen Deformitäten (Schwanenhalsringe, Capener Splint, Daumensplint, Daumenkappe etc.)

### e) Arbeitstherapeutische Maßnahmen

**Arbeits-platzadapta-tion**

Anhand einer differenzierten Arbeitsablauf-, Anforderungs- und Arbeitsplatzanalyse ist zu entscheiden, ob und wie der Patient wieder in das Berufsleben integriert werden kann. Hauptziel sollte immer die aktive Tätigkeit und nicht die Berentung bleiben. Dabei ist eine Arbeitsunterbrechung soweit wie möglich zu vermeiden. (Hasselblatt 1988, 60) Arbeitstherapeutische Maßnahmen sind in diesem Fall so weit zu fassen, dass auch die Tätigkeiten im Haushalt, in der Schule und im Bereich der Freizeitgestaltung dazu gehören.

### f) Psychologisch und pädagogisch orientierte Maßnahmen im Rahmen der Ergotherapie

**Psych. Be-handlung**

Schwerkranke Patienten mit einer hohen BKS und einer Reihe entzündeter Gelenke sind häufig eher depressiv, so auch Patienten mit nur geringem Wissen über ihre Erkrankung.

Die Patienten haben u. a. Angst vor den nicht einschätzbaren Folgen eines Schubes: Wie wird sich die Bewegungsgestalt verändern? Werden neue Deformitäten entstehen? Welche? Wie werden sie die Aktivitäten des täglichen Lebens beeinflussen? Diese Fragen sind weder vom therapeutischen Team noch vom Patienten zu beantworten.

Angst, Unsicherheit und Konflikte begleiten den Patienten sein Leben lang, können häufig nicht positiv verarbeitet und gelöst werden. Er wehrt sie ab. Zu den Abwehrmechanismen nach Freud gehört als besonders schwerwiegend die Regression: Der Patient zieht sich auf eine lebensgeschichtlich frühe Lebensform, die er als befriedigend erlebt hat, zurück. Es besteht die Gefahr, dass er dort verweilt und keine Handlungsschritte zur Überwindung der Angst mehr findet.

Das therapeutische Team hat die Aufgabe, den Patienten während des Klinikaufenthaltes und – wenn möglich – auch darüber hinaus in seiner Selbstständigkeit zu unterstützen und das Selbstbewusstsein zu stärken.

Die Ergotherapeutin kann z. B. das Krankheitswissen im Rahmen der Therapie vergrößern, dem Patienten helfen, sich mit dem veränderten Aussehen auseinander zu setzen und es zu akzeptieren. Das, was der Patient für sich und an sich als positiv erlebt, bedarf der Verstärkung. Auf diese Weise wird es leichter, das Leben trotz Behinderung und trotz der

Schmerzen als lebenswert zu empfinden. Unterstützt wird dieses Erleben durch die privaten sozialen Kontakte und Eigenaktivitäten im Bereich von Hobbyfindung und Freizeitgestaltung. Hier muss die Ergotherapeutin unter Berücksichtigung des Gelenkschutzes Hilfestellung geben.

### g) Weitergabe von Informationen

**Patienteninformationen**

- Welche Selbsthilfeorganisationen gibt es?
- Wo sind Ortsgruppen der Deutschen Rheuma-Liga (DRL) und was wird dort angeboten?
- Skripten und Broschüren der DRL verteilen
- Es sollten ein Gelenkschutzprogramm für den häuslichen Bereich und ein individuelles gymnastisches Übungsprogramm für den Patienten erarbeitet werden. Hilfreich ist es, diese Informationen über den Text hinaus mit eindeutigen Zeichnungen und/oder Fotos zu versehen.

## Der chronische Polyarthritiker als Schmerzpatient

**Akuter Schmerz**

Der Schmerz wird grob untergliedert in akuten und chronischen Schmerz. Der akute Schmerz ist in der Regel auf den Schädigungsort beschränkt. Er dient als biologisches Warnsystem und hat Schutzfunktion, da er auf Verletzungen, Entzündungen, Überlastungen und Krankheiten hinweist. Dieser Schmerz setzt zielgerichtetes Handeln zum Erhalt der körperlichen Integrität in Gang, z. B. einen Arztbesuch.

**Chronischer Schmerz**

Bei der chronischen Polyarthritis tritt in Phasen der Entzündung Schmerz zunächst akut auf, dieser wird aber im Verlauf der Erkrankung zum chronischen Schmerz.

Schmerzen sind dann chronisch, wenn sie über eine Zeitdauer von einem halben Jahr hinaus anhalten, anfallsartig wiederkehrend oder dauerhaft auftreten. Oft ist keine Gewebsschädigung (mehr) diagnostizierbar oder die verursachenden Bedingungen sind auf medizinischem Wege nur schwer oder nicht behebbar.

Im Laufe der Zeit kommt es sozusagen zur Verselbstständigung des Schmerzes und es entsteht ein eigenes Krankheitsbild, bei dem der Schmerz seinen Hinweis- und Warncharakter weitgehend verloren hat. (Teegen 1992, 71 f.)

Auswirkungen auf den psychosozialen Bereich sind evident. Häufig findet der Übergang von akuten zu chronischen Schmerzen in einer kritischen Lebensphase statt, was bei der psychologischen Therapie Berücksichtigung finden muss.

Die chronischen Schmerzen werden häufig zum Hauptleiden eines chronischen Polyarthritikers. Folgen können eingeschränkte Beweglichkeit, Angst vor der Progredienz der Erkrankung, z. T. Depressivität und das Gefühl des Unverstandenseins durch die Umwelt und dadurch Einsamkeit, sein.

**Bedeutung von Aufmerksamkeit für Schmerz**

Von großer Bedeutung für die Schmerzwahrnehmung, -modulation und -aufrechterhaltung sind Aufmerksamkeits- und Bewusstseinsprozesse. Lenkt der Patient seine Aufmerksamkeit z. B. auf das schmerzende Gelenk, verstärkt sich die Schmerzwahrnehmung, Ablenkung verringert die Schmerzempfindung. Imaginative Verfahren haben diese Wirkung ebenfalls. In der Regel gelingt bewusste Ablenkung vom Schmerz nur bei leichten Schmerzen, bei starken Schmerzen sind damit nur wenige Patienten erfolgreich.

Auch die psychische Situation des Betroffenen hat direkt, aber auch indirekt über Muskelverspannungen, Auswirkungen auf die Schmerzempfindung.

Das Schmerzerleben ist ein ganzheitliches Geschehen, das durch Wechselwirkung körperlicher, psychischer und sozialer Bedingungen gekennzeichnet ist. Aus diesem Grunde sind bei chronischen Schmerzparametern immer psychologische Methoden in Diagnose und Therapie zu berücksichtigen.

Diese ganzheitliche Betrachtungsweise ist besonders bei chronischen Erkrankungen von großer Bedeutung, da für die Betroffenen für ihr weiteres Leben materielle und immaterielle Beeinträchtigungen entstehen. Gleichzeitig beinhaltet die Diagnose einer chronischen Erkrankung eine prognostische Dimension: die chronische Polyarthritis, gekennzeichnet durch ein multifokales Geschehen, zeigt ein sehr individuelles Gefüge an unterschiedlichen „Brennpunkten" (sog. Foci) im somatischen, psychischen und sozialen Bereich. Die wesentlichen Foci, Schmerz und Behinderung, sind immer im Zusammenhang mit ihren Ursachen, Folgen und den weiteren Brennpunkten zu sehen. Im somatischen Bereich gehören dazu u. a. Medikamentennebenwirkungen und Sekundärerkrankungen. Brennpunkte im psychosozialen Bereich schließen ein:

Seelische Veränderungen z. B. Selbstzweifel, Regression oder Reaktionen auf Veränderungen des Körperbildes; Verhaltensänderungen als Folge der motorischen Einschränkungen z. B. bei Ausdrucksbewegungen oder in den Aktivitäten des täglichen Lebens; Veränderungen der sozialen Beziehungen durch die Abhängigkeit von fremder Hilfe, aber auch durch Isolation, wenn die Freizeitgestaltung nicht mehr wie vor der Erkrankung ausgeführt werden kann; Veränderungen im beruflichen Bereich, möglicherweise verbunden mit dem Verlust des Arbeitsplatzes und daraus resultierenden Einkommensverlusten.

In die ergotherapeutische Behandlung sollten diese genannten Foci so umfassend wie möglich und unter Berücksichtigung der aktuellen Schwerpunkte mit einbezogen werden. Um dies leisten zu können, ist eine gute Zusammenarbeit im therapeutischen Team erfoderlich.

### Weitere operative und konservative Behandlung

**Konservative u. operative Behandlung**

Operativ:
    Alloarthroplastischer Gelenksersatz
    Synovektomie
    Arthrodesen
Konservativ:
    Physiotherapie (u. a. Balneo, Cryo-, manuelleTherapie)

194

## Aufgaben

1. Zählen Sie die von der American Rheumatism Association erarbeiteten Charakteristika der chronischen Polyarthritis auf, die eine Diagnostik ermöglichen!
2. Nennen Sie die 4 Stadien der chronischen Polyarthritis und erklären Sie sie kurz.
3. Nennen Sie die möglichen Ursachen der Ulnardeviation und erläutern Sie die Auswirkungen auf die ergotherapeutische Behandlung!
4. Wodurch wird die Knopflochdeformität verursacht?
5. Wodurch entsteht die Schwanenhalsdeformität?
6. Beschreiben Sie die Entstehung des Schuhmacherdaumens!
7. Wie sieht die Befundaufnahme beim chronischen Polyarthritiker aus? Welche Punkte müssen überprüft werden?
8. Nennen Sie 4 wichtige Behandlungsziele bei der chronischen Polyarthritis.
9. Welche Behandlungsmaßnahmen sind beim chronischen Polyarthritiker kontraindiziert?
10. Aus welchen Gründen ist bei einem chronischen Polyarthritiker eine ergotherapeutische Ganzbehandlung indiziert?
11. Erläutern Sie die Bedeutung der Gelenkschutzunterweisung im Rahmen der ergotherapeutischen Behandlung eines chronischen Polyarthritikers!
12. Erarbeiten Sie zu einem Behandlungsziel den möglichen Einsatz der Technik Makramee unter Berücksichtigung der Materialwahl, der Grösse des Werkstückes, der Arbeitsplatzgestaltung und der Regeln des Gelenkschutzes!
13. Welche Informationen über Behandlungsmöglichkeiten, Freizeitangebote, Betreuung zu Hause etc. würden Sie einem chron. Polyarthritiker geben?

## Quellen

- Brattström, M. (1979). Gelenkschutz bei progredient chronischer Polyarthritis. Lund: Studentlitteratur.
- Brattström, M. (1984). Gelenkschutz und Rehabilitation bei chronischer Polyarthritis. (2. Aufl.) Stuttgart: Gustav Fischer.
- Diekmann, M. et al. (o. J.). Die Hand. München: MSD, Sharp & Dohme.
- Donhauser-Gruber, U. et al. (1988). Rheumatologie. Entzündliche Gelenk- und Wirbelsäulenerkrankungen. Lehrbuch für Krankengymnastik und Ergotherapie. München: Pflaum.
- Geissner, E. & Jungnitsch, G. (Hrsg.). (1992). Psychologie des Schmerzes. Weinheim: Psychologie Verlags Union.
- Hasselblatt, A. (1988). Wie könnte Arbeitstherapie in der Rheumatologie aussehen? In Arbeitstherapie – eine Herausforderung. Idstein: Schulz-Kirchner. S. 49–72.
- Lücke, B. (1994). Pathomechanik und Handbefundung bei entzündlich-rheumatischen Erkrankungen. praxis ergotherapie, 7 (6), 368–372.
- Lücke, B. (1995). Handbefundung und Kosequenzen für die Therapie bei entzündlich-rheumatischen Erkrankungen. Teil II. praxis ergotherapie, 8 (3), 172–177.

- Mellenthin-Seemann, U. & Steier, F. & Schulz, A. & Biester, H.-G. (1988). Gelenkschutzunterweisung bei Patienten mit chronischer Polyarthritis. Leitfaden für Ergotherapeuten. Rehabilitation und Prävention Bd. 21. Berlin: Springer.
- Rehfisch, H.-P. & Basler, H.-D. & Seemann, H. (1989). Psychologische Schmerzbehandlung bei Rheuma. Berlin: Springer.
- Schaer, H. (1979). Krankengymnastik der rheumatoiden Arthritis. Therapiewoche, 29, 1469–1467.
- Schmidt, K. L. (1979). Physikalische und Ergotherapie bei rheumatischen Erkrankungen. Rheuma Forum 7. G. Braun GmbH.
- Slatosch, D. U. (1981). Aufgaben der Ergotherapie bei der postoperativen Behandlung von pcP-Patienten. Z KG 33 (11), 705–722.
- Souter. (1971). Splintage of the Rheumatoid Hand. The Hand 3 (2), 146 ff.
- Stack. (1971). The Zig Zag Deformity in the Rheumatoid Hand. The Hand, 3 (2), 67 ff.
- Stack. (1971). Buttonhole Deformity. The Hand 3 (2), 152 ff.
- Störig, E. (Hrsg.). (1982). Rheuma-Orthopädie. Erlangen: Perimed.
- Teegen, F. (1992). Die Bildersprache des Körpers. Gesundheit kann gelernt werden. Reinbek: Rowohlt.
- Verband der Ergotherapeuten. (Hrsg.). (1991). Indikationskatalog Ergotherapie. (4. völlig überarb. Aufl.). Idstein: Schulz-Kirchner.

**Weiterführende Literatur**

- AOK (Hrsg.) in Verbindung mit dem Bundesverband der Ortskrankenkassen (o. J.). AOK-Informationsreihe Nr. 7 Rheuma – Ursachen, Wirkungen, Hilfen, Nr. 8 Rheuma Bewegung ist das A und O. Frankfurt: Wirtschaftsdienst Verlag.
- Bundesarbeitsgemeinschaft ,Hilfe für Behinderte e. V.' (Hrsg.). (1989) Kommunikation zwischen Partnern. Band 203: Rheumakranke.
- Bundesarbeitsgemeinschaft für Rehabilitation (Hrsg.). (1989). Arbeitshilfe für die Rehabilitation von Rheumakranken. Frankfurt: Bundesarbeitsgemeinschaft für Rehabilitation.
- Deutsche Rheuma-Liga (Hrsg.). Diverse Schriften und Informationsmaterial zum Thema ,Rheumatische Erkrankungen' ,Gelenkschutz' ,Hilfsmittel'
- Fassbender, H. G. (1975). Pathologie rheumatischer Erkrankungen. Berlin: Springer.
- Gruber, A. (1990). Funktionelle Therapie im Sinne des Gelenkschutzes am Beispiel der rheumatischen Hand. praxis ergotherapie, 3 (1), 31–35.
- Hettenkofer, H.-J. (1984). Rheumatologie. Stuttgart: Thieme.
- Ink, B. & Winnege-Samulow, H. (1992). Schmerz und Therapie. Ein Praktikumsbericht. Beschäftigungstherapie und Rehabilitation, 31 (4), 340–345.
- Lorenz, K. & Oppermann, J. (1985). Die juvenile rheumatoide Arthritis. Stuttgart: Enke.
- LVA Baden (Hrsg.). (o. J.). Schriftenreihe Gesundheitserziehung. Heft 1: Was ist Rheuma? Karlsruhe: LVA Baden.
- Mathies, H. (1983). Rheuma – Ein Lehrbuch für den Patienten. (3. Aufl.). Stuttgart: G. Fischer.
- Miehle, W. (1987). Gelenk- und Wirbelsäulenrheuma. Informationen für den Patienten. Basel: Eular.
- Schweizerische Rheuma-Liga (Hrsg.): Bewegungsübungen für Rheumakranke (1978). Gelenkschutz im täglichen Leben. (o. J.). Wenn Ihr Kind Arthritis hat. (1980). Zürich
- Seelbach, H. & Kugler, J. & Neumann, W. (Hrsg.). (1983). Rheuma – Schmerz – Psyche. Bern: Hans Huber.
- Swanson. (1968). Silicone rubber implants for replacement of Arthritic of destroyed joints of the hand. Surg Clin of North Am 18 (5), 1113–1127.

196

– Tolk, J. et al. (o. J.). Ergotherapie bei rheumatischen Erkrankungen. Eine Informationsschrift üfr den Arzt. Rheuma-Liga Schleswig-Holstein e. V. (Hrstg.). Kiel: H. Mecklenburg.
– Wessinghage. (1984). Taschenatals der Rheumatologie. Stuttgart: Thieme.
Weitere Literatur: Siehe Gelenkschutz, Schienen.

**Adresse**

Deutsche Rheuma-Liga Bundesverband e. V., Rheinallee 69, 53173 Bonn
Hrsg. diverser Schriften (u. a. Merkblätter Rheuma, Zeitschrift ‚Mobil',...)

# 3.12 Systemerkrankungen

## 3.12.1 Enchondrale Dysostosen

### Allgemeine Daten zum Krankheitsbild

*a) Ursachen*

- Vererbung
- konstitutionelle Skelettentwicklungsstörungen

*b) Symptome*

Alle Epiphysenfugen des embryonalen Knorpelskelettes sind von der Erkrankung betroffen; das Knochenwachstum ist gestört.
Eine Form ist die Chondrodystrophie, eine polyepiphysäre Dysostose. Die erkrankten Personen sind sog. „Sitzriesen", die im Sitzen den Eindruck eines normal gewachsenen Menschen machen, stehend sind sie aber viel kleiner.

Fehlbildungen:
Übergroßer Kopf mit Schädelbasisverkürzung und Sattelnase
Stark nach vorn abgekipptes Becken
Hohlkreuz
Coxa vara

*Wichtig:* keine cerlebralen Einschränkungen

### Behandlungsziele

- Größtmögliche Unabhängigkeit in den Aktivitäten des täglichen Lebens
- Beim Auftreten arthrotischer Veränderungen Erhalt der größtmöglichen aktiven physiologischen schmerzfreien Beweglichkeit der Gelenke und Erhalt der größtmöglichen Muskelkraft

### Egotherapeutische Behandlung

- postoperativ Gelenkmobilisation der unteren Extremitäten im Übungsbett oder am Beuger-Strecker-Webstuhl
- Selbsthilfetraining
- Informieren über Schneiderkurse für Behinderte, Literatur über behindertengerechte Kleidung und Firmen, die adaptierte Kleidung vertreiben
- Wohnungseinrichtung adaptieren

**Ursachen**

**Symptome**

**Ziele**

**Ergoth. Behandlung**

**Weitere konservative und operative Behandlung**

– Umstellungsosteotomien
– Orthesenversorgung
– Physiotherapie : Gangschulung

## 3.12.2 Osteogenesis imperfecta

**Allgemeine Daten zum Krankheitsbild**

Angeborene, manchmal familiär gehäuft auftretende Systemerkrankung, charakterisiert durch eine außerordentliche Knochenbrüchigkeit.
Die Erkrankung weist eine Früh- und eine Spätform auf.

*a) Ursachen:*

– Störungen in der Kollagensynthese

*b) Symptome:*

An der Frühform erkrankte Kinder haben schon intrauterin Frakturen, werden häufig tot geboren bzw. haben eine sehr kurze Lebenserwartung.
Die Spätform (Osteogenesis imperfecta tarda) zeigt u. a. folgende Symptome:

– blaue Skleren
– röntgenologisch sichtbare Knochenveränderungen
– Innenohrschwerhörigkeit
– Spontanfrakturen, die in Pseudarthrosen übergehen können
– schwere Wachstumsstörungen

**Behandlungsziele**

– Verhindern von Frakturen
– Unterstützen und Fördern der altersentsprechenden motorischen Entwicklung
– Erhalt bzw. Erreichen der größtmöglichen Muskelkraft
– Erhalt bzw. Erreichen des größtmöglichen aktiven physiologischen Bewegungsausmaßes

**Ergotherapeutische Behandlung**

Es ist eine sehr individuelle Behandlung mit Einsatz handwerklicher Techniken und funktioneller Geräte zur Beübung der oberen und unteren Extremitäten erforderlich. Weitere Maßnahmen wären Hilfsmittel- und Schienenversorgung.

**Weitere konservative und operative Therapie**

– Orthesen zum Schutz und zur Entlastung
– multiple Osteotomien nach der Pubertät

**Quellen**

- Baumgartner, R. & Ochsner, P. E. & Schreiber, A. (1986). Checkliste Orthopädie. (2. überarb. Aufl.). Stuttgart: Thieme.
- Exner, G. (1977). Kleine Orthopädie. (9. Aufl.). Stuttgart: Thieme.
- Jentschura, G. & Janz, H.-W. (Hrsg.) (1979). Beschäftigungstherapie, B. 1. (3. neubearb. u. erw. Aufl.). Stuttgart: Thieme.

## 3.12.3 Osteomyelitis

### Allgemeine Daten zum Krankheitsbild

Sie ist eine bakterielle Infektion des Knochens, verursacht durch hämatogene Aussaat, septische Metastasen oder direkte Infektion offener Wunden.

Akute Osteomyelitis
Sie wird hämatogen verursacht, betrifft Säuglinge und Kinder; es kommt zu einem septischen Allgemeinzustand. Massive Wachstumsstörungen entstehen durch den Befall eines oder – seltener – mehrerer langer Röhrenknochen im Bereich der Metaphyse.
Chron. Osteomyelitis
Sie betrifft Erwachsene, verursacht durch Mischinfektionen nach Traumen oder Operationen; schlechtere Prognose der Erkrankung.

### Behandlungsziele

- Erhalt des größtmöglichen physiologischen Bewegungsausmaßes
- Erhalt bzw. Erreichen der größtmöglichen Muskelkraft
- Verhindern oder Behandeln von Kontrakturen durch Lagerung und Schienenversorgung

### Ergotherapeutische Behandlungsmaßnahmen

- Während der Phase der langen Bettruhe: Psychische Stabilisierung, Unterstützen bei der Krankheitsbewältigung, ...
- Muskelkräftigende Maßnahmen der unteren Extremität unter Einsatz funktioneller Webgeräte
- Obere Extremität: diverse handwerkliche Techniken
- Hilfsmittelversorgung
- Selbsthilfetraining

### Weiter konservative und operative Maßnahmen

- Bei der akuten Osteomyelitis operative Sofortmaßnahmen
- Konservative Behandlung:
  Ruhigstellung, Kontrakturprophylaxe, Gabe von Antibiotika
- Orthesen- und Apparateversorgung

Daten zum Krankheitsbild

Ziele

ETh.-Behandlung

Konservative u. operative Behandlung

**Quellen**

- Baumgartner, R. & Ochsner, P. E. & Schreiber, A. (1986). Checkliste Orthopädie. (2. überarb. Aufl.). Stuttgart: Thieme.
- Exner, G. (1977). Kleine Orthopädie. (9. Aufl.). Stuttgart: Thieme.
- Jentschura, G. & Janz, H.-W. (Hrsg.) (1979). Beschäftigungstherapie, B. I. (3. neubearb. u. erw. Aufl.). Stuttgart: Thieme.

### 3.12.4 Arthromyogryposis multiplex congenita

Guérin-Stern-Syndrom; angeborene Gliederstarre, nicht progredient.

**Allgemeine Daten zum Krankheitsbild**

**Ursachen**

*a) Ursachen*

Sie sind bisher ungeklärt und es gibt unterschiedliche Annahmen:

- Eine primäre zentralnervöse Störung (z. B. chronische Meningitis) mit sekundären Muskelveränderungen, die eine Verkürzung von Gelenkkapsel und Bandapparat nach sich ziehen.
- Frühembryonale Ganglienzelldegeneration
- Eine hereditäre Anlagestörung (Baumgartner 1986, 65).

**Symptome**

*b) Symptome*

- Mono-, di-, tri- oder tetraplegische Gelenksteifen
- Streckkontrakturen der Arme und Beine
- Hüftgelenksluxation
- Klumpfuß und -hand
- Es liegen weichteilbedingte konzentrische Bewegungseinschränkungen der Extremitätengelenke aufgrund einer muskulären Hypoplasie vor
- Skoliotische Wirbelsäulenveränderungen mit nachfolgend eingeschränktem Atemvolumen
- Herz-, Kreislaufveränderungen
- Beteiligung der mimischen Muskulatur: es entsteht das charakteristische Puppengesicht
- Herabgesetzte Muskelkraft
- Geringe aktive Gelenkbeweglichkeit
- *Keine* geistige Behinderung

**Ziele**

**Motor.-funkt.**

**Behandlungsziele**

*a) Motorisch-funktionell*

- Verhindern von Kontrakturen bzw. bei Vorhandensein deren frühzeitige Beseitigung
- Größtmögliches aktives physiologisches Bewegungsausmaß aller Gelenke
- Erlernen von Ersatzfunktionen und Trickbewegungen, Ausnutzen von Klemm-, Halte- und Greiffunktionen der Extremitäten, sowie Kopf, Mund, Kinn und Rumpf
- Praeoperativ: optimale Funktionen erreichen

**Geistig-funkt.**

*b) Geistig-funktionell*

- Voraussetzungen schaffen, da eine Angleichung an die altersentsprechende Entwicklung bewirkt, und zwar sowohl in entwicklungspsychologischer wie -physiologischer Hinsicht

200

## Ergotherapeutische Behandlung

ETh.-Behandlung

Der Behandlung muss eine umfassende Befundung in folgenden Bereichen vorangehen:
- Gelenkstatus (Achsenabweichungen, Fehlstellungen, aktives, assistives und passives Bewegungsausmaß)
- Muskelstatus
- AdtL-Status, u. a. in Bezug auf die obere Extremität: Persönliche Hygiene, Toilettengang, Nahrungsaufnahme und Schreiben.
- Langzeittherapie, die von folgenden Faktoren abhängig ist:
  Ausmaß der Behinderung
  Alter des Kindes
  Stand der Eingliederungsmaßnahmen
- Berücksichtigen der psychischen Situation von Eltern und Kindern; wichtig: die Eltern mit in die Therapie einbeziehen
- Funktionelles Spiel, das entwicklungs- und altersentsprechend sein soll. Im Spiel ist das möglichst unbewusste Üben der psycho-motorischen Fähigkeiten von großer Bedeutung. Gleichzeitig freies, kreatives Spiel, Auseinandersetzung mit anderen Kindern in Gruppen
- handwerkliche Techniken zum Training der Grob- und Feinmotorik: Peddigrohrarbeiten, Makramee, Leder
- Selbsthilfetraining: Größtmögliche Unabhängigkeit in den Bereichen: Körperpflege, Toilette, An- und Ausziehen, Essen, Trinken
- Umgang mit Orthesen und Hilfsmitteln üben:
  Toilettenhilfen, WC-o-matic
  Anziehhaken, Strumpfanzieher
  Esshilfen
  Schreibhilfen
- Schienenversorgung: Kleine Hand- und Fingerschienen zur Stabilisierung oder Redression, kombiniert mit Klemm- und Einspannvorrichtungen für Besteck und/oder Schreibgerät
- Individuelle Rollstuhlversorgung mit speziellen Lenkhilfen und Sitzschale
- Ausbildung: Schule, Beruf
  Spezialstühle und -tische, um den Besuch einer Normalschule oder Körperbehindertenschule zu ermöglichen
  Technische Hilfen am Arbeitsplatz
- Schreibmaschinentraining, Training des Umgangs mit dem Computer

## Weitere konservative und operative Maßnahmen

Konservative u. operative Behandlung

- Frühzeitig redressierende, korrigierende Behandlung
- KG: Funktionsschulung und Muskelkräftigung, passives und assistives Durchbewegen aller Gelenke
- Quengelmaßnahmen
- Apparateversorgung, Orthesen
- OP: Arthrolysen
  Korrekturosteotomien, um ausreichende Steh- und Gehfähigkeit zu erzielen
  Gelenksersatz

**Quellen**

- Baumgartner, R. & Ochsner, P. E. & Schreiber, A. (1986). Checkliste Orthopädie. (2. überarb. Aufl.). Stuttgart: Thieme.
- Jentschura, G. & Janz, H.-W. (Hrsg.) (1979). Beschäftigungstherapie, B. I (3. neubearb. u. erw. Aufl.). Stuttgart: Thieme.
- Rompe, G. (1968). Die Arthrogryposis multiplex congenita und ihre Differentialdiagnose. Stuttgart: Thieme.

## 3.12.5 M. Sudeck

(Sudecksche Dystrophie, Reflexdystrophie)

Das Sudeck-Syndrom ist eine ätiologisch ungeklärte Erkrankung meist nur einer Extremität nach Verletzungen, Nervenläsionen, Operationen und inadäquater konservativer Therapie (z. B. zu enge Verbände). Voraussetzung für die zunächst akute, später chronische Entzündung ist eine individuelle vegetative Reaktionsbereitschaft.

**Ursachen**

**Ursachen**

- Mechanische Faktoren (Traumen, wie z. B. Frakturen, OP-Insulte, periphere Nervenverletzungen, Strahlenschäden, Venenthrombosen)
- Reflektorische Faktoren (Neurovertebragene und neurovaskuläre Prozesse)
- Humorale Faktoren (spezifische und unspezifische Entzündungen)

Dazu vermutet man psychosomatische Zusammenhänge, wie z. B. ängstliche, übervorsichtige, monotone Zwangshaltung, Angst vor Defektheilung, wodurch sich der Muskeltonus erhöht, Gelenkstellungen und Stoffwechselfunktionen sich verändern und der Entzündungsprozess beginnt.[60]

**Symptome**

**Symptome**
**Verlauf der Erkrankung in 3 Phasen:**

**Akute Entzündung**

*Stadium I – akute Entzündung*

- gesteigerte Stoffwechselfunktion
- Entzündungszeichen: Rubor, Tumor (teigige Ödeme)

202

- Hyperhidrosis
- normale oder hypotone Muskulatur
- Rö.: Herdförmige und fleckige Knochenentkalkung
- Gelenkbeweglichkeit durch Spontan- und Belastungsschmerz, Ergüsse und Synovitis eingschränkt

## *Stadium II – chronische Entzündung, Dystrophie*

- der Stoffwechsel ist zeitweise gesteigert, zeitweise herabgesetzt
- die Haut ist geringer durchblutet, abgekühlt, es bilden sich Ödeme, es kommt zur Hypertrichosis und zur Glanzhaut
- aufgrund der trophischen Störungen langsam wachsende rissige Nägel
- Muskulatur: atrophischer Muskelschwund mit herabgesetzter elektrischer Erregbarkeit
- Rö. des Knochens: diffus – fleckige, streifige Kortikalisentkalkung
- zum Belastungs- und Spontanschmerz kommen reparable Gelenksteifen und Kontrakturen

## *Stadium III – Atrophie*

- Stoffwechselminderung
- die Haut ist normal gefärbt oder blass, die Veränderungen an den Nägeln verschwinden
- Dauermuskelatrophie ohne Atonie
- Rö.: die Knochen sind zart, aber normal gezeichnet
- es kann durch Kapselschrumpfung und Knorpelatrophie zu starken Bewegungseinschränkungen bis zur Ankylose kommen[61]

## Behandlungsziele

- Wiederherstellung der Greiffunktion
- Erhalt bzw. Verbesserung der Muskelkraft
- Verhindern von Atrophien
- Verhindern von Kontrakturen und Fehlstellungen
- Fördern der Zirkulation, um die Rückbildung der Ödeme zu beschleunigen
- Verhindern von Kontrakturen

## Behandlungsmaßnahmen

### *Stadium I*

- sofern möglich, Lagerung in der Funktionsstellung; Die Schiene darf keinen Druck ausüben oder die Zirkulation behindern; Lagerung in der Position, die dem Pat. die geringsten Schmerzen verursacht
  Die Lagerungsschiene kann aus niedrigthermoplastischem Material oder als Gipsschale hergestellt werden. Bei der Schale ist darauf zu achten, dass die Binde beim Anwickeln nicht einschnürt!
- Versorgung mit Einhänderhilfsmitteln
- Schützen der Hand vor starken Wärme- und Kälteeinwirkungen, was bei der persönlichen Hygiene beachtet werden muss
- Zirkulationsförderung durch großflächige, grobmotorische und bilaterale Bewegungen mit Flexion, Ab- und Adduktion, IRO und ARO; bilaterales Malen an der Tafel, wenn nötig mit Adaptionen
- Pinseln zur Förderung des venösen Abflusses und zur Stimulation der neuromuskulären Einheit

- keine passive Beübung: aktiv ohne motorische Überforderung
- zunächst Bewegungsübungen der gesunden Seite zur Durchblutungsförderung der gegenüberliegenden Seite
- Erst nach einigen Tagen bilaterale Übungen
- Darauf aufbauend bei gleichzeitiger Unterstützung der Hand Beüben aktiver Bewegungen im Schultergelenk. Erst wenn die Schulter frei beweglich ist, ist auch mit einer Verbesserung der Handfunktionen zu rechnen
- Bei fortschreitender Schmerzfreiheit von bilateralen auf bimanuelle und unilaterale Tätigkeiten übergehen, dann gezielte Greifübungen ohne großen Kraftaufwand ausführen lassen
- Selbsthilfetraining unter besonderer Berücksichtigung des schmerzfreien Arbeitens im Haushalt und des Gelenkschutzes
- strenges Beachten der Schmerzgrenze
- psychische Betreuung, da Patienten mit einem M. Sudeck eher dazu neigen, sich sehr stark auf die erkrankte Extremität zu fixieren

**Befund**

Zu Beginn der Behandlung ist in dieser Phase nur eine vorsichtige *Befundaufnahme* möglich:
- Sichtbefund
- Bewegung nur im aktiven freien Radius überprüfen, da durch das Ödem Gelenkmessungen unmöglich werden
- Schmerzbeschreibung
- Bewebungsbefund in den angrenzenden Gelenken

**Stadium II**

*Stadium II*

- Aktive Mobilisation ohne zusätzliche Schmerzreize an der schrägen Ebene
- großflächiges bilaterales Arbeiten zur Stimulierung und Zirkulationsförderung
- Erweitern des aktiven physiologischen Bewegungsausmaßes des Schulter- und Ellbogengelenkes. Sind die proximalen Gelenke frei beweglich, findet die Behandlung der distaleren Gelenke statt, zum Schluss die Hand- und Fingergelenke
- Alle Greifformen der Hand üben, zunächst gegen geringen Widerstand, der aber langsam gesteigert werden muss
- alle Steine bei funktionellen Spielen, alle Griffe bei adaptierten Druckstempeln mit weichem Material verdicken
- zunächst Öffnen und Schließen der Hand beüben, dann dynamische Faustschlussübungen, zum Schluss isoliertes Greifen: MP-Extension und Ab- und Adduktion der Finger, um so die Mm. lumbricales und interossei zu trainieren
- isolierte Bewegungsübungen für das Handgelenk

**Medien**

*Medien:*

- Funktionelle Spiele
- therapeutische Knetmasse
- Handwerkliche Techniken: Ton, Peddigrohr mit Greifhilfe, Leder-Umriemelungen; Weben: Die erkrankte Hand führt beim Anschlagen nur mit, Fachwechsel geschieht durch die andere Hand
- bilaterales Malen
- Schwämme, die im Wasser ausgedrückt werden
- Medien mit unterschiedlichen Oberflächen zur Sensiblitätsschulung (Übungen ohne Augenkontrolle)

- Es können dieselben Übungen wie im Stadium II, aber unter verstärktem Einsatz von Widerständen und Verlängerung der Therapiezeiten eingesetzt werden
- Wärmebehandlung vor passiven Maßnahmen: Arbeiten in erwärmtem Sand oder mit einem Plastik-Einmalhandschuh Knetübungen durchführen (in ihm staut sich die Wärme)
- Linoldrucktechniken, insbesondere zur Beübung der Dorsalextension
- Schmirgeln mit einem Holzklotz, auf dem die Hand flach aufliegt
- Einsatz des Flexionshandschuhes
- Adaptierte Griffe zur Beübung des Faustschlusses
- Versorgung mit individuell angepassten Lagerungs- und Quengelschienen, die einer ständigen Kontrolle unterliegen müssen
- Berufliche Rehabilitation:
  Arbeitsplatzadaptionen
  Arbeitserleichterungen
  Umschulungsaspekte beachten[62][63]

## Weitere konservative und operative Behandlung

Stadium I:

> Medikamentös, Ruhigstellung, PTh-Behandlung zur Beseitigung des Bewegungsschmerzes und zur Verhinderung bzw. Behandlung der Ödembildung, z. B. durch Eisapplikation (kein direkt einwirkendes Nasseis)

Stadium II:

> Medikamentös, physikalisch, Ruhigstellung nur bei Schmerz und vermehrter Schwellung; Behandlung nur bis zur Schmerzgrenze, keine übermäßige Wärmeanwendung

Stadium III:

> Physiotherapie, redressierende Maßnahmen

---

**Aufgaben**

1. Welche grundsätzlichen Ursachen werden für den M. Sudeck angegeben? Nennen Sie zu jeder Ursache ein Beispiel!
2. Zählen Sie die Stadien des M. Sudeck auf und beschreiben Sie sie kurz! Ordnen Sie den einzelnen Stadien die spezifischen ergotherapeutischen Maßnahmen zu!
3. Was muss bei der Behandlung eines an M. Sudeck Erkrankten besonders beachtet werden?
4. Vergleichen Sie aktive und passive Behandlungsmaßnahmen und erläutern Sie, wann welche einzusetzen sind!
5. Welche konservativen Therapien werden in verschiedenen Stadien des M. Sudeck angewandt?

## Anmerkungen

[60] Hertel, E. (1975). Sudeck – Entstehung, Klinik und Therapie. Beschäftigungstherapie und Rehabilitation, 2, 80.

[61] a.a.O., 81.

[62] Sebbl, J. (1975). Sudeck-Syndrom. Beschäftigungstherapeutische Maßnahmen. Beschäftigungstherapie und Rehabilitation, 4, 196–197.

[63] Pfenninger, B. (1976). Ergotherapie in der Handchirurgie. Basel. S. 7–9.

## Quellen

– Halter, I. (1988). Das Sudeck-Syndrom und die ergotherapeutische Behandlung. praxis ergotherapie, I (1), 9–17.
– Jentschura, G. & Janz, H.W. (Hrsg.) (1979). Beschäftigungstherapie, B. I. (3. neubearb. u. erw. Aufl.). Stuttgart: Thieme.
– Mittelbach, H. R. & Nusselt, St. (1983). Die verletzte Hand. (5. Aufl.) Stuttgart: Springer.

## Weiterführende Literatur

– Baumgartner, R. & Ochsner, P. E. & Schreiber, A. (1986). Checkliste Orthopädie. (2. überarb. Aufl.). Stuttgart: Thieme.
– Carstensen & Giebel. (1961). Senkt aktive Bewegungstherapie die Häufigkeit der Sudeckschen Dystrophie nach Extremitätenfrakturen? Dtsch med Wschr 86 (44), 2114–2116.
– Mucha, Ch. (1980). Funktionelle Behandlungsmethoden beim posttraumatischen Sudeck-Syndrom. Z S Phys Med, 2, 119–130.
– Münz, D. & Harsch, H. (1984). Übungsteig für die Finger- und Handmuskulatur. Beschäftigungstherapie und Rehabilitation, 23 (2), 102–103.
– Thali, André. (1989). Das Sudeck-Syndrom und seine „psychosomatische Disposition". Psychotherapie, Psychosomatik, Med. Psychologie, 39 (7), 260–265.

## 3.12.6 Dysmelien

**Krankheitsbild**

### Daten zum Krankheitsbild

Dysmelie bezeichnet eine Störung der Extremitätenentwicklung zwischen dem 29. und 46. Schwangerschaftstag. Je nach einwirkender Noxe sehen die Schäden unterschiedlich aus.

**Formen der Missbildung**

Die Dysmelien werden in vier Formen unterschieden:

*Amelie:* Es fehlt eine, es fehlen mehrere oder alle Extremität(en) (kongenitale Amputation)

Peromelie: Es fehlen distale Abschnitte der Extremitäten; wie bei einer Amputation ist ein Gliedmaßenstumpf vorhanden, dessen Länge von Art und Ausmaß der Schädigung abhängig ist (kongenitale Amputation).

Phokomelie: Auch als Robbengliedrigkeit bezeichnet: Hypo- und Aplasie von einzelnen oder einer Reihe von Röhrenknochen mit Gliedmaßenfehlstellungen; dabei sitzen Hand oder Fuß dicht am Rumpf.

| Ektromelie: | Darunter versteht man verstümmelte Gliedmaßen, verursacht durch Fehlbildungen der langen Röhrenknochen, der Gelenke und der Muskulatur, möglicherweise mit Gelenkfehlstellungen und Kontrakturen verbunden. |
|---|---|

In den Geburtsjahrgängen 1960–1962 sind sehr viele Kinder intrauterin durch Thalidomideinnahme der Mutter geschädigt worden. Für diese Kinder, die jetzt Erwachsene sind, wurden so schnell wie möglich ein umfassendes Rehabilitationsprogramm erarbeitet, spezielle Hilfsmittel entwickelt, spezielle Prothesen gebaut.

Da es heute relativ wenig Kinder mit Dysmelien gibt und Erwachsene überwiegend zum Prothesentraining zur ambulanten Ergotherapie kommen, wird im Rahmen dieses Buches nur das Prothesentraining später differenzierter dargestellt. Zur Behandlung von dysmelen Kleinkindern, Kindern und Jugendlichen gibt es umfassende Literatur für den Interessierten (s. u.).

Im Folgenden werden nur exemplarisch Behandlungsziele und Maßnahmen kurz aufgezählt.

## Behandlungsziele

Ziele

- Erlernen von Ersatzfunktionen und Trickbewegungen
- Erreichen der größtmöglichen Einsatzfähigkeit und Geschicklichkeit der missgebildeten Extremität
- Erreichen der größtmöglichen Selbstständigkeit und Unabhängigkeit von fremder Hilfe in den Aktivitäten des täglichen Lebens, einschließlich der Rollstuhl- und Hilfsmittelversorgung; Erlernen des Umgangs mit den in der Regel individuell hergestellten Hilfsmitteln
- Größtmögliche Geschicklichkeit im Umgang mit Orthesen und Prothesen
- Vorbereitung auf Schule und Beruf
- Erlernen des Hand- und/oder Maschinenschreibens
- Unterstützen bei der aktiven Auseinandersetzung mit der Behinderung
- Unterstützen der Eltern bei der Auseinandersetzung mit der Behinderung des Kindes

## Behandlungsmaßnahmen/-medien

Maßnahmen, Medien

- Geschicklichkeitstraining mit funktionellen Spielen, handwerklichen Tätigkeiten
- Prothesentraining mit Vorläufer der Prothese oder angepasster myo-elektrischer oder pneumatischer Prothese
- Selbsthilfetraining und gleichzeitig Hilfsmittelentwicklung, -erprobung und -versorgung; oft ist die individuelle Herstellung von Hilfsmitteln unumgänglich
- Rollstuhlversorgung, -training, Einsatz von E-Rollstühlen mit besonderen Lenkungen
- Schreib-, Schreibmaschinentraining, Computertraining mit Hand, Mund, Fuß oder Prothese als Schul- oder Berufsvorbereitung
- Anpassen von Spezialarbeitsplätzen
- Kraftfahrzeugversorgung mit behinderungsgerechten Veränderungen

- soziale und berufliche (Wieder-)Eingliederung
- Angehörigenarbeit: Beratung der Eltern, Ermöglichen des Kontaktes mit anderen betroffenen Eltern und ähnlich behinderten PatientInnen (Baumgartner 1986, 27)
- Bei erwachsenen Dymelikern stehen Wirbelsäulenbeschwerden und Arthrosen der stark und häufig – da es nicht anders möglich ist – fehlbelastete Gelenke im Vordergrund der Behandlung, einschließlich der entsprechenden Hilfsmittelversorgung bzw. -adaption.

**Konservative u. operative Behandlung**

### Allgemeine konservative und operative Maßnahmen

- Funktionsverbessernde oder -erhaltende Operationen
- Prothesenversorgung
- psychologische Betreuung
- ...

---

### Aufgaben

1. Nennen Sie 3 möglichen Formen der Extremitätenmissbildung und erläutern Sie sie kurz!
2. Formulieren Sie 3 motorisch-funktionelle Feinziele für die Behandlung eines dysmelen Kindes. Ordnen Sie jedem Ziel eine handwerkliche Technik mit kurzer Beschreibung der möglichen Arbeitsplatzgestaltung mit Adaptationen und Therapiehilfen und der Durchführung der Technik zu!
3. Erarbeiten Sie die Bedeutung der beruflichen und sozialen Rehabilitation für einen dysmelen Jugendlichen!
4. Planen Sie unter Berücksichtigung des Kapitels ‚Prothesen' eine Ohnarmerprothesenschulung für einen dysmelen Patienten Ihrer Wahl!

---

### Quellen

- Baumgartner, R. & Ochsner, P. E. & Schreiber, A. (1986). Checkliste Orthopädie, (2. überarb. Aufl.). Stuttgart: Thieme.
- Jentschura, G. & Janz, H.-W. (Hrsg.) (1979). Beschäftigungstherapie, B. 1 (3. neubearb. u. erw. Aufl.). Stuttgart: Thieme.
- Kuhn, G.-G. (1982). Eß- und Schreibhilfen für Kinder mit Fehlbildungen der oberen Extremitäten. Beschäftigungstherapie und Rehabilitation 2, 68–80.
- Pitzen, P. & Röller, H. (1984). Kurzgefaßtes Lehrbuch der Orthopädie. (15. neubearb. Aufl.). München: Urban & Schwarzenberg.
- Ruffing, L. et al. (1977). Die Anwendung des Ruward-Testes bei thalidomidgeschädigten Patienten. Beschäftigungstherapie und Rehabilitation 4, 215–220.
- Ruffing, L. & Kuhn, G.-G. (1989). Gliedmaßenfehlbildungen und Gliedmaßenverlust. (6. Aufl.) Bundesarbeitsgemeinschaft „Hilfe für Behinderte". Kommunikation zwischen Partnern, Bd. 216.
- Schnedler, (1977). Selbständigkeitstest als ein Schritt zur Durchführung der Berufsfindung bei dysmelen Jugendlichen. Beschäftigungstherapie und Rehabilitation, 3.
- Verband de Ergotherapeuten. (Hrsg.). (1991). Indikationskatalog Ergotherapie. (4. völlig überarb. Aufl.). Idstein: Schulz-Kirchner.
- Weitere Literatur: Siehe Prothesentraining.

### 3.12.7 Poliomyelitis

**Allgemeine Daten zum Krankheitsbild**

*a) Ursachen*

Die Poliomyelitis ist eine Viruserkrankung, bei der es zu entzündlichen Prozessen im Bereich der Vorderhörner des Rückenmarks kommt. Durch Impfung gibt es seit etwa 3 Jahrzehnten keine frischen Fälle mehr, aber zahlreiche Patienten aus zeitlich davor liegenden Epidemien. (Baumgartner 1986, 71)

*b) Symptome*

- Schlaffe Muskellähmung durch Ausfall des motorischen Neurons
- irreversible Schäden durch zerstörte Ganglienzellen
- reversible Schäden, wenn das entzündliche Ödem, das Druck auf die Ganglienzellen ausübt, abschwillt
- vegetative Ganglienzellen werden in das Krankheitsgeschehen miteinbezogen und es entstehen trophische Störungen mit den typischen Veränderungen einer Sudeck'schen Dystrophie
- Kontrakturen durch Dystrophien und asymmetrischen Muskelzug

**Behandlungsziele**

- größtmögliche Gelenk- und Muskelfunktion
- größtmögliche Selbstständigkeit in den Aktivitäten des täglichen Lebens
- Verhindern von Kontrakturen

**Behandlungsmaßnahmen**

Die Behandlung sollte so früh wie möglich in der Bettphase beginnen, wenn ein geringes aktives Bewegungsausmaß vorhanden ist. Neben der motorisch-funktionellen Behandlung steht von vornherein das Selbsthilfegrundtraining an erster Stelle.

**Wichtig:** Beachten der leichten allgemeinen und lokalen Ermüdbarkeit; bei der Behandlung immer wieder Pausen einlegen.

*a) Maßnahmen bei Rumpflähmungen*

Rumpflähmungen treten selten isoliert, zumeist mit Paresen an den Extremitäten auf.

*Behandlungsmedien:*

- Bei Bewegungsmöglichkeit der oberen Extremitäte weben im Bett
- Später weben am hochgehängten Webrahmen oder Hochwebstuhl, wenn notwendig, Einsatz des Help-armes
- Dynamisches Training der Rumpfmuskulatur durch den Einsatz der Fahrradsäge, von funktionellen Spielen mit entsprechender Arbeitsplatzanordnung (Anreichen der Spielsteine aus verschiedenen

Richtungen, ...) und Einsatz von weiteren handwerklichen Techniken, die von sich aus oder mit entsprechender Arbeitsplatzgestaltung Rumpfbeweglichkeit fordern.

| | |
|---|---|
| **Motor. Ausfälle obere Extremität** | *b) Maßnahmen bei Lähmungen der oberen Extremität*<br><br>Es liegen Paresen des Schultergürtels vor, und bei der Behandlung besteht die Gefahr der Überdehnung des M. deltoideus und des M. trapezius. Entscheidend für die Wahl der Technik ist die Kraft der distalen Extremitätenabschnitte. An der Hand kommt es häufig zu Opponensläsionen und in der Therapie oft zu der als „Affenhand" bezeichneten Ausweichsbewegung: der Patient greift mit adduziertem Daumen. |
| **Greifübungen** | *Greifübungen*<br><br>Webrahmen mit adaptierten Griffen<br>Drucken mit adaptierten Stempeln<br>Von gröberen Techniken zu feinen überwechseln (Peddigrohr, Leder...) |
| **Schienen** | *Schienenversorgung*<br><br>– Versorgung mit Funktionsschienen (z. B. Radialisschiene) als Hilfe in der Behandlung und bei den Aktivitäten des täglichen Lebens<br>– Versorgung mit Lagerungsschienen zur Kontrakturprophylaxe |
| **AdtL** | *AdtL*<br><br>Gleichzeitiges Durchführen eines, den Fähigkeiten des Patienten angemessenen, Selbsthilfetrainings und einer dementsprechenden Hilfsmittelversorgung. |
| **Motor. Ausfälle untere Extremität** | *c) Maßnahmen bei Lähmungen der unteren Extremität*<br><br>Therapieinhalte sind Gleichgewichtsschulung und Training der Standsicherheit, u. U. Einsatz von Orthesen; Kräftigung besonders des M. iliopsoas und der Glutaen, darauf folgend der Ab- und Adduktoren. |
| **Medien** | Einsatz von Beuger-Strecker, Ab- und Adduktor und der Fahrradsäge. |
| **Konservative u. operative Behandlung** | **Weitere operative und konservative Behandlung**<br><br>– im akuten Stadium Gipsliegeschale zur Ruhigstellung und Entlastung des entzündeten Rückenmarks<br>– Elektrotherapie<br>– aktive isometrische und isotonische Übungen durch die PTh<br>– Bewegungsbad<br>– Orthesen<br>– Operationen: Tenotomien, Tenodesen, Arthrodesen, Muskel- und Sehnenverlagerungen, Osteotomien |

**Aufgaben**

1. Nennen Sie 3 Symptome der Poliomyelitis und formulieren Sie zu jedem ein Feinziel für die ergotherapeutische Behandlung!
2. Erläutern Sie die Notwendigkeit der ergotherapeutischen Ganzbehandlung bei Patienten mit Poliomyelitis!
3. Erarbeiten Sie, mit welchen Behandlungsmaßnahmen und -medien Sie die Beweglichkeit des Rumpfes erhalten können!
4. Nennen Sie Behandlungsmedien zur Beübung der unteren Extremität mit dem Ziel des Erhaltes der vorhandenen Beweglichkeit!

**Quellen**

- Baumgartner, R. & Ochsner, P.E. Schreiber, A. (1986). Checkliste Orthopädie, (2. überarb. Aufl.). Stuttgart: Thieme.
- Jentschura, G. & Janz, H.-W. (Hrsg.) (1979). Beschäftigungstherapie, B. 1. (2. neubearb. u. erw. Aufl.). Stuttgart: Thieme.

### 3.12.9 Progressive Muskeldystrophie

#### Allgemeine Daten zum Krankheitsbild

Unter der Gruppe der ‚primären Myopathien' wird eine Reihe erblicher Muskelerkrankungen zusammengefasst, die klinisch durch progressiven Muskelschwund und zunehmende Muskelschwäche gekennzeichnet sind. Weitere gemeinsame Merkmale sind:

- Abnahme der elektrischen Erregbarkeit
- charakteristische EMG-Veränderungen
- Stoffwechselstörungen als Ausdruck eines stark erhöhten Abbaues von Muskelsubstanz
- Verlust der Querstreifung der Muskulatur
- Betroffen sind die stammnahen Muskeln der Extremltäten

Die gewöhnlich nach der Pubertät beginnende Erkrankung teilt sich in Schulter- und Beckengürtelformen auf.

**Schultergürtelform** – Dystrophia muscularis progressiva, Typ Erb (autosomal-dominante Vererbung)    **Typ Erb**
**Symptome**

Symptome:
- Lähmung der Gesichtsmuskulatur und dadurch erschwertes Sprechen
- Lähmung des M. articularis, M. trapezius, M. pectoralis, M. lat. dorsi, M. deltoideus; dadurch primäre Schwäche beim Heben des Armes und Auftreten einer Scapula alata
- Übergreifen des Muskelschwunds auf die Flexoren im Bereich des Oberarmes und den M. triceps brachii
- Am Unterarm überwiegt die Extensorentätigkeit
- Es folgt die Lähmung der Becken-, Rücken- und Oberschenkelmuskeln, die Gehfähigkeit kann jedoch bis in die 2. Lebenshälfte erhalten bleiben

### Beckengürtelformen

**Typ Duchenne Symptome, Verlauf**

a) *Typ Duchenne* – X-chromosomal-rezessive, maligne Beckengürtelform

- Beginn im 3.–5. Lebensjahr
- Bei dieser Form sind nur Kinder männlichen Geschlechts betroffen. Die Erkrankung wird erst bemerkt, wenn die Kinder zu laufen beginnen, da zunächst die Muskulatur des Beckengürtels, erst später Stamm- und Schultergürtelmuskulatur betroffen sind.
- Typisch sind der watschelnde Gang und die ‚Gnomenwaden', die durch eine Pseudohypertrophie der Wadenmuskulatur entstehen.
- Beim Aufstehen dreht sich das Kind im Liegen zunächst auf die Seite oder auf den Bauch, geht dann in den 4-Füßler-Stand und klettert zum Schluss an seinen eigenen Beinen hoch, indem es sich, mit den Händen am Oberschenkel abstützend, aufrichtet.
- Tiefe Lordose im Stand, das Becken ist nach vorn gekippt, der Bauch hängt ebenfalls nach ventral.
- Bis zur Pubertät ist die Gehunfähigkeit erreicht, der Exitus letalis tritt zwischen dem 20. und 30. Lebensjahr ein.
- Die Erkrankung kann ausschließlich durch genetische Beratung verhindert werden.

**Typ Becker-Kiener Symptome, Verlauf**

b) *Typ Becker-Kiener* – X-chromosomale, benigne Form

Der Verlauf entspricht dem des Typ Duchenne, ist insgesamt milder, beginnt erst während der Pubertät; die Funktionen bleiben länger erhalten, die Gehfähigkeit bis in die 2. Lebenshälfte.

**Typ Leyden Symptome, Verlauf**

c) *Typ Leyden* – rezessiv-autosomale, Beckengürtelform

Die zwischen dem 2. und 4. Lebensjahr beginnende Erkrankung betrifft sowohl Jungen als auch Mädchen. Der Verlauf ist unterschiedlich und nur ein Teil der Patienten wird gehunfähig.

**Ziele**

### Behandlungsziele

- Größtmöglicher und längstmöglicher Erhalt des Status quo der Muskelfunktion
- Verhindern von Kontrakturen
- Größtmögliche Unabhängigkeit und Selbstständigkeit in den Aktivitäten des täglichen Lebens einschließlich der Hobbyfindung und Freizeitgestaltung unter Berücksichtigung der Hilfsmittelversorgung
- Größtmögliche psychische Stabilisierung von Kind und Eltern
- Größtmögliche Unterstützung und Entlastung der Eltern bei der Versorgung und Pflege des erkrankten Kindes

**Maßnahmen**

### Behandlungsmaßnahmen

Bei der Auswahl der Behandlungsmaßnahmen und -medien muss man sich nach den Interessen des Patienten und nach seinem derzeitigen Funktionsstatus richten. Dieses umfassende Krankheitsbild bedingt eine

212

ergotherapeutische Ganzbehandlung unter Berücksichtigung folgender Faktoren:

a) motorisch-funktionelles Training: freie Wahl im Einsatz der handwerklichen Techniken  **Motor-funkt.**

b) Schienenversorgung/Lagerungshilfen: zur Kontrakturprophylaxe; Lagerungsschienen für die Hände, Nachtlagerungsschalen, wenn bereits Kontrakturen vorhanden sind.  **Schienen**

c) Hilfsmittel- und Rollstuhlversorgung: Primär sind Hilfsmittel, die den Eltern die häusliche Pflege erleichtern, notwendig, z. B. ein Badelifter.  **Hilfsmittel**

Die *Rollstuhlversorgung* muss rechtzeitig stattfinden. Einem Patienten mit progressiver Muskeldystrophie stehen 2 Elektrofahrer zu (siehe Gerichtsurteil, Aktenzeichen Bundessozialgericht 5 RKN 19177).[64]  **Rollstuhl**
Die Lenkung soll mit minimaler Muskelkraft bedient werden können und muss sich daher in der Mitte der Rollstuhltischplatte befinden und versenkbar sein.
Anpassen einer *Sitzschale* nach Maß, um den Patienten mit Schale herausheben zu können – dadurch werden Dehnungsreize vermieden.  **Sitzschale**
Nach langem *Sitzen*, z. B. in der Schule, ist das Aufstehen nicht spontan möglich, die Kniestrecker versagen vorübergehend. Dem kann vorgebeugt werden, indem die Unterschenkel im Wechsel von 15–20 Minuten waagerecht hochgelagert werden. Das Sitzen mit 90 Grad gebeugten Knien sollte möglichst vermieden werden. Auch im Rollstuhl die Unterschenkel wechselseitig hochlagern.  **Sitzen**

d) Schreibmaschinentraining auf einer elektrischen Maschine mit leichtem Anschlag oder auf einem Computer.  **Schreiben**

e) Schulbildung: Durch den Besuch einer Körperbehindertenschule wird die Schulpflicht erfüllt. Es ist u. a. auf adaptierte Arbeitsplätze und Schreibhilfen zu achten.

f) Elternberatung und -anleitung im Umgang mit ihren Kindern und der Erkrankung

g) Aktivitäten des täglichen Lebens – Hilfsmittel  **AdtL**

Essen: Einsatz von Help-Arm-Schlingen, hohen Tischflächen; Besteck und Geschirr sollten leichtgewichtig sein, die Messer scharf; um Besteck mit verdickten Griffen zu halten, benötigt man weniger Kraft.
Durchführen eines Esstrainings unter Einsatz der Hilfen.

Körperpflege: Universalgriffe, Schienen zum Halten von Zahnbürste, Rasierapparat etc.; alle Griffe verdicken

Baden: Badebrett, -wannensitz, Haltegriffe, Wasserhahn in Reichweite und leicht zu bedienen, Seife an einer Schnur und ein großes Badetuch einsetzen.

WC-Benutzung: Die Hosen schon im Sitzen im Rollstuhl herunterziehen; Hilfe für das Pflegepersonal, die Eltern: ein Rollstuhl mit Reißverschluss in der Rückenlehne; Haltegriffe bds. des Toilettenbeckens
Erhöhte Toilettensitze benutzen

An- und Ausziehen: Anziehstab, Strumpfanzieher, Knöpfhilfe, Ändern der Bekleidung, Klettverschlüsse, Vergrößern des Reißverschlussgriffes durch ein Lederband

Pflegehilfen: Elektrisch verstellbares Bett, Antidekubitus-Matratze, elektrische Rufanlage, Umweltkontrollgerät zum Öffnen von Fenstern, Einschalten von Radio, Fernseher etc.

213

| | |
|---|---|
| **Konservative u. operative Behandlung PTh** | **Weitere konservative und operative Maßnahmen** |

*Physiotherapie:*

- Isometrische Muskelarbeit und Klopf-Druck-Behandlung (nach Teirich-Leube) unter Beachtung, dass Dehnung zu Funktionsschwäche und Funktionsversagen führen kann.
- Korrekte Lagerung, primär Verhindern von Spitzfußkontrakturen

**Orthopäd. Hilfen**

*Orthopädische Hilfen:*

- Leichtes Korsett, wenn Fehlstellungen (Hyperlordosierung) entstehen
- Apparateversorgung zur Unterstützung der Gehfähigkeit

**OP**

*Operative Maßnahmen:*

- Indikation zur wiederherstellenden Chirurgie nur, wenn das statische und dynamische Gleichgewicht nicht beeinträchtigt werden

**Allgem. Med. Maßnahmen**

*Allgemeine medizinische Maßnahmen:*

- Verhindern von Traumata
- Verhindern von Infektionen der Atemorgane
- Behandeln der cardio-vaskulären Insuffizienz

---

### Aufgaben

1. Beschreiben Sie kurz die Aufteilung der Muskeldystrophie in Schultergürtel- und Beckengürtelform und nennen Sie dazu jeweils 3 Hauptsymptome!
2. Erarbeiten Sie Maßnahmen zur Kontrakturprophylaxe für die untere Extremität!
3. Zeigen Sie die unterschiedliche Behandlung von Patienten, die am Typ Erb und der, die am Typ Duchenne erkrankt sind, indem Sie die Maßnahmen einzeln aufzählen und beim Vergleich die Abweichungen begründen!
4. Beschreiben Sie das Selbsthilfetraining für einen am Typ Becker-Kiener erkrankten Jugendlichen!
5. Erörtern Sie die Bedeutung, die Ihrer Meinung nach bei der Therapie eines Muskeldystrophikers das Einbeziehen der Eltern in die Behandlung hat!

---

### Anmerkungen

[64] Grabbert, U. (1980). Hilfsmittelversorgung bei spinaler Muskeldystrophie. Zeitschrift für Krankengymnastik 32 (7), 395–398.

### Quellen

- Jentschura, G. & Janz, H.-W. (Hrsg.) (1979). Beschäftigungstherapie, B. 1. (3. neubearb. u. erw. Aufl.). Stuttgart: Thieme.

## 3.13 Verbrennungen

### Allgemeine Daten

Verbrennungen können oberflächlich und tief sein, sie werden je nach Schweregrad in Verbrennungen 1., 2. oder 3. Grades eingeteilt.

**Krankheits-
bild**

Für die Gliederung der Brandwunden gibt es zur leichteren Berechnung die 10er-Regel. Diese Regel ist jedoch nur für den Erwachsenen, nicht für Kinder, gültig.

**Gliederung
der Brand-
wunden**

Abb. 29:

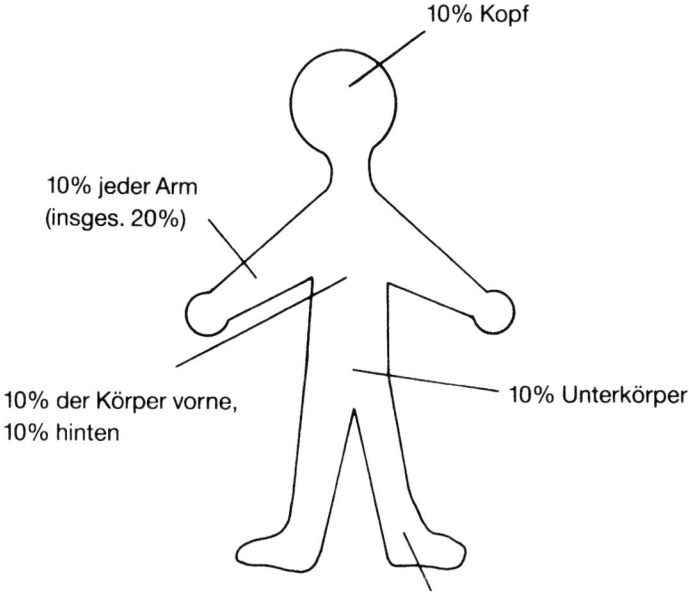

10% Kopf

10% jeder Arm
(insges. 20%)

10% der Körper vorne,
10% hinten

10% Unterkörper

20% pro Bein, 10% vorne, 10% hinten

Die Überlebenschance nach Verbrennungen lässt sich nach folgender Faustformel berechnen:

Prozentangabe der Verbrennung
(z. B. linker Arm: 10%, Körper hinten: 10%) ............ 20
+ Alter des Patienten
(z. B. 30 Jahre) ....................................... 30
Summe ............................................. 50

Ergibt die Addition einen Wert von 100 oder mehr, so bedeutet dies, dass der Patient die Verletzungen nicht überleben wird.

| | |
|---|---|
| **Ursachen** | a) *Ursachen* |
| | – Einwirken von Chemikalien |
| | – Extreme Hitze |
| **Symptome** | b) *Symptome* |
| | – Schock |
| | – Flüssigkeitsverlust |
| | – Schmerz |
| | – Sensibilitätsverlust |
| **Folgen** | c) *Verletzungsfolgen* |
| | – Gelenksteifen durch Inaktivität und schmerzbedingte Schonhaltung |
| **Komplikationen** | d) *Komplikationen* |
| | – Verbrennungsschock |
| | – Inhalationsverbrennungen verursachen oft ein Lungenödem |
| | – Massive Hämolyse |
| | – Nicht beherrschbare Infektionen |
| | – Auswuchernde Narbenbildung |
| | – Curling ulcora |
| | – Schrumpfende Narbenbildung, in die tieferliegende Gewebe mit einbezogen werden und somit Bewegungseinschränkungen verursachen |

**Behandlungsziele**

**Ziele**
- Verhindern von Kontrakturen
- Verhindern von Dekubiti
- Verhindern von Infektionen (Sterilität muss immer gewährleistet sein)
- Erhalt der Funktionen durch Schienung
- Verhindern von Narben durch entsprechende Verbände
- Ödemreduktion
- Verhindern von traumatischen Einflüssen im Bereich der neugebildeten Haut
- Wiedererlangen der normalen Sensibilität
- Wiedererlangen der größtmöglichen Stabilität der Haut
- Größtmögliche Kräftigung des gesamten Körpers
- Verbessern von Handfunktionen und Geschicklichkeit
- Steigerung der Ausdauer
- Entwickeln von Unabhängigkeit in den Aktivitäten des täglichen Lebens, primär des selbstständigen Essens und Trinkens
- Unterstützen des Patienten bei psychogenen Reaktionen auf Schmerz, Immobilität, Isolation

**Ergotherapeutische Behandlungsmaßnahmen**

**Befund**

*Befund:* motorischer Befund
Sensibilitätsbefund
AdtL

**Behandlungsgrundsätze**

*Grundsätze der Behandlung:*

- Keimarme Arbeitsbedingungen
- gut desinfiziertes Arbeitsmaterial
- kein Druck von außen auf die Verbände

- nach Abschluss der Wundheilung Schutzverbände zur Übungsbehandlung anlegen
- frühzeitige Mobilisation, schon mit Verband leichte (!!!) Übungen
- die Haut bleibt oft lange berührungsempfindlich und ist unelastisch: vorsichtige Behandlung!
- Überbelastung an der Hand vermeiden
- zu Beginn mit höher gehaltenem/gelagertem Arm arbeiten
- Hitze vermeiden

## Behandlungsmaßnahmen und -medien

Maßnahmen, Medien

Die Ergotherapeutin sollte den Patienten so früh wie möglich auch schon auf der Intensivstation aufsuchen und ihn mit ersten Hilfen für den Kontakt versorgen. Dazu gehören u. a. adaptierte Klingeln, die Prismenbrille, Spiegel, aber auch Adaptationen zur Bedienung von Radio und Fernseher. Außerdem ist schon in der Primärphase unter Einsatz entsprechender Hilfsmittel auf die größtmögliche Selbstständigkeit beim Essen (Esshilfen, Griffverdickungen, ...) und in der persönlichen Hygiene (Rasierapparathalterung, ...) zu achten.

Lagerung, Schienung

Nach Überstehen der Zeit der Lebensgefahr muss man beginnen, durch *Lagerung und Schienung* Kontrakturen vorzubeugen: Es besteht besonders bei Verbrennungen im Bereich der Achselhöhle die Gefahr der Adduktionskontraktur, im Ellebogengelenk die der Flexionskontraktur. An der Hand findet man häufig folgende Fehlstellung:

Handgelenksflexion
MP-Extension
PIP-Flexion
Daumenadduktion.

Daraus ergibt sich folgende Lagerungsposition:
Handgelenk: 30–35° Dorsalextension
MP: 50–60° Flexion
PIP: 30–45° Flexion
DIP in Extension
Daumen in Abduktion.

Weiterhin, wenn nötig:
Hyperextensionslagerung der HWS
Halsmanschette
Schulterabduktionslagerungsschalen nachts

Neben den Lagerungsschienen sind häufig Korrekturschienen (z. B. Flexions-, Extensionsquengelschienen, Ellbogenextensionsschiene, ...) notwendig. Schienen sind zu polstern. Der Patient ist mit mehreren gleichen Schienen zu versorgen, damit diese für die Desinfektion gewechselt werden können.
Die Schienen werden zur Behandlung und zum Essen entfernt. Parallel zur Lagerung wird ein aktives Übungsprogramm durchgeführt, um Gelenkbeweglichkeit und Muskelkraft zu erhalten. Die Behandlung sollte in mehrere kurze Einheiten täglich aufgeteilt sein, wenn möglich zu den Zeiten durchgeführt werden, in denen der Patient entspannt ist und sich wohlfühlt; auf diese Weise kann man auch der Hospitalisierung vorbeu-

gen. Jedes Gelenk muss in seinem vollen Bewegungsausmaß mindestens 1 x täglich durchbewegt werden. Ist die Haut so weit geheilt, dass die ersten Narben übungsstabil sind, kann man mit dem Sensibilitätstraining der Muskelkräftigung und der Gelenkmobilisation beginnen.

**Handwerkliche Techniken**

*Einsatz handwerklicher Techniken:*

- Textile Techniken erst nach vollständiger Wundheilung
- Verschiedene Holzarbeiten: Sägen mit der Laubsäge zur Beübung des Faustschlusses, Hobeln, Schleifen an schräger Ebene, Drechseln an fußbetriebener Drechselbank, Arbeiten an der Fahrradsäge...
- Drucken mit adaptierten Stempeln zur Kontrakturbehandlung (passive Extension), z. B. Drucken des eigenen Briefpapiers
- Peddigrohrarbeiten
- Einsatz der funktionellen Webgeräte
- Adaptationen von Werkzeug und Gegenständen mit scharfen Kanten

*Weitere Techniken*

**Weitere Medien**

- Therapeutisches Kneten zur Beübung der Fingerfunktionen, -koordination. Die Knetmasse ist entweder in einer Plastiktüte zu belassen oder der Patient muss mit einem Einmalhandschuh arbeiten.
- Einsatz funktioneller Spiele mit unterschiedlichen Oberflächen und Widerständen (Magnet, Velcro, ...)
- Pumpfußball mit Wechsel von statischer und dynamischer Muskelarbeit
- Das Behandlungsprogramm wird ständig durch den Heilungsprozess oder auftretende Komplikationen beeinflußt.

**Belastungs-, Krafttraining**

Im Laufe der Behandlung Belastungssteigerung und gezieltes Krafttraining:

- Steigerung von Anforderungen und Belastung
- Metallarbeiten
- Beachten der arbeitstherapeutischen Aspekte

**Psychische Situation**

Während der ganzen Behandlung muss die Therapeutin die psychische Situation des Patienten beachten:

- seine Angst vor bleibender Behinderung, Entstellung und vor dem Tod
- das Vorhandensein starker Schmerzen
- auf der Intensivstation fühlt sich der Patient isoliert und unsicher, ist oft eher depressiv gestimmt und resigniert.

**Behandlung der gestörten Sensibilität**

**Sensibilitätstraining – Normalisierung der Sensibiltät**

Das Sensibilitätstraining beinhaltet die Abhärtung der Haut, ohne Sekundärverletzung der neugebildeten Hautschicht, die sehr empfindlich ist. Dazu kommen oft auch Sensibilitätsstörungen aufgrund zusätzlicher Nervenverletzungen.
Steigerung im Laufe der Behandlung zur Normalisierung der Sensibilität:

- weiches, nachgiebiges Material mit glatter Oberfläche
- Steigerung der Rauhigkeit der Oberfläche des Werkmaterials oder der Spielsteine funktioneller Spiele

Bei der Sensibilisierung wählt man den umgekehrten Weg: man beginnt mit Materialien, deren Oberfläche grob, rauh und unregelmäßig ist, um dann zu glatten und feinen Gegenständen überzugehen.

*Medien:*

- Heraussuchen von Gegenständen aus Sand, Bohnen, Linsen
- Einbeziehen von Werkzeuggriffen in das Sensibilitätstraining, indem sie mit verschiedenem Material umwickelt werden
- Mit unterschiedlichen Materialien über die verletzten Hautbezirke streichen
- Funktionelle Spiele: Spielsteine mit unterschiedlichen Materialien umwickelt und/oder aus verschiedenen Materialien hergestellt

**Aktivitäten des täglichen Lebens – Hilfsmittel**

Ein weiterer Schwerpunkt in der Behandlung ist die größtmögliche Selbstständigkeit in den Aktivitäten des täglichen Lebens. Dazu gehören besonders die folgenden Bereiche:

1. *Persönliche Hygiene:*

    - Verlängerte Zahnbürste
    - Verlängerte Kämme und Bürsten
    - Verlängerte Badebürste
    - Griffadaptationen
    - Adaptationen für Lippenstift und Rasierapparat

    Wichtig ist, dass die äußere Erscheinung positiv beeinflusst wird, z. B. durch die Art der Frisur, Anwendung von Make-Up etc.

2. *WC: Hilfen zur Intimhygiene*

3. *Anziehen:*

    - Knöpfhilfe
    - Reißverschlüsse mit vergrößerten Ösen
    - Kleidungsänderung: Klettverschluss anstelle von Reißverschluss oder Knöpfen, ...
    - Beim Kleiderkauf auf Verschlüsse, Halsausschnitte, Ärmelschnitte achten, die das An- und Ausziehen erleichtern. Außerdem ist auf das Material der Kleidung zu achten.

4. *Essen:*

    - Adaptiertes Besteck oder Besteckhalterungen
    - Abknickbare Strohhalme u. a. m.

    Einige Hilfen werden oft nur vorübergehend nötig. Bei bleibenden Bewegungseinschränkungen muss der Patient mit den nötigen Hilfen versorgt werden.

5. *Beruf:*

    Abklären der Arbeitssituation, -möglichkeiten, -veränderung, möglicherweise Einleiten einer Umschulung.

## Weitere konservative und operative Maßnahmen

**Konservative u. operative Behandlung**

OP: Wundverschluss, Hauttransplantationen, Hautplastiken

PTh: Atemtherapie zum Erhalt und zur Verbesserung der Vitalfunktionen, Muskelfunktionstraining

### Behandlung mit Kompressionsverbänden:

Narben und Transplantate haben Schrumpfungstendenz. Besonders bei jüngeren Patienten kommt es zur überschießenden Narbenbildung. Durch Kompression ändert sich die Versorgung der Haut mit Blut, Nährstoffen etc. Aus diesem Grunde werden die Patienten individuell mit genau angepassten Druckbandagen versorgt. Dazu gehören ein entsprechendes Bewegungsübungsprogramm und eine geregelte Nachsorge.

### Psychische Behandlung:

Es sollten psychologische Konsiliardienste in Anspruch genommen werden, um den Patienten bei der Verarbeitung des Schocks und der Ängste zu unterstützen. Von großer Bedeutung sind die Stärkung des Selbstwertgefühles und die Akzeptanz der veränderten Gestalt. Möglicherweise hilft ein spezielles Sozialtraining bei der Rückkehr in das soziale Umfeld und in die Berufstätigkeit.

---

### Aufgaben

1. Begründen Sie die ergotherapeutische Ganzbehandlung nach Verbrennungen.
2. Nennen Sie Grundsätze der Behandlung nach Verbrennungen und begründen Sie diese.
3. Beschreiben Sie das Sensibilitätstraining und zählen Sie die Medien der Behandlung auf.
4. Welche Gelenke der oberen Extremität müssen bei der Lagerung besonders beachtet werden? Wie sieht die korrekte Lagerung aus?

---

### Quellen

- Blumental, K. (1981). Die beschäftigungstherapeutische Nachbehandlung bei Verbrennungen. In 8th International congress world federation of occupational therapists: Vortragssammlung Vol. I. Pp 374–386.
- Parry, W. (1981). Rehabilitation of the Hand. (4thed.) London: Butterworths.
- Shopland, A. et a. (1979). Refer to Occupational Therapy. (2nd ed.). Edinburgh: Churchill Livingstone.
- Trombly, C.A. (ed.) (1977). Occupational Therapy for Physical Dysfunction. (2nd ed.). Baltimore/London: Williams & Wilkins.
- Verband der Ergotherapeuten. (Hrsg.). (1991). Indikationskatalog Ergotherapie. (4. völlig überarb. Aufl.). Idstein: Schulz-Kirchner.

**Weiterführende Literatur**

- Curreri, O.W. & Pruitt, B.A. (1970). Evaluation and Treatment of the Burned Patient. American Journal of Occupational Therapy, XXIV, 7, 475–480.
- Lohmann, H. & Krüger-Thiemer, B. (1963). Therapie Schwerbrandverletzter aus krankengymnastischer Sicht. Zeitschrift für Krankengymnastik, 10, 564–576.
- Mittelbach, H.R. & Nusselt, St. (1983). Die verletzte Hand. (5. neubearb. Aufl.). Berlin: Springer.
- Ravetz, Ch. (1975). Notes on burns managemant. Occupational Therapy, Sept., 189–191.
- Rousso, B.-P. (1982). Soft splint-dressing with Aloxan for hand treatment.
  In 8th International congress world federation of occupational therapists: Vortragssammlung Vol. I. Pp 383–386.
- Rousso, B.-P. (1982). Elastic dressing for hand treatment. In 8th International congress world federation of occupational therapists: Vortragssammlung Vol. I. Pp 387–388.
- Turner, A. (ed.) (1987). The pracice of occupational therapy. (2nd ed.). Edinburgh: Churchill Livingstone.
- Wexler, M.R. & Rousso, M. (1978). The Immediate Treatment of the Burned Hand. Prog. surg 14, 165–179.

## Zusammenfassung

- Anhand der medizinischen Daten der einzelnen Krankheitsbilder werden die sich aus den Symptomen ergebenden Behandlungsziele, -medien und -maßnahmen entwickelt. Zur Ergänzung sind weitere konservative und operative Behandlungsmaßnahmen aufgeführt.
- Es treten oft Überschneidungen mit anderen Fachbereichen, wie z. B. der Handchirurgie, Neurologie und der Traumatologie auf.
- Einige Krankheitsbilder der Geriatrie, u. a. die Amputation der unteren Extremität, treten auch mit unterschiedlicher Häufigkeit in den Orthopädischen Kliniken auf.

# 4 FACHSPEZIFISCHE BEHANDLUNGSTECHNIKEN

## 4.1 Grundsätze der Arbeitsplatzgestaltung

### Lernziele

Der Leser soll
Grundsätze der Arbeitsplatzgestaltung für die Ausführung von handwerklichen Techniken in der Bett- und in der Sitz-, Steh- und Gehphase kennen, beschreiben und patienten-, symptomorientiert anwenden.

### Grundarbeitshaltungen in der Bettphase[65]

Bei der Behandlung in der Bettphase ist grundsätzlich auf folgende, den Patienten betreffende Punkte zu achten:
- Eingeschränkte physische Belastbarkeit und Beweglichkeit
- Gefahr von Inaktivitätsatrophien und Veränderungen des Muskeltonus
- Vorübergehende Einschränkungen (z. B. als Folge der Vollnarkose) in kognitiven Leistungen, wie Konzentration, Aufmerksamkeit, Gedächtnis, ...
- Eingeschränkte psychische Belastbarkeit.

**Allgemeines zum Patienten und zur Technik**

a) *Allgemeines*

- Beachten, dass der Patient alle Dinge, die er nötig braucht, in erreichbarer Nähe hat.
- Bei einigen Techniken, z. B. Makramee und Peddigrohr, kann es nötig werden, das Bett abzudecken. Entsprechendes Material ist bereit zu legen.
- In jedem Fall muss eine feste Ablage für notwendige Materialien und Werkzeuge da sein.

**Flach liegender Patient**

b) *Flach liegender Patient*

- Unterstützende Lagerung der Arme beim Arbeiten
- Hilfen für den Patienten: Verstellbarer Bettspiegel, Bettlesegestell, Buchständer, Prismenbrille, automatische Umblätterhilfe, Klingel in Reichweite (bei Tetraplegikern und Schwerstbehinderten mit Adaptationen).

**Halbhohe Lagerung**

c) *Halbhohe Lagerung*

- Hochgestelltes Kopfteil, Kissen zur Unterstützung
- Arbeitsplatte in einem Augenabstand von ca. 30 cm
- Bett- oder Nachttisch, der schräg- und höhenverstellbar ist
- Bettwebrahmengestell

## d) Langsitz im Bett

Da das Sitzen im Langsitz sehr ermüdend ist, ist eine Unterstützung im Bereich der WS, der Kniegelenke (z. B. Knierolle) und am Fußende durch einen Bettkasten erforderlich. Die Wahl der Materialien und der Art der Unterstützung ist jedoch abhängig vom Krankheitsbild.

## e) Sitz an der Bettkante

- Nach langer Liegezeit vorsichtig beginnen, da der Kreislauf stärker beansprucht wird.
- Der Patient muss im Bereich der unteren Extremität angezogen sein.
- Ein höhenverstellbarer Nachttisch oder anderer höhen- und neigungsverstellbarer Tisch ist einzusetzen.
- Fußbank zum Erhalt der physiologischen Sitzposition benutzen.
- Günstiger ist das Sitzen auf einem Stuhl am Tisch: Der Patient hat festen Bodenkontakt und wird, soweit erforderlich, durch Rücken- und Armlehnen gestützt.

## Arbeitsplatzgestaltung in der Sitz-, Steh- und Gehphase

### Stühle

In der Abteilung sollten unterschiedliche Stühle zur Verfügung stehen, wie z. B. Stehhilfen, Hocker, Arthrodesenstühle, dazu höhen- und schrägverstellbare Fußbänke.

Entsprechend DIN 33402 gibt es für Frauen und Männer durchschnittliche Körpermaße, aus denen im Folgenden wiederum die Durchschnittswerte angegeben sind:

- Sitztiefe: 47–49 cm; der Oberschenkel muss aufliegen, die Kante der Sitzfläche vorne abgerundet sein, um die Blutzirkulation nicht zu behindern.
- Sitzflächenhöhe: ca. 40–45 cm, was der durchschnittlichen Unterschenkellänge entspricht.[66]
- Die Rückenlehne ist als Stütze etwas nach hinten geneigt; sie sollte an den Beckenkammen beginnen und möglichst verstellbar sein
- Drehstühle müssen mit 5 Rollen ausgestattet sein und sollten über eine Drehbegrenzung mit Fixiermöglichkeit verfügen.
- Stühle mit Rollen müssen bremsbar sein, evtl. Bremshebelverlängerungen.
- Bei nicht adaptierbaren Stühlen kann der Einsatz einer Fußbank notwendig werden
- Am günstigsten ist ein stufenlos höhenverstellbarer Stuhl, bei dem auch Arm- und die Rückenlehne variabel verstellbar und herausnehmbar sind.

### Tische

- Die übliche Tischhöhe beträgt 70–75 cm.
- Sitzt man am Tisch, muss die Tischplatte ca. 10–15 cm über dem im Ellbogen 90° gebeugten Arm liegen.
- Arbeiten im Stand: Tischplatte ca. 30 cm unter der Augenhöhe.
- Höhen- und neigungsverstellbare Tische, die mit dem Rollstuhl unterfahrbar sind (Ropox, Leuowico). Die lichte Höhe von Tischen für Rollstuhlfahrer beträgt 74 cm.
- Unterfahrbare Gruppentische[67]
- Außerdem sollten vorhanden sein: Beistelltische und Teewagen, Bettische und Brückentische, die Langzeit-Liegepatienten ausgeliehen werden können.

**Lichteinfall**

*Lichteinfall*

– Bei Rechtshändern Lichteinfall von links, bei Linkshändern von rechts
– Möglichst fensternah arbeiten
– Neonlicht mit ‚gelblichem' Licht mischen

**Raum**

*Raum*
– großflächig
– gut belüftbar
– gut belichtet
– rutschfeste Fußböden
– Erste-Hilfe-Kasten muss vorhanden sein

Weitere Hinweise zur Arbeitsplatzgestaltung, zu Räumlichkeiten und deren Einrichtung sind in der ‚Anleitung zur Einrichtung einer motorischfunktionellen Ergotherapie-Abteilung im klinischen und rehabilitativen Bereich' (Siehe Literatur) zu finden und im groben Überblick in Kapitel 5.2. nachzulesen.

---

**Aufgaben**

1. Nennen Sie die Durchschnittsmaße von Tischen und Stühlen!
2. Beschreiben Sie die Grundarbeitshaltungen, in denen man mit dem Patienten arbeiten kann!
3. Nennen Sie Faktoren, die bei der Behandlung im Bett besonders zu beachten sind!

---

**Anmerkungen**

[65] Jentschura, G. & Janz, H.-W. (Hrsg.) (1979). Beschäftigungstherapie, B. 1. (3. neubearb. u. erw. Aufl.). Stuttgart: Thieme. S. 245–249.
[66] Birkwald, R. (Red.) (1979). Menschengerechte Arbeitsgestaltung. Köln: Bund-Verlag.
[67] Jentschura, G. & Janz, H.-W. (Hrsg.) (1979). Beschäftigungstherapie, B. 1. (3. neubearb. u. erw. Aufl.). Stuttgart: Thieme. S. 250.

**Quellen**

– Hasselblatt, A. & Koesling, C. (1996). Anleitung zur Einrichtung einer motorischfunktionellen Ergotherapie-Abteilung im klinischen und rehabilitativen Bereich. (3., völlig überarb. Aufl.). Idstein: Schulz-Kirchner.

## 4.2 Klärung von Grundbegriffen

**Lernziele**

Der Leser soll
die Grundbegriffe für den motorisch-funktionellen und kognitiven Bereich kennen und richtig definieren.

### 4.2.1 Grundbegriffe im motorisch-funktionellen Bereich

*Grobmotorik*

**Grobmotorik**

Unter Grobmotorik versteht man die Koordination zwischen den Extremitäten, z. B. bimanuelle Tätigkeit, gezielte Muskelkräftigung, Gelenkmobilisation zur Vergrößerung des Bewegungsausmaßes.

*Feinmotorik*

**Feinmotorik**

Darunter versteht man das Beherrschen fließender Bewegungen im Bereich der Arme und Hände, Koordination der Finger untereinander, Arm-Hand-, Auge-Hand-Koordination.

### 4.2.2 Grundbegriffe im kognitiven Bereich

Die handwerklichen Techniken stellen neben den motorischen Anforderungen auch Anforderungen an kognitive Leistungen.
Bei der nachfolgenden Darstellung der kognitiven Leistungen handelt es sich um stark reduzierte Beschreibungen (in Anlehnung an Dorsch 1994), die nicht auf die unterschiedlichsten dahinter stehenden Theorien eingehen. Der interessierte Leser sollte seine Kenntnisse anhand neuropsychologischer und kognitionswissenschaftlicher Literatur vertiefen.

*Aufmerksamkeit* bedeutet eine intensivere Beachtung von Reizen, Informationen und Gegenständen, deren Aufnahme und anschließende Verarbeitung. Aufmerksamkeit ist erforderlich, um aus permanent vorhandenen Stimuli bestimmte zu selegieren und auf diese zu reagieren.

**Aufmerksam-keit**

Wird die Aufmerksamkeit auf ganz spezifische Sachverhalte ausgerichtet, dann spricht man von *Konzentration* (Dorsch 1994, 405). Voraussetzungen für die Konzentration sind u. a. Wachheit und Interesse.

**Konzentra-tion**

Zu den *Gedächtnisleistungen* gehören primär das Wiedererkennen und das Erinnern von Wahrnehmungen (Dorsch 1994, 267). Ist eine Person in der Lage, aus Erfahrung zu lernen, kann sie dieses Gelernte behalten und bei neuen Erfahrungen anwenden, dann ist auch dies eine Fähigkeit des Gedächtnisses (Kluwe, im Druck).

**Gedächtnis**

Nach Dorsch (1994, 268) sind Gedächtnis und Merkfähigkeit voneinander zu unterscheiden. *Merkfähigkeit* beinhaltet ausschließlich die Fähigkeit, frische Eindrücke zu reproduzieren.

**Merkfähigkeit**

| | |
|---|---|
| **Vorausschau-endes Planen Planvolles Vorgehen** | Bei (fast) allen handwerklichen Abläufen sind *vorausschauendes Planen* (Planerstellung) und *planvolles Vorgehen* (Planausführung) gefordert. Beide Aspekte gehören zu dem Konstrukt der Planungsfähigkeit. Im Rahmen der Planerstellung muss der Patient die Teilschritte, die zum Erreichen des Zieles erforderlich sind, vorausschauend in der richtigen, logischen Reihenfolge ordnen. Dabei hat er die Rahmenbedingungen zu beachten und muss auf Gedächtnisinhalte zurückgreifen und diese mit einbeziehen. In der nachfolgenden Planausführung wird der erstellte Plan in eine konkrete Handlung, bestehend aus einzelnen Teilschritten, umgesetzt (Funke et al. 1993). |
| **Visuelle Raumwahr-nehmung und Raumopera-tion** | Zu den geforderten *Wahrnehmungsleistungen* gehören die *visuelle Raumwahrnehmung* und die *visuelle Raumoperation*. Zur visuellen Raumwahrnehmung gehören Teilleistungen wie z. B. Abstand-, Entfernungs- Winkel- und relative Positionsschätzungen. Die visuelle Raumoperation geht über diese Basisleistungen hinaus und erfordert neben Transformationsleistungen die Fähigkeit der mentalen Rotation (Kerkhoff in v. Cramon 1988, 197). |

**Quellen**

- v. Cramon, D. & Zihl, J. (Hrsg.). Neuropsychologische Rehabilitation. (1988). Rehabilitation und Prävention 19. Berlin: Springer.
- Dorsch, F. & Häcker, H. & Stapf, H. (Hrsg.) (1994). Psychologisches Wörterbuch. (12. überarb. u. erw. Aufl.). Bern: Hans Huber.
- Funke, J. & Grube-Unglaub, S. (1993). Skriptgeleitete Diagnostik von Planungskompetenz im neuropsychologischen Kontext: Erste Hinweise auf die Brauchbarkeit des „Skript-Monotoring-Tests" (SMT). Zeitschrift für Neuropsychologie 4 (2), 75–91.
- Michal, C. (1996). Neuropsychologisches Befundsystem für die Ergotherapie. Rehabiliation und Prävention 34. Berlin: Springer.

## 4.3 Funktionelle Webgeräte

### Lernziele

Der Leser soll
- die grundsätzlichen Anforderungen an die verschiedenen funktionellen Webarbeitsplätze kennen und beschreiben
- die verschiedenen funktionellen Webarbeitsplätze nennen
- von den verschiedenen funktionellen Webarbeitsplätzen die adäquaten Steigerungsmöglichkeiten, Indikationen und Zielsetzungen kennen
- den therapeutischen Einsatz der funktionellen Webarbeitsplätze patienten- und symptomorientiert planen.

## 4.3.1 Webgeräte zur Beübung der oberen Extremität

### 1. Hochgehängter Webrahmen

### Aufbau des Webplatzes

- Gestänge, an dem der Webrahmen vertikal befestigt werden kann, entweder selbst hergestellt oder von Fa. Nitzbon® (Hamburg)
- Die Nitzbon-Webrahmenhalterung ermöglicht mit Hilfe einer Kurbel eine stufenlose Höhenverstellbarkeit des Webrahmens
- Eine Ablagemöglichkeit für die Schiffchen ist direkt in der Mitte unter dem eingespannten Webrahmen angebracht.
- Es ist möglich, die Webrahmenhalterung mit Entlastungsschlingen für beide Arme auszustatten.
- je nach Krankheitsbild Einsatz unterschiedlicher Sitzgelegenheiten:

  - Stuhl mit gerader Rückenlehne und Armausschnitten
  - Hocker ohne Lehne
  - Stehhilfe
  - Kniestuhl

  Damit der Patient während der Behandlung fest sitzt und nicht auf dem Stuhl hin- und herrutscht, eine Antirutschunterlage oder Noppengummi auf die Sitzfläche legen.

### Webvorgang

*a) Arbeiten im Stehen*

- Füße im 90°-Winkel, Beine leicht gespreizt, um die Standfestigkeit zu erhöhen
- die Knie werden nicht maximal durchgestreckt, da sich sonst die Lendenlordose verstärkt
- gleichmäßige Gewichtsverteilung auf beide Beine
- WS: die maximale Streckung wird durch die Höhe des Kammes erreicht
- Arme: gleichzeitiges Arbeiten mit beiden Armen: Während eine Hand das Schiffchen durch das Fach schiebt, hält sich die andere etwa in gleicher Höhe am Webrahmen fest
- Wirkung auf die Muskulatur:
  Während des Webvorganges wechselnde diagonale Anspannung der Bauch- und Rückenmuskulatur,
  Greifen des Kammes: Kontraktion der Rücken-, Entspannung der Bauchmuskulatur,
  Anschlagen des Kammes: Kontraktion der Bauch-, Entspannung der Rückenmuskulatur.
  Dieser Wechsel ist erforderlich, um Dauerleistungen zu vermeiden.
  Außerdem müssen Pausen eingelegt werden, um Ausweichbewegungen, die andere Muskulatur und nicht die zu beübende beanspruchen, zu verhindern.

| | |
|---|---|
| **Weben im Sitzen** | *b) Arbeiten im Sitzen* |

- die Sitzposition ist von dem ausgewählten Stuhl abhängig, im günstigsten Fall sollten sich alle Gelenke der unteren Extremität in 90° Flexion befinden.
- Ein vergrößerter Hüftwinkel provoziert eine vermehrte WS-Aufrichtung.

**Bilaterales Arbeiten**

*c) Bilaterales Arbeiten*

- Anschlagen des Kammes und Wiedereinhängen in den Kammhalter
- Das Ein- und Durchführen des Schiffchens geschieht normalerweise bimanuell, nicht bilateral. Die bilaterale Ausführung ist oben beschrieben.

**Zu Beachtendes Ausweichbewegungen**

**Beachten:**

- Kein Hohlkreuz, da der Patient dadurch den Kamm nachdrückt
- richtigen Abstand zum Webstück herausfinden, um eine Hyperlordosierung der HWS und auch der LWS zu vermeiden
- so wenig Hilfestellung wie möglich geben
- auf die Rahmenbreite achten; zu breite Rahmen provozieren Ausweichbewegungen des Rumpfes
- beim Stehen vermehrt auf die symmetrische Arbeitsfolge achten, da in dieser Arbeitsposition eher Ausweichbewegungen entstehen
- Pausen und Lockerungsübungen zwischenschalten

**Behandlungshilfen**

**Hilfen zur Behandlung**

- Seitliche Ablagekästen in unterschiedlicher Höhe
- Helparm
- kontrastierender Stoff hinter dem Webstück, wenn der Patient bei der visuellen Wahrnehmung (Figur-Grund-Wahrnehmung) Schwierigkeiten hat
- Griffadaptationen am Kamm

**Steigerungsmöglichkeiten**

**Steigerungsmöglichkeiten**

Größeres Bewegungsausmaß:

- Arbeitshöhe ändern
- Längere Schiffchen einsetzen
- Anordnung der seitlichen Ablagen verändern
- Breitere Kette
- Kette in der Höhe verstellen

**Widerstand durch Material, Technik; durch andere Gegenstände**

Widerstand:

- Durch die Webart und somit durch die Materialart
- Spannung der Kette, Breite der Kette
- Größe des Faches
- Gewichte am Helparm
- Kammdichte (20/10, 40/10, 60/10)
- Abstand zwischen Webstück und Kamm

## Indikationen

- Skoliose
- M. Scheuermann
- Spondylarthritis ankylopoetica (M. Bechterew)
- Plexusparesen
- PHS
- Schulterluxationen
- Kontrakturen und Muskelatrophien im Bereich der oberen Extremität
- Zentrale Lähmungen mit weitgehender Rückbildung
- nach Wirbelkörperfrakturen
- LWS-Syndrom
- Bandscheibenprotrusion
- Schulter-Arm-Syndrom
- Zust. n. Amputationen der U. E. zur Gleichgewichtsschulung
- ...

## Behandlungsziele

- Vergrößern der Leistung von Bauch- und Rückenmuskulatur
- Vergrößern der Muskelkraft im Bereich der oberen Extremitäten, insbesondere bei Rollstuhlfahrern
- Erreichen des größtmöglichen aktiven schmerzfreien Bewegungsausmaßes, besonders unter Einsatz des Helparmes
- Vergrößern der Schultergelenksbeweglichkeit (insbesondere Flexion, Ab-, Adduktion, Innen- und Außenrotation) und der Schulterblattmitbewegung
- Vergrößern der Ellbogengelenksbeweglichkeit (Extension, Flexion)
- Verbessern der Koordination der oberen Extremität durch bilaterales und bimanuelles Arbeiten
- Verbessern des statischen und dynamischen Gleichgewichts

---

### Aufgaben

1. Beschreiben Sie den Arbeitsplatz am hochgehängten Webrahmen zur Behandlung eines an M. Bechterow erkrankten Patienten.
2. Wie muss der Arbeitsplatz des hochgehängten Webrahmens zur Behandlung einer Skoliose eingestellt sein?
3. Bei welchen Krankheitsbildern ist das Weben an diesem Gerät indiziert?
4. Welche Muskulatur des Schultergürtels kann auf diese Art und Weise gekräftigt werden?
5. Welche Muskulatur des Rumpfes (Bauch/Rücken) ist am Webvorgang beteiligt? Zählen Sie sie auf und erarbeiten Sie die Phasen der maximalen Kontraktion während des Webvorganges!

---

## 2. Hochwebstuhl

Der Hochwebstuhl ist von seiner therapeutischen Wirkung auf die oberen Extremitäten mit dem hochgehängten Webrahmen vergleichbar. Durch die größere Webbreite kann man, unter Einsatz verschiedener Sitzgelegenheiten, das Gleichgewicht vermehrt beüben.
Bei den Erkrankungen der WS, besonders HWS-, LWS-Syndrom ist der Hochwebstuhl entweder vollkommen kontraindiziert oder nur mit sehr

viel Vorsicht einsetzbar, da das kräftige Anschlagen mit dem Kamm stauchend auf die WS wirkt.

Zur Vergrößerung der Atembreite, Verbesserung der Vitalkapazität, z. B. bei der Spa., kann er eingesetzt werden, wenn bei der Behandlung auf größtmögliche Abduktion beiderseits beim Anschlagen geachtet wird.

Primär kann man die Koordination der oberen mit den unteren Extremitäten und die Bauch- und Rückenmuskulatur beüben.

Nach Amputationen der unteren Extremitäten mit nachfolgender Prothesen- und/oder Rollstuhlversorgung kann das Weben am Hochwebstuhl eingesetzt werden, um

– die Muskulatur der oberen Extremitäten zu kräftigen
– die aktive Flexion und relative Extension in den Gelenken der unteren Extremitäten mit Prothese zu trainieren und um
– das Gleichgewicht zu schulen.

**Indikationen**

## Indikationen

– Zust. n. Amputationen der unteren Extremitäten und nachfolgender Prothesenversorgung
– Mit Einschränkungen und besonderen Anweisungen bei Patienten mit Sp. a.
– Erkrankungen, bei denen eine eingeschränkte Atembreite zur Symptomatik gehört
– Zust. n. Rollstuhlversorgung mit dem Ziel der Verbesserung der Muskelkraft der oberen Extremitäten.

**Ziele**

## Ziele

– Vergrößern der Muskelkraft, besonders im Bereich der oberen Extremitäten und des Rumpfes
– Vergrößern der Muskelkraft im Bereich der unteren Extremitäten (Oberschenkelmuskulatur)
– Verbessern der Koordination von oberen und unteren Extremitäten.

---

**Fragen**

– In welchen Punkten unterscheidet sich die ergotherapeutische Behandlung am hochgehängten Webrahmen von der am Hochwebstuhl?
– Welche Muskulatur kann am Hochwebstuhl besser beübt werden?

---

## 3. FEPS: Flexion und Extension im Handgelenk
## Pro- und Supination im proximalen und distalen Radio-ulnar-Gelenk

### Aufbau des Webplatzes – Abb. 30

Abb 30a: Flexion – Extension

Aufbau des
FEPS Einrich-
tung zur Fle-
xion – Exten-
sion – Pro-
und Supina-
tion

Abb. 30b: Pronation – Supination

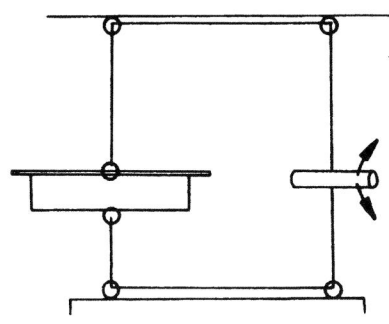

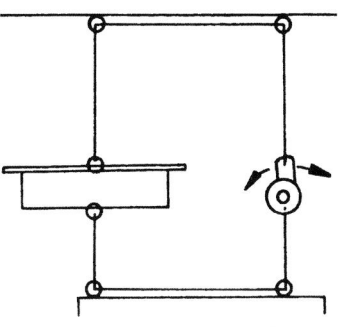

*Zum funktionellen Webgerät gehören:*

a) Ein Drahthimmel, an dem die Rollen, über die der Zug läuft, befestigt werden.
b) Ein Gestänge, an dem der Webrahmen befestigt werden kann, mit dem die Vorrichtung zur Pro- und Supination, Extension und Flexion im Handgelenk seiten- und höhenverstellbar verbunden sein muss, um ein exaktes Einstellen des Platzes auf den Patienten zu ermöglichen.
c) Ein Gestänge unten, auf dem ebenfalls Rollen angebracht sind, über die ein Zug läuft, der die untere Kammkante mit der FEPS-Einrichtung verbindet, um das Tieffach zu ermöglichen.
d) Verschiedene Griffadaptationen, um unterschiedliche Handfunktionen gleichzeitig mit zu beüben:
   – Rundhölzer verschiedenen Durchmessers oder auch mit Moosgummi verdickt
   – Konische Griffe
   – Griffe, die gleichzeitig die Fingerabduktion beüben.

### Webvorgang

Der Patient sitzt auf einem Stuhl ohne Armlehnen, der, je nach FEPS-Konstruktion, höhenverstellbar sein muss. Das Gerät wird auf jeden Patienten individuell eingestellt:

Sitzposition: 90° Flexion in Hüfte-, Knie-, Sprunggelenk
Arm: dicht am Oberkörper, 90° Flexion im Ellbogengelenk; in direkter Verlängerung des Unterarmes befindet sich der Griff des Webrahmens. So sind nur geringe Ausweichbewegungen möglich; die Pro- und Supination kann und darf nur in dieser Stellung beübt werden, da sonst die Wirkung auf die entsprechende Muskulatur zu gering ist.

Je nach Aufbau des FEPS kann sich durch die Ausrichtung des Körpers auf den FEPS-Griff der Webrahmen nicht in der Körpermitte befinden.

Während des Webens dreht der Patient an dem Griff, der über ein Zugsystem mit dem Kamm oben und unten verbunden ist, so dass sich ein Teil des Zuges auf die Rolle auf-, der andere von der Rolle abwickelt und so das

Fach entstehen lässt. Je nach Einstellung, d. h. je nach Länge des Zuges, muss der Patient länger drehen, um das Hoch- oder Tieffach zu erhalten: Er bewegt von der maximalen Extension zur Mittelstellung und zur maximalen Flexion. Um das Anschlagen zu erleichtern, muss der Kamm in Mittelstellung gebracht werden. An jedem FEPS sollte sowohl die rechte als auch die linke Hand beübt werden können.

**Funktionelle Anatomie**

## Funktionelle Anatomie – Muskulatur

Um physiologische Bewegungen zu erhalten, muss bei der Flexion/ Extension ein dickes Rundholz oder ein konischer Griff, der sich zum Daumen verjüngt, eingesetzt werden. Es besteht eine physiologische Synkinese zwischen der Fingerflexion und einer 20–30°-Handgelenksextension: Das Handgelenk wird so auf das Niveau des zu ergreifenden Gegenstandes gestellt. Die Extension führt zu einer Entspannung des M. ext. digitorum, der somit eine Anspannung der Fingerflexoren ermöglicht. Da die radialen Handgelenksextensoren Antagonisten der Flex. dig. sup. und prof. sind, kommt es beim Faustschluss der extendierten Hand zur radialen Abweichung.
Bei 90° Flexion im Ellbogengelenk können sowohl die Pro- als auch die Supinatoren die Kraft voll entfalten. Die maximale Supinationsfähigkeit des M. biceps liegt bei 80–100° Flexion.

**Behandlungshilfen**

## Hilfen zur Behandlung

- Helparm
- Griffadaptationen
- Verdickung der Griffe des Kammes

**Steigerungsmöglichkeiten**

## Steigerungsmöglichkeiten

- Materialwahl, Kette
- Einstellung der Schnürung
- Anbringen eines Gewichtes unterhalb des Kammes
- Bei dem Nitzbon-Gerät kann man mit einer Federkonstruktion Widerstände bis zu 12 kg einstellen, die dann sowohl für das Tief- als auch für das Hochfach gelten.

**Indikationen**

## Indikationen

- Zust. n. peripheren Nervenläsionen (N. medianus, N. radialis, N. ulnaris)
- Zust. n. peripheren Durchblutungsstörungen
- Zust. n. Radius- oder Ulnarköpfchenresektion
- Zust. n. Frakturen im Bereich des Unterarmes
- Zust. n. Synovektomie im Handgelenk
- Chronische Polyarthritis
- Kontrakturen
- Arthrosen
- Querschnittlähmung

**Ziele**

- Erhalt/Vergrößerung der Muskelkraft
- Vergrößern des aktiven, schmerzfreien physiologischen Bewegungs-ausmaßes
- Verbessern der Durchblutung und des venösen Rückstromes
- Steigerung der Belastbarkeit

---

**Aufgaben**

1. Zählen Sie die Indikationen der ergotherapeutischen Behandlung am FEPS auf!
2. Erarbeiten Sie die unterschiedlichen Widerstände, die beim FEPS eingebaut werden können!
3. Nennen Sie die Muskulatur, die beim Weben an diesem Gerät beübt wird!
4. Welche Funktionen hat der M. biceps brachii?

---

## 4.3.2 Webgeräte zur Beübung der unteren Extremitäten

### 1. Ab- und Adduktor

**Aufbau des Webplatzes – Abb. 31**

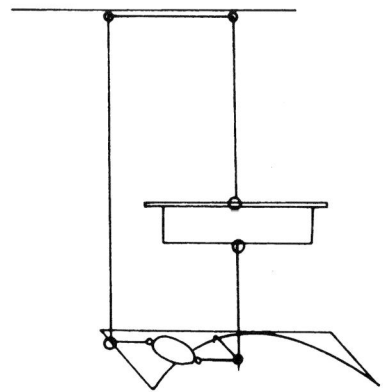

a) Drahthimmel, an dem Rollen fixiert sind.
b) Laufschiene in Form eines Kreissegmentes, die sowohl in Höhe als auch in der Neigung verstellbar ist. Auf der Schiene ist das bewegliche Fußbrett fixiert.
c) Zug von der Fußspitze über Rollen zum Kammoberteil, Zug von der Ferse über Rollen zum unteren Teil des Kammes.
d) Höhenverstellbare Halterung für den Webrahmen.
e) Sattelstuhl, der fest stehen muss und dem Hüftgelenk Bewegungsfreiheit bietet; eine kleine Lehne verhindert Ausweichbewegungen des Rumpfes nach hinten.
f) Eine Fußbank für das nicht zu beübende Bein.

## Webvorgang

Der Fachwechsel geschieht durch Ab- und Adduktion des im Knie gestreckten Beines aus dem Hüftgelenk. In Abhängigkeit von der Indikation
wird in verschiedenen Sitzpositionen gearbeitet: Im tiefen Sitz wird der M.
glutaeus max. isoliert in seiner Funktion als Extensor beübt.
Der Fuß sollte, unabhängig von der Sitzhöhe, im oberen Sprunggelenk 90°
flektiert sein. Oft ist es nötig, außer der Fixation des Fußes mit Lederriemen, auch noch eine rutschfeste Unterlage oder Noppengummi auf das
Fußbrett zu kleben, um Rotationsbewegungen im Hüftgelenk zu vermeiden bzw. zu verringern.

**Hüftgelenk,**
**funktionelle**
**Anatomie**

**Bewegungs-**
**ebenen, Be-**
**wegungsach-**
**sen**

## Funktionelle Anatomie des Hüftgelenks

Das Hüftgelenk ist ein Kugelgelenk mit Bewegungen um 3 Achsen, was
Bewegungen in 3 Ebenen entspricht. Ebenen stehen zu Achsen immer im
90°-Winkel. Alle Muskeln an einem Kugelgelenk haben 2 oder mehr
Funktionen (Pendant ist das Schultergelenk).

a) Sagittalachse (sie liegt parallel zum Stirnbein):
   Durchführung von Extension und Flexion
b) Frontalachse (sie steht immer senkrecht zum Femur und verändert sich bei
   Bewegungen): Durchführung von Ab- und Adduktion.

Abb. 32:

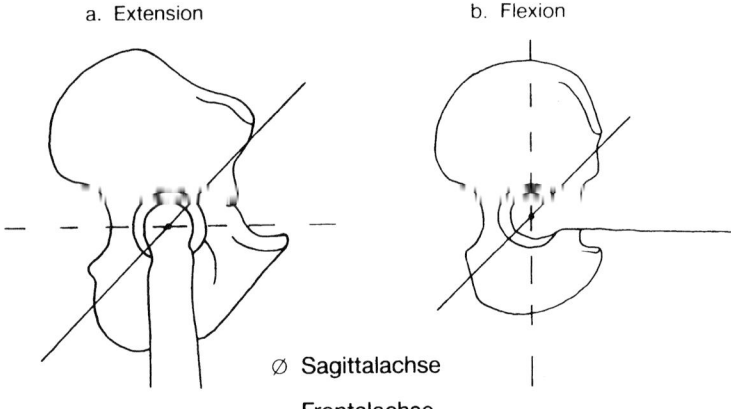

a. Extension           b. Flexion

∅ Sagittalachse

--- Frontalachse

Die Skizze zeigt den Femurkopf und das Becken.

c) Rotationsachse: Sie liegt im Femur und wandert mit ihm mit.

Werden feststehende Achsen bei Gelenkbewegungen von Muskeln überwandert, erfährt die Muskulatur eine Umkehrwirkung. Bewegliche Achsen: Durch Gelenkausschläge überwandern die Achsen die Muskulatur, so
dass letztere jetzt über diese Achse wirken können.

## Extension und Abduktion im Hüftgelenk

Abb. 33

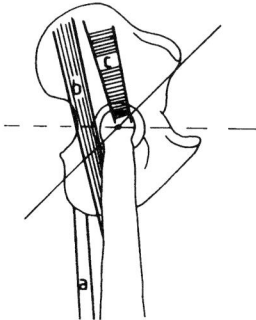

*Extension:*

– Der glut. max. liegt hinter der Sagittalachse, kann also maximal strecken
– die ischiocrurale Muskulatur liegt ebenfalls hinter der Sagittalachse und hat maximale Streckfunktion.

*Abduktion:*

– Der M. glut. medius liegt bei extendiertem Hüftgelenk über der Frontalachse, so dass er maximal abduzieren kann
– relativ wenige Fasern des M. glut. max. liegen über der Frontalachse, so dass er nur geringe abduzierende Funktion hat.

## Flexion, Abduktion und Innenrotation im Hüftgelenk – Abb. 34

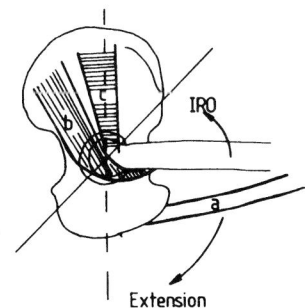

*Extension:*

– Vor der Sagittalachse liegt wenig Masse des M. glut. maximus, dafür aber mehr der ischiocruralen Muskulatur, so dass deren Streckkraft zunimmt.

*Flexion:*

– 90°: der Muskelanteil des M. glut. max., der nicht mehr streckt, liegt jetzt über der Beugeachse. Es kommt auf diese Weise zur Umkehrwirkung des vorderen Teiles: er beugt jetzt, da dieser vordere Anteil die Achse überwandert hat.

*Abduktion:*

- Der Glut. max. überwandert einen großen Teil der Frontalachse, so dass er stark abduzieren kann.
- Der M. glut. med. übergreift in dieser Stellung nur noch minimal die Achse, so dass er nicht mehr abspreizt.

*Innenrotation:*

- M. glut. med.: Er fungiert als Innenrotator, da er bei gebeugter Hüfte die Rotationsachse in seinem Faserverlauf in senkrechter Richtung überzieht.

**Konsequenzen zunehmender Hüftflexion**

*Zunehmende Hüftbeugung hat folgende Konsequenzen:*

- die Extensionsfähigkeit des M. glut. max. nimmt ab, die der ischiocruralen zu
- die Abduktionsfähigkeit des M. glut. med. nimmt ab
- stärkere Abduktion des Glut. max.
- Innenrotation durch den Glut. med.

**Auswirkungen auf die Therapie**

*Fazit:*

- durch Stellungsänderungen am Arbeitsplatz kann man zwei verschiedene Muskeln trainieren
- hoch sitzend: Ab- und Adduktion bei gestrecktem Hüftgelenk: der M. glut. med. wird beübt
- tief sitzend: Flexion im Hüftgelenk: Beübung des M. glut. max.

*Wichtig für die Therapie:*

- Trainieren der Hauptfunktionen der Muskulatur, da zur Bewegungsausführung immer der gesamte Muskel notwendig ist
- hat ein Muskel, je nach seiner Lage, unterschiedliche Funktionen, können bei entsprechender Arbeitsplatzanordnung zeitweise nur bestimmte Muskelanteile beübt werden.

**Beachte**

**Eingeschränkte Anwendbarkeit des Gerätes**

Der Einsatz des Ab- und Adduktors ist umstritten, da es keine reine Bewegung in einer Ebene – Ab- und Adduktion in der Frontebene –, sondern zusätzlich eine Bewegung von der F- in die S-Ebene gibt. Dazu kommt die Umkehrwirkung der Muskulatur bei Zwangsbewegungen:

a) Fixation eines in allen Gelenken gebeugten Beines mit dem Fuß auf dem Boden bzw. auf dem Rollschuh; neben der Adduktion kommt es zwangsläufig zu einer Innenrotation
b) bei der Abduktion eines fixierten gestreckten Beines kommt es zwangsläufig zur Außenrotation.

236

## Steigerungsmöglichkeiten

Steigerungs-
möglich-
keiten

- Veränderung an der Schnürung (Verkürzung, Verlängerung)
- Einbau von Gewichten und Federn als Widerstände
- Verlängern der Therapiezeit
- siehe vorhergehende Webgeräte.

## Indikationen

Indikationen

- Zust. n. Lähmung der Ab- und Adduktoren
- Zust. n. Kontrakturen
- Zust. n. TEP des Hüftgelenks mit viel Vorsicht und genauer Indikations-
  stellung
- Coxarthrosen
- Gonarthrosen

## Ziele

Ziele

- Erhalt/Vergrößerung der Muskelkraft der Ab- und Adduktoren des Hüftgelenkes (aufgrund des Aufbaus des Webplatzes werden automatisch
  die Adduktoren vermehrt angesprochen)
- Erhalt/Vergrößern der Muskelkraft des M. glutaeus maximus
- Erreichen des größtmöglichen aktiven, schmerzfreien Bewegungsausmaßes des Hüftgelenkes.

---

### Aufgaben

1. Welche Muskeln gehören zur ischiocruralen Muskulatur und welche
   Funktionen haben sie im Hüft- und Kniegelenk?
2. Zählen Sie die Muskulatur, die mit dem Ab- und Adduktor beübt werden,
   auf!
3. Versuchen Sie, die funktionelle Anatomie des Hüftgelenkes zu erläutern!
4. Nennen Sie Gründe, die dafür sprechen, den Ab- und Adduktor nach
   Einsatz einer Hüft-TEP nicht als therapeutisches Mittel einzusetzen!

---

## 2. Knie – Beuger – Strecker

Knie – Beuger
– Strecker

### Aufbau des Webplatzes – Abb. 35

Aufbau des
Platzes

a) Drahthimmel für die Rollen
b) Auf 2 Höhen- und in der Neigung verstellbaren Kufen laufen Rollschuhe, auf denen die Füße des Patienten fixiert werden
c) Die Rollschuhe sind sowohl von der Spitze als auch von der Ferse aus
   über ein Zugsystem mit dem Kamm verbunden, je nach Indikation
   unterschiedlich (Kammerober-, unterteil)

d) Höhenverstellbares Gestänge für den Webrahmen
e) Höhenverstellbarer Stuhl mit Arm- und Rückenlehne zur Verhinderung von Ausweichbewegungen; Stuhl auf Rollen, zentral bremsbar

Abb. 35

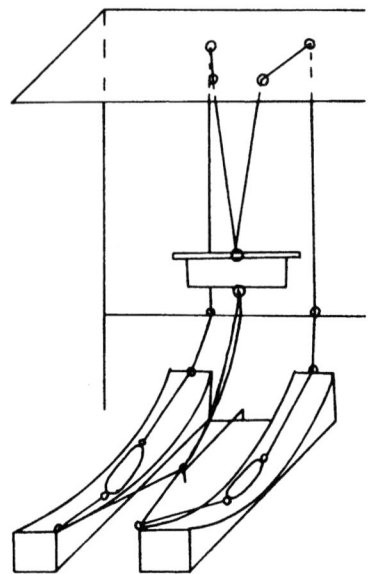

**Webvorgang**
**– technisch**
**– motorisch**

## Webvorgang

Der Patient führt, auf den Rollschuhen fixiert, Extension und Flexion in den Kniegelenken durch. Diese Bewegung wird über ein Zugsystem auf den Kamm übertragen und es entstehen Hoch- und Tieffach.

Sitzposition:
90° Hüftflexion
90° Knieflexion genau über dem tiefsten Punkt der Kufen
90° Flexion im Sprunggelenk

Unterstützung im LWS-Bereich durch die Rückenlehne, da der Patient während der Behandlung seine Sitzposition nicht verändern darf.
Der Stuhl muss bremsbar sein. Halten die Bremsen nicht fest genug, so ist der Stuhl zusätzlich mit Lederriemen zu fixieren.
Der Webrahmen befindet sich in Ellbogenhöhe.

**Unterschied-liche An-schnürung zur Beübung unterschiedli-cher Funktio-nen**

*Die Anschnürung an den Rollschuhen ist von der zu beübenden Bewegungseinschränkung abhängig*

– bilaterale Kniegelenksextension und Flexion; Nachteil: viele Patienten weichen Funktionen mit dem Rumpf aus, um das Bewegungsausmaß zu vergrößern
– alternierende Bewegungen: Flexion in einem, glz. Extension im anderen Kniegelenk
– unilaterale Beübung: nur ein Bein ist am Fachwechsel beteiligt, der andere Fuß steht entweder außerhalb oder, was als angenehmer empfunden wird, auf dem anderen Rollschuh und läuft ohne Wirkung auf den Kamm mit
– isolierte Extension oder Flexion eines oder beider Gelenke; das Tieffach entsteht durch Zug mit der Hand oder durch Gewichte

238

## Wirkung auf die Muskulatur – Funktionelle Anatomie

Das Knie ist ein einachsiges Scharnierschiebegelenk, in dem Extension und Flexion, in flektierter Stellung auch Rotationsbewegungen möglich sind. Fast alle Muskeln, die im Kniegelenk eine Bewegung verursachen, sind 2-gelenkig, haben also auch Wirkung auf Hüft- oder Sprunggelenk.

Im Rahmen der Behandlung ist darauf zu achten, dass der Patient nicht mit dem Unterschenkel ausweicht, innen- oder außenrotiert. Bei glz. Erkrankung im Bereich des Hüftgelenkes muss man den Einsatz des funktionellen Gerätes abwägen, da es bei der Extension zu Stauchungen im Bereich des Hüftgelenkes kommt.

## Steigerung

- Verstellen der Kufenneigung
- Ändern der Sitzposition, um das Bewegungsausmaß der Flexion zu beeinflussen
- Schnürung lang: größerer Bewegungsradius
- Schnürung kurz: kleiner Radius, mehr Zugwiderstand
- Widerstände in Form von Expandern, Zugfedern und Gewichten anbringen
- Kettbreite und Materialwahl
- Schiffchenlänge

## Indikationen

- Zust. n. Weichteilverletzungen im Bereich des Kniegelenks
- Zust. n. Frakturen
- Gonarthrose
- Chronische Polyarthritis
- Zust. n. Kontrakturen
- Zust. n. Muskelatrophien
- Zust. n. Versorgung mit Kniegelenkstotalendoprothese bzw. -teilprothese
- Zust. nach Synovektomie

## Ziele

- Erhalt/Vergrößern der Kraft der Muskulatur der unteren Extremität
- Erreichen des größtmöglichen aktiven, schmerzfreien, physiologischen Bewegungsausmaßes im Kniegelenk
- Vergrößern der Belastbarkeit
- Erreichen der größtmöglichen Extension im Hüftgelenk nach Amputationen im Bereich der unteren Extremität und bei Kontrakturen der Hüftflexoren

**Übungsbett**

## 3. Übungsbett

Das Übungs- oder Schlittenbett ist ein funktionell-therapeutisches Übungsgerät, das außerhalb der ergotherapeutischen Abteilung der orthopädischen Klinik des Annastiftes e. V., Hannover, meines Wissens (noch) nicht eingesetzt wird. Dabei handelt es sich um ein unter verschiedensten Zielsetzungen anwendbares Gerät, in dem fast alle Bewegungen und die Muskulatur der unteren und oberen Extremitäten trainiert und auch die Muskulatur des Rumpfes gekräftigt werden kann.

Nachfolgend wird zunächst, um die grundsätzlichen Wirkprinzipien zu verdeutlichen, der Aufbau des ursprünglichen Modells dargestellt.

**Aufbau des Webgerätes**

**Aufbau des Webgerätes** – Abb. 36

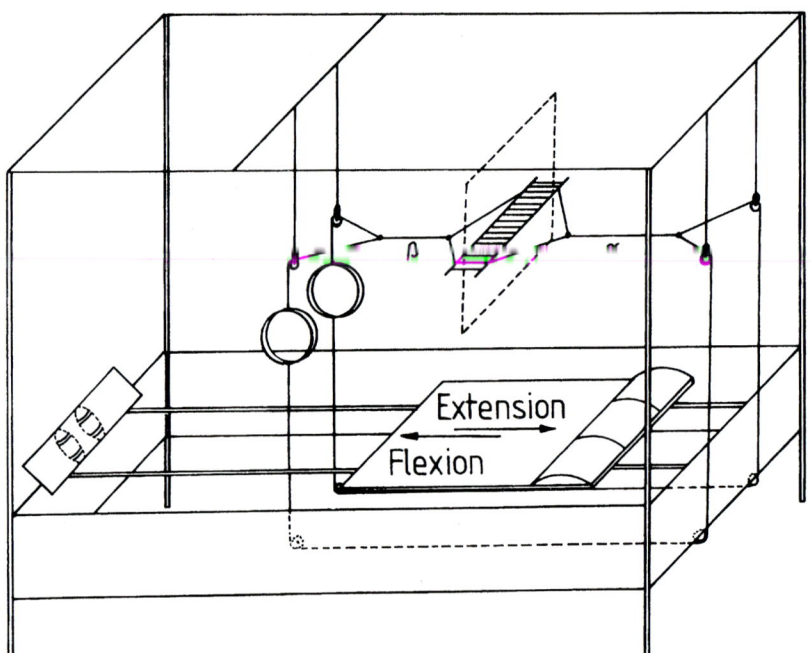

a) Bettgestell
b) Halterung
   für den Webrahmen
   für die Knieschlaufen
   für die Expander
   wenn nötig für Armschlaufen

240

c) schräges Fußbrett, ca. 5–10° Spitzfußstellung mit Fixierungsmöglichkeit für die Füße
d) Knieschlaufen, an denen oben und unten ein Zug befestigt ist
   Zug α: über Rollen unter dem Bett zum Kopfende und an den Kamm
   *Zug β:* über Rollen vom Kammunterteil über Rollen zu den Knieschlaufen
e) Stabiler Schlitten mit Rollen gleitet in 4 fest montierten Laufschienen; er hat ein ausziehbares Kopfteil, so dass individuelle Einstellung auf den Patienten gewährleistet ist

Mittlerweile ist das Schlittenbett im Annastift zu einem hoch-technischen Gerät weiter entwickelt worden, das dem Alten gegenüber viele Vorteile bietet. Das Grundprinzip, dass bestimmte Bewegungen eine Wirkung haben, wurde beibehalten. Verbesserungen zeigen sich auch darin, dass

**Neues Modell**

– nicht mehr über ein Schnursystem gearbeitet wird, sondern elektrische Kontakte Motoren in Gang setzen, die z. B. das Fach wechseln; dadurch wird das Ein- und Aussteigen in das und aus dem Schlittenbett erleichtert, ebenso entfällt das aufwendige Einstellen des Schnursystems.
– Widerstände über Druckventile individuell einstellbar sind.
– nur dann, wenn der Patient die geforderte Bewegung korrekt ausführt, die elektrischen Kontakte die Motoren aktivieren.
– der Patient über Kontroll-Leuchten ein Feedback darüber erhält, ob er das zu Beginn der Behandlung eingestellte, maximal auszuführende Bewegungsausmaß wirklich voll einsetzt oder ob er sein Potential nicht ausschöpft.
– neben dem Webrahmen auch viele andere Geräte einsetzbar sind, u. a. beispielsweise ein Diaprojektor, bei dem der Patient durch die Körperbewegung das Wechseln der Bilder initiiert.

## Bewegungsvorgang am Beispiel des Webens

**Webvorgang**
**– technisch**
**– motorisch**

Die Füße des liegenden Patienten werden in unterschiedlich einstellbaren Schalen, die unabhängig voneinander in Plantar- und Dorsalflexion zu schalten sind, fixiert. Beim alten Modell wurden die Knie etwas oberhalb des Gelenkes, um die Bewegung nicht einzuschränken, in Schlaufen gehängt. Durch Flexion im Knie-, Hüft- und Sprunggelenk wird der Schlitten zum Fußende hingezogen, der Kamm – früher über das Zugsystem, jetzt über aktivierte Motoren – z. B. ins Hochfach eingestellt. Extension der unteren Extremitäten bewirkt das Gegenteil: Es entsteht das Tieffach.
Das neue funktionelle Übungsbett kann außerdem bei Patienten mit Wirbelsäulenbeschwerden in der Stufenbettlagerung mit fixierten Schlitten eingesetzt werden. In diesem Fall liegt der Schwerpunkt der Behandlung in der Dorsalflexion der Sprunggelenke und in der Extension und Flexion der Kniegelenke.

## Wirkung auf die Muskulatur – funktionelle Anatomie

Das Positive am Übungsbett ist die Möglichkeit, sowohl die unteren als auch die oberen Extremitäten glz. zu beüben sowie die Rumpfmuskulatur. Gleichzeitig sind Ausweichbewegungen kaum möglich.

Beim Weben im Übungsbett liegt eine geschlossene Gliederkette vor, die es ermöglicht, dass 1 Muskel alle 3 Gelenke beugen oder strecken kann. Am Kniegelenk wird die Wirkung der Gliederkette deutlich: Kniegelenkflexion wird proximal durch die Ischiocrurale Mm., distal durch den Gastrocnemius durchgeführt. Diese Muskeln sind jeweils 2-gelenkig. Bei gestrecktem Hüftgelenk ist die Kniegelenkflexion nicht im größtmöglichen Ausmaß – so dass die Ferse das Gesäß berührt – durchführbar: Das letzte Stück müsste mit der Hand oder durch Schwung ausgeführt werden. Ursache ist die aktive Insuffizienz der Kniegelenksflexoren, d. h. ihre maximale Verkürzung ist vor der maximalen Flexion eingetreten.

Eine maximale Hüftflexion ist bei extendiertem Kniegelenk nicht durchführbar; ab 110° Hüftflexion kann das Kniegelenk in der extendierten Stellung nicht mehr gehalten werden.

Der M. gastrocnemius ermöglicht bei leichter Spitzfußstellung von 5–10° leichter eine Extension des Kniegelenkes und gewährt mehr Stabilität als eine Neigung zum Hackenfuß.

**Hilfen**

## Hilfen

- Armschlaufen

**Steigerungsmöglichkeiten**

## Steigerungsmöglichkeiten

- Veränderung des Widerstandes durch entsprechende Einstellungen in den Druckventilen.
- Änderungen am Webstück (siehe vorhergehende Webgeräte)
- Schiffchenlänge

**Indikationen**

## Indikationen

- Zust. n. Poliomyelitis
- Zust. n. Paresen der Rücken- und Bauchmuskulatur
- Beinparesen
- Zust. n. Umstellungsosteotomie
- Coxarthrosen
- Erkrankungen und Verletzungen im Bereich der Sprunggelenke
- Lumbalgien, Luboischialgien mit Peronaeus-Schwäche

**Ziele**

## Ziele

- Erreichen des größtmöglichen aktiven, schmerzfreien, physiologischen Bewegungsausmaßes in Hüft-, Knie- und Sprunggelenk
- Erhalt/Verbessern der Muskelkraft im Bereich der oberen und unteren Extremitäten und im Bereich des Rumpfes

---

**Aufgaben**

- Zählen Sie anhand des Webvorganges die Muskulatur auf, die mit dem Übungsbett trainiert, gekräftigt werden kann!
- Bei welchen Erkrankungen ist das Weben im Übungsbett indiziert? Begründen Sie Ihre Aussagen anhand der Zielsetzung!

### 4.3.3 Anmerkungen zu den funktionellen Geräten

– Der Zug sollte aus unnachgiebigem Material sein, das lange haltbar ist. Perlondraht ist nur beschränkt einsetzbar, da er auffasert und bricht (Abhilfe: vor der Benutzung mit Vaseline einfetten).
Besser ist eine mehrfach geflochtene Schnur mit hoher Reißfestigkeit (Angelschnur), die mit speziellen Knoten aus der Angelei bzw. dem Segeln befestigt wird, die sich nicht lösen. Jedoch muss man wissen, dass jeder Knoten die Reißfestigkeit des Zuges vermindert.
– Die Rollen müssen leichtgängig sein.
– Die Rollen müssen so angebracht sein, dass alle Züge parallel oder im rechten Winkel zueinander laufen.

---

**Fragen**

– Was ist bei der Schnürung besonders zu beachten?
– Wie sollte der Zug, um effektiv wirken zu können, laufen?

---

Weitere funktionelle Webgeräte, die nicht so häufig angewandt werden, sind von Frau S. Prollius (s. u.) beschrieben (z. B. der Ellflex, der Fletchire/Bettwebstuhl; Dorsal-, Plantarflektator).

**Quellen**

– Jentschura, G. & Janz, H.-W. (Hrsg.) (1979). Beschäftigungstherapie, Bd. 1. (3. neubearb. u. erw. Aufl.). Stuttgart: Thieme.
– Poos, A. (1989). Neues funktionelles Übungsbett. Beschäftigunstherapie und Rehabilitation, 5, 338–339.
– Prollius, S. (1980). Funktionelle Übungsplätze zur Rehabilitation verletzter Gelenke der oberen und unteren Extremität am Beispiel Webstuhl. Beschäftigungstherapie und Rehabilitation, 4, 207–210.
– Prollius, S. (1981). Teil II: Funktionelle Übungsplätze zur Rehabilitation verletzter Gelenke der unteren Extremität. Beschäftigungstherapie und Rehabilitation, 1, 18 ff.
– Wiegand. (o. J.) Angewandte funktionelle Beschäftigungstherapie in der Orthopädie. Unveröffentlichtes Skript.

## 4.4 Adaptierte Hobelbänke

**Lernziel**

Der Leser soll den therapeutischen Einsatz adaptierbarer Hobelbänke unter Berücksichtigung der Steigerungsmöglichkeiten, Indikationen und Zielsetzungen im Bereich der Orthopädie kennen.

## Aufbau

In der Orthopädie finden „normale" und höhen- und neigungsverstellbare Hobelbänke Anwendung. Letztere werden von Fa. Nitzbon® und Thomas-Hilfen vertrieben.

Die auf einer stabilen, sehr belastungsfähigen Doppelsäule montierte Hobelbank ist von allen Seiten mit dem Rollstuhl unterfahr- und benutzbar. Mit Hilfe einer Handkurbel ist eine stufenlose Höhenverstellbarkeit von 70–100 cm gewährleistet. Der maximale Neigungswinkel beträgt 40°. Die Hobelbank ist für Rechts- und Linkshänder erhältlich.

## Therapiemaßnahmen

- Schleifen an der schrägen Ebene
- Arbeiten im Stand in einer günstigen Arbeitshaltung
- Arbeiten im Sitzen vom Rollstuhl aus

## Steigerungen

- Zusatzteil: ein adaptierter Schleifklotz, bei dem – ähnlich wie beim Helparm – der Widerstand mit Gewichten verändert werden kann
- Veränderbarkeit des Neigungswinkels
- Unterschiedliche Sitzpositionen und somit verschiedene Ausgangsstellungen zum Arbeiten

## Indikationen

- Erkrankungen der oberen Extremitäten
- Kontrakturen im Ellbogengelenk
- Bewegungseinschränkungen im Ellbogengelenk
- Belastungstraining nach Amputationen der unteren Extremität

## Ziele

- Erhalt/Erreichen des größtmöglichen aktiven/assistiven Bewegungsausmaßes im Bereich der oberen Extremitäten insbesondere Schulter- und Ellbogengelenk
- Erhalt/Erreichen der größtmöglichen Muskelkraft, besonders der Schultergürtel- und Oberarmmuskulatur
- Steigerung der Belastungsfähigkeit (Kreislauftraining)
- Steigerung der Stehfähigkeit

---

**Aufgaben**

- Erarbeiten und vervollständigen Sie die Indikationen schräg verstellbarer Hobelbänke!
- Begründen Sie den Einsatz adaptierbarer Hobelbänke in der Orthopädie unter Aufzählung der Behandlungsziele!

**Quellen**

– Katalog der Fa. U. Nitzbon Metalltechnik. Gerätebau für Ergo- und Physiotherapie. Osterrade 14, 21031 Hamburg.
– Katalog de Fa. Thomas-Hilfen für Körperbehinderte und Gesunde. Walkmühlenweg 1, 27432 Bremervörde.

## 4.5 Adaptierte Sägen

### Lernziele

Der Leser soll
– die adaptierten/adaptierbaren Sägen am Beispiel der Nähmaschinen- und Fahrradsäge in Aufbau und Funktion kennen
– den therapeutischen Einsatz der adaptierten Sägen zur Beübung der unteren Extremitäten kennen und im Rahmen der Therapie einsetzen.

*a) Nähmaschinensäge/Pedalsäge*

**Aufbau der Nähmaschinensäge**

Anstelle einer Nadel wird ein Laubsägeblatt eingespannt. Dafür muss das Blatt unterhalb des Nähtisches so befestigt werden, dass die Beinfunktion nicht eingeschränkt wird. Wichtig ist auch eine Führungsschiene für das Sägeblatt.

Die Säge eignet sich ausschließlich (wenn man ein Laubsägeblatt einspannt) zum Sägen von Sperrholz bis höchstens 8 mm Stärke. Je schneller die Tretbewegung, je schneller sich also das Sägeblatt bewegt, um so leichter ist das Aussägen bestimmter Formen.

Primär werden die Sprunggelenke beübt, die Wadenmuskulatur wird gekräftigt. Gleichzeitig wird die Koordination von oberen und unteren Extremitäten gefördert.

### Indikationen

**Indikationen**

Zust. n. Lähmungen, Teillähmungen im Bereich der unteren Extremitäten

*b) Fahrradsäge*

**Fahrradsäge**

Adaptierte Säge mit Fahrradantrieb, bei der die Widerstände unterschiedlich eingestellt werden können.

### Arbeitsplatz

**Arbeitsplatz**

Der Patient sitzt auf einem höhenverstellbaren Sattelstuhl, die Füße werden auf den Pedalen fixiert. In einer physiologischen Arbeitshöhe befinden sich Sägetisch und Säge, bei einigen Modellen auch noch ein Schleifgerät und/oder eine kleine Bohrmaschine, die auch durch den Fahrradantrieb in Gang gesetzt werden.

## Indikationen

- Zust. n. peripheren Nervenverletzungen der U. E.
- Entzündliche Gelenkerkrankungen nach dem akuten Stadium
- Arthrosis deformans
- Zust. n. Frakturen der U. E.
- Periphere Durchblutungsstörungen
- Zust. n. Unterschenkelamputationen ohne Exartikulation des Kniegelenkes

## Steigerungen

- durch Verändern der Sitzposition;
  je tiefer der Stuhl, desto größer die Hüft- und Kniebeugung
  je höher der Stuhl, um so geringer sind Knie- und Hüftflexion
- Sägen unterschiedlich dicken Holzes
- Lage der Pedale zm Drehpunkt:
  Pedal am Drehpunkt – kleiner Bewegungsradius
  Pedale vom Drehpunkt weg – größerer Radius
- Verändern des Widerstandes, den die Pedalen der Bewegung entgegensetzen

## Ziele

- Erhalt/Verbessern der Muskelfunktion im Bereich der unteren Extremitäten
- Erhalt/Vergrößern des aktiven schmerzfreien physiologischen Bewegungsausmaßes der Hüft-, Knie- und Sprunggelenke
- Verbessern der Durchblutung der unteren Extremitäten
- Steigerung der Belastbarkeit

---

**Fragen**

- Wie sieht der Arbeitsplatz an einer Fahrradsäge aus?
- Welche Muskulatur der unteren Extremitäten kann durch Sägen an der
  a) Nähmaschinensäge, b) Fahrradsäge, beübt werden?
- Welche Möglichkeiten der Belastungssteigerung an einer Fahrradsäge
  kennen Sie?

---

### Quellen

- Katalog der Fa. Dr. Blatter & Co., Zürich/Schweiz
- Jentschura, G. & Janz, H.-W. (Hrsg.) (1979). Beschäftigungstherapie, B. 1. (3. neubearb. u. erw. Aufl.). Stuttgart: Thieme. S. 23, 70, 259.

## 4.6 Adaptierte Druckpressen

### Lernziele

Der Leser soll anhand des Aufbaues, der Indikationen und der Zielsetzungen den therapeutischen Einsatz adaptierter Druckpressen kennen, beschreiben und im Rahmen der Therapie einsetzen.

### Arbeitsplatz

Exemplarische Abbildungen: Druckpresse zur Beübung des Kniegelenkes[68]

Abb. 37: Aus der Extension in Flexion          Abb. 38: Aus der Flexion in Extension

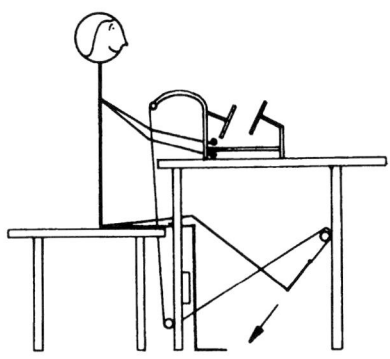          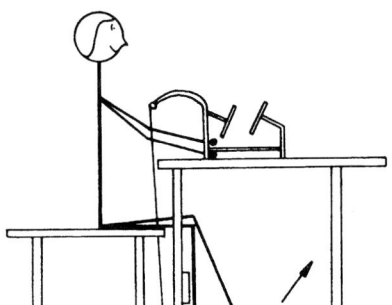

*Es gibt weitere adaptierte Pressen:*

– Pro- und Supination
– Extension und Flexion          entspricht in der Konstruktion dem FEPS
– Extension und Flexion im Ellbogengelenk
– Extension und Flexion im Kniegelenk
– Ab- und Adduktion im Hüftgelenk
– Hüftgelenksextension und -flexion.

Diese adaptierten Druckpressen sind in Deutschland seltener zu finden als z. B. in England oder in der Schweiz.
Optimal wird die Benutzung der Druckpresse erst, wenn der adaptierbare Tisch mit Zügen und Rollen eingesetzt wird.

### Steigerungsmöglichkeiten:

Sie sind ähnlich wie bei den funktionellen Webgeräten: Einbau von Federzügen unterschiedlicher Stärke, Verändern des notwendigen Druckes.

### Indikationen

– Zust. n. Gelenkversteifungen im Bereich der oberen Extremität
– Zust. n. Erkrankungen und Verletzungen der Hand: postop. Zustände, Sehnentransplantationen, ...
– Zust. n. peripheren Nervenverletzungen der oberen und unteren Extremitäten

– Erkrankungen und Verletzungen im Bereich des Hüft- und Kniegelenkes
– Zust. n. Frakturen
– Querschnittlähmung

## Ziele

– Erhalt/Erreichen der größtmöglichen Muskelkraft im Bereich der oberen und/oder unteren Extremitäten, je nach Adaptation der Presse
– Erreichen des größtmöglichen aktiven, schmerzfreien, physiologischen Bewegungsausmaßes in den Gelenken der oberen und/oder unteren Extremitäten
– Verbessern der Koordination von oberen und unteren Extremitäten
– Verbessern feinmotorischer Fähigkeiten
– Verbessern der geistig-funktionellen Fähigkeiten:
  • Konzentration
  • Aufmerksamkeit
  • Präzision beim Arbeiten
  • Aufnahme, Verarbeitung und Umsetzen von neu Gelerntem

---

**Aufgaben**

– Bei welchen Erkrankungen ist der Einsatz adaptierter Druckpressen indiziert?
– Zählen Sie verschiedene Formen adaptierter Druckpressen zur Beübung der oberen Extremität auf!
– Nennen Sie Steigerungsmöglichkeiten bei diesen Druckpressen

---

**Anmerkungen**

[68] Shopland, A. et al. (1979). Refer to occupational therapy. Edinburgh: Churchill Livingstone. P. 161.

**Quellen**

– Katalog der Fa. Dr. Blatter & Co., Zürich/Schweiz
– Shopland, A. et al. (1979). Refer to occupational therapy. Edinburgh: Churchill Livingstone. P. 161.

## 4.7 Helparm

### Lernziele

Der Leser soll den Aufbau des Helparmes und den fachgerechten therapeutischen Einsatz kennen und patienten- und symptomorientiert einsetzen.

248

# Aufbau des Helparmes[69]

Abb. 39: Vereinfachte Darstellung

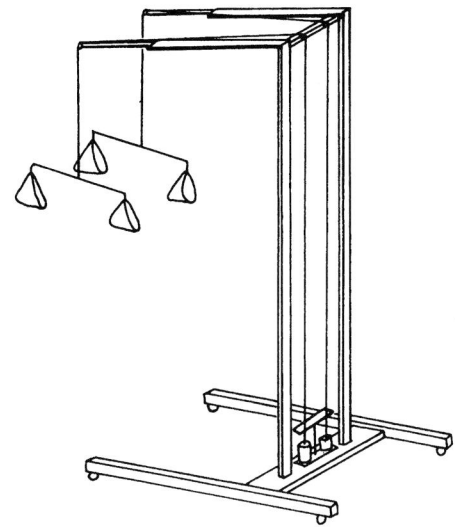

a) Rahmen mit zwei Schwenkarmen, die teleskopartig verstellbar sind, und Schlaufen für die Ober- und Unterarmaufhängung.
b) Stativ, an dem sich der Zubehörkasten (verschiedene Armschlaufen), die Führungsschienen für den Zug, die Ablage für ungenutzte Gewichte und die Gewichtkörbe befinden.
c) Unterer Rahmen mit 4 Rollen, von denen die hinteren einzeln bremsbar sind.
d) Rundscheibengewichte von 500 und 50 g

Alle Rollen, über die der Zug von der Armaufhängung zum Gewichtkorb führt, laufen auf Kugellagern.


## Therapeutischer Einsatz des Helparmes

Je nach Krankheitsbild und Behandlungsziel kann die Aufhängung des Armes variiert werden:

a) Aufhängen von Unter- und Oberarm: eine Manschette befindet sich proximal, die andere distal des Ellbogengelenkes
b) Einzelaufhängung des Oberarmes, bes. bei PHS und bei der postoperativen Behandlung des Schultergelenkes, um die Abduktion und Rotationsbewegungen zu erleichtern.

Vor Behandlungsbeginn kann das Armgewicht des Patienten anhand einer Federwaage festgestellt werden: der Arm befindet sich in den Armschlaufen, die an einer Federwaage hängen, und der Patient wird aufgefordert, seinen Arm entspannt darin zu lagern. Das Armgewicht von Frauen liegt durchschnittlich bei 1 800 – 2 000 g, bei Männern darüber (bis 3 000 g).

| **Dosierung der Gewichte** | Die Dosierung des Gegengewichtes während der Behandlung ist von dem Krankheitsbild, den Schmerzen und dem subjektiven Empfinden des Patienten abhängig. Nach meinen Erfahrungen war das Ausgangsgewicht häufig Armgewicht minus 200 g. |
|---|---|

Die Reduktion des Gewichtes kann man einerseits von Behandlungseinheit zu Behandlungseinheit vornehmen, doch oft ist es auch innerhalb einer Therapieeinheit notwendig.

Aufgrund seines Aufbaues gestattet der Helparm Bewegungen in der

| Sagittalebene: | Extension, Flexion |
| Frontalebene: | Ab-, Adduktion |
| Transversalebene: | Horizontale Extension und Flexion und um die Rotationsachse: IRO und ARO. |

Bei Bedarf können die Bewegungen eingeschränkt werden.

**Einsatz bei best. Behandlungstechniken**

### Einsatzbereich des Helparmes bei ergotherapeutischen Behandlungstechniken

– Weben, Makramee, Peddigrohr
– funktionelle Spiele
– Knetübungen
– Schreib-, Schreibmaschinentraining

**Indikationen**

### Indikationen

– PHS
– chron. Polyarthritis
– Schulter-Arm-Syndrom
– Zervikalsyndrom
– Poliomyelitis
– Arthromyogryposis multiplex congenita
– Muskeldystrophie
– Erb'sche Lähmung

**Ziele**

### Ziele

– Vergrößern der aktiven, schmerzfreien, physiologischen Bewegungsausmaßes – primär im Schultergelenk – unter vollständiger oder teilweiser Aufhebung der Schwerkraft
– Erhalt/Vergrößern der Muskelkraft im Bereich der das Schultergelenk umgebenden Muskulatur

---

**Aufgaben**

– Erklären Sie Aufbau und Funktion des Helparmes!
– Nennen Sie Erkrankungen, bei denen der Einsatz des Helparmes indiziert ist!
– Beschreiben Sie die Aufhängungs- und Gewichtsdosierungsmöglichkeiten!

---

**Anmerkungen**

[69] Gesamtkatalog der Fa. Ortopedia GmbH, Postfach 64 09, 24125 Kiel. 05.83; III/34.

250

## 4.8 Einsatz handwerklicher Techniken

### Lernziele

Der Leser soll ausgehend von der Arbeitsplatzgestaltung und den primären motorischen Anforderungen, die die Technik stellt, den therapeutischen Einsatz der einzelnen handwerklichen Techniken in der Orthopädie unter Berücksichtigung der Steigerungsmöglichkeiten, Adaptationen, Indikationen und Zielsetzungen kennen und patienten- und symptomorientiert anwenden.

### 4.8.1 Batik

Bei den Batikarbeiten muss man Formen der „Pseudobatik" (z. B. Näh-, Wring-, Knoten-, Abbindetechnik, Tropfbatik, Papierbatik) von der Wachsbatik mit Pinsel oder Tjanting unterscheiden, da einerseits die motorischen, andererseits auch die kognitiven Anforderungen sehr unterschiedlich sind. Die folgenden Ausführungen beziehen sich nur auf die Wachsbatik.

**Batik**
**Wachsbatik**

### Grundsätzliches

- Zur Wachsbatik benötigt die Therapeutin Zeit für Vor- und Nachbereitung, so dass es günstiger ist, glz. mit mehreren Patienten zu arbeiten
- Wachsbatik ist eigentlich nur möglich, wenn der Patient für eine längere Zeit belastbar ist
- Um Leerlauf zu vermeiden ist es vorteilhaft, 2 Werkstücke parallel in Angriff zu nehmen.

**Grundsätzliches zur Anwendung der Technik**

### Arbeitsplatz

- Es sollte genügend Platz vorhanden sein, besonders, wenn mehrere Patienten gleichzeitig arbeiten.
- Arbeitstisch und Stuhl müssen gegebenenfalls höhenverstellbar sein.
- Der Arbeitstisch muss gut zu säubern sein.
- Auf dem Arbeitstisch sind die Arbeitsgeräte und Materialien überschaubar und den Arbeitsabläufen entsprechend anzuordnen.
- Auf gute Beleuchtung achten.

**Arbeitsplatzgestaltung**

### Unfallverhütung

- Rutschfester Fußboden, in erster Linie um das Waschbecken herum
- Wird das Wachs auf einer Kochplatte erhitzt, so ist diese gesichert hinzustellen. Besser: Einsatz eines Batikkochers.
- Gesicherte Reißzwecken benutzen.
- Weitere Gefahren, die zu vermeiden sind:
  - Verbrennungen mit heißem Wachs (Spritzgefahr)!
  - Das Wasser des Wasserbads kocht aus!
  - Zu stark erhitztes Wachs entflammt sich selbst!
- Kabel von Kochplatte und Bügeleisen nicht quer durch den Raum legen.

**Unfallverhütung**

## Arbeits-, Therapiemöglichkeiten

Batikarbeiten können sowohl in der Einzel- als auch in der Gruppenbe-handlung eingesetzt werden. Die unterschiedlichen Batiktechniken und auch die Wachsbatik an sich ermöglichen in Abhängigkeit von der ge-wählten Reihenfolge ein Stufenprogramm mit steigenden Anforderun-gen im motorisch-funktionellen und kognitiven Bereich.

## Motorische Anforderungen

Schultergelenk: Ab-, Adduktion, Flexion
Ellbogengelenk: Extension, Flexion, Pro-, Supination
Handgelenk: Extension, Flexion, Radial-, Ulnarduktion
Fingergelenke: Extension, Flexion
Griffe der Hand: Spitz-, 3-Fingergriff, Faustschluss, Oppositionsstellung des Daumens, Öffnen und Schließen der Hand
Arbeitshaltungen: Sitzen, Stehen

### Ergotherapeutische Relevanz

### Ziele

*a) Motorisch-funktionell*

– Verbessern der Feinmotorik, z. B. als Vorbereitung auf das Schreibtraining oder beim Umlernen der Händigkeit
– Verbessern der Auge-Hand-, Hand-Hand-Koordination und der Koordination beider Arme bei bimanuellen Tätigkeiten
– Verbessern grobmotorischer Funktionen im Bereich des Schulter- und Ellbo-gengelenkes
– Verbessern des statischen und dynamischen Gleichgewichts
– Verbessern der Belastbarkeit

*b) Kognitiv*

– Erhalten/Verbessern/Anbahnen geistig-funktioneller Fähigkeiten wie:
  • Konzentration
  • Ausdauer, Geduld
  • Wahrnehmung von Farben, Formen,
  • Kreativität
  • Vorausschauendes Planen
– Verbessern der Belastbarkeit in Bezug auf die geistig-funktionellen Fähigkei-ten

*c) Sozio-emotional*

– Unterstützen/Verbessern
  • des sozialen Verhaltens und der Fähigkeit zur Kooperation durch Grup-penarbeiten
  • des Selbstwertgefühls durch Vermitteln von Erfolgserlebnissen

## Indikationen

- Einschränkungen in der Feinmotorik: Zust. n. Verbrennungen, Amputationen, M. Sudeck (Vorsicht, je nach Stadium!!), chron. Polyarthritis (je nach Phase der Erkrankung!!)
- Querschnittlähmungen
- Zust. n. Amputationen und nachfolgender Prothesenversorgung der oberen Extremitäten
- Cerviakalsyndrom
- PHS
- Zust. n. Frakturen
- Obere Plexusläsion
- Langzeitpatienten
- Schwerst-, Mehrfachbehinderte

## Kontraindikationen

Je nach Arbeitsplatzgestaltung, Wahl der Technik, Hilfestellung durch den Therapeuten etc. ist es trotzdem möglich, bei den nachfolgend genannten Kontraindikationen die Technik ,Batik' einzusetzen. Es bedarf immer der individuellen Entscheidung.
- Athetose/Ataxie (von der Technik abhängig: z. B. ist das Abbinden bei der ,Pseudobatik' durchführbar)
- Mit Einschränkungen: Sensibilitätsausfälle
- Tremor
- Sehstörungen
- Hemianopsie

## Adaptationen, Änderungen am Arbeitsplatz

- Arbeitshöhe und Stuhlhöhe müssen veränderbar sein
- Arbeiten an der schrägen Ebene
- Einsatz des Helparmes
- Griffverdickungen und -adaptationen

---

### Aufgaben

- Erarbeiten Sie anhand der Ziele beim therapeutischen Einsatz der Wachsbatik eine tabellarische Übersicht zum Vergleich der Zielsetzung von Wachs-, Pseudo- und Papierbatik!
- Führen Sie eine detaillierte Arbeitsgang- und parallel dazu eine Bewegungsanalyse unter Aufzählung der beanspruchten Muskulatur durch!

---

### Weiterführende Literatur

- Burda Sonderheft Nr. 443: Batik. (1979). Offenburg.
- Gaißer, G. (1991). Papier Batik. (17. Aufl.). Stuttgart: Prech.
- Lammèr, J. Stoffdruck und Batik. Ravensburg: Otto Maier.
- Lammèr, J. (Hrsg.). (1970). Das große Ravensburger Hobbybuch. Ravensburg: Otto Maier.

- Lentschig, L. & Walter, M. (1979). Stecknadelbatik. Ravensburg: Otto Maier.
- Lindner, G. (1976). Freude am Werken. München: Mosaik Verlag.
- Maile, A. (1967). Binden und Färben. Stuttgart: Frech.
- Pfeffer, E. (1978). Papier-Batik, Wachstechnik. Stuttgart: Frech.
- Reichert, E. (1984). Batiken mit Naturfarben. Stuttgart: Paul Haupt.
- Seitz, M. (1965). Batik mit dem Tjanting. Ravensburg: Otto Maier.
- Ursin, A. & Kilchenmann, K. (1979). Batik – Harmonie in Wachs und Farbe. Bern.

## 4.8.2 Bildnerisches Gestalten

**Malen und Zeichnen Arbeitsplatz**

### A. Malen und Zeichnen

### Arbeitsplatz

- Staffelei
- Wandtafel
- höhen- und schrägverstellbarer Tisch zum Arbeiten im Sitzen und im Stehen
- Tapetenrollen, Makulaturpapier
- adaptierbare Stühle
- Ablage für Stifte und Pinsel
- ...

**Arbeits-, Therapiemöglichkeiten**

### Arbeits-, Therapiemöglichkeiten

- Durchführen von Schwungübungen an der Tafel unter Verwendung von Kreide oder aber auf großem Papier mit unterschiedlichen Stiften zur Schulter- und Ellbogengelenksmobilisation mit geringem Widerstand
- Bilaterales Malen auf großem Papier
- Malen mit einer Hand, wobei die Mal-, die Bewegungsrichtung durch Punkte vorgegeben wird
- Malen im Stehen
- Malen an einem schräggestellten Tisch
- ...

**Motorische Anforderungen**

### Motorische Anforderungen

Schultergelenk: Ab-, Adduktion, Flexion
Ellbogengelenk: Extension, Flexion
Griffe der Hand: Spitz-, 3-Finger-Griff
Beanspruchen der Muskulatur der unteren Extremitäten und des Rumpfes beim Arbeiten im Stand.

### Ergotherapeutische Relevanz

**Ziele Motorisch-funkt.**

### Ziele

*a) Motorisch-funktionell*

- Erhalt/Vergrößern des aktiven, schmerzfreien, physiologischen Bewegungsausmaßes im Bereich des Schulter- und Ellbogengelenks
- Verbessern des dynamischen Gleichgewichts im Stand

- Verbessern der Feinmotorik, z. B. als Vorbereitung auf das Schreibtraining oder beim Umlernen der Händigkeit
- Erhalt/Verbessern von Greiffunktionen der Hand: Spitz-, Drei-Finger-Griff, Faustschluss
- Verbessern der Auge-Hand-, Hand-Hand-Koordination und der Koordination beider Arme bei bimanuellem Malen
- Verbessern der Belastbarkeit

## b) Kognitiv

Kognitiv

- Erhalt/Verbessern von Fähigkeiten wie:
  - Konzentration
  - Räumliche Wahrnehmung
  - Wahrnehmung von Farben, Formen, ...

## Indikationen

Indikationen

- Zust. n. peripheren Nervenläsionen im Bereich der oberen Extremität (N. Medianus, Ulnaris, Radialis)
- Zust. n. Amputationen im Bereich der Finger, der Hand und des Unterarmes mit nachfolgender Prothesenversorgung
- PHS
- Epicondylitis humeri
- Querschnittlähmungen
- Erb'sche Lähmung

## Adaptationen/Steigerungsmöglichkeiten

Adaptationen Steigerungs- möglich- keiten

- Helparm
- Einfache Stift- und Pinselhalterungen (8er-Schiene, Verdickung mit Moosgummi)
- Zum Greifen und Ablegen der Stifte, Pinsel etc. einen entsprechend gebohrten Holzklotz verwenden
- Halterungen für das Papier
- Änderungen am Arbeitsplatz: Schräge Ebene, erhöhte Tischfläche
- Einsatz verschiedener Stifte: Rötel, Kohle, Kreide, Wachsmalstifte, dicke, dünne Filzstifte
- Einsatz verschiedener Pinsel
- Bei fehlender Haltefunktion der Finger sind zum einen Griffadaptationen, zum anderen andere Variationen des Stifthaltens einzusetzen. Die Veränderungen sind sehr individuell und jeweils auszuprobieren.
- Weiteres siehe Arbeitsplatz und Therapiemöglichkeiten

## B. Kleisterpapier

Kleisterpapier

### Arbeitsplatz

Arbeitsplatz

- großräumig, mit einem Waschbecken in der Nähe, rutschfester Fußboden
- große Tischfläche
- abwaschbarer Arbeitsplatz

## Motorische Anforderungen

Schultergelenk: Flexion, Ab-, Adduktion
Ellbogengelenk: Extension, Flexion, Unterarmstellung in Pronation
Handgelenk: leichte Extension, Radial-, Ulnarduktion
Fingergelenke: Flexion, Extension, Ab-, Adduktion, Spitz-, 3-Finger-Griff,
Faustschluss, Daumenopposition
Das Arbeiten ist im Sitzen und Stehen möglich.


### Ergotherapautische Relevanz

### Ziele

*a) Motorisch-funktionell*

- Erhalt/Verbessern des aktiven, schmerzfreien, physiologischen Bewegungs-
  ausmaßes in Schulter-, Ellbogen- und Handgelenk (abhängig von der Größe
  des Papiers)
- Verbessern der Koordination beider Arme durch bilaterales und bimanuelles
  Arbeiten
- Verbessern des dynamischen Gleichgewichts beim Arbeiten im Stehen
- Verbessern der Auge-Hand-Koordination
- Erhalt/Verbessern der Greiffunktionen der Hand (welche speziell gefordert
  werden, ist von den Materialien, mit denen gemustert wird, abhängig).
- Verbessern der Funktion der intrinsischen Muskulatur und der Sensibilität der
  Hand durch Mustern mit den eigenen Fingern

*b) Kognitiv*

- Erhalt/Verbessern von Fähigkeiten wie:
  • Konzentration
  • Räumliche Wahrnehmung
  • Wahrnehmung von Farben, Formen,
  • Kreativität

### Indikationen

- Zust. n. Erkrankungen und Verletzungen im Bereich der Hand
- M. Sudeck (Stadium beachten!)
- Zust. n. Erkrankungen im Bereich des Ellbogengelenkes
- Zust. n. peripheren Nervenläsionen der oberen Extremitäten
- HWS-Syndrom mit Beschwerden im gesamten Arm
- Erb'sche Lähmung

### Kontraindikationen

- Erkrankungen und Verletzungen im Bereich der Hand in den Stadien, in
  denen noch offene Wunden, OP-Narben vorhanden sind
- Stadien der akuten Entzündung, z. B. M. Sudeck im 1. Stadium, cP im
  akuten Schub, etc.

## Adaptationen/Steigerungen

- Verschiedene Musterungsmöglichkeiten: Deckel, Holz, Kamm etc. und dadurch Ansprechen unterschiedlicher Handfunktionen
- Größe des Werkstückes verändern
- Vorausschauendes Planen mit einbeziehen: Das Papier nach der Fertigstellung zum Beziehen von Schachteln, Dosen etc. benutzen und das beim Zuschneiden und Mustern schon beachten

---

### Fragen

- Welche Möglichkeiten der Arbeitsplatzgestaltung gibt es beim Malen und Zeichnen? Begründen Sie Ihre Aussage!
- Welche Techniken aus dem Bereich „Bildnerisches Gestalten" findet in der Orthopädie Anwendung?
- Unter welcher Zielsetzung können Kleisterpapierarbeiten eingesetzt werden?

---

### Weiterführende Literatur

- Adjano, Ch. (1989). Schachteln basteln und dekorieren. Niedernhausen/Ts: Falken
- Bareis, A. (1992). Werken. Praxis in der Grundschule. Werken mit Papier, Ton, Holz, Metall, Plastisches Gestalten. Ein Handbuch. Donauwörth: Auer.
- Dawson, S. (1994). Kunstwerkstatt Papier. Freiburg: Christophorus.
- Doll, Ch. (1996). Faszination Papier. Eulen Verlag.
- Fuchs-Waser, A. (1992). Papier schöpfen und gestalten. Aarau: AT Verlag.
- Gestalten mit Papier. (1994). Pabel-Moewig.
- Krons, K.-H. (1977). Gestalten mit Papier. Köln: dumont.
- Lammèr, J. (Hrsg.). (1970). Das große Ravensburger Hobbybuch. Ravensburg: Otto Maier.
- Lindner, G. (1976). Freude am Werken. München: Mosaik Verlag.
- Morf, F. & Leszner, E.-M. (1982). Buchbinden und Papparbeiten. Ravensburg: Otto Maier.
- Philipp, V. (1991). Grüß mal wieder! Aktuelle Kartenideen. Stuttgart: Frech.
- Shannon, P. (1988). Kreatives Gestalten mit Papier. Mosaik.
- Windel. (1975). Papier- und Schreibwarenkunde. Winklers Verlag.

## 4.8.3 Drahtbiegen/Silberdraht

### Arbeitsplatz

- Gut beleuchteter Arbeitsplatz.
- Auf physiologische Arbeitshaltung achten (Tisch und Stuhl höhenverstellbar, Fußbank); wenn vorhanden, an einem Goldschmiedetisch arbeiten.
- Möglicherweise eine rutschfeste Unterlage auf der Arbeitsfläche, damit die einzelnen Teile nicht wegrutschen können.
- Feste Werkbänke mit Schraubstöcken.

## Unfallverhütung

- Vorsichtiger Umgang mit Zangen und Hammer
- Beachten, dass die zugeschnittenen Drahtabschnitte an den Enden spitz sind
- Amboss und Schraubstück gut fixieren

## Arbeits-, Therapiemöglichkeiten

Drahtbiegearbeiten können auch schon in der Bettphase mit Patienten durchgeführt werden. Dazu muss der Patient unterstützt sitzen können und vor allen Dingen manuell dazu in der Lage sein.
Da die Technik hohe Anforderungen an die manuelle Geschicklichkeit, an präzises Arbeiten, vorausschauendes Planen etc. stellen kann, ist sie sehr gut im Rahmen arbeitstherapeutischer Maßnahmen einsetzbar.
Es ist möglich, gewisse Arbeitssituationen nachzuahmen: In einer Patientengruppe werden von den einzelnen Mitgliedern z. B. arbeitsteilig unterschiedliche Teile einer Kette in Serie hergestellt und dann zusammengefügt.

## Motorische Anforderungen

Statische Muskelarbeit in Schulter- und Ellbogengelenk.
Unterarm: Pro- und Supination, Handgelenk: Flexion, Extension
Fingergelenke: Sie werden nur begrenzt beansprucht, überwiegend im Sinne einer Flexion im Zusammenhang mit dem Faustschluss, dem Spitz- und 3-Finger-Griff (z. B. beim Aufnehmen von Perlen auf den Draht). Die Muskulatur, die an diesen Griffen beteiligt ist, hat stabilisierende Funktion, leistet statische Arbeit.
Bimanuelles Training, wenn man gleichzeitig mit Flach- und Rundzange arbeitet. Es ist auch gut möglich, mit rechts zu halten, mit links zu biegen, dann mit links zu halten und mit rechts zu biegen; die Hände können sich gegenseitig ergänzen.
Voraussetzung ist eine gute Kraftdosierung, was z. B. bei Spastizität und Hypertonus nicht gegeben ist.

## Ergotherapeutische Relevanz

## Ziele

a) *Motorisch-funktionell*

- Erhalt/Verbessern der Funktion der ex- und intrinsischen Handmuskulatur
- Verbessern der Greiffunktionen der Hand: Faustschluss, Spitzgriff
- Verbessern der Hand-Hand-Koordination durch bimanuelles Arbeiten und der Koordination der Finger untereinander

*b) Kognitiv*

- Verbessern der geistig-funktionellen Fähigkeiten wie:
  - Konzentration
  - Ausdauer
  - Merkfähigkeit
  - Kreativität
  - Wahrnehmung und Unterscheiden von unterschiedlichen Formen
  - Vorausschauendes Planen und planvolles Vorgehen
  - Belastbarkeit
- Verbessern/Wiedererlernen der o.g. Fähigkeiten als Vorbereitung für die berufliche Rehabilitation oder aber für eine Tätigkeit in der WfB

## Indikationen

- Querschnittlähmungen
- Zust. n. peripheren Nervenläsionen der oberen Extremität
- Zust. n. Erkrankungen und Verletzungen der Hand
- Patienten, die einen Beruf ausüben, zu dem feinmotorische Fähigkeiten erforderlich sind.

## Kontraindikationen

- Patienten mit Tremor
- Athetose, Ataxie
- Chron. Polyarthritis

## Adaptationen/Steigerungsmöglichkeiten

- Griffverdickungen für die Zangen aus Moosgummi
- Herstellen von „Faulenzern", um korrektes Biegen zu ermöglichen und eine Serienfertigung

Abb. 40: Faulenzer – Die ausgefüllten Punkte stellen die Nägel auf einem Holzbrett
dar, um die herum der Draht gleichmäßig gebogen werden soll, damit gleichförmige Einzelteile entstehen können.

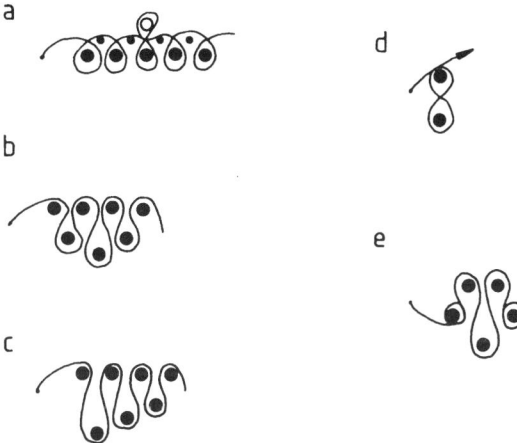

## Steigerungen

- Stärke des Drahtes und Material des Drahtes variieren (versilberter Draht, Silber-draht, Kupferdraht, Messingdraht, ...), dabei von groben zu feinen Arbeiten und von grobem zu feinem Draht gehen: die Anforderungen an Geschicklichkeit und Genauigkeit steigen.
- kompliziertes Muster biegen
- Ohne Faulenzer, per Hand gleichmäßige Glieder für eine Kette herstellen
- Einbau von Widerständen in das benötigte Werkzeug

---

### Aufgaben

- Erarbeiten Sie die motorischen Anforderungen, die Drahtbiegearbeiten stellen und ordnen Sie die dabei tätige Muskulatur zu!
- Zählen Sie die Indikationen für Drahtbiegearbeiten auf!
- Erarbeiten Sie Steigerungsmöglichkeiten für Drahtbiegearbeiten!

---

### Weiterführende Literatur

- Bardehle, M. (1995). Perlen auf Draht. Stuttgart: Frech.
- Högemann & Priester (Hrsg.). (1972). Ketten aus Silberdraht. Brunnen-Reihe Nr. 1. Freiburg: Christophorus.
- Lammèr. J. Neuer Schmuck aus Silber und Perlen. Ravensburger Hobbybücher. Ravensburg: Otto Maier.
- Lammèr, J. (Hrsg.). (1970). Das große Ravensburger Hobbybuch. Ravensburg: Otto Maier.
- Lindner, G. (1976). Freude am Werken. München: Mosaik Verlag.

## 4.8.4 Emaille

Arbeitsplatz

### Arbeitsplatz

- Adaptierbare Stühle und Tische, letztere mit einer festen Arbeitsplatte.
- Der Raum, in dem der Ofen steht, muss gut zu lüften sein.
- Ofen und Arbeitsfläche sollten aufgrund der Hitzeentwicklung und der Verbrennungsgefahr weiter auseinander liegen.
- Material und Werkzeug müssen griffbereit liegen.
- Zugluft vermeiden (Pulver fliegt weg).

## Unfallverhütung

- Dicke Handschuhe.
- Vorsichtiges Öffnen des Ofens.
- Feuerfeste Platte (z. B. Marmor) für die heißen Emaille-Teile.
- Der Brennofen muss auf einer feuerfesten Unterlage stehen.

## Arbeits-, Therapiemöglichkeiten

Emaillearbeiten sind in Einzel-, aber sinnvoller in Gruppentherapie durchzuführen. Hier besteht auch die Möglichkeit, ein gemeinsames Werkstück herzustellen.
Ähnlich wie die Drahtbiegearbeiten sind auch die Emaillearbeiten im Rahmen arbeitstherapeutischer Maßnahmen gut einsetzbar, da eine Reihe kognitiver und in der Gruppe sozio-emotionaler Fähigkeiten gefordert sind und verbessert werden können.

## Motorische Anforderungen

Geringe Bewegungen im Schulter- und Ellbogengelenk, Handgelenk oft statisch zur Stabilisierung und zur Ermöglichung der Handfunktionen: Spitz-, 3-Finger-, Schlüsselgriff.

## Ergotherapeutische Relevanz

### Ziele

*a) Motorisch-funktionell*

- Verbessern feinmotorischer Fähigkeiten und der Greifformen der Hand, besonders des Spitzgriffes
- Verbessern der Koordination der Finger und Hände untereinander durch bimanuelles Arbeiten
- Verbessern der Funktion des M. opponens pollicis

*b) Kognitiv*

- Verbessern der geistig-funktionellen Fähigkeiten wie:
  • Konzentration
  • Ausdauer
  • Merkfähigkeit
  • Kreativität
  • Wahrnehmung und Unterscheiden von unterschiedlichen Formen
  • Vorausschauendes Planen und planvolles Vorgehen
  • Umsetzen von Arbeitsanweisungen in adäquate Handlung
  • Genauigkeit
  • Belastbarkeit

*c) Sozio-emotional*

- Unterstützen/Verbessern:
  • des sozialen Verhaltens und der Fähigkeit zur Kooperation durch Gruppenarbeiten
  • des Selbstwertgefühls durch Vermitteln von Erfolgserlebnissen

## Indikationen

- Querschnittlähmungen
- Zust. n. Verletzungen der Finger- und Sehnen im Bereich des Unterarmes
- Zust. n. Dupuytren'scher Kontraktur und operativer Behandlung (in späten Stadien der Nachbehandlung)

## Kontraindikationen

- Zust. n. Sensibilitätsstörungen (individuell entscheiden!)
- Ataxien, Athetosen
- Sehstörungen

## Adaptationen/Steigerungen

- Feststellbare Pinzetten
- Pinzetten mit dickerem Griff
- Steigerungen durch die Technik selbst:
  - Rohlinge selbst herstellen
  - Arbeiten nach gezielter Planung
  - Einsatz komplizierterer Emailliertechniken

### Weiterführende Literatur

- Harper, W. (1973). Emaillieren, Kunsthandwerk und Hobby. Ravensburger Freizeit-Taschenbücher, Bd. 20. Ravensburg: Otto Maier.
- Harper, W. Emaillieren. Hornemann Verlag.
- Lauer, J. Neue Emaillearbeiten. Ravensburger Hobbybücher. Ravensburg: Otto Maier.
- Lammèr, J. (Hrsg.). (1970). Das große Ravensburger Hobbybuch. Ravensburg: Otto Maier.
- Lindner, G. (1976). Freude am Werken. München Mosaik Verlag.
- Newton, L. (1978). Metall- und Emaillearbeiten. Ravensburg. Otto Maier.
- Vetter, L. (1981). Emaillearbeiten. Alte Kunst – neues Hobby. Stuttgart: Franckh.

---

**Aufgaben**

- Begründen Sie die geringe Einsetzbarkeit dieser Technik im Rahmen der Orthopädie!
- Zählen Sie mögliche Behandlungsziele beim Einsatz von Emaillearbeiten in der Orthopädie auf!

---

## 4.8.5 Holz

### Arbeitsplatz

- Feste Arbeitstische
- Höhen- und neigungsverstellbare Hobelbank
- Beachten bei der Raumwahl, dass Holzarbeiten Lärm verursachen und dass in der Regel Farben, Lacke und Beizen verwandt werden, so dass für ausreichende Belüftung gesorgt sein muss.

- Achtsamer Umgang mit dem Werkzeug
- Holzbehandlung mit Mitteln, die keine Lösungsmittel (Nitro u. a.) enthalten: z. B. Bienenwachs, Leinöl.
- Höhenverstellbare Stehhilfen
- Arbeitsplatzgerechte Beleuchtung
- Ausreichend Platz, besonders beim Zusägen von großen Sperrholzplatten

## Unfallverhütung

Unfallverhütung

- Patienten nie alleine an elektrischen Maschinen arbeiten lassen.
- Kabel von Maschinen und Geräten nicht über Arbeitswege führen, um Stolperquellen zu vermeiden.
- Lange Haare zusammenbinden.
- Angemessene Kleidung tragen (keine weiten Ärmel, keine Tücher, ...).
- Unfallverhütungsmaßnahmen an Maschinen beachten; sich dazu bei der Holz-Berufsgenossenschaft über den sicheren Umgang mit Holzbearbeitungsmaschinen informieren.
- Alle Schalter müssen gut erreichbar sein; zentraler Not-Aus-Schalter.
- Beim Bohren von sprödem Material Schutzbrille tragen.
- Schadhafte Werkzeuge nicht mehr verwenden.
- Bei elektrischen Maschinen Maschinenauslauf beachten.

## Arbeits- und Therapiemöglichkeiten

Arbeits-, Therapiemöglichkeiten

Holzarbeiten bieten im Rahmen der ergotherapeutischen Behandlung ein breites Spektrum an Therapiemöglichkeiten: Zum einen sind Holzarbeiten mit anderen Techniken, z. B. Peddigrohr zu verbinden, zum anderen ist es möglich, die unterschiedlichen Techniken und Arbeitsmöglichkeiten in Form eines Stufenplanes mit Steigerung der motorischen und geistigen Anforderungen einzusetzen. Anforderungssteigerungen ergeben sich einerseits aus der Materialwahl, andererseits aus den unterschiedlichen Arbeitsgängen, die zur Herstelllung der verschiedenen Werkstücke notwendig sind. Des Weiteren können Werkzeuge, Maschinen und Arbeitsgeräte (siehe: Adaptierte Sägen und adaptierte Hobelbänke) adaptiert und somit gezielter eingesetzt werden.

Am Beispiel der Technik Holz soll nachfolgend kurz die Anwendung der direkten propriozeptiven Stimulation (PNF) (Jentschura 1979, 272f.) dargestellt werden. Grundlage dieser Behandlungstechnik ist die propriozeptive Stimulation durch Druck, Dehnung und Widerstand.

PNF
Druck,
Dehnung,
Widerstand

- Druck auf den Handballen erleichtert die Ellbogenextension.
- Bei Holzarbeiten Ausnutzen der Kompression als Verstärker der Reizantwort: Hobeln, Sägen, Raspeln und Feilen wirken auf Stoß, was optimal ist.

- Anregende Wirkung hat die vorhergehende ausholende Bewegung: kurzzeitige Antagonistentätigkeit wirkt stimulierend.
- Ausführen der Bewegung im größtmöglichen Bewegungsausmaß: es verstärkt sich die antagonistische Gegenbewegung durch den hervorgerufenen Dehnungsreiz.
- Widerstand: Materialwiderstand ist unterschiedlich. Wenn er nicht mehr ausreichend ist, muss man zusätzlich auch manuellen Widerstand geben.
- Reizsummation:
Manueller Kontakt durch den Therapeuten (Hautreiz)
Widerstand
Druck

- *Ausnutzen der Bewegungsmuster*

  Schulter – Ellbogen
   Flexion im Schultergelenk – ARO – Ellbogenextension – Pronation
   Absenken – IRO – Ellbogenflexion – Supination
  Hand – Finger
   Pronation – Extension im Handgelenk – Faustschluss
   Supination – Flexion im Handgelenk – Handöffnung, Fingerextension

- Griffverdickungen können bei Greifübungen als Widerstand eingesetzt werden.

## Motorische Anforderungen

Wie viele andere Techniken ist Holz sowohl in der Einzel- als auch in der Gruppentherapie, letztere mit arbeitstherapeutischem Schwerpunkt, anwendbar. Anhand des Einsatzes verschiedener Sägen und von anderem Werkzeug werden nachfolgend die motorischen Anforderungen beschrieben.

*Fuchsschwanz*

- Erfordert Kraft in der Stossrichtung, daher zur Erhöhung des Andruckes Arbeiten im Stehen.
- Ständiger Wechsel von Flexion und Extension in der Schulter, Flexion und Extension im Ellbogengelenk
- Unterarmhaltung in Mittelstellung, gleichzeitig kräftiger Faustschluss

*Bilateraler Fuchsschwanz*

- Bei Bewegungsstörungen eines Armes, um im erkrankten Arm durch Führen mit dem gesunden die physiologisch richtige Bewegung anzubahnen.[70]

*Feinsägen*

Sie sind mit umklappbarem Griffteil erhältlich und somit für Rechts- und Linkshänder einsetzbar.

## Laubsäge

Eine Hand leistet statische Arbeit: sie hält und führt das Werkstück. Die andere, meist die rechte, führt im Ellbogengelenk dynamische Tätigkeiten durch; Schulter-, Hand und Fingergelenke sind statisch.

## Feilen und Raspeln

Wichtig ist ein dosiertes Abwechseln von An- und Entspannung, um die Sauerstoffzufuhr im Muskel immer zu gewährleisten, damit kein Muskelkater entstehen kann.

## Arbeitshaltung beim Feilen und Raspeln

Stehen und Sitzen, wobei bei einem hohen Sitz (Stehhilfe) leichter Druck gegeben werden kann.

– Die linke Hand ist überwiegend Haltehand, die nur mitgeführt wird; sie unterstützt die Bewegung und den Andruck in Pronation.
– Die rechte Hand ist dominierend: Sie bestimmt Kraft, Art, Richtung der Bewegung, umfasst den Feilengriff mit Faustschluss, wobei der Unterarm in Mittelstellung steht.
– Mobilisation und Kräftigung der oberen Extremitäten sind Ziele.

## Hohlbeitelarbeiten

– Unterschiedlicher Kraftaufwand in Abhängigkeit vom Holz.
– Überwiegend bimanuelles Arbeiten mit Bewegungen in Ellbogen-, Handgelenken und gleichzeitig beidseitiger Faustschlussbeübung.

## Schleifen

– Bewegungsschulung des Schultergürtels und der Schultergelenke.
– Durchführen gleichmäßig rhythmischer Bewegungen.
– Ausmaß der Bewegungsrichtung durch Größe und Lage des Werkstückes bestimmen; z. B. muss beim Schleifen kleiner Flächen mehr Haltearbeit geleistet werden, d. h. Kräftigung der Intrinsic Mm. Schräge Ebene, um im Schulter- und Ellbogengelenk ein größeres Bewegungsausmaß zu erhalten.
– Breite und Größe des Werkstückes, Holzhärte als weitere Steigerungsmöglichkeiten.

Verschieden adaptierte Schleifklötze zum bilateralen Üben
Faustschluss, Extension des Handgelenkes, Beugung im Finger im PIP, passive Fingerflexion, -extension, Streckung MP, Beugung PIP und DIP[71]

## Hobeln

– Gelenkmobilisation im Schultergelenk
– Kräftigung des M. triceps brachii; Ellbogenbewegung gegen Widerstand
– Beübung der Statik und des Gleichgewichtes beim Arbeiten im Stehen mit gleichzeitiger Hüftflexion

- Anforderungen sind durch die Werkstückgröße veränderbar und durch die Holzhärte
- Hobeln von Spänen für Spanbäumchen etc. (Vorarbeit für andere Patienten)

**Schrauben und Nageln**

*Schrauben und Nageln*

- Pro- und Supination im proximalen und distalen Radio-ulnar-Gelenk
- Nageln: Faustschluss, Extension und Flexion im Handgelenk

**Ergotherapeutische Relevanz**

**Ziele**

**Ziele**

**Motorisch-funkt.**

*a) Motorisch-funktionell*

- Erhalt/Verbessern der Kraft der Muskulatur im Bereich der oberen Extremitäten
- Vergrößern des aktiven, schmerzfreien, physiologischen Bewegungsausmaßes im Bereich der oberen Extremitäten, primär im Bereich des Schulter- und Ellbogengelenkes
- Verbessern feinmotorischer Funktionen und spezieller Greifformen der Hand
- Verbessern des dynamischen Gleichgewichtes
- Erproben der physischen Belastbarkeit
- Verbessern der physischen Belastbarkeit
- Erreichen der größtmöglichen Vorbereitung auf eine berufliche Tätigkeit

**Kognitiv**

*b) Kognitiv*

- Verbessern von Fähigkeiten wie:
  • Konzentration
  • Ausdauer
  • Merkfähigkeit
  • Kreativität
  • Wahrnehmung von Formen, Größen, Perspektiven, räumlichen Gebilden,
  • Vorausschauendes Planen und planvolles Vorgehen
  • Umsetzen von Arbeitsanweisungen in adäquate Handlung
  • Ordnen und Überschauen von Arbeitsabläufen
  • Genauigkeit
  • Belastbarkeit
- Verbessern des Aufgabenverständnisses
- Verbessern der Fähigkeit, unter Leistungsdruck zu arbeiten
- Verbessern der Fähigkeit, immer schwierigere Aufgaben zu lösen
- Überprüfen der Belastbarkeit in Stresssituationen, z. B. bei Erhöhung des Arbeitstempos bei betont monotoner Arbeit, bei Arbeiten mit steigendem Schwierigkeitsgrad
- Verbessern/Unterstützen der Fähigkeit, selbstständig zu arbeiten

**Indikationen**

**Indikationen**

- Zust. n. Frakturen im Bereich der oberen Extremität zur Muskelkräftigung und Gelenkmobilisation (frühestens nach 4 Wochen)
- Zust. n. Erkrankungen und Verletzungen des Schultergelenkes (immer auf individuelle Auswahl der Tätigkeit und der Anforderungen achten, da nicht jede Technik bei jedem Patienten anwendbar ist!)
- Zust. n. Erkrankungen und Verletzungen des Ellbogengelenkes

- Zust. n. Erkrankungen und Verletzungen der Hand
- Zust. n. peripheren Nervenläsionen
- Querschnittlähmung

## Kontraindikationen

- Hypertonie
- PHS (je nach Technik)
- chron. Polyarthritis
- während entzündlicher Prozesse

## Adaptationen/Steigerung

- Arbeiten im Stehen und im Sitzen
- Schleifen an einer schrägen Ebene unter Einsatz des Helparmes und unter Einsatz von Widerständen
- Größe des Werkstückes
- Stärke, Härte des Holzes
- Einsatz adaptierter Sägen: Nähmaschinen-, Fahrradsäge
- Adaptierte Griffe an Sägen
- Feilen und Raspeln mit einem zweiten Griff versehen
- Höhen- und schrägverstellbare Hobelbank

Kontraindika-
tionen

Adaptationen
Steigerungen

---

### Aufgaben

- Zählen Sie Sägen, die zur Beübung der oberen Extremitäten eingesetzt werden können, auf!
- Erläutern Sie die Bedeutung von Druck, Dehnung und Widerstand für die Therapie!
- Vervollständigen Sie die Indikatoren von Holzarbeiten im Bereich der Orthopädie!
- Erarbeiten Sie die Muskulatur der oberen Extremität, die durch Holzarbeiten gekräftigt werden kann!

---

### Anmerkungen

[70] Jentschura, G. & Janz, H.-W. (Hrsg.) (1979). Beschäftigungstherapie. B. 1. (3. neubearb. u. erw. Aufl.). Stuttgart: Thieme, S. 259.
[71] a.a.O., S. 260 f

### Weiterführende Literatur

- Clarke, D. (1978). Holzarbeiten. Ravensburg: Otto Maier.
- Fried, T. (1994). Holzverbindungen. (3. Aufl.). Ravensburg: Ravensburger Buchverlag.
- Holz in der Hand des Heimwerkers. Sonderheft. Hamburg: Verlag Schmitz.

– Jackson. A. & Day, D. (1996). Handbuch der Holzverarbeitung. (3. Aufl.). Ravensburg: Ravensburger Buchverlag.
– Kuckuck, was fährt denn da? Holzpuzzle. (1995). Ravensburg: Ravensburger Buchverlag.
– Lammèr, J. (Hrsg.). (1970). Das große Ravensburger Hobbybuch. Ravensburg: Otto Maier.
– Lindner, G. (1976). Freude am Werken. München: Mosaik Verlag.
– Sack, W. (1995). Holzschnitzen. (18. Aufl.). Ravensburg: Ravensburger Buchverlag.

### 4.8.6 Leder

Allgemeines

## Allgemeines

Erleichtern der vorbereitenden Tätigkeiten für die Therapeutin durch:
– Arsenal fertiger Schnittmuster
– große Auswahl von Leder, das auf Rollen gelagert ist – so erübrigt sich das Spannen

Arbeitsplatz

## Arbeitsplatz

– Höhen- und neigungsverstellbarer Tisch mit einer festen Arbeitsplatte und einer großen festen Pappe zum Zuschneiden des Leders
– Höhenverstellbarer Stuhl und möglicherweise eine Fußbank
– Arbeitsplatzgerechte Beleuchtung
– Gut erreichbare Werkzeugschränke
– Extra Arbeitsplatz zum Nähen mit der Nähmaschine

Unfallverhütung

## Unfallverhütung

– Schneiden mit dem Universalmesser immer parallel zum Körper!
– Vorsichtiger Umgang mit Ledernadeln

Arbeits-, Therapiemöglichkeiten

## Arbeits-, Therapiemöglichkeiten

Lederarbeiten könnten im Rahmen der ergotherapeutischen Behandlung vielfältig eingesetzt werden, da sie für alle Altersgruppen gut geeignet, vom Material her ansprechend sind und je nach Werkstück und Technik ein breites Spektrum von motorischen und kognitiven Anforderungen stellen. Häufig wird diese Technik nicht eingesetzt, da in Abhängigkeit vom Krankheitsbild und der Symptomatik einige Arbeitsschritte von den Patienten nicht ausgeführt werden können (z. B. das Zuschneiden des Leders mit der Schere oder einem Universalmesser, das Lochen etc.). Diese Arbeiten muss die Therapeutin übernehmen, was häufig aus zeitlichen Gründen nicht realisierbar ist.

Die Technik Leder wird primär in der Einzelbehandlung eingesetzt. Es gibt natürlich auch die Möglichkeit der Gruppenarbeit, für die es m. E. jedoch geeignetere Techniken gibt.

Im Rahmen der arbeitstherapeutischen Behandlung sind Lederarbeiten sehr gut einsetzbar, da sie aufgrund der unterschiedlichen Techniken (Umriemeln, Sattlernaht) und der möglichen Werkstücke (kleine Werkstücke, die aus zwei Teilen zusammengesetzt werden, bis hin zu großen Werkstücken, z. B. mit Patchwork ... ) unterschiedlich hohe Anforderungen an die motorischen, aber auch an die kognitiven Fähigkeiten stellen. Der Schwerpunkt liegt hier insbesondere in der Genauigkeit der handwerklichen Ausführung.

## Motorische Anforderungen

Motor. Anforderungen

Die Anforderungen sind abhängig von der Größe des Werkstückes und der Wahl der Technik, d. h., ob man Umriemelungen oder Sattlernaht einsetzt.

Schultergelenk: Flexion, Abduktion
Ellbogengelenk: Extension, Flexion bei Umriemelung und Sattlernaht
Handgelenk: Pro-, Supination (bes. beim Umriemeln), Extension, Flexion
Fingergelenke: Extension und Flexion
Griffe der Hand: Spitz-, 3-Finger-Griff, Faustschluss beim Lederschneiden
Nähen mit der Nähmaschine: Dorsal- und Plantarflexion im Sprunggelenk

## Ergotherapeutische Relevanz

### Ziele

Ziele

*a) Motorisch-funktionell*

Motor.-funkt.

- Erhalt/Vergrößern des aktiven, schmerzfreien, physiologischen Bewegungsausmaßes im Bereich der oberen Extremitäten, insbesondere im Bereich des Handgelenkes und der Finger
- Erhalt/Vergrößern der Muskelkraft im Bereich der oberen Extremitäten (besonders beim Zuschneiden und beim Lederlochen)
- Verbessern der Auge-Hand- und Hand-Hand-Koordination
- Verbessern der Koordination von oberer und unterer Extremitäten beim Nähen mit der Nähmaschine

*b) Kognitiv*

kognitiv

- Verbessern von Fähigkeiten wie:
  - Konzentration (Anfertigen des Schnittes, Zuschneiden des Leders, ...)
  - Ausdauer (Anfertigen eines großen Werkstückes mit Patchwork-Technik)
  - Merkfähigkeit
  - Kreativität
  - Wahrnehmung von Formen, Größen, ... (besonders bei Patchworkarbeit)
  - dreidimensionales Wahrnehmen (z. B. beim Herstellen eines Beutels, einer Tasche, ...)
  - Vorausschauendes Planen und planvolles Vorgehen
  - Ordnen und Überschauen von Arbeitsabläufen
  - Genauigkeit (beim Zuschneiden des Leders, ...)
  - Belastbarkeit

- Verbessern des Aufgabenverständnisses
- Verbessern der Fähigkeit, immer schwierigere Aufgaben zu lösen
- Verbessern/Unterstützen der Fähigkeit, selbstständig zu arbeiten
- Steigern des Selbstwertgefühls (Beginn mit einfachen Werkstücken mit Riemeltechnik, dann Herstellen von Werkstücken mit Sattlernaht, ...)

Indikationen

## Indikationen

- Zust. n. Erkrankungen und Verletzungen der Hand
- Zust. n. peripheren Nervenläsionen
- Zust. n. Amputationen im Bereich der Hand und des Unterarmes mit anschließender Prothesenversorgung
- chron. Polyarthritis (Auswahl der Technik beachten!!)
- M. Sudeck (III. Stadium)
- Zust. n. Unterarmfrakturen
- Dupuytren'sche Kontraktur
- Querschnittlähmungen

Kon-
traindika-
tionen

## Kontraindikationen (Sattlernaht)

- Tremor
- Athetose
- Ataxie
- Sehbehinderung

Adaptatio-
nen, Behand-
lungshilfen
Anfor-
derungsstei-
gerung

## Hilfsmittel und Adaptationen/Steigerung

*a) Anforderungssteigerungen*

- Einfaches Stück mit Umriemelung
- mehrere Teile umriemeln
- Sattlernaht (z. B. Brieftasche)
- Flickenarbeit
- Größe des Werkstückes
- Verwenden von Leder verschiedener Art, unterschiedlicher Stärke
- Größe der Löcher im Leder

Arbeits-
platzverän-
derungen zur
Steigerung

*b) Arbeitsplatz*

- sitzend oder stehend arbeiten
- Arbeiten an einer schrägen Ebene zur Förderung des venösen Rückflusses
- Höhe des Werkstückes an der schrägen Ebene

Behandlungs-
hilfen

*c) Behandlungshilfen*

- Kleine Fingerschienen, wie z. B. die Achterschiene oder die Omegaschiene, die den 3-Finger-Griff ermöglichen
- Bunnell-Brettchen
- Nierenhölzchen zur Immobilisierung des Daumengrundgelenkes
- Helparm
- Widerstandsklammern
- Spreizschere

**– Handgelenksböckli** – Unterarmblock – Abb. 41[72]

Der Unterarmblock wird zur Beübung von Extension und Flexion im Handgelenk und von Greiffunktionen, ohne Einsatz des gesamten Armes, eingesetzt. Der Unterarm wird mittels Klettverschlüssen fixiert, um Ausweichbewegungen zu verhindern, und so gelagert, dass das Handgelenk frei beweglich ist. Rundhölzer unterschiedlichen Durchmessers ermöglichen stufenlose Höhenverstellbarkeit und werden durch einen Klettverschluss am Wegrollen gehindert.

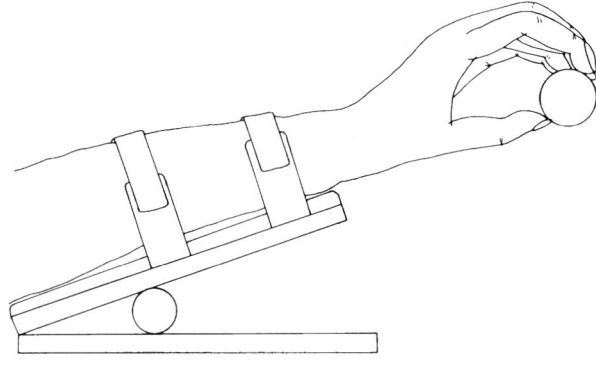

**– Rillblock** – Abb. 42[73]

Zur Beübung der Extension und Flexion im Handgelenk. Unterlegen von Sandsäcken in der Höhe der maximalen Flexion; Arbeiten an der Tischkante, um genügend Bewegungsfreiheit zu haben.

Beim M. Sudeck wird an einer schrägen Ebene gearbeitet, der Rillblock befindet sich so hoch wie möglich.

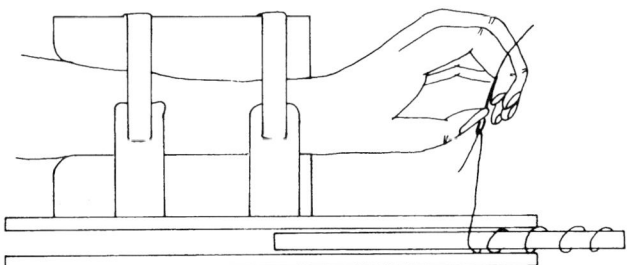

**Aufgaben**

- Zählen Sie Adaptationen und Behandlungshilfen auf und begründen Sie kurz deren Aufgabe!
- Nennen Sie Erkrankungen, bei denen der Einsatz der Technik Leder im Bereich der Orthopädie indiziert ist!
- Zählen Sie ergotherapeutische Zielsetzungen beim therapeutischen Einsatz der Technik Leder auf!
- Beschreiben Sie, welche Handfunktionen primär durch Lederarbeiten beübt werden können!

**Anmerkungen**

[72] Pfenninger, B. (1976). Ergotherapie in der Handchirurgie. Basel. S. 19.
[73] a) a. O., S. 20


**Quellen**

– Seifert, I. & Henke, R. (1989). Das Handgelenksböckli. Eine Therapiehilfe für Handgelenk und Unterarm. Beschäftigungstherapie und Rehabilitation, 3, 182–183.


**Weiterführende Literatur**

– Burda – Leder, der große Hit. Sonderheft. (1983). Verlag Aenne Burda.
– Hegenauer, H. (1992). Fachkunde für Lederverarbeitende Berufe. (7. überarb. Aufl.) Essen: Verlag Ernst Heyer.
– Lammèr, J. (Hrsg.). (1970). Das große Ravensburger Hobbybuch. Ravensburg: Otto Maier.
– Lindner, G. (1976). Freude am Werken. München: Mosaik Verlag.

## 4.8.7 Linoldruck

Grundsätzliches

### Grundsätzliches

Linoldruck und andere Drucktechniken (Materialdruck mit Kartoffeln, Blättern, Pappe, Kork, Holz, ...) sind vielfältig einsetzbar. Für einen reibungslosen Arbeitsablauf ist auf eine gute Arbeitsplatzgestaltung zu achten. Dazu gehört außerdem ein Vorrat an Motiven, die mittels eines Klettverschlusses mühelos an unterschiedlichen Stempeln fixiert werden können. So kann man die Auswahl der Stempel niedrig, die der Motive hoch halten.

Arbeitsplatz

### Arbeitsplatz

– Adaptierbare Tische mit abwaschbarer Oberfläche und ausreichender Ablagefläche.
– Adaptierbare Stühle bzw. je nach Krankheitsbild Spezialstühle (z. B. Arthrodesenstuhl).
– Es ist wichtig, dass der Patient beim Drucken eine physiologische Haltung einnimmt, da oft die Gefahr der Verlagerung und nachfolgender muskulärer Verspannung auf der Seite, die mehr belastet wird, besteht.
– Der Druck wird besser, wenn die Unterlage weich ist.
– Alle notwendigen Materialien und ein Waschbecken in erreichbarer Nähe.
– Der Patient sollte zum Schutz eine Schürze tragen.

272

## Unfallverhütung

- Rutschfester Fußbodenbelag
- Werden die Stempelmotive vom Patienten selbst hergestellt, dann ist auf achtsamen Umgang mit dem Linolschnittwerkzeug zu achten (Arbeiten vom Körper weg).

## Arbeits-, Therapiemöglichkeiten

Drucken wird primär zur Behandlung der oberen Extremitäten eingesetzt. Dabei ist die Gesamtkörperhaltung immer mit zu berücksichtigen: Die Qualität der Arm- und Handbewegungen ist von Beweglichkeit und Haltung des Rumpfes abhängig.
Die Anordnung des Materials, der Werkzeuge und Arbeitsutensilien am Arbeitsplatz bestimmt das geforderte Bewegungsausmaß.
Im Rahmen der Einzelbehandlung können Drucktechniken mit entsprechender Vorbereitung und Arbeitsplatzgestaltung auch schon in der Bettphase eingesetzt werden. Sie bieten dann in den Phasen größerer Mobilität umfangreiche Therapiemöglichkeiten: es kann mit unterschiedlichen Materialien und adaptierten Stempeln auf Papier (Briefkarten, -papier, Geschenkpapier, ...) und Stoff (Kissen, Decken, Schürzen, T-Shirts, ...) gedruckt werden.
Neben der Einzelbehandlung eignen sich Drucktechniken auch besonders gut für Gruppenarbeiten, z. B. mit Patienten gleicher Krankheitsbilder.

## Motorische Anforderungen

Schultergelenk: Ab-, Adduktion, Flexion, Bewegungen in der Transversalebene
Ellbogengelenk: Extension, Flexion
Unterarm: Pro-, Supination
Handgelenk: Radial-, Ulnarduktion, Extension, Flexion
Fingergelenke: Flexion, Extension, Ab-, Adduktion
Handfunktionen: 3-Finger-Griff, Spitzgriff, Haken-, Schlüsselgriff, Faustschluss durch Adaptationen bedingt.

## Ergotherapeutische Relevanz

### Ziele

*a) Motorisch-funktionell*

- Erhalt/Vergrößern des aktiven, schmerzfreien, physiologischen Bewegungsausmaßes der oberen Extremitäten
- Verbessern der Feinmotorik:
  - Greiffunktionen der Hand (Spitzgriff, Drei-Finger-Griff, Faustschluss, Hakengriff, ...)
  - Fingerkoordination
- Verbessern der Auge-Hand- und Hand-Hand-Koordination
- Erlernen der Kompensation verlorengegangener Funktionen
- Verbessern der Kraftdosierung

273

*b) Kognitiv*

- Verbessern von Fähigkeiten wie:
  - Konzentration (Herstellen eines Mehrfarbendrucks, ...)
  - Ausdauer (Anfertigen eines großen Werkstückes mit vielen kleinen Motiven)
  - Merkfähigkeit
  - Kreativität
  - Wahrnehmung von Formen, Größen, Figur-Grund, ...
  - Vorausschauendes Planen und planvolles Vorgehen
  - Ordnen und Überschauen von Arbeitsabläufen
  - Genauigkeit (beim Drucken eines Rapports, ...)
  - Belastbarkeit
- Verbessern der Fähigkeit, immer komplexere Aufgaben zu lösen
- Verbessern/Unterstützen der Fähigkeit, selbständig zu arbeiten
- Steigern des Selbstwertgefühles (Beginn mit dem Drucken von Briefkarten mit einfachen Motiven, dann Herstellen von größeren Werkstücken mit komplexeren Motiven, ...)

## Indikationen

- M. Sudeck (Stadium beachten!)
- Zust. n. Frakturen im Bereich des Unterarmes und der Hand
- PHS
- Chron. Polyarthritis (Stadium!)
- Dupuytren'sche Kontraktur
- Querschnittlähmung
- Zust. n. Verbrennungen
- Periphere Lähmungen der oberen Extremität
- Poliomyelitis mit isolierter Opponenslähmung
- Zust. n. Amputationen
- Zust. n. Prothesenanpassung
- Zust. n. Sehnenverletzungen, Zust. n. Sehnenoperation

## Kontraindikation

- Stadien akuter Entzündung, z. B. beim M. Sudeck, bei der chron. Polyarthritis

## Adaptationen/Steigerungen

Veränderungen an Druckstempeln:

- Griffe mit unterschiedlich großem Durchmesser, wobei das Gewicht der Stempel variierbar ist
- Adaptationen mit Schaumstoff, niedrig thermoplastische Schienenmaterialien, Balsaholz
- Stempel mit einer Feder, die beim Drucken zusammengedrückt werden muss, damit das Motiv vollständig abgedruckt werden kann
- bei Sensibilitätsstörungen kann unterschiedliches Material um die Griffe geklebt werden

Adaptierte Stempel zur Beübung einzelner Finger-, Hand- und Unter-armfunktionen:

- *Extension und Flexion im Ellbogengelenk:* ein Nudelholz mit fort-laufendem Linolmotiv bekleben
- *Fingerextension:* Einsatz eines planen Stempels, auf dem die Hand mit Klettverschluss fixiert wird
- *Ulnar-, Radialduktion:* Beüben durch folgenden Rapport:

Abb. 43

## Faustschlussstempel:

- Anwenden verschiedener Rundhölzer mit unterschiedlichem Durchmesser
- Einsatz des Flexionshandschuhes bei mangelnder Fingergelenksflexion
- Beschweren der einzelnen Stempel mit Rundscheibengewichten, die ein zen-trales Loch haben

Abb. 44
Auswahl von zueinander passenden Motiven
z. B. Positiv u. Negativ

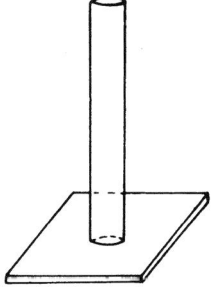
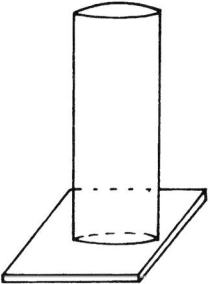

**Hakengriff**

Abb. 45

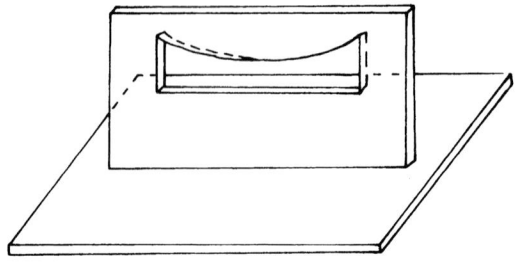

**Flexion und Extension im Handgelenk**

Abb. 46

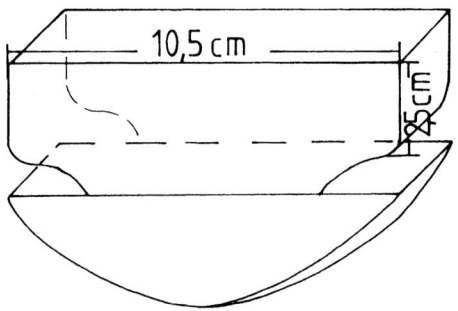

Stempelbild mit 5 cm Breite, fortlaufendes Motiv

**Pro- und Supination**

Abb. 47

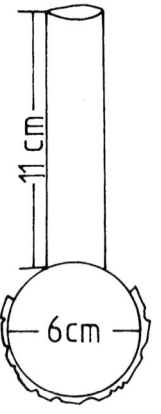

– Rundhölzer                   2 cm ø
– kleines fortlaufendes Motiv   1,5 cm ø
– Positiv und Negativ

276

## Bilateraler Faustschluß

Abb. 48

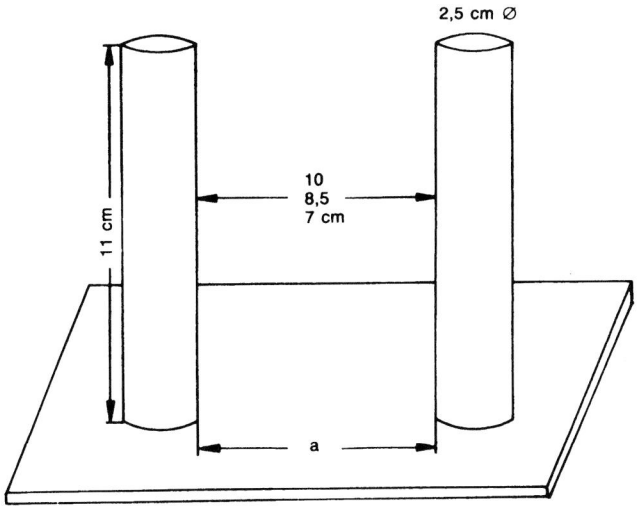

a – Begrenzung des Motives, da sonst der Druck zu groß wird

## Beübung des M. flex. dig. prof.:

MP und PIP-Extension,
DIP Flexion

Abb. 49

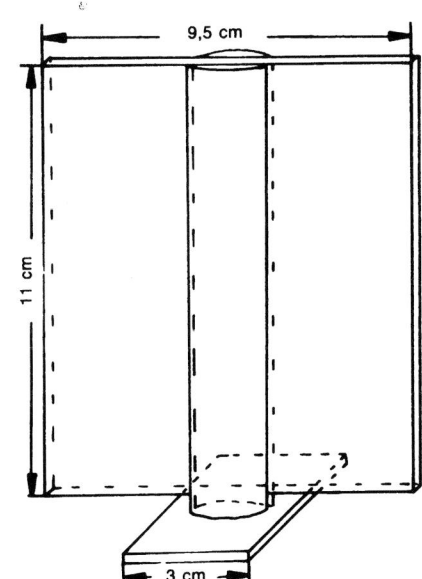

|  | Breite variabel: | | |
|---|---|---|---|
|  | 9,5 cm | 9 cm | 5 cm |
| Rundholz: | 2 cm ∅ | 2 cm ∅ | 1,5 cm ∅ |
| Platte: | 3 cm | 3 cm | 2 cm |

## Hilfen

– Helparm
– Herstellen eines „Stempelkissens": Ein Stück Schaumstoff mit Farbe tränken, um sich das „Anmalen" des Models zu ersparen

277

**Weiterführende Literatur**

– Browne, T. Färben und Drucken. Ravensburg: Otto Maier.
– Diebold, H. P. (1996). Linolschnitt im Unterricht. (1996). ALS-Verlag.
– Edierk, L. (1981). Der Linolschnitt und seine Motivgestaltung. ALS-Verlag.
– Jaxtheimer, B. W. (1978). Linolschnitt und Druck. Stuttgart: Frech.
– Kubiak-Winkelmann, M. Kleines Linolschnitt-Büchlein. Brunnenreihe Nr. 79. Freiburg: Christophorus.
– Lammèr, J. (Hrsg.). (1970). Das große Ravensburger Hobbybuch. Ravensburg: Otto Maier.
– Lindner, G. (1976). Freude am Werken. München: Mosaik Verlag,
– Ströse, S. Kartoffelstempel. Don Bosco Verlag.
– Tietze, A, (1994). Der Linolschnitt. VDG-Verlag.

## 4.8.8 Löten

**Grundsätzliches**

In einer ergotherapeutischen Abteilung wird in erster Linie die Technik des Weichlötens eingesetzt. Die nachfolgenden Ausführungen beziehen sich auf diese Löttechnik.

**Arbeitsplatz**

– Die Größe des Arbeitsplatzes ist von dem geplanten Werkstück abhängig. Normalerweise benötigt man beim Löten keinen großen Arbeitsplatz.
– Hitzebeständige Arbeitsplatte.
– Den heißen Lötkolben immer in einem speziellen Lötständer, der zur Aufnahme der heißen Lötspitze mit einer Spirale versehen ist, hineinstecken.
– Gute Belüftung des Arbeitsraumes muss möglich sein.

**Unfallverhütung**

– Vorsichtiger Umgang mit Lötkolben (Verbrennungsgefahr!)
– Vorsicht bei säurehaltigem Flußmittel!
– Wird im Rahmen der Tiffanytechnik mit Glas gearbeitet, ist auf vorsichtigen Umgang mit den Glasresten zu achten!

278

## Arbeits-, Therapiemöglichkeiten

Löten wird primär zur Herstellung von Glasbildern, Lampen, Gewächshäusern u. ä. in der Tiffanytechnik eingesetzt. Hier ist es möglich, den Schwierigkeitsgrad kontinuierlich zu steigern.

## Motorische Anforderungen

- bimanuelle Tätigkeiten
- eher statische Muskelfunktion im Bereich der Schulter-, Ellbogen- und Handgelenke
- Griffe der Hand: Spitz-, Drei-Finger-Griff

## Ergotherapeutische Relevanz

### Ziele

*a) Motorisch-funktionell*

- Verbessern der feinmotorischen Funktionen, Greiffunktionen, Haltefunktionen der Hände
- Verbessern der Auge-Hand-, Hand-Hand-Koordination

*b) Kognitiv*

- Verbessern von Fähigkeiten wie:
  - Wahrnehmung von Formen, Farben, ...
  - Umsetzen von Eindimensionalem (Schnittmuster) in dreidimensionale Formen
  - Konzentration
  - Ausdauer
- Verbessern der Fähigkeit, vorausschauend zu planen und anhand des Planes zu arbeiten
- Verbessern der Fähigkeit, präzise zu arbeiten

### Indikationen

- Berufsfindungen bei Patienten mit sehr komplexen Krankheitsbildern
- Querschnittlähmung
- Zust. n. Erkrankungen und Verletzungen der Hand

### Adaptationen/Steigerungen

- Reißzwecken zum Fixieren des Motives, damit es beim Löten nicht verrutscht

---

**Aufgaben**

- Erarbeiten Sie anhand der motorischen Anforderungen die Muskulatur, die durch das Löten beübt werden kann!
- Nennen Sie die Zielsetzung für Lötarbeiten in der Orthopädie!

---

**Weiterführende Literatur**

- Lindner, G. (1976). Freude am Werken. München: Mosaik Verlag.
- Newton, L. (1978). Metall- und Emailarbeiten. Ravensburg: Otto Maier.
- Pratsch, S. (1988). Lampen – Tiffanytechnik. (2. Aufl.) Stuttgart: Frech.

## 4.8.9 Makramee

**Arbeitsplatz**

### Arbeitsplatzgestaltung

- trockener, gut beleuchteter Raum
- die Arbeitsplatzgröße ist von der Größe des herzustellenden Werkstückes abhängig, Möbel dürfen die Bewegungen nicht einschränken
- vor Arbeitsbeginn Zurechtlegen des Materials und der nötigen Werkzeuge
- Gute, anthropometrisch ausgerichtete Sitzposition
- Fixation des Werkstückes evtl. mit Schraubzwingen
- der Hintergrund muss zum Werkstück kontrastieren, möglicherweise bei symmetrischen Mustern einen schachbrettartigen Hintergrund zur Orientierung wählen

**Sitzhaltung beim Arbeiten**

*Sitzhaltung:*

- 90°-Winkel in Hüft-, Knie- und Sprunggelenken
- Einsatz verschiedener Stühle (Arthrodesenstuhl, Hocker, T-Hocker, Fahrradsattelsitz, Stuhl mit gerader Rückenlehne; Fußbänkchen)

**Unfallverhütung**

### Unfallverhütung

- Das Garn nicht durch den Raum hindurch abmessen (Stolpergefahr)
- Vorsichtiger Umgang mit Scheren und Makrameenadeln
- Fußboden bei stark fusselndem Material zwischendurch fegen

**Arbeits-, Therapiemöglichkeiten**

### Arbeits-, Therapiemöglichkeiten

Makrameearbeiten können bei entsprechenden Werkstücken und bei entsprechender Arbeitsplatzgestaltung in der Bettphase und dann in Phasen größerer Mobilität eingesetzt werden. Dabei liegt der Schwerpunkt der Behandlung auf dem motorischen Funktionstraining der oberen Extremitäten und der Sensibilitätsschulung.

Die Größe der Werkstücke und die Wahl des Materials sind so variabel, dass sowohl eine isolierte Beübung der feinen Handfunktionen, als auch der gesamten oberen Extremität und des Rumpfes möglich ist.

**Motor. Anforderungen**

### Motorische Anforderungen

Schultergelenk: Flexion, Abduktion, Adduktion
Ellbogengelenk: Flexion, Extension beim Knoten und Festziehen
Handgelenk: Flexion, Extension, Pro- und Supination beim Knoten
Fingergelenke: Flexion, Extension, Spitzgriff

## Ergotherapeutische Relevanz

### Ziele

*a) Motorisch-funktionell*

- Erhalt/Verbessern der Muskelkraft im Bereich des Rumpfes (großes hochgehängtes Werkstück)
- Erhalt/Verbessern der Aufrichtung des Rumpfes und der Atembreite (großes hochgehängtes Werkstück)
- Erhalt/Vergrößern des aktiven, schmerzfreien, physiologischen Bewegungsausmaßes der gesamten oberen Extremitäten
- Erhalt/Verbessern der Muskelkraft im Bereich der oberen Extremitäten (beim Anziehen der Fäden, ...)
- Verbessern der Feinmotorik:
  • Greiffunktionen der Hand (Spitzgriff, Drei-Finger-Griff, ...)
  • Fingerkoordination
- Verbessern der Auge-Hand- und Hand-Hand-Koordination durch Erlernen zielgerichteter, fließender Bewegungen
- Erlernen der Kompensation verlorengegangener Funktionen
- Verbessern des venösen Abflusses bei größeren hochhängenden Werkstücken
- Normalisieren der Sensibilität bei vorliegender Hyper- oder Hyposensibilität
- Verbessern von Funktionen, die für die Aktivitäten des täglichen Lebens notwendig sind: im Bereich der oberen Extremitäten als Vorbereitung zum Knoten, Schleifebinden, ...
- Verbessern des Umgangs mit Armprothesen
- Erlernen von Trickbewegungen
- Erlernen/Verbessern des gleichmäßigen Einsatzes beider Hände, z. B. nach Amputationen, Teilamputationen und nachfolgender Prothesenversorgung

*b) Kognitiv*

- Verbessern von Fähigkeiten wie:
  • Konzentration
  • Ausdauer (Verändern der Zeit, der Größe des Werkstückes und der Knoten)
  • Merkfähigkeit
  • Kreativität
  • Wahrnehmung von Formen, Größen, Figur-Grund, ...
    Umsetzen des Gesehenen in eine Handlung (Knoten anhand von Abbildungen selber erlernen, ...)
  • Vorausschauendes Planen und planvolles Vorgehen
  • Ordnen und Überschauen von Arbeitsabläufen
  • Genauigkeit (beim Herstellen von Werkstücken aus feinem Material mit sich wiederholenden Knoten, ...)
  • Belastbarkeit
- Verbessern der Fähigkeit, sich mit neuem Material auseinander zu setzen
- Verbessern der Fähigkeit, immer komplexere Aufgaben zu lösen
- Verbessern/Unterstützen der Fähigkeit, selbstständig zu arbeiten
- Steigern des Selbstwertgefühles (Beginn mit kleinen Werkstücken, dann Herstellen von größeren Werkstücken mit komplexeren Motiven, ...) durch Vermitteln von Erfolgserlebnissen
- Verbessern der Entscheidungsfähigkeit

## Indikationen

- Zust. n. Erkrankungen im Bereich des Schultergelenkes (PHS, Schultersteife)
- Zust. n. Synovektomie im Ellbogengelenk
- Chron. Polyarthritis
- Zust. n. Fingeramputationen
- Zust. n. Prothesenversorgung im Bereich der O. E.
- Schulter-Arm-Syndrom
- Zust. n. Handverletzungen
- Zust. n. Verbrennungen
- Querschnittlähmungen
- Dysmelien

## Adaptationen/Steigerungen

- Höhenverstellbarkeit des Werkstückes
- Ausgangshaltung zum Arbeiten
- Dauer der Behandlung
- Materialwahl
- Größe des Werkstückes
- Musterwahl
- Zur Stumpfabhärtung, z. B. nach Fingeramputationen, materialsteigernd vorgehen: Wolle, Baumwolle, Leinengarne, Schnur, Seile, Sisal
- Feine Arbeiten mit Klöppelnadeln auf einem Kissen feststecken

---

### Aufgaben

- Beschreiben Sie die Arbeitsplatzgestaltung bei Makrameearbeiten!
- Zählen Sie die Zielsetzung von Makrameearbeiten für den motorisch-funktionellen Bereich auf!
- Erarbeiten Sie die Muskulatur, die im Rahmen von Makrameearbeiten beübt werden kann.
- Nennen Sie Erkrankungen, bei denen Adaptationen und Steigerungen notwendig sind!

---

### Weiterführende Literatur

- Fausel, D. G. (1978). Makramee Kreationen. (8. Aufl.) Stuttgart: Frech.
- Fausel, D. G. (1979). Makramee rustikal und festlich. Stuttgart: Frech.
- Heilmann, E. Makramee als Raumschmuck. Freiburg: Christophorus.
- Hollmann, U. Knoten und Knüpfen. Adolf Theimann Verlag.
- Lammèr, J. (Hrsg.). (1970). Das große Ravensburger Hobbybuch. Ravensburg: Otto Maier.
- Lentz, F. Makramee. Stuttgart: Frech.
- Lindner, G. (1976). Freude am Werken. München: Mosaik Verlag.

- Philips, M. Makramee. Hörnemann Verlag.
- Schenk, G. (1980). Makramee-Technik. Lektionen mit Arbeitsbeispielen. Lose-blattausgabe. ALS-Verlag.
- Schmitdt-Burleson, B. Makramee-Knüpfereien. Ravensburg: Otto Maier.
- Trossen, H. (1979). Makramee Wandbehänge. Stuttgart: Frech.
- Walz, I. (1994). Neue Blumenampeln in Makrameetechnik. (13. Aufl.). Stuttgart: Frech.

## 4.8.10 Metallarbeiten

### Grundsätzliches

Grundsätz-liches

Werden in der Behandlung Metallarbeiten häufig eingesetzt und auch besonders unter arbeitstherapeutischen Gesichtspunkten, muss in der Abteilung ein gesonderter schalldichter Raum dafür zur Verfügung stehen.

### Arbeitsplatzgestaltung

Arbeitsplatz

- Höhenverstellbare Stühle mit veränderbarer Rückenlehne und heraus-nehmbaren Armlehnen
- Sitzhöhe 45–50 cm, Sitztiefe: Ende der Stuhlkante ca. 10 cm vor dem Kniegelenk
- Tischhöhe von 70–75 cm; im Stehen muss sich die Tischplatte 30 cm unterhalb der Augenhöhe befinden
- Einsatz von Hockern, um das Gleichgewicht zu trainieren
- Höhenverstellbare Tische oder Hobelbänke
- Tisch und Hobelbank müssen mit dem Rollstuhl unterfahrbar sein
- Als Klotz feststehendes Treibholz oder eines, das fest eingespannt werden kann
- Auf den richtigen Lichteinfall achten
- Physiologische Arbeitshaltung beibehalten, da oft die Gefahr der Verlagerung und Verkrampfung auf der Seite, die vermehrt beansprucht wird, besteht
- Korrektur der Fehlhaltungen durch manuelle Druckpunkte

### Unfallverhütung

Unfallverhü-tung

- Metallteile nach dem Zuschneiden entgraten und Späne entfernen (Gefahr von Schnittwunden durch die scharfen Kanten).
- Vorsichtiger Umgang mit dem Stechzirkel.
- Treibholz fixieren.
- Amboss an einer festen Arbeitsplatte fixieren.
- Beim Treiben einer Schale vorsichtiger Umgang mit dem Hammer.
- Auf festsitzende Hefte an Hammer, Feilen und Raspeln achten.
- Feste Schuhe tragen.

## Arbeits-, Therapiemöglichkeiten

Zu den Metallarbeiten gehören neben den in gesonderten Kapiteln beschriebenen Drahtbiege-, Emaillearbeiten und dem Löten Arbeiten aus Aluminium-, Kupfer- und Messingblech.

Im Rahmen arbeitstherapeutischer Maßnahmen sind Metallarbeiten in Form von Stufenplänen mit Steigerung der motorischen und geistigen Anforderungen umfassend einsetzbar. Es ist möglich, mit einfachen Treibarbeiten (z. B. Armreif aus Messingblech, ...) zu beginnen und zu steigern, bis der Patient anhand einer vorliegenden oder selbst erstellten technischen Zeichnung komplexe Gegenstände herstellt.

Außerdem sind Arbeiten aus Kupferblech gut mit Emaillearbeiten kombinierbar, so dass vorausschauendes Planen und das Behalten und Durchführen von Arbeitsgängen in einer vorgegebenen Reihenfolge gefordert werden.

## Motorische Anforderungen

Schultergelenk: Extension, Flexion, Ab- und Adduktion

Ellbogengelenk: Extension und Flexion; proximales und distales Radioulnar-Gelenk überwiegend in Nullstellung

Handgelenk: Extension, Flexion

Fingergelenke: Grobe Griffe der Hand, bei der Arbeitshand primär der Faustschluss

## Ergotherapeutische Relevanz

### Ziele

*a) Motorisch-funktionell*

- Erhalt/Vergrößern der Kraft der Rumpfmuskulatur
- Verbessern des dynamischen Gleichgewichts beim Arbeiten im Stehen
- Erhalt/Vergrößern des aktiven, schmerzfreien, physiologischen Bewegungsausmaßes der gesamten oberen Extremitäten
- Erhalt/Verbessern der Muskelkraft im Bereich der oberen Extremitäten (beim Treiben einer Schale, ...)
- Erhalt/Vergrößern des Bewegungsausmaßes der Extension und Flexion im Handgelenk
- Verbessern der Greiffunktionen der Hand im Sinne von statischer Haltearbeit: Faustschluss; Schlüsselgriff mit gleichzeitiger Daumenadduktion beim kräftigen Fassen von Gegenständen; Spitz- und Drei-Finger-Griff.
- Verbessern der Auge-Hand-, Hand-Hand- und Arm-Hand-Koordination durch Erlernen zielgerichteter fließender Bewegungen
- Erlernen der Kompensation verlorengegangener Funktionen
- Steigern der physischen Belastbarkeit

*b) Kognitiv*

- Verbessern von Fähigkeiten, wie:
  - Konzentration
  - Ausdauer (Verändern der Zeit, der Größe des Werkstückes, ...)
  - Kreativität
  - Wahrnehmung von Formen, Größen, Figur-Grund, ...

- Vorausschauendes Planen und planvolles Vorgehen
- Ordnen und Überschauen von Arbeitsabläufen
- Genauigkeit (gleichmäßige Form einer Schale, ...)
- Belastbarkeit
- Verbessern der Fähigkeit, sich mit neuem Material auseinanderzusetzen
- Verbessern/Unterstützen der Fähigkeit, selbstständig zu arbeiten

## Indikationen

- Zust. n. Läsionen zur Beübung des Faustschlusses
- Zust. n. Frakturen zur Muskelkräftigung, aber erst frühestens nach 4 Wochen, da Erschütterungen den Heilungsprozess negativ beeinflussen
- Mit großen Einschränkungen und erst nach sorgfältiger Überlegung und Rücksprache mit Arzt und PTh bei:
  Querschnittgelähmten (abhängig von der Lage des Querschnittes)
  habituellen Schulterluxationen zur Kräftigung der umgebenden Muskulatur, um die Bänderschwäche zu kompensieren
- Plexusparesen
- Prothesenschulung nach Amputationen der unteren Extremitäten

## Kontraindikationen

- Hypertonie
- PHS
- chron. Polyarthritis
- Parkinsonsyndrom
- während entzündlicher Prozesse
- Athetosen
- Spastizität

## Adaptationen/Steigerung

- Steigerung des Widerstandes durch Veränderungen der Materialwahl, der Arbeitshaltung, der Wahl von Werkzeugen, ...
- Zunächst passiv/assistiv z. B. unter Zuhilfenahme des Flexionshandschuhs, dann aktiv bei späterer Mobilisation von Gelenkversteifungen und Sehnennähten
- Griffadaptationen: Griffverdickungen aus unterschiedlichem Material für den Faustschluss (aktive Fingerflexion); am Griff eine Stahlfeder anbringen, um den Faustschluss zu beüben
- Steigerung: Einsatz von Feilen und Raspeln mit unterschiedlichem Heft und unterschiedlichem Hieb
  Griffadaptationen an allen Werkzeugen, z. B. auch Anbringen eines zweiten Griffes
- Adaptierbare Tische und Stühle
- Einsatz verschiedener Treibtechniken und unterschiedlicher Hilfen zum Treiben: Treibklotz aus einem alten Baumstamm; Treibklotz, -holz, der/das an der Hobelbank fixiert wird, ...
- Helparm
- Griffverlängerungen an Metallscheren, um durch den verlängerten Hebelarm das Schneiden zu erleichtern
- Einbau von Widerstandsklammern in Werkzeug

**Aufgaben**

1. Erarbeiten Sie die Arbeitsgänge, die Ihrer Meinung nach therapeutisch nicht nutzbar sind und begründen Sie Ihre Aussagen!
2. Erläutern Sie die Kontraindikationen bei Metallarbeiten!
3. Nennen Sie Steigerungsmöglichkeiten, die Technik und Material bieten!
4. Erarbeiten Sie anhand der Ziele die Muskulatur, die bei Metallarbeiten beübt werden kann!
5. Zählen Sie Gründe dafür auf, weshalb die Technik in der Orthopädie relativ selten Anwendung findet!

**Weiterführende Literatur**

- Hack, H. Die Hobbywerkstatt Metallarbeiten. Ravensburg: Otto Maier.
- Lammèr, J. (Hrsg.). (1970). Das große Ravensburger Hobbybuch. Ravensburg: Otto Maier.
- Lindner, G. (1976). Freude am Werken. München: Mosaik Verlag.
- Newton, L. (1978). Metall- und Emailarbeiten. Ravensburg: Otto Maier.

## 4.8.11 Peddigrohr

**Grundsätzliches**

Grundsätzli-
ches

Peddigrohrarbeiten lassen sich sehr gut mit Holzarbeiten kombinieren. Zum einen ist es möglich, dass in der Abteilung arbeitsteilig gearbeitet wird: Patienten, die an der Fahrrad- oder Pedalsäge arbeiten, sägen die Böden zu oder aber der Patient bereitet das gesamte Werkstück vor, indem er alle Arbeitsgänge, mit dem Aussägen des Bodens begonnen, selbstständig durchführt.

**Arbeitsplatzgestaltung**

– im Bett

Werden Peddigrohrarbeiten schon in der Bettphase durchgeführt, ist auf folgende Punkte zu achten:

- Schutz durch eine nicht saugfähige Unterlage
- Einsatz von Betttischen
- Unterstützende Lagerung (Hochstellen des Kopfteiles, Benutzen von Knierolle, Fußkasten, Keilkissen, Sandsäcken etc.)

– im Sitzen

Beim Arbeiten im Sitzen ist bei der Arbeitsplatzgestaltung auf nachstehende Punkte zu achten:

- Großes Waschbecken oder Badewanne in erreichbarer Nähe zum Einweichen der Staken.
- Höhenverstellbare Tische mit einer großen abwaschbaren Fläche.
- Höhen- und neigungsverstellbare Hobelbank. In den Bankhaken der Hobelbank läßt sich der Boden des Werkstückes gut einspannen. Die Neigungsverstellbarkeit ist wichtig, wenn die Patienten z. B. zur Förderung des venösen Rückstromes an einer schrägen Ebene arbeiten sollen.

286

- Stühle, bei denen Rücken- und Armlehnen veränder- und abnehmbar sind. Außerdem sollten sie in der Höhe verstellbar und mit fünf Rollen versehen sein.
- Verschiedene adaptierte Stühle, Stehhilfen und Hocker; dazu passende verstellbare Fußbänke.

## Unfallverhütung

Unfallverhütung

- Rutschfester Fußboden
- Darauf achten, dass die Flechtfäden nicht als Stolperquelle quer durch den Raum liegen.

## Arbeits-, Therapiemöglichkeiten

Arbeits-, Therapiemöglichkeiten

Peddigrohrarbeiten sind schon in der Bettphase bei Langzeitliege-Patienten (z. B. Patienten mit einem Becken- oder einem Becken-Bein-Gips, Patienten mit Osteomyelitis, . . .) einzusetzen.

In Phasen größerer Mobilität ist das Arbeiten
- im Sitzen an normal hoher Arbeitsfläche, aber auch an höhergestellter Arbeitsfläche zur Beübung der Rumpfaufrichtung;
- im Sitzen unter Anwendung diverser Bestuhlung (individuell anhand des Krankheitsbildes auszuwählen!);
- im Stand, möglicherweise zunächst unterstützt mit einer Stehhilfe; geeignet für das Belastungstraining bei Patienten, die einen Beruf ausüben, in dem sie viel stehen müssen;
- in der Behandlung von Kindern im Kniestand zur Gleichgewichtsschulung möglich.

## Motorische Anforderungen

Motor. Anforderungen

- Im Bereich des Schultergelenkes können während des Flechtvorganges alle Bewegungsrichtungen beansprucht werden
- Ellbogengelenk: Extension und Flexion während des Flechtens, Pro- und Supination beim Fitzen
- Handgelenk: Während des Flechtens Extension, Radial- und Ulnarduktion

Im Rahmen des Flechtens werden beide Hände unterschiedlich stark beansprucht: bei Rechtshändern liegt die Hauptarbeit in der rechten Hand.

Die linke Hand hat überwiegend Haltefunktion, sie drückt das Geflecht an. Bei einigen Krankheitsbildern, z. B. bei der chron. Polyarthritis ist es wichtig, beide Hände, Ellbogengelenke und Schultergelenke zu beüben. In solchen Fällen kann man folgende Flechttechnik wählen:

Fischgrätmuster zur gleichmäßigen Belastung von re. und li.

1. Runde:
   Fitzen mit 2 Flechtfäden von links nach rechts mit der rechten Hand, am Ende der Runde werden die Flechtrohre abgeschnitten
2. Runde:
   Der Ansatz der neuen Flechtfäden liegt gegenüber dem der Rohre der 1. Runde; nun wird mit links von rechts nach links eine Runde geflochten

Ab der 3. Runde werden die Arbeitsvorgänge der ersten und zweiten Runde abwechselnd weiter geführt.

Wichtig ist, dass jede neue Runde an einer anderen Stelle beginnt. Aus dem reihenweise wechselnden Flechtvorgang ergibt sich das sog. „Fischgrätmuster".

**Motor. Anforderungen an die Finger**

*Motorische Anforderungen an die Finger:*

– Drei-Finger-Griff
– Fingerflexion und Extension
– Schlüsselgriff
– Daumen in Oppositionsstellung

Das Material Peddigrohr beansprucht Hände und besonders die Fingerspitzen sehr stark, weshalb erst mit dem Material gearbeitet werden kann, wenn eine relativ gesunde Oberflächensensibilität vorhanden ist, besonders nach Verbrennungen und Amputationen.

**Ergotherapeutische Relevanz**

**Ziele**

*Ziele*

**Motor.-funkt.**

*a) Motorisch-funktionell*

– Vergrößern der allgemeinen physischen Belastbarkeit
– Erhalt/Vergrößern der Kraft der Rumpfmuskulatur beim Arbeiten an einem hochgestellten großen Werkstück
– Verbessern des dynamischen Gleichgewichtes beim Arbeiten im Stehen
– Erhalt/Vergrößern des aktiven, schmerzfreien, physiologischen Bewegungsausmaßes der gesamten oberen Extremitäten mit dem Schwerpunkt des Schulter- und Ellbogengelenkes
– Erhalt/Verbessern der Muskelkraft im Bereich der oberen Extremitäten (beim Arbeiten an einem großen Werkstück mit dicken Staken, ...)
– Verbessern der Greiffunktionen der Hand: Faustschluss (mit entsprechendem Hilfsmittel), Schusselgriff, Spitz- und Drei-Finger-Griff, ...
– Verbessern der Auge-Hand-, Hand-Hand- und Arm-Hand-Koordination durch Erlernen und Verbessern zielgerichteter fließender Bewegungen
– Erlernen der Kompensation verlorengegangener Funktionen
– Verbessern der Geschicklichkeit im Umgang mit Armprothesen
– Normalisierung der Sensibilität bei Hyper- oder Hyposensibilität
– Umlernen der Händigkeit

**Kognitiv**

*b) Kognitiv*

– Verbessern von Fähigkeiten, wie:
  • Konzentration
  • Ausdauer (Verändern der Therapiezeit, der Größe des Werkstückes, ...)
  • Merkfähigkeit (besonders beim Arbeiten mit mehreren Flechtfäden, bei komplizierten Randabschlüssen, ...)
  • Kreativität
  • Wahrnehmung von Formen, Größen, Figur-Grund, ...
  • Umsetzen einer Arbeitsanleitung, -anweisung in manuelle Tätigkeit
  • Vorausschauendes Planen und planvolles Vorgehen
  • Ordnen und Überschauen von Arbeitsabläufen
  • Genauigkeit (gleichmäßige Form eines Korbes, ...)
  • Belastbarkeit

- Verbessern der Fähigkeit, sich mit neuem Material auseinander zu setzen
- Verbessern/Unterstützen der Fähigkeit, selbstständig zu arbeiten
- Unterstützen/Verbessern des Selbstwertgefühles durch schnelle Erfolgserlebnisse bei einfachen Flechtarten, die auch eine schnelle Korrektur ermöglichen

## Indikationen

Indikationen

- Dysmelien
- chron. Polyarthritis (Beachten des Stadiums!)
- Muskeldystrophie
- Zust. n. Erkrankungen im Bereich des Schultergürtels (PHS, Acromioplastik)
- Zust. n. Rotatorenmanschettenruptur u. operativer Versorgung
- Zust. n. Verbrennungen der O. E.
- HWS-Syndrom
- Zust. n. Amputationen im Bereich der Hand, des Unterarmes mit nachfolgender Prothesenversorgung
- M. Sudeck (Beachten des Stadiums!!)
- Zust. n. peripheren Nervenläsionen im Bereich der O. E.
- Zust. n. Sehnenverletzungen und -operationen
- Sensibilitätsstörungen

## Kontraindikationen

Kontra-
indikationen

- Hypersensibilität (in Abhängigkeit vom Stadium)
- Spastik
- Chronische Polyarthritis und M. Sudeck in Phasen der akuten Entzündung

## Adaptationen/Steigerungsmöglichkeiten

Adaptationen
Steigerungen

- Helparm
- Beschweren des Werkstückes mit Sandsäcken, Ziegelsteinen, die mit Frottee oder D-c-Fix umklebt sind
- Zur Beübung des Faustschlusses wird das Rohr durch einen Moosgummischlauch gezogen. Nicht als Muskelkräftigung anzuwenden, da nur eine statische Beanspruchung stattfindet
- Griffe zum Feuchthalten des Rohres und zur gleichzeitigen Faustschlussbeübung: Aufgesägtes Rundholz mit einem ø von ca. 5 cm, innen mit Schaumstoff auslegen, das beide Teile dann auch verbinden soll (siehe Abb. 23)
- Verdicken der Griffe des Seitenschneiders mit Moosgummi
- Steigerung durch Materialwahl, Größe des Werkstückes, Herstellen von Körben mit geflochtenen Böden etc.

---

### Aufgaben

- Zählen Sie Krankheitsbilder, bei denen Peddigrohr als Behandlungsmedium eingesetzt werden kann, auf!
- Beschreiben Sie die verschiedenen Arbeitshaltungen bei Peddigrohrarbeiten!
- Nennen Sie die Muskulatur, die durch Peddigrohrarbeiten beübt werden kann!

---

**Weiterführende Literatur**

- Lammèr, J. (Hrsg.). (1970). Das große Ravensburger Hobbybuch. Ravensburg: Otto Maier.
- Lindner, G. (1976). Freude am Werken. München: Mosaik Verlag.
- Peddigrohrflechten. (1979). (6. Aufl.). Rielasingen: Huesmann u. Benz.

## 4.8.12 Ton

Grundsätzli-
ches

### Grundsätzliches

Ob und in welchem Umfang in einer ergotherapeutischen Abteilung Tonarbeiten Einsatz finden, ist u. a. von folgenden Faktoren abhängig:
- ist bei den Patienten, die behandelt werden, Ton häufig das geeignetste Therapiemittel und wird es daher viel eingesetzt?
- ist aus diesem Grund die Anschaffung eines Tonofens für die Abteilung rentabel?
- ist ein separater Raum für den Tonbrennofen vorhanden?
- ist möglicherweise ein Therapieraum als sog. ‚Nassraum' ausstattbar, in dem dann z. B. Batik-, Peddigrohr- und Tonarbeiten durchgeführt werden können?

Werden Tonarbeiten selten in der Behandlung eingesetzt, ist zu empfehlen, das Brennen außerhalb der Klinik zu organisieren.

Alternativ-
materialien

### Alternativmaterialien

*Lehm, Pappmaché, Knetmasse, Salzteig*

Arbeitsplatz

### Arbeitsplatz

- rutschfester, leicht zu säubernder Fußboden
- großräumig
- abwaschbarer Arbeitstisch
- Regale zum Abstellen und zum Trocknen von fertigen Produkten
- Möglichkeit, einen Tonbrennofen zu stellen; der Raum muss gut lüftbar sein
- Alle Werkzeuge sollten, auch wenn sie nicht immer notwendig sind, vorhanden sein.
- Großes Waschbecken mit Tonauffangbecken, damit der Abfluss nicht verstopft.

Unfallverhü-
tung

### Unfallverhütung

- Bei der Gestaltung des Ton- bzw. Brennraums ist auf feuerpolizeiliche Auflagen zu achten.

290

## Arbeits-, Therapiemöglichkeiten

Tonarbeiten sind in Einzel-, aber auch sehr gut und, in Bezug auf vor- und nachbereitende Tätigkeiten effizienter, in Gruppentherapie einzusetzen. Wichtig ist, die Aufgabenstellung der Zeit anzupassen. Die Dauer des Klinikaufenthaltes ist immer zu berücksichtigen: Wie viele Werkstücke kann der Patient in der zur Verfügung stehenden Zeit herstellen? Können alle Werkstücke in der Zeit noch gebrannt werden? Bei Patienten mit längerem Klinikaufenthalt und besonders im Rahmen einer Anschlussheilbehandlung, an deren Ende die Abklärung der Arbeitsfähigkeit steht, sind Tonarbeiten unter arbeitstherapeutischem Aspekt indiziert. Hier werden dem Patienten im Rahmen eines differenzierten Stufenplanes immer komplexer werdende Aufgaben gestellt: Herstellen einfacher Kacheln, Daumenschalen, bis hin zu Serienfertigungen (z. B. ein Service), zu denen dann auch die Glasuren selbst hergestellt werden sollen, etc.

## Motorische Anforderungen

- Schultergelenk: Flexion beim Ausrollen von Tonwülsten mit der Hand oder mit Hilfe eines Nudelholzes an einer schrägen Ebene; bei der Aufbaukeramik mit Tonwülsten bzw. Platten
- Ellbogengelenk: Extension, Flexion
- Handgelenk: Extension und Flexion
- Finger: Extension und Flexion aller Gelenke
- Daumen: Ab- und Adduktion
- In gewissem Maße passive Fingerextension

## Ergotherapeutische Relevanz

### Ziele

*a) Motorisch-funktionell*

- Vergrößern der allgemeinen physischen Belastbarkeit
- Verbessern des dynamischen Gleichgewichtes beim Arbeiten im Stehen
- Erhalt/Verbessern der Koordination von oberen und unteren Extremitäten beim Arbeiten an einer fußbetriebenen Töpferscheibe
- Erhalt/Vergrößern des aktiven, schmerzfreien, physiologischen Bewegungsausmaßes der gesamten oberen Extremitäten mit dem Schwerpunkt des Bewegungsausmaßes von Handgelenk und Hand
- Verbessern der Greiffunktionen der Hand: Faustschluss (beim Tonschlagen), Schlüsselgriff, Spitz- und Drei-Finger-Griff, ...
- Vergrößern der Kraft der intrinsischen Muskulatur (Muskulatur des Thenar und Hypothenar)
- Verbessern der Auge-Hand-, Hand-Hand- und Arm-Hand-Koordination
- Normalisierung der Sensibilität bei Hyper- oder Hyposensibilität nach Amputationen im Bereich der Finger, der Hand, des Unterarmes, nach Verbrennungen, ...

## b) Kognitiv

- Verbessern von Fähigkeiten, wie:
  - Konzentration
  - Ausdauer (Verändern der Zeit, der Größe des Werkstückes, . . .)
  - Kreativität
  - Wahrnehmung von Formen, Größen, Figur-Grund, . . .
  - Umsetzen einer Arbeitsanleitung, -anweisung in manuelle Tätigkeit
  - Vorausschauendes Planen und planvolles Vorgehen
  - Ordnen und Überschauen von Arbeitsabläufen
  - Genauigkeit (gleichmäßige Form eines Gefäßes, . . .)
  - Belastbarkeit
- Verbessern der Fähigkeit, sich mit neuem Material auseinanderzusetzen
- Verbessern/Unterstützen der Fähigkeit, selbstständig zu arbeiten
- Steigern des Selbstwertgefühls

## Indikationen

- Chron. Polyarthritis
- Fingerpolyarthrosen
- Zust. n. Amputationen im Bereich der Hand
- Zust. n. Erkrankungen des Schultergelenkes
- Zust. n. Erkrankungen und Verletzungen der Hand in den entsprechenden Phasen der Wiederherstellung, z. B. Schnittverletzungen, . . .
- Zust. n. peripheren Nervenläsionen
- Zust. n. Sehnenverletzungen im Bereich des Unterarmes und der Hand

## Kontraindikationen

- Patienten nach Erkrankungen und Verletzungen im Bereich der Hand mit offenen Wunden (es sei denn, es ist möglich, die erkrankte Extremität mit einem Plastikhandschuh zu schützen)

## Adaptationen/Steigerungen

- Ausrollen des Tons mit einem Nudelholz
- Schräge Ebene zum Ausrollen des Tons
- Im Rahmen des Sensibilitätstrainings werden unterschiedliche Tone (grobschamottierte Tone bis hin zu sehr feinen, porzellanähnlichen Tonen) eingesetzt
- Härte des Tons
- Größe des Werkstückes
- Arbeiten mit oder ohne Modellierstäbe
- Zuerst manuell Aufbaukeramik, später Arbeiten an der Töpferscheibe
- Griffadaptationen an den Modellierstäben
- Töpferscheibe mit Fahrradantrieb

---

**Aufgaben**

- Erarbeiten Sie Hilfsmittel und Adaptationen in Abhängigkeit von verschiedenen Krankheitsbildern.
- Erarbeiten Sie verschiedene Arbeitsplatzeinrichtungen für unterschiedliche Krankheitsbilder.

---

- Begründen Sie den Einsatz der handwerklichen Technik anhand der motorisch-funktionellen Ziele!
- Bei welchen Erkrankungen sind Tonarbeiten indiziert?
- Erarbeiten Sie Steigerungsmöglichkeiten beim Einsatz der Technik!

**Weiterführende Literatur**

- Frank, G. Kleiner Töpferkurs. Freiburg: Christophorus.
- Kaupisch, M. (1983). Freizeittöpfern. Stuttgart: Frech.
- Lammèr, J. (Hrsg.). (1970). Das große Ravensburger Hobbybuch. Ravensburg: Otto Maier.
- Lindner, G. (1976). Freude am Werken. München. Mosaik Verlag.
- Münster, M. (1980). Töpfern spielend lernen. München: E. Vollmer.
- Porr, S. Töpfern. Ravensburg: Otto Maier.
- Röttger, E. & Klaute, D. Das Spiel mit den bildnerischen Mitteln; Bd. 3. Ravensburg: Otto Maier.

## 4.8.13 Weben

### Grundsätzliches

Zur Technik Weben gehören das Weben am Webrahmen und diversen Webstühlen (Hochwebstuhl, Kontermarsch, ...). Das Weben am Webrahmen ist zum einen am Tisch möglich, zum anderen, wie schon bei den funktionellen Webgeräten dargestellt, mit Hilfe unterschiedlicher Webrahmenhalterungen und Adaptationen, die gezielter das Training bestimmter Gelenke und Muskeln ermöglichen. Nachfolgende Ausführungen beziehen sich allgemein auf das Weben am Webrahmen, berücksichtigen dabei auch in gewissem Maße die adaptierten Webarbeitsplätze, wie aus den Zielen und den Indikationen hervorgeht.

### Arbeitsplatz

- Verschiedene Stühle (Arthrodesenstuhl, Kniehocker, Steh-, Sattelstühle, ...)
- Schärbrett an der Wand.
- Mittels einer feinen Metallkette kann an jedem Webarbeitsplatz eine Schere befestigt werden.
- Verschiedene Ablagemöglichkeiten für die Schiffchen (Beistelltische, Teewagen mit/ohne Rollen, bremsbar; Holzkistchen unterschiedlicher Höhe; ...)
- Aufbewahrung von Wolle in Körben oder in Beuteln, die, wie die Webrahmen, mit den Namen der Patienten versehen sind.
- Werden die Webarbeitsplätze von mehreren Patienten benutzt, sind sie mit einer kleinen Plantafel auszustatten. Dort werden Therapiezeiten und Namen der Patienten übersichtlich gesteckt, um einen reibungslosen Therapieablauf zu gewährleisten.
- Großräumig, damit mehrere Patienten nebeneinander arbeiten können

- Aufbewahrung von leeren und bewickelten Schiffchen z. B. in großen Waschmitteltonnen oder hohen Körben
- Halterungen für die Webrahmen, um in der Horizontalen arbeiten zu können

**Erleichterungen für die Arbeit**

*Arbeitserleichterung*

- Patienten die Kette schären lassen, wenn es vom Krankheitsbild her möglich ist
- Zwischendurch Ketten in Reserve schären
- Schären von längeren Ketten
- Grundsätzlich überlegen, ob jeder Patient sein eigenes Werkstück herstellen, oder ob vorgegebene Meterware hergestellt werden soll.

**Unfallverhütung**

## Unfallverhütung

- Sorgfältiger Umgang mit Schere und Nadeln.
- Ausreichend Abstand zwischen den Webarbeitsplätzen, damit jeder Patient zum Herausziehen des Schiffchens genügend Platz hat.
- Gute Fixierung der Webrahmen in den Halterungen der adaptierten Webplätze.

**Arbeits-, Therapiemöglichkeiten**

## Arbeits-, Therapiemöglichkeiten

Weben am Webrahmen sollte generell in Einzeltherapie durchgeführt werden. Nur so ist es möglich, individuell auf die Symptomatik und die sich daraus ergebende Zielsetzung für die Behandlung einzugehen.

Es ist wichtig, während des Webvorganges immer wieder Entspannungspausen einzulegen und die Therapie langsam zu steigern, um Überforderung zu vermeiden. Außerdem ist auf einen ausreichenden Augenabstand zum Werkstück von ca. 30–40 cm zu achten. Ausweichbewegungen des Patienten sind zu vermeiden.

Weben ist als arbeitstherapeutische Maßnahme sehr gut geeignet, da die Technik zahlreiche komplexe Arbeitsgänge umfasst: Planen des Werkstückes, Berechnen des Materials, Schären der Kette, ..., Weben: einfache Leinenbindung, unterschiedliche Muster mit/ohne Musterstab, ... Außerdem werden die Anforderungen durch die Wahl des Webmaterials veränderbar.

**Motor. Anforderungen**

## Motorische Anforderungen

Der Aufzählung der motorischen Anforderungen liegt das Weben am Webrahmen auch unter Berücksichtigung der Adaptationen für die obere Extremität zugrunde.

*Rumpf:* Extension, Aufrichtung der Wirbelsäule (z. B. beim Greifen des Kammes am hochgehängten Webrahmen)
Weitere Rumpfbewegungen, wie Lateralflexion und Rotation werden nur durch entsprechende Arbeitsplatzadaptation (Ablegen der Schiffchen seitlich unten oder hinten unten auf Holzkästen ...) gefordert.

*Schultergelenk:* Flexion (z. B. beim Greifen des Kammes am hochgehängten Webrahmen)

Ab-, Adduktion (z. B. beim Hereinschieben und Herausziehen des Schiffchens)

Innen- und Außenrotation bei entsprechender Arbeitsplatzanordnung zum Ablegen der Schiffchen

*Ellbogengelenk:* Extension und Flexion (z. B. beim Greifen und Anschlagen des Kammes)

Sich häufig ändernde Bewegungen im proximalen und distalen Radio-Ulnar-Gelenk) sind eher selten. Die Hauptarbeitshaltung ist in Pronation.

*Handgelenk:* Extension, Flexion, Radial- und Ulnarduktion (z. B. beim Halten des Kammes, beim Führen des Schiffchens, ...)

*Fingergelenke:* Flexion, Extension (z. B. beim Halten und Loslassen des Kammes, des Schiffchens, ...); dazu kommen folgende Greifformen der Hand: Faustschluss, Spitz-, Drei-Finger-Griff, letzterer z. B. beim Halten und Führen des Fadens.

## Ergotherapeutische Relevanz

### Ziele

Ziele Motor.-funkt.

*a) Motorisch-funktionell*

– Vergrößern der allgemeinen physischen Belastbarkeit
– Verbessern des dynamischen Gleichgewichts beim Arbeiten im Stehen
– Verbessern der Aufrichtung des Rumpfes, der Wirbelsäule
– Erhalt/Verbessern der Kraft der Bauch- und Rückenmuskulatur
– Erhalt/Vergrößern des aktiven, schmerzfreien, physiologischen Bewegungsausmaßes der gesamten oberen Extremität mit dem Schwerpunkt des Schulter- und Ellbogengelenkes
– Verbessern der Greiffunktionen der Hand: Faustschluss, Spitz- und Drei-Finger-Griff, ...
– Verbessern der manuellen Geschicklichkeit
– Verbessern der Auge-Hand-, Hand-Hand- und Arm-Hand-Koordination
– Normalisierung der Sensibilität bei Hyper- oder Hyposensibilität nach Amputationen im Bereich der Finger, der Hand, des Unterarmes, nach Verbrennungen, ...

*b) Kognitiv*

Kognitiv

– Verbessern der geistig-funktionellen Fähigkeiten, wie:
  • Konzentration
  • Ausdauer (Verändern der Therapiezeit, der Größe des Werkstückes, ...)
  • Merkfähigkeit (Abwechseln von Hoch- und Tieffach, ...)
  • Kreativität (selbstständiges Ausdenken von Mustern, Farbwahl, besonders bei der Rips-Bindung)
  • Wahrnehmung von Farben, Mustern, Figur-Grund, ...
  • Umsetzen einer Arbeitsanleitung, -anweisung in manuelle Tätigkeit
  • Vorausschauendes Planen und planvolles Vorgehen
  • Ordnen und Überschauen von Arbeitsabläufen
  • Genauigkeit (gleichmäßiger Rand des Webstückes, Werkstück ohne Fehler herstellen, ...)
  • Belastbarkeit

- Verbessern der Fähigkeit, sich mit neuem Material auseinanderzusetzen
- Verbessern/Unterstützen der Fähigkeit, selbständig zu arbeiten
- Verbessern der Entscheidungsfähigkeit (Farbwahl, Art des Webstücks)
- Steigern des Selbstwertgefühls

**Indikationen**

## Indikationen

- PHS
- Zust.n.Acromioplastik
- Zust. n. Rotatorenmanschettenruptur und nachfolgender operativer Versorgung
- Zust. n. Narkosemobilisation
- Zust. n. Schulterluxation
- M. Bechterew, Sp. a.
- M. Sudeck (II. und III. Stadium)
- Zust. n. Frakturen im Bereich der O. E.
- Skoliosen
- Kyphosen
- Lumbago
- Weitere Erkrankungen im Bereich der WS
- Querschnittlähmung
- Zust. n. Läsionen des Plexus brachialis
- Zust. n. peripheren Nervenläsionen im Bereich der oberen Extremitäten
- Zust. n. Sehnenverletzungen und -operationen im Bereich des Unterarmes und der Hand
- Zust. n. Amputationen im Bereich der oberen und unteren Extremitäten mit nachfolgender Prothesenversorgung

**Adaptationen Steigerungen**

## Adaptationen/Steigerungen

- Helparm
- Arbeitshöhe, Neigungswinkel
- Webbreite, Schiffchenlänge, Kettspannung, Webmaterial
- Griffadaptationen am Kamm (Moosgummi)
- Kontrastierendes Tuch, um die Kette sichtbarer zu machen und so die Figur-Grund-Wahrnehmung zu erleichtern

**Gleichgewichtsschulung**

- Steigerung im Rahmen der Gleichgewichtsschulung:
  - Durch Reduzieren der Unterstützungsfläche:
    - Stuhl mit Rücken- und Armlehnen
    - Stuhl ohne Armlehnen
    - Hocker ohne Arm- und Rückenlehne
    - T-Hocker
  - Durch Wahl unterschiedlicher Arbeitsgänge:
    - Schären einer Kette im Stand
    - Weben im Sitz, später mit seitlichen Ablagen für die Schiffchen in unterschiedlicher Höhe

**Weiterführende Literatur**

– Burda – Weben für Anfänger. Sonderheft. Offenburg: Verlag Aenne Burda.
– Craeger, C. Weben. München: Humboldt
– Debétaz-Grünig, E. (1978). Web- und Knüpftechniken. Bonn: Hörnemann.
– Interessengemeinschaft Handweberei, Bundesfachverband e. V., Sindelfingen. (Hrsg.). Blätter zur Webereikunde. Vertrieb: Webe mit – Verlag, Winterbach-Manolzweiler.
– Kallmann, E. (1950). Weben. Einführung in die Technik des Handwebens. Ravensburg: Otto Maier.
– Kircher, U. (1978). Wandbehänge. Marburg: W. Kirchner.
– Kircher, U. (1979). Weben auf Rahmen. Marburg: W. Kircher.
– Kircher, U. Am Webstuhl mit 4 Schäften. Marburg: W. Kircher.
– Lammèr, J. (Hrsg.). (1970). Das große Ravensburger Hobbybuch. Ravensburg: Otto Maier.
– Lindner, G. (1976). Freude am Werken. München: Mosaik Verlag.
– Lundell, L. (1981). Das große Webbuch. Verlag Paul Haupt.
– Melen, L. (1981). Webmuster für Gardinen, Handtücher, Tischwäsche. Ravensburg: Otto Maier.
– Snow, M. & W. (1977). Brettchenweben. Bonn-Röttgen: Hörnemann.
– Weben und Spinnen. (1985). Ravensburg: Otto Maier.
– Znamierowski, N. Weben. Ravensburg: Otto Maier.
– Znamierowski, N. (1972). Teppiche selbermachen. Bonn: Hörnemann.

## 4.8.14 Freies Weben

Für die Arbeitsplatzgestaltung und die Unfallverhütungsmaßnahmen gelten – zwar nicht so umfassend – die beim Weben genannten Punkte. **Arbeitsplatz**

### Arbeits-, Therapiemöglichkeiten

Freies Weben ist für die Bettphase sehr gut geeignet und kann vom Patienten auch außerhalb der regulären Therapiezeiten durchgeführt werden. Je nach Rahmengröße ist das Arbeiten im Sitzen und auch später im Stehen möglich.
Freies Weben ist auf verschiedenen Rahmen möglich: rund, quadratisch, rechteckig, zwischen Ästen etc. **Arbeits-, Therapie-möglich-keiten**

**Ergotherapeutische Relevanz**

Ziele

Motor.-funkt.

**Ziele**

a) *Motorisch-funktionell*

- Vergrößern des aktiven, schmerzfreien, physiologischen Bewegungsausmaßes im Bereich der oberen Extremitäten (der Schwerpunkt ist von der Größe des Werkstückes abhängig).
- Verbessern der Funktion der Hand.
  - Greiffunktion, wie Spitz-, Drei-Finger-, Schlüsselgriff, ...
  - Koordination von Auge-Hand, Hand-Hand, ...

Kognitiv

b) *Kognitiv*

- Verbesserung von Fähigkeiten wie:
  - Konzentration
  - Ausdauer (bei einem großen Werkstück mit sehr feinem Material, ...)
  - Kreativität, Phantasie
  - Räumliche Wahrnehmung

Indikationen

**Indikationen**

- Chron. Polyarthritis
- Arthrosen der Fingergelenke
- Erkrankungen im Bereich des Handgelenkes

Steigerungen
Adaptationen

**Steigerungen/Adaptationen**

- Lange Fäden
- Nadel, Häkelnadel mit verdicktem Griff
- Arbeiten mit Knäulchen
- Materialwahl
- Einsatz von verschiedener Widerstandsklammern (z. B. Wäscheklammern)

**Weiterführende Literatur**

- Kircher, U. (1978). Wandbehänge. Marburg: W. Kircher.
- Lammèr, J. Freies Weben. Ravensburg: Otto Maier
- Lammèr, J. (Hrsg.). (1970). Das große Ravensburger Hobbybuch. Ravensburg: Otto Maier.
- Oeftering-Marschel, G. (1986). Naturwebbilder kreativ gestalten. Freiburg: Christophorus.

## 4.9 Weitere therapeutische Medien

### Lernziele

Der Leser soll
- gängige funktionelle Spiele, deren motorisch-funktionelle und kognitive Zielsetzung, die Indikationen und Adaptationen und somit deren therapeutischen Einsatz kennen,

- anhand von Beispielen den möglichen Einsatz therapeutischer Knetmasse kennen und die Übungen mit selbst hergestellter Masse teilweise praktisch durchführen;
- den möglichen Einsatz des Therabandes, von Schaumstoffbällen, -platten und Rasierschaum unter Berücksichtigung der Behandlungsziele bei unterschiedlichen Erkrankungen kennen, praktisch erproben und patienten- und symptomorientiert einsetzen.


## 4.9.1 Funktionelle Spiele

### Grundsätzliches

Grundsätzliches

Spielen ist eine nicht auf Gewinn gerichtete, freiwillige Tätigkeit, die aus dem spontanen Drang entsteht, einem inneren Lebensgefühl Ausdruck zu geben, verbunden damit, dass man sich dem Lebensernst entzieht (Aernout, 1981, 27). Primärer Inhalt ist das aktive Beschäftigtsein. Beim richtigen Spiel setzt man sich mit seiner ganzen Persönlichkeit, mit körperlichen und geistigen Kräften ein, was bei vielen Spielen von großer Bedeutung ist. Spielen ermöglicht das Sammeln von Erfahrungen mit Gegenständen und ihren Eigenschaften und bietet so Lernmöglichkeiten. Im Bereich der Orthopädie werden Spiele, in der Regel Brettspiele, die unter funktionellen Gesichtspunkten abgewandelt sind, zur motorisch-funktionellen und kognitiven Behandlung eingesetzt.

Spielen als freiwillige Tätigkeit mit dem Inhalt des Beschäftigtseins

Darüber hinaus haben Spiele für den Bereich der Freizeitgestaltung und Hobbyfindung eine große Bedeutung. Hier sind die individuellen Bedürfnisse des Patienten, seine Neigungen und Wünsche unter Berücksichtigung seiner motorischen Einschränkungen zu beachten.

### Therapiemöglichkeiten

Therapiemöglichkeiten

Die Therapiemöglichkeiten mit funktionellen Spielen sind so vielfältig wie die Anzahl der Brettspiele, die es im Handel gibt und deren mögliche Adaptationen. Daher kann nachfolgend nur global und beispielhaft auf die funktionellen Spiele eingegangen werden.

Generell ist davon auszugehen, dass die im Handel erhältlichen Spiele im Rahmen der funktionellen Behandlung nur begrenzt einsetzbar sind. Das bedeutet, dass die Therapeutin sich ihre Behandlungsmittel selber herstellen oder herstellen lassen muss. Damit diese Spiele auch als Therapiemittel geeignet sind, sind die folgenden Kriterien bei der Herstellung zu beachten:

### *Funktionalität der Spiele*

Funktionalität der Spiele

- Die zu beübenden Funktionen sollen zur Handhabung des Spiels erforderlich sein.
- Je nach Einschränkung ist das Spiel z. B. als Steck-, Magnet-, Velcro- oder Tastspiel, bei dem Greifen in unterschiedlicher Form, Zuordnen, Heranholen etc. gefordert ist, herzustellen.
- In Abhängigkeit zu den zu beübenden Funktionen sind verschiedene Formen, Farben und unterschiedliche Materalien zu wählen.

| | |
|---|---|
| **Verarbeitung der Spiele** | *Verarbeitung der Spiele* |

Das Spiel sollte:
– so gearbeitet sein, dass keine Verletzungsgefahr besteht (abgerundete Ecken).
– aus dauerhaft belastbarem Material sein.
– eine Ablagemöglichkeit für die Steine, die z. B. während des Spiels herausgenommen werden oder dazu zu stecken sind, haben.
– abwaschbar und desinfizierbar sein.
– auch im Bett an einer schrägen Ebene zu spielen sein.
– ansprechend, übersichtlich, altersentsprechend und vielseitig verwendbar sein.

**Spielregeln**

Generell ist außerdem darauf zu achten, dass die Spielregeln
– abwandelbar sind d. h, dass es einfachere und anspruchsvollere Spielvarianten geben sollte;
– klar formuliert, groß gedruckt sind und durch Abbildungen verdeutlicht werden;
– so gestaltet sind, dass das Spiel für unterschiedliche Altersgruppen interessant und anwendbar ist;
– am Spiel fest installiert sind, damit man sie immer griffbereit hat.

Die größte Anzahl der Spiele ist sowohl unter motorisch-funktioneller als auch unter kognitiver Zielsetzung therapeutisch anwendbar. Nachfolgend werden beispielhaft einigen motorischen und kognitiven Funktionen Spiele, die zur Beübung derselben eingesetzt werden könnten, zugeordnet.

**Motor. Anforderungen**

*Motorische Anforderungen*

– Differenzierte Greiffunktionen der Hand
  • Öffnen und Schließen der Hand: Greifen und Loslassen der Spielsteine und Würfel
  • Spitzgriff, Drei-Finger-Griff, Faustschluss, ... Welche der genannten Greiffunktionen primär gefordert wird, ist von der Größe und Art der Spielsteine abhängig
    Als Spiele eignen sich: Domino, Halma, Kalaha, Mühle, Dame, Schach, Turm von Hanoi, Reversi, Drei-Dimensionale-Mühle, Fang den Hut, Mensch-ärgere-Dich-nicht, Backgammon, Solitaire, Malefiz, ...
  • Faustschluss
    Zur Beübung des Faustschlusses sind große Dübelspiele sinnvoll. Außerdem wäre es möglich, Pumpfußball zu spielen: Die Spieler sitzen an einem Tisch mit erhöhter Tischkante; gespielt wird mit einem Tischtennisball, der mit Hilfe eines Klistiers hin und her gepustet wird.
– Koordination von Auge-Hand, Hand-Hand: Karten mischen, Würfeln, Labyrinth, ...
– Gezieltes Greifen und Platzieren von Spielsteinen: Mikado, Turm von Hanoi, ...
– Reaktionsfähigkeit: Labyrinth, Scree, Spitz pass auf, ...
– Bilaterales Arbeiten: Adaptiertes Memory: z. B. werden die Karten auf Holzklötze geklebt, so dass es möglich wird, die Karten mit Daumen und Zeigefinger der gefalteten Hände zu greifen; Farb-, Ringpyramiden, ...
– Bimanuelles Arbeiten: Schraubfässer, ...

**Kognitive Anforderungen**

*Kognitive Anforderungen*

– Wahrnehmung von Farben, Formen, Figur-Grund, ...: Differix, Mengendomino und andere Dominoformen, Schau-genau, Farben und Formen, Triominos, Vier Gewinnt, 15-er-Schiebespiel, ...
– Zuordnen: Domino, Memory, 15-er-Schiebespiel, ...

300

- Lesen, Sprechen:
  Denk-fix: es wäre z. B. möglich, Denk-fix in der Gruppe zu spielen, wobei der Spielleiter eine Frage vorliest und jeden Teilnehmer bittet, eine passende, aber unterschiedliche Antwort zu geben.
  Heinevetters Lesetrainer: Er ist wie der Mengentrainer (s. u.) aufgebaut und ermöglicht ebenfalls eine Eigenkontrolle der Lösung. Die Anforderungen können gesteigert werden: zunächst werden Begriffe mit Abbildungen verbunden, dann geht es nur noch um einzelne Begriffe, die gelesen werden sollen.
  Lese-Memory, Scrabble, Letra mix, Sprich genau – hör genau, LÜK-Kästen und dazu gehörende Aufgabenhefte, . . .
- Begriffsbildung: Scrabble, Bilderlotto, Memory, LÜK-Kästen und dazu gehörende Aufgabenhefte, . . .
- Rechnen:
  Heinevetters Mengentrainer: Der Mengentrainer dient dem Erfassen von Teilmengen einer Menge, daran anschließend dem Durchführen einfacher Rechenoperationen mit Zahlen. Positiv für das Lernen ist, dass der Übende ganz auf sich gestellt ist, dass Fehler selbstständig festgestellt und berichtigt werden können. Die eigenständige Korrektur ermöglicht das einsichtsfördernde Lernen (Versuch und Irrtum n. Skinner).
  Rechenlotto, Triominos, LÜK-Kästen und dazu gehörende Aufgabenhefte . . .
- Merkfähigkeit: Sequenz, Memory, Master Mind, Sagaland, Cluedo, . . .
- Vorausschauendes Planen: 15-er-Schiebespiel, Contact, Deutschlandreise, Turm von Hanoi, Vier Gewinnt, Reversi, Springerspiel, . . .
- Konzentration: Tangram, Memory, Schau-genau, Mikado, Farben und Formen, Solitaire, Drei-Dimensionale-Mühle, . . .

## Adaptationen/Steigerungsmöglichkeiten/Therapiehilfen

*a) Adaptationen an Spielfeld und -steinen*

- Spielfeld:
  die Größe des Spielfeldes ist variabel;
  - Steckspiel: soll das Spiel zur Vergrößerung des Bewegungsausmaßes im Bereich des Schultergelenkes in der Halterung des hochgehängten Webrahmens eingesetzt werden, ist darauf zu achten, dass die Steine so lang sind, dass sie nicht herausfallen können.
  - Velcrospiel: Velcrospiele sind für den hochgehängten Arbeitsplatz ungeeignet, können aber an einer leicht schrägen Ebene eingesetzt werden. Hier wird gegen einen Widerstand gearbeitet, der aber nicht gut dosierbar ist.
  - Magnetspiel: Das Spielen an einer schrägen Ebene und gegen Widerstand ist möglich.

- Spielsteine:
  Die Spielsteine können je nach Zielsetzung unterschiedlich groß, mit einem unterschiedlichen Durchmesser sein, verschiedene Oberflächen, unterschiedliche Farben und unterschiedliches Gewicht haben, ähnlich wie die adaptierten Druckstempel.
  Die Material- und Formwahl ist sehr vielfältig; sie reicht von Holz über Metall bis zu Kunststoffen und von Garnrollen, Stecknadeln, Streichhölzern, Wäscheklammern bis zu diversem kostenfreien Material wie z. B. Sektkorken.

Adaptationen
Steigerungen

Therapie-
hilfen
Spielfeld

Spielsteine

### b) Therapiehilfen

- Rutschfeste Unterlage
- Bunnell-Brett, Nierenhölzchen
- Handgelenksböckli
- Helparm
- Höhenverstellbare, schrägverstellbare Tische
- Klemmen, Wäscheklammern
- Paradoxe Zange
- Spielkartenhalter
- Bürste zum Halten der Karten
- Mischautomat

### c) Steigerungsmöglichkeiten

- Spiel in die Mitte des Tisches rücken
- sehr großen Spielplan verwenden
- Anreichen der Spielsteine aus verschiedenen Richtungen, Ablegen der Steine an verschiedene Plätze

## Indikationen

- Zust. n. isoliert auftretenden Ausfallerscheinungen der oberen Extremität (z. B. Dupuytren'sche Kontraktur, Nervenläsionen, M. Sudeck, Carpaltunnelsyndrom)
- Zust. n. Amputationen im Bereich der Finger und des Unterarmes
- Zust. n. Prothesenversorgung der oberen und der unteren Extremität
- Sensibilitätsstörungen
- Erkrankungen im Bereich der WS (M. Bechterew, LWS-Syndrom, HWS-Syndrom)
- Erkrankungen im Bereich des Schultergelenkes (PHS, Zust. n. Rotatorenmanschettenruptur)
- Systemerkrankungen (Arthromyogryposis multiplex congenita, Dysmelien)

## Ziele

### a) Motorisch-funktionell

- Verbessern der feinmotorischen Funktionen:
  - Greiffunktionen der Hand: Spitz-, Drei-Finger-Griff, Schlüsselgriff, Faustschluss, ...
  - Auge-Hand-, Hand-Hand-Koordination, Koordination der Finger untereinander
- Verbessern der Bewegungskontrolle und zielgerichteter Bewegungen
- Erhalt/Verbessern von Bewegungsfunktionen im Bereich der oberen und unteren Extremitäten und des Rumpfes. Es ist im Grunde möglich, je nach Spieladaptation, fast alle Bewegungen aller Gelenke des Körpers in die Behandlung miteinzubeziehen.
- Anbahnung von Bewegungen durch bilaterales Arbeiten

### b) Kognitiv

- Verbessern von Fähigkeiten, wie:
  - Konzentration
  - Wahrnehmungsleistungen
  - Merkfähigkeit
  - Lesen
  - Rechnen
- Verbessern der Auffassungsgabe
- Vermitteln von Erfolgserlebnissen
- Erweitern der Frustrationstoleranz

## Aufgaben

- Zählen Sie Ihnen bekannte funktionelle Spiele auf, die folgende Anforderungen stellen:
  - räumliches Wahrnehmen
  - unterschiedliches taktiles Wahrnehmen
  - Ausüben des Spitzgriffes!
- Nennen Sie mögliche Adaptationen für das Solitaire, die folgende Zielsetzungen beinhalten:
  a) Vergrößern des aktiven Bewegungsausmaßes im Bereich des Schulter- und Ellbogengelenkes
  b) Kräftigung der Muskulatur der oberen Extremitäten
  c) Kräftigung der Fingerextensoren
  d) Verbessern des Spitzgriffes
  e) Normalisierung der Sensibilität bei Hypersensibilität.
- Erarbeiten Sie weitere Spielsteinadaptationen!
- Erarbeiten Sie ein Einhänderprothesenschulungsprogramm anhand verschiedener Spiele! Es muss eine Anforderungssteigerung beinhalten!

## Quellen

- Aernout, S. R. (1981). Arbeitstherapie. Weinheim: Beltz.
- Barbucke, M. Th. & Kluge, K.-J. (1979). Handlexikon für therapeutisches Spiel. Bonn: Rehabilitationsverlag.
- Vedes (Hrsg.). (1979). Die Förderung behinderter Kinder durch Spiel- und Lernmaterial. Ein Handbuch für Eltern, Erzieher, Sonderschullehrer, Therapeuten. Nürnberg: Vedes, Vereinigung der Spielwarenfachgeschäfte.

## Weiterführende Literatur

- Barbu, A. & Sunkel, K.-H. (1978). Übungen und Ballspiele für Rollstuhlfahrer. Sporttherapeutische Praxis 1. (3. Aufl.). Lübeck M. Schmidt-Römhild.
- Botermans, J. et al. (1980). Spiele selbermachen. München: Heimeran.
- Botermans, J. (1987). Denkspiele der Welt. (8. Aufl.) München: Hugendubel.
- Bücken, H. (1987). Kimspiele. München: Hugendubel.
- Bundesjugendwerk der Arbeiterwohlfahrt. (Hrsg.). (1988). Praxismappe Spiele für Kinder, Jugendliche und Erwachsene. (erw. u. überarb. Aufl.) Bonn: Arbeiterwohlfahrt.
- Caprez, G. (1984). Neuropsychologische Therapie nach Hirnschädigungen. Rehabilitation und Prävention 17. Berlin: Springer.
- Deutscher Sportbund. (Hrsg.). (1980). Spielen macht Freude. Frankfurt: Deutscher Sportbund/AOK.
- Effers, J. et al. (1976). Tangram. Köln: DuMont.
- Eggers, O. (1979). Ergotherapie bei Hemiplegie. Reinach: Bürozentrum für Gelähmte.
- Gruppe, C. D. (1976). Brettspiele – Denkspiele. München: Humboldt.
- Kaper, C. (1969). Spiele und Spielzeug gehören zur Beschäftigungstherapie, Das behinderte Kind, 6, 250–253.
- Obermair, G. (1981). Wortspielereien. München: Heyne.
- Pietschmann, U. & Löslein, J. (1976). Spiel ist nicht Spielerei. Sonderausstellungen in einem Berliner Krankenhaus. Beschäftigungstherapie und Rehabilitation, 4, 195–198.
- Schürmann, H. & Nüscheler, H. (1980). So gewinnt man Mühle. Ravensburg: Otto Maier.

- Stebler, H. (1987). Optische Spielereien. München: Hugendubel.
- Stengel, F. (1976). Gedächtnis spielend trainieren. Wien: Amandus.
- Turner, A. (ed.). (1987). The practice of occupational therapy. (2nd ed.). Edinburgh: Churchill Livingstone.
- Werneck, T. (1979). Denkspielereien. München: Heyne.
- Werneck, T. & Heidack, C. (1983). Gedächtnistraining. (2. erw. u. aktualisierte Aufl.). München: Heyne.
- Werneck, T. & Ullmann, F. (1981). Konzentrationstraining. (2. Aufl.) München: Heyne.
- Zechlin, K. (1978). Dekorative Spiele zum Selbermachen. Stuttgart: Frech.

## 4.9.2 Therapeutische Knetmasse

**Arbeitsplatz**

### Arbeitsplatz

- Höhen- und schrägverstellbarer Tisch
- für Patienten, die flach im Bett liegen müssen, eignet sich sehr gut ein schräggestellter Betttisch; auch sonst ist eine schräge Ebene gut einsetzbar, um gleichzeitig vermehrt Bewegungen in den Ellbogen- und Schultergelenken hervorzurufen.
- immer einen sauberen staubfreien Tisch mit glatter Oberfläche benutzen.

**Motor. Anforderungen**

### Motorische Anforderungen

Schultergelenkbewegungen sind von der Höhe und Neigung des Arbeitstisches abhängig

Ellbogengelenk: Extension, Flexion, Pro-, Supination
Handgelenk: Extension, Flexion
Finger: Ab-, Adduktion, Extension, Flexion, Daumenopposition

*Wichtig:*
Die Therapeutin muss vorher die Übungen selbst durchführen, um zu wissen, welche Anforderungen sie stellen.

### Ergotherapeutische Relevanz

**Ziele**

### Ziele

- Erhalt/Vergrößern der Kraft der intrinischen und extrinsischen Handmuskulatur
- Erhalt/Vergrößern des aktiven, schmerzfreien, physiologischen Bewegungsausmaßes im Bereich der Gelenke der oberen Extremitäten; je nach Übungsprogramm liegt der Schwerpunkt auf unterschiedlichen Gelenken, primär aber auf dem Handgelenk und den Fingergelenken.
- Verbessern der Auge-Hand-, Hand-Hand-Koordination und der Koordination der Finger untereinander.

**Indikationen**

### Indikationen

- Fingerpolyarthrosen
- Zust. nach Sehnenoperationen im Bereich der Hand und des Handgelenkes
- M. Sudeck
- Dupuytren'sche Kontraktur
- Zust. n. peripheren Nervenverletzungen
- Zust. n. Frakturen im Bereich der oberen Extremität

304

## Steigerungen/Adaptationen

- Einsatz verschiedener Knetmassen (Rezepte am Ende dieses Kapitels)
- Helparm
- Schräge Tischplatte
- Anzahl und Reihenfolge der Übungen

Im Folgenden werden Knetübungen für Patienten mit Erkrankungen und Verletzungen der Hand vorgestellt. Je nach Krankheitsbild sind die Übungen aufgrund der Symptome und Zielsetzungen nicht in dieser, sondern in abgewandelter Form einzusetzen.

Die Übungen wurden mit dem Therapiekitt der Fa. Ortopedia erarbeitet. In Abhängigkeit von der Konsistenz der für die Therapie gewählten Knetmasse sind nicht alle Übungen durchführbar. Die Therapeutin sollte das vor Therapiebeginn ausprobieren.

### Anmerkungen zu den nachstehenden Knetübungen

- eingecremte Hände kleben nicht so sehr an der Masse
- das Ausrollen möglichst bilateral ausführen
- alle Übungen immer mit der dominanten und der nicht dominanten Hand durchführen
- in Abhängigkeit vom manuellen Befallmuster des einzelnen Patienten sind die Übungen abzuwandeln.

Dieses Programm beinhaltet verschiedene Knetübungen, die in der Reihenfolge so gewählt sind, dass sie teilweise aufeinander aufbauen: gelenkmobilisierende Übungen werden muskelkräftigenden vorangestellt.

1. Eine Handvoll Knetmasse (ca. 150–200 g) mit beiden Händen auf dem Tisch, besser auf einer schrägen Ebene, ausrollen. Dabei ist besonders zu beachten, dass während des Rollens sowohl beim Hin-, als auch beim Zurückrollen, Handgelenke, MP-, PIP- und DIP-Gelenke über die Knetmasse wandern, so dass eine assistive Fingerextension stattfindet. Das ist besonders bei Strecksehnenruptur IV und V wichtig. Gleichzeitig kann man den Patienten dazu auffordern, beim Von-sich-weg-Rollen, wenn die Masse am Handgelenk angekommen ist, dieses zu extendieren und die Finger zu abduzieren; in dieser Position die Hände etwas halten.

2. Ist die Rolle gleichmäßig dünn und etwa 30–40 cm lang, dann wird zunächst mit einer, dann nach erneutem Ausrollen mit der anderen Hand, folgende Übung durchgeführt: Aufrollen der Masse zu einer Schnecke, die auf dem Tisch liegt (also in der Waagerechten bleiben). Zum Rollen wird die Hand mit der ulnaren Handkante auf den Tisch gelegt, so dass der Daumen nach oben zeigt. Das Ende der Rolle liegt in Höhe des Digiti minimi. Durch Flexion aller Fingergelenke und des Handgelenkes wird die Masse aufgerollt. Klebt die Masse dabei zu sehr am Tisch, muss sie während des Rollens leicht angehoben werden.

Abb. 50

a)　　　　　　　　　　　　b)

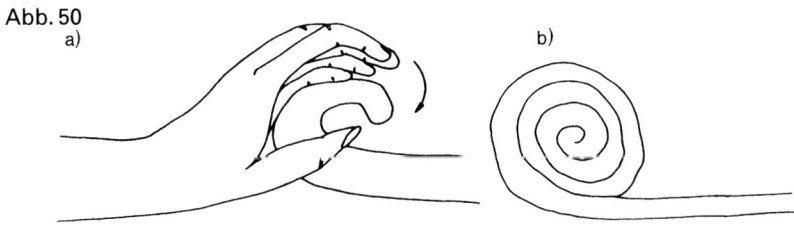

3. Die fertige Schnecke auf dem Tisch (o. ä. glatter Unterlage) „festkleben" und den Patienten auffordern, die Masse mit gestreckten Fingern zu sich zu ziehen. Dabei müssen die Hände zur Körpermittellinie schräg gestellt sein – so dass die Fingerspitzen Richtung Mitte zeigen –, um beim Ziehen eine Ulnarduktion zu vermeiden.

Abb. 51

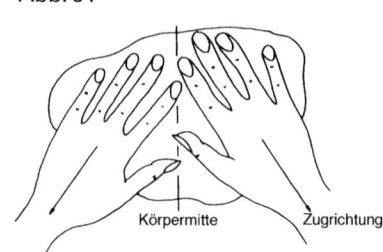

Körpermitte    Zugrichtung

4. Nochmaliges Ausrollen der Masse zu einer etwas dickeren, ca. 30 cm langen Rolle, Eindrücken von Kerben in die Masse, wobei die Hand, wie beim Aufrollen der Schnecke, auf der ulnaren Handkante liegt, der Daumen nach oben zeigt und in Höhe des MP-Gelenkes des Digiti minimi der Druck ausgeübt wird. Die Abstände dürfen nicht zu groß sein.

Abb. 52

a)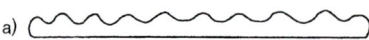

Die „Straße" wird dann, damit der Patient nicht in die Ulnarduktion hineinarbeitet, folgendermaßen hingelegt:

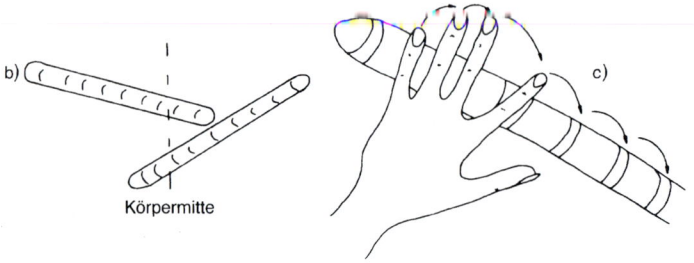

b)

Körpermitte

c)

Nun muss der Patient, z. B. für die linke Hand, seinen kleinen Finger in die äußerste Einkerbung legen, den Ringfinger daneben, dann Mittel- und Zeigefinger. Bei dieser Übung ist der Daumen ausgeschlossen.

Der Patient wird aufgefordert, ‚Klavier zu spielen', indem er zunächst den Zeigefinger gestreckt anhebt, dann abduziert und eine Einkerbung weiter wieder hinlegt. Die anderen Finger rücken nun nacheinander auf. Wichtig ist, dass jeder Finger einzeln angehoben wird und nicht Ring- und kleiner Finger zusammen. Diese Übung kann bei Streckensehnenruptur IV und V nur passiv durchgeführt werden, da in den beiden Fingern keine aktive Streckung mehr durchführbar ist.

5. Nach der vorigen Übung liegt die Knetmasse nun flach auf dem Tisch. Jetzt wird

sie mit der rechten oder linken Hand nach oben, also in die Senkrechte, zu einer Schnecke aufgerollt.

Abb. 53

6. Rollen einer Kugel
   Der Patient rollt die Masse auf dem Tisch zu einer Kugel, wobei zu beachten ist, dass zum Bauchnabel hin gerollt wird. Der kleine Finger soll oben auf der Kugel aufliegen, nicht seitlich abrutschen. Beim Rollen auch eine leichte Fingerflexion beachten.

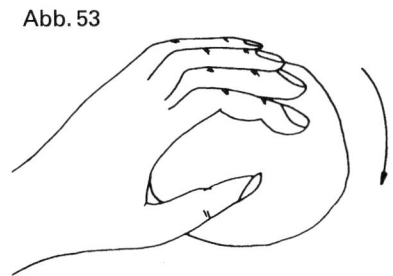

7. Oppositionsübung
   Der Patient legt sich die Kugel bei supiniertem Unterarm in die Handfläche und versucht nun, gegen den Widerstand der Knetmasse, zunächst Daumen und kleinen Finger einander so weit anzunähern, dass sich die Fingerspitzen berühren.
   Dann folgen:
   Das Öffnen der Hand, Umdrehen der Knetmasse, damit sich möglichst viel davon zwischen Daumen und Ringfinger befindet, diese Finger einander annähern und so mit allen fortfahren.
   Die Menge der eingesetzten Knetmasse ist von der Handkraft des Patienten abhängig.

Abb. 54

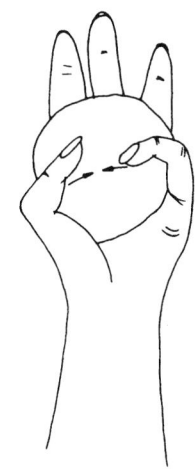

8. Beübung der Adduktion gegen Widerstand in Supination.
   Aus der Knetmasse eine Rolle formen, die nicht zu dick ist. Zeige- und Mittelfinger abduzieren, die Masse dazwischen legen und beide Finger kraftvoll adduzieren. Dasselbe mit allen Fingern durchführen, also Zusammendrücken von II und III, III und IV, IV und V.

Abb. 55

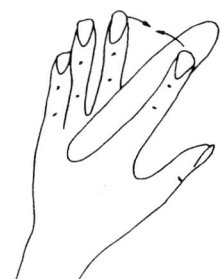

9. Abduktion gegen Widerstand, auch mit allen Fingern durchführen.
Von der Knetmasse etwas abnehmen und eine kleine Rolle formen. Mit dieser Rolle jeweils zwei adduzierte Finger umwickeln. Gegen diesen Widerstand sowohl in der Frontal- als auch in der Sagittalebene abduzieren.

Abb. 56

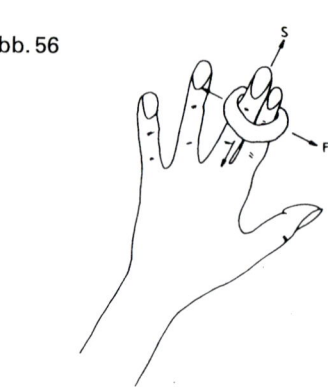

10. Beüben der Handgelenksextension bei extendierten Fingern gegen Widerstand. Dazu muss der Unterarm auf dem Tisch aufliegen. Um bei der Extension die Ulnarduktion zu vermeiden, muss die Hand wieder schräg zur Körpermittellinie liegen. Mit einer dicken Rolle Knetmasse werden die gestreckten Finger in Höhe der MP-Gelenke auf dem Tisch festgeklebt – dann wird die Hand im Handgelenk gegen diesen Widerstand extendiert. Dabei muss die Therapeutin die Knetmasse seitlich der Finger halten, um ein Ablösen der Masse vom Tisch zu vermeiden.

Abb. 57

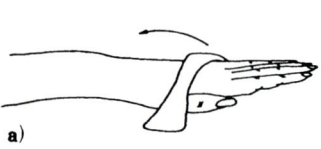
a)

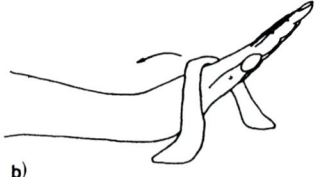
b)

11. Supination gegen Widerstand
Ausgangsstellung wie bei Übung 10. Anstelle der Extension im Handgelenk soll eine Supination erfolgen, wenn möglich so weit, dass der Handrücken aufliegt. Ausweichbewegungen verhindern!

Abb. 58

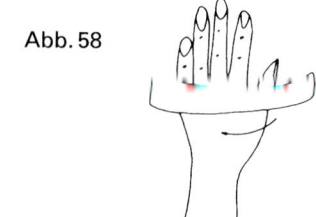

12. Drehbewegung der Finger mit Daumenopposition.
Der Patient soll eine Kugel formen und diese auf dem Tisch festkleben. Mit der ulnaren Handkante wird die Kugel mehrmals so eingedrückt, dass in der Mitte ein Kegel entsteht. Dieser wird nun mit Daumen und Zeigefinger angefasst und der Zeigefinger so weit wie möglich um den Daumen gedreht (wie beim Drehen eines Schraubverschlusses). Diesen Vorgang mehrmals wiederholen und dann mit Opposition des Daumens zu Mittel-, Ring- und kleinem Finger ausführen. Das Gleiche mit der anderen Hand durchführen.

Abb. 59

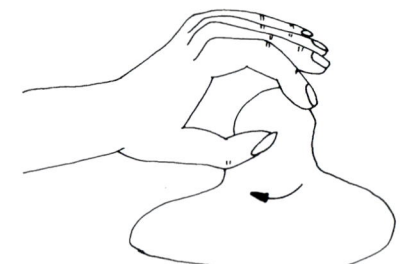

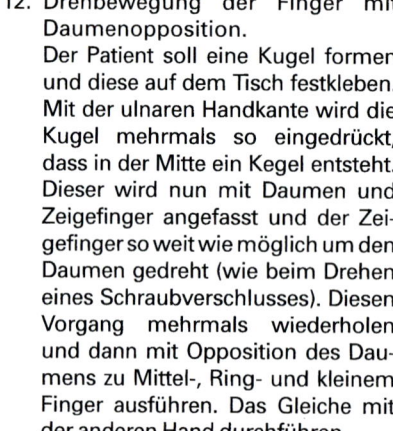

13. Ausgangsstellung wie bei Nr. 12

    Anstelle des Drehens soll die Masse zunächst mit Daumen und Zeigefinger, dann mit Daumen und jedem anderen Finger nach oben gezogen werden. Zu beachten sind Handgelenk und Unterarm: der Unterarm soll auf der Tischplatte aufliegen und die Extension soll so weit wie möglich aus dem Handgelenk heraus geschehen.

14. Der Patient soll beide Händeflächen aneinander legen. Um sie herum befestigt die Therapeutin eine dicke Rolle Knetmasse; der Patient wird aufgefordert, die Hände voneinander zu entfernen und die Knetmasse kraftvoll auseinander zu ziehen.

    Abb. 60

    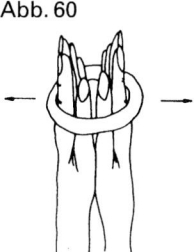

15. Bewegen aller kleinen Fingergelenke mit geringem Widerstand. Von der Knetmasse nimmt man sich einen kleinen Teil heraus, so dass eine Kugel mit ca. 1 cm ø geformt werden kann. Die Kugel zwischen Daumen und Zeigefingerspitze nehmen und in alle Richtungen ohne Druck rollen, so dass die Form möglichst erhalten bleibt. Dasselbe mit Mittelfinger und Daumen, Ringfinger und Daumen, kleinem Finger und Daumen.

    Abb. 61

    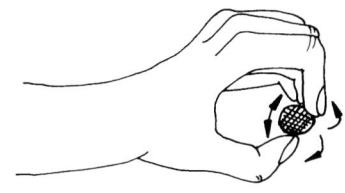

## Rezepte für die Eigenherstellung von Knetmasse
(begrenzt haltbar)

### 1. Masse aus Bienenwachs

*Zutaten:* 7 Teile Kartoffelmehl
2 Teile Vaseline
2 Teile 100 %iges Bienenwachs

*Zubereitung:*
Vaseline und Bienenwachs im Wasserbad schmelzen (sonst Brandgefahr), zu der aufgelösten Masse portionsweise Kartoffelmehl dazugeben, alles zu einer gleichmäßigen Masse verrühren.

*Abschrecken der Masse:*
In eine Schüssel mit kaltem Wasser 2 Essl. der warmen Masse geben, nach Erkalten herausnehmen und auf eine saugfähige Unterlage zum Abtropfen legen, evtl. sogar abtupfen. Diesen Vorgang peu à peu durchführen. Bei Wassererwärmung dieses austauschen. Zum Schluss die einzelnen abgetrockneten Klumpen, die keinen Tropfen Wasser mehr an sich haben dürfen, sonst entsteht keine Verbindung, zusammenknoten.
Bei Lagerung im Kühlschrank ist die Masse fester, beim Kneten wird sie geschmeidig.

Sowohl mit dieser, als auch mit der nächsten Masse können nur wenige der vorher beschriebenen Übungen durchgeführt werden. Die Herstellung der Massen ist jedoch auch zur Beübung der Fingergelenke und der Muskulatur einsetzbar und kann mit mehreren Patienten gleichzeitig durchgeführt werden.

### 2. Knetmasse mit Mehl

*Zutaten:* 350 g Mehl
230 g Salz
2 Eßl. Alaun (Apotheke)
2 Eßl. Öl (Speiseöl)
1/2 l kochendes Wasser
evtl. Lebensmittelfarbe zum Einfärben und Pfefferminzöl für besseren Geruch)

*Zubereitung:*
Mehl, Salz und Alaun mischen, die 2 Eßl. Öl zum kochenden Wasser geben und dieses Gemisch langsam zur trockenen Substanz hinzufügen. Alles gut mit den Händen durchkneten. Nach Bedarf Farbe und Duftstoffe hinzufügen.
Diese sehr weiche Masse fängt nach ca. 5 Tagen Kühlschranklagerung an zu riechen, und Salz und Alaun kristallisieren aus.

*Beachten:*
Das Salz greift die Haut an, daher Vorsicht bei empfindlichen Patienten und Wunden im Bereich der Hand!!

---

**Aufgaben**

– Welche Muskulatur wird durch die Knetübungen gekräftigt?
– Bei welchen Krankheitsbildern sind therapeutische Knetübungen indiziert?

---

**Weiterführende Literatur**

– Münz, D. & Harsch, H. (1984). Übungsteig für die Finger- und Handmuskulatur. Beschäftigungstherapie und Rehabilitation, 23 (2), 102–103.
– Neuhoeffer-Uhlig, G. Therapeutisches Arbeiten mit der Silikon-Therapie-Masse. München: Fa. F. Hauenstein.
– Ploghöft, S. (1992). Übungsanleitungen für BORT Therapie-Knet. Weinstadt: BORT GmbH.

### 4.9.3 Thera-Band

Das Thera-Band ist ein elastisches Band, das im Rahmen der Therapie sehr vielfältig eingesetzt werden kann. Es bietet die Möglichkeit der abgestuften Behandlungsdosierung, da es

– in fünf verschiedenen Stärken angeboten wird (dünn bis maximal stark), die farblich unterschiedlich sind

- in Meterware erhältlich ist, so dass verschieden lange Streifen abgeschnitten zu einer Schlinge geknotet oder auch doppelt gelegt einsetzbar sind
- einen elastischen Widerstand bietet
- aufgrund seiner Breite von 15 cm den Druck auf eine größere Fläche verteilt.

## Behandlungsziele

- Erhalt/Verbesserung der Muskelkraft im Bereich der oberen und unteren Extremitäten, je nach Wahl der Übungen
- Erhalt/Vergrößerung des aktiven, schmerzfreien, physiologischen Bewegungsausmaßes der oberen und unteren Extremitäten, je nach Wahl der Übungen
- Verbessern der Koordination von oberen und unteren Extremitäten
- Verbessern des dynamischen Gleichgewichts im Sitzen und im Stand

## Maßnahmen

Vor der Behandlung ist auf folgendes zu achten:
- Ausgangsstellung
- Festlegen der Bewegungsebenen (S, F, T, R) und der Zugrichtung
- Gute Druckverteilung durch glatte Auflage des Bandes über dem Muskelbauch
- Auswahl der geeigneten Stärke

Das Band wird entweder am Bettende, -galgen, an der Türklinke, am Fuß oder an der anderen Hand fixiert.
Übungen sind in der Begleitbroschüre zum Band enthalten, beispielhaft nur Folgende:

Abb. 62

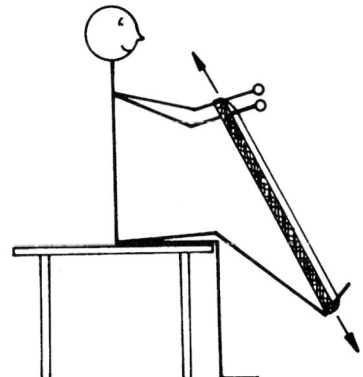

---

### Aufgaben

- Erarbeiten Sie anhand der Ihnen bekannten Krankheitsbilder die Indikationen für den Einsatz des Thera-Bandes als therapeutisches Mittel!
- Erarbeiten Sie ein Übungsprogramm zur Kräftigung der oberen Extremitäten!

---

### Quellen

Begleitbroschüre zum Thera-Band Rehaforum Köln

### 4.9.4 Schaumstoffbälle – Schaumstoffplatten

**Medien**

- Schaumstoffbälle unterschiedlichen Durchmessers (2, 5,10 cm) (Spielwarengeschäft)
- Schaumstoffstücke unterschiedlicher Stärke und Größe

**Behandlungsziele**

- Erhalt der Kraft der intrinsischen und extrinsischen Muskulatur der Hand
- Erhalt/Vergrößern des aktiven, schmerzfreien, physiologischen Bewegungsausmaßes im Bereich des Handgelenkes und der Fingergelenke

**Indikationen**

- Zust. n. Sehnenoperationen im Bereich der Hand und des Handgelenkes
- Zust. nach Sehnenoperationen im Bereich der Extrinsic Mm.
- Zust. nach alloarthroplastischem Gelenkersatz der MP-Gelenke oder des Daumensattelgelenkes

**Maßnahmen**

- Unter Aufhebung der Schwerkraft im Wasser Extensions- und Flexionsübungen: Zusammendrücken des Schaumstoffes, Extension durch Nachgeben des Schaumstoffes
- Widerstandssteigerung durch dickeren Schaumstoff
- Größere Anforderungen durch den Einsatz kleiner Schaumstoffbälle

---

**Aufgaben**

- Erarbeiten Sie die Muskulatur, die durch diese Behandlungsmittel beübt werden kann!
- Entwickeln Sie ein Übungsprogramm, dessen Ziel die Wiederherstellung der maximalen Beweglichkeit in den MP-Gelenken ist!

---

### 4.9.5 Rasierschaum

**Material**

- Rasierschaum aus Sprühdosen (sollte aber, wenn möglich, vermieden werden)
- Schaum, hergestellt aus Neutralseife und Wasser mittels eines Schwammes

## Behandlungsziel

- Erhalt/Vergrößerung des aktiven, schmerzfreien, physiologischen Bewegungsausmaßes im Bereich der gesamten oberen Extremitäten, in Abhängigkeit von der Arbeitsplatzgestaltung und der Wahl der Übungen

## Indikationen

- Zust. nach Frakturen im Bereich des Unterarmes
- Zust. n. Läsionen des Plexus brachialis
- M. Sudeck
- Nach Sehnenverletzungen und -operationen im Bereich der Finger- und Handgelenke
- Erkrankungen im Bereich des Schulter- und Ellbogengelenkes

## Maßnahmen

- Gelenkmobilisierende Übungen gegen minimalen Widerstand an einer schrägen oder halbkreisförmigen Ebene
- Ausführen von Schwungübungen: uni- und bilateral, ähnlich wie beim großflächigen Malen und den Vorübungen für das Schreibtraining
- Isolierte Extension, Flexion, Ab- und Adduktion aller Fingergelenke und Kombination dieser Bewegungen
- Einsatz des Helparmes zur Unterstützung
- Spiegel zur visuellen Kontrolle der Bewegungen im Bereich des Schultergelenkes

---

**Aufgaben**

- Begründen Sie über diesen Text hinaus die Anwendung von Rasierschaum als therapeutisches Mittel im Bereich der Orthopädie!

---

# 4.10 Aktivitäten des täglichen Lebens

### Lernziele

Der Leser soll
- die verschiedenen Voraussetzungen für das Selbsthilfetraining in den unterschiedlichen Stadien der Rehabilitation kennen
- die verschiedenen Trainingsbereiche und grob deren Inhalte, die entsprechenden Hilfsmittel etc. kennen
- für die verschiedenen Bereiche die Hilfsmittel, die möglicherweise selbst herzustellen sind, kennen und selber herstellen.

### 4.10.1 Grundlagen

Definition u.
Einführung

**Definition und Einführung**

Unter Selbsthilfetraining versteht man ein Übungsprogramm mit der Zielsetzung der Bewältigung von Schwierigkeiten bei Tätigkeiten des täglichen Lebens.

Das Training einschließlich der Hilfsmittelversorgung umfasst folgende Bereiche:

- Essen und Trinken
- An- und Ausziehen
- Körperpflege (persönliche Hygiene)
- WC-Benutzung
- Haushalt, Kinderpflege
- Wohnen
- Kommunikation
- Mobilität/Reisen
- Freizeit/Hobby/Garten
- Einrichtungen des öffentlichen Lebens
- Schule (Adaptation von Lehr-, Lernmitteln, Arbeitsplatz, -gerät)
- Beruf
- Fortbewegung (u. a. Pkw-Adaptationen)

Vorausset-
zungen

**Voraussetzungen für das Selbsthilfetraining**

*a) Voraussetzungen in der Abteilung*

- Grundausstattung mit schriftlichen Informationen (Kartei mit Adressen der Hilfsmittelfirmen, Hilfsmittelkataloge, Loseblattsammlungen, Informationsreihe: Technische Hilfen f. Behinderte s. u.)
- Grundausstattung mit gängigen Hilfsmitteln
- Gegenstände des „normalen" Handels (Haushaltswaren-, Sanitärgeschäfte), die als Hilfen eingesetzt werden können
- Möglicherweise Hilfsmittel als Dauerausleihe einer Firma
- Nutzen der orthopädischen Werkstätten oder des Fachhandels in der Nähe zum Hilfsmittelausleih (nur zu Demonstrationszwecken)
- Übungsküche, je nach Klinik unterschiedlich; ideal ist das Vorhandensein einer normalen und einer rollstuhlgerechten Übungszeile
- Übungsbad und WC
- Vorhandensein von Materialien, die schnelle Adaptationen ermöglichen Moosgummi, niedrigthermoplastische Schienenmaterialien

*b) Voraussetzungen beim Therapeuten / Zu Beachtendes, grundsätzliche Fragen*

- Wie beginne ich das Selbsthilfetraining?
- Was muss ich vor dem Trainingsbeginn abklären?
- Was verstehe ich unter Unabhängigkeit allgemein und speziell bei jedem Patienten?
- Analysieren der Schwierigkeiten des Patienten während der Behandlung:
  - Sind Probleme im Umgang mit Prothesen, Orthesen, Rollstuhl vorhanden?
  - Versteht der Patient vom Intellekt her die Anweisungen?

314

- Sind Schmerzen, Spastik, Muskelschwäche und fehlende Koordination vorhanden?
- Hat der Patient Angst vor Fehlern?
- Um wieviel Hilfe bittet der Patient?
- Wann benötigt der Patient Hilfe und welcher Art muss sie sein?
- Welche Erfahrungen und Geschicklichkeiten hat der Patient?
- Wie ist sein Arbeitskonzept: durcheinander, geplant, vorsichtig, folgerichtig?
- Hat er Wahrnehmungsdefizite?
- Wie sicher ist er?
- Ist der Patient motiviert, aktiv an der Behandlung teilzunehmen?
- Ist er emotional stabil?

- Durchführen einer Bewegungsanalyse vor der Behandlung:  **Bewegungs-analyse vor der Behandlung**
  - Welche Bewegungen sind z. B. zum Anziehen nötig?
  - Welche Bewegungen sind zum Gebrauch eines spezifischen Hilfsmittels notwendig?
  - Welche Bewegungen sind nicht durchführbar?
  - Welche Hilfen können beim vorhandenen Bewegungsausmaß eingesetzt werden?[74]

- Folgende Faktoren, die das Training beeinflussen können, müssen beachtet werden:  **Faktoren, die das Selbst-hilfetraining beeinflussen**
  - Dauer der Erkrankung (seit Geburt, subakut, chronisch, erworben)
  - Schwere der Erkrankung
  - Prognose der Erkrankung (statisch, progressiv, zurückgehend)
  - Alter als bestimmender Faktor
  - Art der Aktivität, die ausgeführt werden soll (Patienten lassen sich beim Baden und Anziehen länger helfen als beim Essen und WC-Gang)
  - Zusätzliche physische Einschränkungen (Blindheit, . . .)
  - Kulturelle Einflüsse, Einstellung der Umwelt zu Behinderten, Werte und Normen des Patienten und seines sozialen Umfeldes[75]

- Pädagogische Aspekte  **Pädagogische Aspekte**
  Die Therapeutin hat als Lehrerin des Patienten in der ergotherapeutischen Behandlung die Lerntheorien zu berücksichtigen: Nach Skinner kann die Antwort auf einen Reflex der Stimulus eines anderen sein.
  Nach einem Schädel-Hirn-Trauma wird z. B. dem Patienten beim Anziehen zunächst von Anfang an geholfen, wobei man den Patienten möglichst den letzten Schritt alleine ausführen lässt; dann, wenn er den letzten beherrscht, soll er sowohl den letzten als auch den vorletzten ausführen. So baut sich die Selbstständigkeit von hinten nach vorne auf, bis der Patient unabhängig ist. Außerdem muss mit dem Patienten kognitiv erarbeitet werden, dass auch Nichtbehinderte viele Hilfsmittel einsetzen, um sich das Leben zu erleichtern. Daher ist es wichtig, so oft wie möglich Gebrauchsgegenstände des täglichen Lebens einzusetzen, um eine enge Annäherung an Nichtbehinderte zu erreichen.

- Grundsätzliches zum Selbsthilfeprogramm  **Grundsätzliches zum Selbsthilfeprogramm**
  - Das Training ist vom Aufbau her von den Fortschritten abhängig: werden in einem Punkt Fortschritte gemacht, dann kann man mit dem nächsten beginnen
  - Physische und psychische Bedeutung der Selbsthilfe beachten
  - Ein gut aufgebautes Programm, das auch mit der funktionellen Therapie abgestimmt ist, ermöglicht es dem Patienten, Sicherheit zu entwickeln;

eine bessere Behandlungsgrundlage ergibt sich daraus, dass der Patient durch seine Erfolge motiviert wird
- Nicht alle Patienten erreichen im Selbsthilfebereich völlige Unabhängigkeit; daher muss die Ergotherapeutin die Familienmitglieder unterweisen:
  a) in Supervision des Patienten beim Ausführen der AdtL
  b) im Helfen
- Herausfinden, welche Einstellung die Familie zu Hilfsmitteln hat
- Anpassen des Trainingsprogrammes an die individuelle Situation unter Einbeziehung der Angehörigen

**Voraussetzungen beim Patienten**

## c) Voraussetzungen beim Patienten

- Motorisch-funktionell
  - Vorhandensein minimaler Bewegungsfunktionen, die natürlich bei jeder Aktivität anders sind
  - Physische Belastbarkeit von ca. 10–45 Minuten (je nach Tätigkeit)

- Kognitiv
  - Aufnahmefähigkeit, Wahrnehmungsfähigkeit, Konzentration, Merkfähigkeit
  - Erfassen und äußern können, ob z. B. das Hilfsmittel geeignet ist und eine reelle Erleichterung bietet
  - Erfassen der Zielsetzung und damit des Sinns der Behandlung
  - Motivation aufgrund einer positiven Einstellung gegenüber der Behandlung

**Vorbereitende Therapie**

Sind diese Voraussetzungen noch nicht oder nicht ausreichend erfüllt, muss eine vorbereitende Therapie mit folgenden Inhalten einsetzen:

- Motorisch-funktionelle Therapie mit Muskelfunktionstraining, Gleichgewichts-, Koordinationsschulung, Greifübungen, ...
- Therapie kognitiver Funktionen u. a. mit dem Training von Ausdauer und Geduld

**Selbstständigkeit**

## Wiedererlangung der Selbstständigkeit

Die Reihenfolge, in der Patienten – besonders chronisch Erkrankte und Schwerbehinderte – ihre Selbstständigkeit wiedergewinnen, entspricht in der Regel der ontogenetischen Entwicklung:

- Essen
- Kontinenz
- Transfer (Bett-, Rollstuhl etc.)
- WC-Benutzung
- Anziehen
- Waschen

**Funktionsstatus**

## Funktionsstatus

Der Funktionsstatus bildet den Rahmen, in dem der Rehabilitationsplan realisiert werden kann:

- Mit ihm als Ausgangspunkt ist Planung für die Zukunft möglich
- Er bildet die Basis für die Auswahl von Adaptationen
- Er dient als Prognosehilfsmittel für das Erlernen von Ersatzfunktionen, als Hilfe zum Einschätzen der Motivation des Patienten und seiner Bereitschaft, vom Rehabilitationsprogramm zu profitieren

316

- Wichtig ist, dass die Items nicht nur theoretisch abgefragt, sondern die Funktionen aktiv überprüft werden
- Übersichtliche Befundbögen, damit die Ergebnisse schnell zu erfassen sind
- Der Befundbogen muss ausreichend Platz für eine differenzierte qualitative Beschreibung des vorhandenen Potentials lassen. Häufig sind die Bögen so gestaltet, dass z. B. angekreuzt werden kann:
  - Leben ohne Hilfe, mit Hilfe von Hilfsmitteln, mit Hilfe von Hilfspersonen
  - Die Tätigkeiten sind: gut, möglich, nicht durchführbar
  - ...

Es ist sehr sinnvoll, zusätzlich dazu Platz für ergänzende Bemerkungen und Beschreibungen z. B. von Kompensationsbewegungen und -techniken vorzusehen.

## 4.10.2 Therapeutische Inhalte der verschiedenen AdtL-Bereiche

### Zeitliche Einteilung des Selbsthilfetrainings

(und der weiteren ergotherapeutischen Behandlung)

Kleines Selbsthilfeprogramm      Großes Selbsthilfeprogramm

| **Bettphase** | **Sitzphase** | **Steh-, Geh-, Mobilitätsphase** |
|---|---|---|
| (Bedsidetherapie) | | |
| – Kontaktaufbau | – Toilettentraining | – Haushaltstraining |
| – Lagerung | – Körperpflege am | Rollstuhltraining |
| – Mobilisationsübungen | Waschbecken | – Verkehrstraining |
| – Esstraining | – Verstärkt Anziehtraining | – Hausbesuch, Woh- |
| – Waschtraining | – Rollstuhltraining | nungsabklärung |
| (bedingt Körperpflege | – Schreibtraining | – Hilfsmittelabklärung in |
| und Hygiene) | (Maschine) | Küche, Bad, WC |
| – Vorübungen zum An- | – Lesen | – WC-Benutzung |
| und Ausziehen am | – Telefonieren | – Einrichtungen des öf- |
| Selbsthilferahmen | – Einrichtung des öffentl. | fentl. Lebens |
| – Bedingt Toilettentraining | Lebens, Formulare aus- | – Arbeitsplatzbegehung |
| – Aktivierung durch hand- | füllen üben | -adaptionen |
| werkliche Techniken | – Motor.-funkt. Behand- | – Motor.-funkt. Therapie |
| – Sprach-, Sprechübungen | lung | – Therapie kognitiver |
| – Schreib-, Leseübungen | – Therapie kognitiver | Funktionen |
| | Funktionen | |

### Mobilisation im Bett[76]

- Postitionswechsel durchführen: Umdrehen im Bett, vom Liegen zum Sitzen kommen, Sitzen, ...
- Im Sitz Sitzbalance halten, während Rumpf und Arme in unterschiedliche Richtungen (nach vorne, hinten, zu Seite, ...) bewegt werden.

### An- und Ausziehen, behindertengerechte Kleidung

Mit dem Anziehtraining wird in der Bettphase begonnen. Abhängig vom Krankheitsbild ist, ob sich der Patient ausschließlich im Bett oder später auch im Sitzen auf der Bettkante bzw. im Stehen anzieht.

Grundsätzliche Regeln:
1. Anziehen: immer zuerst die gelähmte, behinderte Extremität
2. Ausziehen: immer zuerst die nichtbehinderte Extremität
3. Den Patienten *nie* mit Strümpfen, immer mit Schuhen hinstellen lassen

4. Sensibilitätsstörungen beachten
5. Nach Hüftgelenkstotalendoprothesen sind luxationsfördernde Bewegungen (z. B. Innenrotation und Adduktion) zu vermeiden (siehe Hüftgelenkstotalendoprothese, Coxarthrose)
6. Schienen und Stützapparate, die z. B. das An- und Ausziehen von Strümpfen und Schuhen behindern können, beachten
7. Kleidung immer übersichtlich bereitlegen.

**Behinderten-gerechte Kleidung**

*Behindertengerechte Kleidung*

Bisher wurden Kleidungsänderungen häufig von den Ergotherapeutinnen vorgenommen. Mittlerweile gibt es einerseits im Handel Kleidung, die einfach anzuziehen ist, andererseits einige Firmen, die sog. ‚behindertengerechte' bzw. rollstuhlgerechte Kleidung vertreiben. Die Notwendigkeit von behindertengerechter Kleidung ergibt sich aus den unterschiedlichsten motorischen Einschränkungen, den Schmerzen, die die Patienten beim An- und Ausziehen haben, aus weiteren Symptomen, wie z. B. Inkontinenz, des zeitlichen Aufwandes für das An- und Ausziehen etc. Besonders für Rollstuhlfahrer ist es notwendig, adaptierte Kleidung zu tragen: Hosen sind normalerweise für Stehende gedacht, so dass sie im Sitzen zu kurz sind, in der Kniekehle Falten schlagen und damit eher Druckstellen verursachen, dass der Hosenbund hinten nach unten rutscht, dass Jacken hinten zu lang sind, . . .

Nachfolgend sollen beispielhaft einige wichtige Kriterien, die bei der Herstellung oder dem Erwerb von gängiger bzw. behindertengerechter Kleidung zu berücksichtigen sind, genannt werden. Das gibt gleichzeitig einen kleinen Einblick in Mode, die beim Anziehen hilft.

**Stoffe**

*Stoffe*

– Die wahl aus naturreinen und synthetischen Stoffe ist einerseits nicht so empfehlenswert, da man schneller schwitzt, andererseits sind sie pflegeleichter.
– Bei der Wahl der Muster ist die Behinderung zu berücksichtigen: z. B. sind längs- oder quergestreifte Stoffe für Patienten mit einer Skoliose ungeeignet, da durch sie die Asymmetrie verstärkt sichtbar wird.

**Schnitte**

*Design, Schnitt*

– Der Schnitt des Kleidungsstückes sollte so sein, dass es leicht an- und auszuziehen ist, dass es ausreichend Bewegungsfreiheit ermöglicht, dass es schützt, dekorativ und so modisch wie gewünscht ist.
– Die Kleidung muss nach der Position, in der sie getragen werden soll, hergestellt werden: Viele Behinderte sitzen überwiegend, und die Kleidung für Gesunde ist i. d. R. für Stehende hergestellt.
– Durch das ständige Sitzen ändern sich die Körperproportionen. Auch das ist zu berücksichtigen.

**Verschlüsse**

*Verschlüsse*

– Knöpfe sind vorzuknöpfen, Reißverschlüsse einzuhaken oder unten zuzunähen, damit auch Jacken wie Pullover über den Kopf anzuziehen sind.
– Reißverschlüsse unten mit einem Schlüsselring oder einem Lederband versehen.

318

- Auf große Knöpfe mit großen Knopflöchern achten.
- Klettverschlüsse anstelle der Knöpfe anbringen, dazu die Knopflöcher zunähen und die Knöpfe daraufsetzen, damit z. B. die Bluse wie geknöpft aussieht.
- Klettverschluss mit Überlegersystem verwenden.
- Verdeckte Druckknöpfe benutzen.
- Verschlüsse sollten sich generell vorne in der Mitte befinden. Ist das nicht möglich, sollten sie – bei Handbehinderungen – auf der Seite der Behinderung liegen, damit der Patient sie mit der gesunden Hand schließen kann.
- Werden Haken und Ösen verwandt, sollten sie möglichst groß sein. Am besten ist aber, diese Form der Verschlüsse zu vermeiden.

## Ausschnitte von Pullovern, Kleidern, ...

Ausschnitte von Pullovern, Kleidern

- Hemdblusenausschnitt
- Rollkragen
- V-Ausschnitt
- Ausschnitt mit Knöpfen

## Ärmelschnitte

Ärmelschnitte

- Raglanärmel
- Ärmel mit Kimonozwickel unter der Achsel
- Kurze Ärmel oder 2/3-Ärmel sind besonders für Rollstuhlfahrer geeignet. Lange Ärmel müßten sonst eng anliegend sein.

## An- und Ausziehen von Pullover, Hemd, ...

An- und Ausziehen von Oberbekleidung

- Beim Anziehen von Pullovern, Hemden, Jacken, BHs etc. ist die Reihenfolge immer: zuerst der behinderte Arm, dann der nicht behinderte Arm und dann der Kopf.
- Frauen sollten Still-BHs, die vorne zu öffnen und zu schließen sind, benutzen. Eine andere Möglichkeit wäre, den BH hinten zuzunähen und ihn dann wie ein Hemd anzuziehen. Bei kleiner Oberweite könnte alternativ ein Bustier getragen werden.
- Benutzen einer Knöpfhilfe, die jedoch bei Knöpfen mit genau passenden Knopflöchern keine Hilfe bietet.

## An- und Ausziehen von Röcken

- Im Sitzen über den Kopf bis zur Taille ziehen, am Bündchen schließen, aufstehen und den Rock richten
- Wie eine Hose von unten nach oben mit Hilfe eines Anziehhakens, einer helfenden Hand oder Rundhölzern mit Hosenträgern bzw. Strapsen anziehen
- Wickelröcke
- Röcke mit Reißverschluss zunächst vorne schließen, dann in die richtige Position drehen

## An- und Ausziehen von Hosen

Das Anziehen von Hosen geht im Langsitz im Bett und im Sitzen auf einem Stuhl. Das erkrankte Bein über das gesunde schlagen, das Hosenbein nur so weit anziehen, dass man mühelos mit dem gesunden Bein dort hereinkommt. Rundholz mit Hosenträgern, helfende Hand, Anziehhaken, langer Schuhlöffel können Hilfen sein.

## An-, Ausziehen von Strümpfen

Ohne Hilfsmittel: der Patient sitzt im Langsitz im Bett oder auf der Bettkante. Das gelähmte Bein wird über das nicht gelähmte gelegt, der Strumpf dann angezogen.

Verschiedene Hilfen: Strumpfanzieher mit starren Stangen, eigene Herstellung eines Strumpfanziehers mit oder ohne Strapse

Ein Stück Schaumgummi auf dem Fußboden verhindert das Wegrutschen beim Strumpfanziehen

Ausziehen:
    mit dem anderen Fuß
    mit einem langen Schuhlöffel
    mit einem Anziehhaken

Überschlagen der Beine und den Strumpf herunterziehen

## Schuhe anziehen

– langer Schuhlöffel, mit oder ohne federnde Zunge
– gerade oder schräge Fußbank
– Slipper mit Klettverschluss
– feste Schuhe mit breitem, niedrigem Absatz tragen
– Gummischnürsenkel (versch. Sorten, z. T. mit Arretierungsmöglichkeit)
– Arretierungsknöpfe für die Einhänderschnürung
– Einhänderschnürung (siehe Abb. 75/76)

**Selbst-
hilferahmen**

### Einsatz von Selbsthilferahmen

Abb. 63
mit: Haken-Ösen
    Knopf-Knopfloch
    Druckknopf
    Reißverschluss
    Klettverschluss
    adaptiertem Reißverschluss

Üben von Einfädeln, Knoten, Schleife binden, Einhänderschnürung.

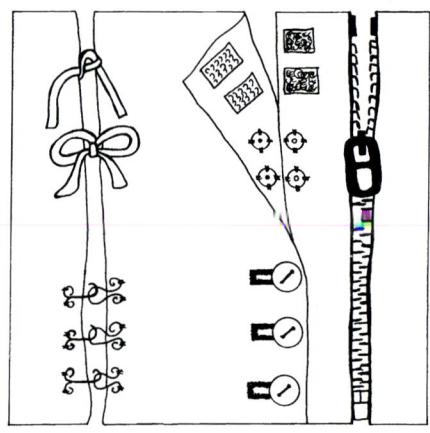

**Esstraining**

## Essen und Trinken

**Vorausset-
zungen**

Voraussetzungen für das Ess- und Trinktraining ist mindestens ein geringes aktives Bewegungsmaß im Schulter-, aber primär im Ellbogen-, Handgelenk und in den Fingergelenken. Versteifungen im Bereich des Schultergelenkes können durch eine gute Ellbogengelenksflexion kompensiert werden.

Erleichternd für das Essen sind auch die Extension im Handgelenk, die Daumenopposition und die Fingerflexion, um das Besteck wenigstens im Faustschluss halten zu können. Sind die genannten Funktionen nicht vorhanden, ist, wenn möglich, ein motorisches Funktionstraining durchzuführen bzw. eine entsprechende Hilfsmittelversorgung vorzunehmen.

320

Ess- und Trinktraining kann in verschiedenen Phasen der Mobilität durchgeführt werden:

*a) In der Bettphase*

**Bettphase**

Soll auch schon in der Bettphase ein Ess- und Trinktraining durchgeführt werden, dann ist eine gute Absprache mit dem Pflegepersonal notwendig. Nur so kann vermieden werden, dass der Patient trotzdem das Essen, geführt durch eine andere Person, erhält.

– Arbeitsplatzgestaltung
  • Wenn möglich, Hochstellen des Kopfteils
  • Höhenverstellbaren Betttisch mit einer rutschfesten Unterlage verwenden
  • Große Serviette benutzen
  • Für Patienten, die noch flach liegen müssen und Hilfe beim Essen benötigen, ist der Einsatz eines Bettspiegels wichtig, damit er sein Essen sieht.

– Therapieinhalte
  • Selbstständiges Essen und Trinken mit Unterstützung durch den Therapeuten und unter Einsatz von Hilfsmitteln
  • Erproben von Ess- und Trinkhilfen: z. B. Trinkrohre, Trinkbecher, Tassen mit speziellen Griffen, Besteck mit adaptierten Griffen, …

*b) In der Sitzphase*

**Sitzphase**

– Arbeitsplatzgestaltung
  • Am Bettrand sitzender Patient (entweder gut zugedeckt, oder und besser: mit Hose, Strümpfen und Schuhen bekleidet), möglicherweise mit Fußbank
  • Höhenverstellbarer Betttisch
  • Besser: Am Tisch im Patientenzimmer, da hier eine physiologische und sichere Sitzhaltung gewährleistet ist.
– Therapieinhalte
  • Selbstständiges Essen und Trinken mit weniger Unterstützung durch den Therapeuten
  • Erlernen des Umgangs mit adäquaten Ess- und Trinkhilfen, jetzt auch auf entsprechendes Geschirr erweitert.

*c) In Phasen größerer Mobilität (Steh-, Gehphase)*

**Mobilitäts-phase**

– Arbeitsplatzgestaltung
  • Essen am Tisch in der Küche der ETh-Abteilung oder z. B. im Essraum auf der Station; möglicherweise Training mit mehreren Patienten gleichzeitig
  • Dabei ist auf eine sichere physiologische Haltung zu achten
– Therapieinhalte
  • Vergrößern der Selbstständigkeit im Vergleich zu den vorangegangenen Phasen
  • Andere Bereiche, z. B. Zubereiten des Frühstücks, mit einbeziehen.

Einsetzbare Hilfsmittel sind u. a.:

**Hilfsmittel**

– rutschfeste Unterlage
– erhöhte Tellerränder bzw. Geschirr, das gleich einen erhöhten Rand hat
– Adaptiertes Besteck
  Besteckhalter, Griffverdickungen, anatomische Griffe, abgewinkelte Gabeln und Löffel, verlängerte Griffe, Gabelmesser

– Frühstücksbrett für Einhänder (es hält besser, wenn die Saugnäpfe entfernt werden und statt dessen eine rutschfeste Unterlage eingesetzt wird)
– Schnabeltasse
– Trinkhalme, -schläuche
– leichte und adaptierte Trinkbecher

Das Wieder- und Erlernen des selbstständigen Essens und Trinkens ist am wichtigsten, da die Gefahr der Regression durch das Gefüttertwerden groß ist.

## Persönliche Hygiene

*In der Bettphase*

Schon in der *Bettphase* soll in diesem Bereich so viel wie möglich durchgeführt werden:

– Arbeitsplatzgestaltung
  • Höhenverstellbarer Betttisch, auf dem die Waschschüsseln abgestellt werden können
  • Das Bett muss gut abgedeckt werden
  • Alle Waschutensilien, Handtücher und Waschlappen müssen in erreichbarer Nähe bereitliegen
  • Zum Haarewaschen in Rückenlage mit Hilfe durch die Therapeutin, bzw. das Pflegepersonal, ist als Waschhilfe ein Haarwaschbecken einzusetzen

– Therapieinhalte
  • Selbstständiges Waschen und Abtrocknen von Rumpf und oberen Extremitäten, sofern möglich
  • Zähneputzen, z. B. mit Griffadaptationen an der Zahnbürste
  • Rasieren mit Adaptationen am Rasierapparat
  • Gesichtspflege und Make-up mit erforderlichen Hilfsmitteln (adaptierte Griffe und Halterungen für Lippenstift, Tubendrehhilfe für Cremes, . . .)
  • Maniküre
  • Kämmen und Bürsten der Haare, dazu Verwenden von Griffverlängerungen und -adaptationen.

*In der Sitzphase*

Die persönliche Hygiene in der Sitzphase gliedert sich auf in:
a) das Waschen am Waschbecken
b) das Baden und Duschen
c) die WC-Benutzung.

*a) Waschen am Waschbecken*

– Arbeitsplatzgestaltung
  Beim Waschen am Waschbecken wäre die Arbeitsplatzgestaltung in der Klinik von der zu Hause zu unterscheiden. Z. B. sind höhenverstellbare Waschbecken für den Klinikbereich sinnvoll, für die häusliche Situation jedoch nicht generell erforderlich. Die folgenden Angaben gelten sowohl für den Klinikbereich als auch für die häusliche Situation:

322

- Spiegel mit Kippbeschlag, damit sich der sitzende Patient auch sehen kann
- Waschbecken in der Höhe auf den Patienten eingestellt (sitzt oder steht der Patient überwiegend?)
- Unterfahrbares Waschbecken bei überwiegend sitzenden Patienten (Rollstuhlfahrer); hier müssen die Rohre gut isoliert sein
- Verlängerte Hebel am Wasserhahn; günstig ist z. B. eine Mischbatterie, bei der die Wassertemperatur einstellbar ist
- Feste Sitzgelegenheit
- Möglicherweise eine Waschschüssel oder einen Eimer zum Waschen der Füße
- Rutschfester Fußboden

– Therapieinhalte
- Selbstständiges Waschen des gesamten Körpers, möglicherweise zunächst mit Hilfe der Therapeutin und unter Einsatz von Hilfsmitteln
- Hilfsmittel könnten sein:
  - Waschhandschuh aus Frottee bzw. ein zum Waschhandschuh zusammengenähtes Gästehandtuch
  - Einhänder-Nagelbürste und -feile
  - Griffveränderungen, Halterungen für Zahnbürste und Rasierapparat
  - Griffverlängerungen an Badebürsten, Kamm, Bürste,

## b) Baden und Duschen

– Arbeitsplatzgestaltung
- Haltegriffe in entsprechender Länge und Höhe
- Anti-Rutsch-Unterlage in der Wanne, im Duschbecken
- Armaturen in Griffhöhe installieren
- Badewannenbrett, -sitz, Duschsitz individuell ausgewählt (klappbar, mit Ausschnitt zur Intimhygiene, fest installiert oder zum Herausnehmen, ...) Badewannenlifter, individuell nach den Erfordernissen ausgewählt (manuell mit Handkurbel, über Wasserdruck, durch Hilfsperson zu bedienen, ...)

– Therapieinhalte
- Selbstständiges Waschen des ganzen Körpers, möglicherweise zunächst mit Hilfsperson, später selbstständig mit oder ohne Hilfsmittel
- Erlernen des selbstständigen Ein- und Aussteigens in die Badewanne/Dusche, aus der Badewanne/Dusche
- Erlernen des selbstständigen Abtrocknens mit Handtuch (Adaptation: Handtuch mit zwei Bändern und Schlaufen aus breitem Nahtband versehen)
- Abtrocknen mit einem Bademantel
- Hilfsmittel könnten sein:
  - Seifenspender oder Seife am Band, die um den Hals gehängt werden kann
  - Schwamm mit Band oder mit Griffverlängerung
  - Badebürsten mit Griffverlängerung und -adaptation

## c) WC-Benutzung

– Arbeitsplatzgestaltung
- Toilette mit Haltegriffen beidseitig
- Alle notwendigen Hilfsmittel (s. u.) in erreichbarer Nähe

- Therapieinhalte
  - Trainieren des Hinsetzens und Aufstehens vom normalen Toilettenbecken; dasselbe mit verschiedenen Toilettensitzerhöhungen, wenn nötig, mit Hilfe von Haltegriffen
  - Trainieren der Toilettenbenutzung, wenn erforderlich, mit Hilfsmitteln:
    - die Schwerkraft erleichtert das Ausziehen von Hose und Schlüpfer
    - Anziehhilfe, Anziehstab in greifbarer Nähe
    - Toilettensitzerhöhung in unterschiedlicher Ausführung: unterschiedliche Höhe, mit/ohne Arthrodesenausschnitt, ...
    - Toilettenpapierhalter, Hilfe zur Intimhygiene und zum Halten des Toilettenpapiers in Reichweite (siehe Abb. 71)
    - Tamponapplikator (z. B. das Vollmarsteiner Modell)
  - Erlernen des Umgangs mit Clos-o-mat, Bidet, ...

**Haushalt**

## Haushalt, Küchenadaptation

**Inhalte sind vom Patienten und seiner familiären Situation abhängig**

Die Inhalte des Haushaltstrainings richten sich nach folgenden Punkten:

- behinderte Hausfrau oder -mann, die ihren/seinen Ein-Personen-Haushalt führen muss
- behinderte Hausfrau, behinderter Hausmann, die/der eine Familie versorgen muss
- behinderter Mann, der nicht mehr arbeitsfähig ist und somit im Haushalt einiges übernehmen kann, wenn die Frau berufstätig ist
- behinderte Hausfrau und Mutter von Säuglingen oder Kleinkindern.

**Funktionsstatus**

*Funktionsstatus*

Um einen Überblick über die Funktionen des Patienten zu erhalten, ist ein umfassender Funktionsstatus erforderlich. Dazu gehört u. a. die Überprüfung der nachstehenden Items (nach Guthrie et al. 1981, geringfügig erweitert):

- Erstellen eines Essensplanes für einen vorgegebenen Zeitraum, z. B. für eine Woche
- Auswählen eines Essens und Erstellen einer Einkaufsliste für diese Mahlzeit
- Einkaufen der Lebensmittel, gleichzeitig Überprüfen der Fortbewegungsmöglichkeiten im Straßenverkehr, Benutzen von öffentlichen Verkehrsmitteln, Umgang mit Geld, ...
- Herstellen der Mahlzeit bzw. einer Mahlzeit; zu Beginn sollte es sich um eine einfache, wenig komplexe Handlungsfolge handeln, z. B. das Kochen eines Fertigpuddings, das Backen eines Kuchens mit einer Backmischung, ...
- Abwaschen des gebrauchten Geschirrs
- Säubern der Küche mit Wischen des Fußbodens, Säubern von Spüle, Herd, Kühlschrank, ...
- Bettenmachen, später auch das Beziehen von Betten
- Wäschepflege:
- Sortieren der Wäsche
  - Bedienen der Waschmaschine und, wenn vorhanden, des Trockners
  - Aufhängen der Wäsche
  - Bügeln der Wäsche
- Stopfen, Ausbessern der Wäsche
- Versorgen der Kinder:
  Je nach Alter der Kinder Wickeln, An-, Ausziehen, Füttern, Hilfestellung beim Toilettengang, ...

324

Im Rahmen der Befundung ist darauf zu achten, wo der Patient:

- seine physischen Grenzen hat
- unsicher ist
- Hilfestellung benötigt
- Hilfsgeräte, Hilfsmittel von sich aus einsetzt bzw. gebrauchen würde

*Inhalte des Trainings:*

- Wiedererlernen oder, wenn nötig, erstmaliges Lernen von Haushaltsführung
- Müdigkeit reduzieren, Belastbarkeit steigern
- Einsatz von Prothesen und Orthesen üben
- Psychologische Gesichtspunkte wie Motivation, Zufriedenheit mit berücksichtigen
- Vereinfachung des Haushaltes, um Kräfte zu sparen
- Gute Planung und Organisation der selbstständigen Haushaltsführung unter Berücksichtigung geeigneter Haushaltsgeräte
- Änderung der Lebensweise
- Wichtig: primärer Inhalt sind Essensplanung und -zubereitung

**Zu Beachtendes**

Das Küchen-, Haushaltstraining mit langjährigen Hausfrauen kann problematisch werden, wenn der Eindruck entsteht, dass man der Patientin das „richtige Kochen" zeigen will. Daraus folgt, dass zunächst mit der Patientin die Ziele und Inhalte der Behandlung dezidiert besprochen werden müssen und dass man während der Therapie so wenig wie möglich eingreift.

*Küchenhilfsmittel und Erleichterungen*

- Spülbürste mit Saugnapf (z. B. aus dem Gastronomie-Bedarf)
- Einhänderkartoffelschäler
- Gustavsbergmesser/Fuchsschwanzmesser
- rutschfeste Unterlage
- verschiedene Dosen- und Schraubglasöffner
- Elektrische Geräte, die die manuellen Tätigkeiten verringern
- Kehrgarnitur mit verlängertem Griff
- Wassermopp, „Pudel" (Eimer und Mopp mit langem Stiel)
- höhenverstellbares Bügelbrett, Bügelbrett, an dem man auch sitzend arbeiten kann
- Gewicht, Größe, Festigkeit, Einfachheit in der Benutzung der Gegenstände beachten

*Küchenadaptation*

Im Rahmen der Rehabilitation eines Patienten kann es erforderlich sein, für diesen Patienten die Gestaltung seiner Küche neu zu planen. Behin-

325

dertengerechte Küchen sind von unterschiedlichen Firmen erhältlich, mit unterschiedlichem Design und unterschiedlicher Ausführung. Daher ist es immer sinnvoll, sich zunächst anhand von Prospektmaterial über die Möglichkeiten zu informieren.

Bei der Neuplanung ist auf möglichst niedrige Anschaffungs- und Betriebskosten und vor allem auf eine behinderten- bzw. rollstuhlgerechte und rationelle Arbeitsplatzgestaltung zu achten. Dazu gehören die Überlegungen zur Küchenform:

– soll es eine einzeilige Küche für einen Ein-Personen-Haushalt sein?
– soll es eine zweizeilige Küche,
– eine U-förmige oder
– eine L-förmige Küche sein?

Außerdem ist zu bedenken, ob bei einem Zwei-Personen-Haushalt ein Essplatz in der Küche eingeplant werden soll.

**Ausstattung für Rollstuhlfahrer**

Die Ausstattung der Küche mit Elektrogeräten und die Anordnung von Geräten und Mobiliar ist auch von der Behinderung abhängig.

Für Rollstuhlfahrer ist auf genügenden Freiraum für den Wendekreis des Rollstuhls (150 × 150 cm) zu achten. Außerdem ist aufgrund der eingeschränkten Reichhöhe und Reichweite des Sitzenden auf Hängeschränke weitgehend zu verzichten und dafür, wenn möglich, auf die horizontale Ausdehnung der Schrankfläche auszuweichen.

**Anforderungen**

Generell sind an adaptierte Küchen für Rollstuhlfahrer folgende Anforderungen zu stellen:

– Alle Hauptarbeitsbereiche müssen mit dem Rollstuhl voll unterfahrbar sein. Gute Isolierung der Rohrleitungen.
– Folgerichtige Anordnung der Küchenelemente, so dass nur kurze Wege für Vorbereitung, Kochen, Spülen zurückgelegt werden müssen, am günstigsten ist eine L-förmige Gestaltung der Küche.
– Roll- und bremsbare Unterschränke benutzen, damit mehr Stauraum vorhanden ist, der aber zum Arbeiten unter der Arbeitsplatte entfernt werden kann.
– Bei der Ausstattung mit Elektrogeräten auf Erleichterungen achten:
  • bei einem Cerankochfeld müssen schwere Kochtöpfe nicht angehoben werden
  • den Backofen mit einer Tür, die seitlich zu öffnen ist, ausstatten
  • den Backofen in Tischhöhe installieren, damit die Backwaren nicht von unten hochgehoben werden müssen
  • den Kühlschrank mit Ausziehkörben ausstatten, damit vom Rollstuhl aus alles gut erreichbar ist
– Anpassen aller weiterer Küchenelemente an den Benutzer:
  • Leicht zu öffnende und zu schließende Schranktüren mit großen Griffen.
  • Für Kochtöpfe und schweres Geschirr Rollwagen bzw. Ausziehschubladen verwenden.
  • Oberschränke möglicherweise mit Glasböden ausstatten, damit man vom Sitzen aus sehen kann, was sich dort befindet.
  • Eckschränke mit herausschwenkbaren Fächern benutzen.

Wie die Küche des Patienten zu verändern ist, ist am besten im Rahmen eines Hausbesuches, bei dem der Patient dann auch in der Küche tätig sein

326

sollte, abzuklären. Häufig ist es nicht notwendig, die gesamte Einrichtung zu erneuern, sondern kleine Veränderungen, wie das Hochstellen des Kühlschrankes, des Backofens o. ä., vorzunehmen.

## Wohnen

*a) Fragen zur vorhandenen Wohnung*

- Sind Treppen vorhanden? Wie viele?
- Sind in der Wohnung Schwellen? Welche Höhe haben sie?
- Wie sind die Räume angeordnet?
- Wo liegt die Wohnung? In der Stadt, auf dem Land?
- Art des Wohnens: Raumanzahl, Haus, Wohnung, Eigentum, Mietwohnung?
- Wie sind die örtlichen Einkaufsmöglichkeiten?[77]

*b) Behinderten- bzw. rollstuhlgerechte Veränderungen*

Wohnungsplanung und Einrichtung geschieht nach den DIN-Normen. Dafür gilt z. B.:

**Behindertengerechte Veränderungen**

- Steckdosen in Rollstuhlhöhe
- In den Kleiderschränken Kleider in Armhöhe aufhängen
- Einrichtung aufs Notwendige beschränken, dabei den Wendekreis des Rollstuhls, 150 × 150 cm, beachten
- Passende Sitzmöbel wählen, z. B. Hilfen, wie einen Katapultsitz einsetzen
- Rollstuhlgerechte Anordnung der Schränke
- Teppich und Fußbodenbeläge entsprechend der Gehbehinderung und der Fortbewegungshilfen auswählen

Da die detaillierte Beschreibung der diversen Möglichkeiten der Wohnungsadaptationen den Rahmen dieses Buches sprengen würden, sei zum Selbststudium auf die weiterführende Literatur verwiesen, in der auch die zu beachtenden DIN-Normen abgedruckt sind.[78]

## Kommunikation

*a) Lesen*

**Lesen/Hilfen**

- Leseständer
- Bettleseständer aus Plexiglas
- Prismenbrille für bettlägerige Patienten
- Elektrische Umblätterhilfe
- Umblätterhilfe (Blattwender) in Form eines Stabes mit Noppengummi, der mit dem Mund gehalten werden kann
- Einsetzen von Computern mit einer Software, die die Vergrößerung des Schriftbildes ermöglicht
- Einsetzen von Fernseh-Lesegeräten, die eine 3–60fache Vergrößerung von Schwarzschriftdruck ermöglichen

**Schreiben** *b) Schreiben*

**Handschreiben** *Handschreiben*

Inhalte des Schreibtrainings
- Umlernen von einer Hand auf die andere
- Erlernen des Fuß- oder Mundschreibens
- Erlernen des Schreibens in Supination oder mit anderen Handhaltungen
- Er- oder Wiedererlernen des Schreibens
- Erprobung und Einsatz von Schreibhilfen
- Vorübungen: Malen von Kreisen, Figuren und Formen. Dazu kann man auch die Schreibübungshefte der Schulanfänger einsetzen, bei denen z. T. Schwingübungen vorgegeben sind:

Abb. 64

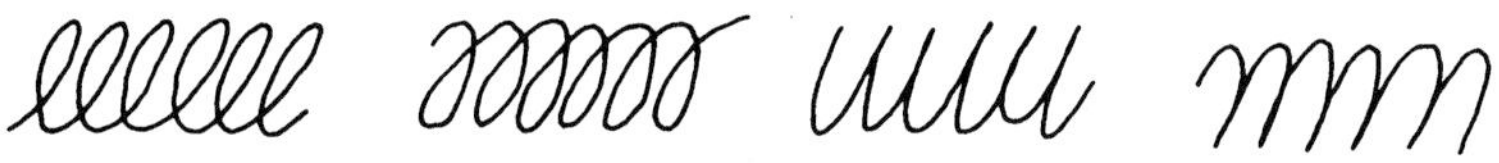

Buchstaben in ihre Teile zergliedern:

Abb. 65

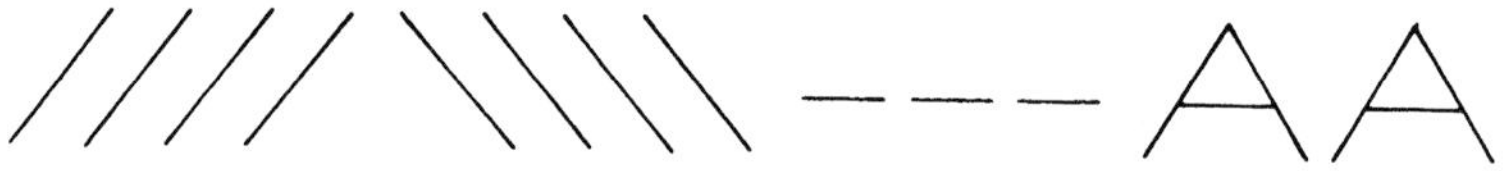

Bei Schreibschrift mit zusammenhängenden Figuren beginnen, um den Schwung und die fließende Bewegung zu erlernen:

Abb. 66

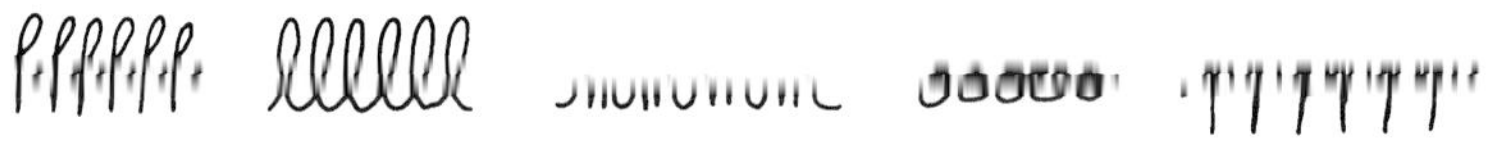

Das Schreibtraining muss individuell durchgeführt werden unter Berücksichtigung des Zweckes, zu dem der Patient das Schreiben er- oder wiedererlernt.

Um Vergleichsmöglichkeiten zu haben, werden die Übungsbögen datiert und der Patientenakte angeheftet.[79]

**Mundschreiben** *Mundschreiben*

- Einsatz leichtgängiger Stifte
- weiche Unterlage
- Stift mit Mundschutz am Ende
- höherer, schräger oder fast senkrechter Tisch
- Abstand Auge – Papier ca. 20 cm

**Fußschreiben** *Fußschreiben*

- Der Stift kann zwischen der Groß- und der 2. Zehe oder aber mit allen 5 Zehen gehalten werden
- Schreiben an einer schrägen Schreibplatte
- auf einen korrekten Sitz achten, um WS-Schäden zu verhindern

*Schreibhilfen*

- Griffverdickungen (Schaumgummilockenwickler, Tischtennisball, Moosgummi, niedrigthermoplastisches Schienenmaterial
- einfache Stifthalterungen (aus niedrigthermoplastischem Schienenmaterial, Klemmvorrichtungen, Ledermanschette)
- Noppengummi als Antirutsch-Hilfe und zur Verringerung des Druckes beim Halten der Stifte
- Einsatz verschiedener Schreibgeräte, die leicht schreiben: Filzstifte, Kugelschreiber, Stifte mit flüssiger Tinte
- Stiftablagen (Ständer, Backstein, gebohrtes Holz)
- Papierhalterungen zum Einklemmen von losen Bögen; Schreibplatten mit Magnetklemmleisten

*Arbeitsplatz*

- Höhenverstell- und adaptierbare Stühle
- Höhen- und neigungsverstellbare Tische, die auch mit dem Rollstuhl unterfahrbar sind und einen entsprechenden Ausschnitt haben

*Maschinenschreiben/Schreiben mit dem Computer*

Das Schreibmaschineschreiben ist für viele schwerer behinderte Patienten ein wichtiger Teil der Kommunikation. Die handelsüblichen elektrischen Schreibmaschinen haben eine leichtgängige Tastatur. Noch einfacher ist jedoch das Schreiben mit dem Computer, wenn er mit der entsprechenden Software ausgestattet ist.

*Inhalte des Schreibtrainings mit elektrischen Geräten:*

Erlernen des Schreibens mit oder ohne Hilfsmittel
- mit 10 oder 5 Fingern
- mit dem Fuß
- mit dem Kopf
- mit dem Mund.

Einhändermethode für links – Abb. 67

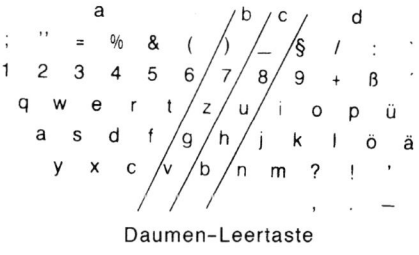

a – kleiner Finger
b – Ringfinger
c – Mittelfinger
d – Zeigefinger

Daumen-Leertaste

*Hilfen:*

- Einsatz einer elektrischen Schreibmaschine mit Korrekturband
- Einsatz eines Computers
- Rolle mit Endlospapier
- Schreibmaschinenhämmerchen für Hand oder Mund
- Abdeckplatten für die Tasten, um das Tippen zu erleichtern
- Konzepthalter
- Armlagerungsschale, Helparm

**Telefonieren**

*c) Telefonieren*

*Hilfen:*

- Telefonnummernspeicher
- Telefonhörerhalter am Apparat
- Ständiger Telefonhörerhalter mit Gabelbeschwerer
- Wählhilfen (Hämmerchen)

**Mobilität Reisen**

## Mobilität/Reisen

Der Umgang mit Mobilitätshilfen wie Geh-, Unterarmgeh-, oder Achselstützen auf unterschiedlichem Untergrund wird primär von der PTh trainiert. Auf Rollstühle wird in einem speziellen Kapitel eingegangen. Behindertengerechte Pkws sind sehr individuell und speziell, so dass ich für Interessierte nur auf die entsprechende Literatur verweise (s. u.).

## Reisen

Plant ein Rollstuhlfahrer eine Reise, sind einige wichtige Punkte zu berücksichtigen:

- Voranmeldung bei Bahn- und Flugreisen, damit der Transfer reibungslos vonstatten gehen kann.
- Möglichst eine Rücktritts- und Rückreiseversicherung sowie eine Auslandskrankenversicherung abschließen.
- Sich über die medizinische Versorgung im Ausland informieren und sich, wenn nötig, prophylaktisch ausreichend mit Arzneimitteln versorgen.
- Bei Bedarf eine Reisebegleitung engagieren.

Im Reisebüro kann man sich nach Reisemöglichkeiten für Behinderte erkundigen. Außerdem gibt es mittlerweile eine Reihe privater Reiseunternehmer, die sich auf Reisen für Behinderte, meist Rollstuhlfahrer, spezialisiert haben.
Die Deutsche Bahn AG hat einen ‚Reiseführer für unsere behinderten Fahrgäste' herausgegeben, in dem Informationen über die Fahrvergünstigungen, den Transfer und die Benutzung des Zuges mit einem Rollstuhl enthalten sind.
Von der Bundesarbeitsgemeinschaft ‚Hilfe für Behinderte' wird regelmäßig ein überarbeiteter Ferienführer herausgegeben. Das auch immer wieder aktualisierte Buch ‚Handicapped-Reisen' informiert über behindertengerechte und -freundliche Hotels in Deutschland und in der ganzen Welt und auch über organisierte Ferienprogramme.

330

Für das Reisen innerhalb Deutschlands gibt es bereits für eine Reihe von Städten Stadtführer für Behinderte, die über den jeweiligen Verkehrsverein zu beziehen sind.

**Freizeit/Hobby – Garten**

Aus dem Freizeit- und Hobbybereich habe ich einen ausgewählt, der in der deutschsprachigen Literatur weniger erwähnt wird.
Im anglo-amerikanischen Sprachbereich findet man diverse Informationen über die Freizeitgestaltung Behinderter, die auch besonders den Gartenbau einschließt.

1. Funktionsstatus:

– Was kann der Patient im Garten noch tun?
– Welche Tätigkeiten kann er nicht mehr durchführen?
– Können ursprüngliche Arbeitsmethoden noch eingesetzt werden oder bedürfen sie der Änderung?
– Müssen Hilfen eingesetzt werden?

2. Tips zur Erleichterung

– Kleinere Beete mit langen Reihen
– weniger Gemüse anbauen
– primär Kletterpflanzen und Spalierobst anbauen
– Zäune setzen, um eine Festhaltemöglichkeit zu haben
– vor der Ermüdung aufhören zu arbeiten
– die Arbeit so einteilen, dass man jeden Tag etwas macht
– bei schweren Arbeiten Hilfe von Nachbarn und Freunden annehmen
– eine gut ausbalancierte Schubkarre benutzen
– an mehreren Stellen im Garten Plätze zum Ausruhen einrichten und nutzen
– leichtgewichtige Gartengeräte einsetzen
– verlängerte Stiele, Gummigriffe, um einen besseren Halt zu haben
– plastikumwundener Blumendraht ist besser zu handhaben als einfacher
– einige Gartengeräte können auch gut in der Prothese fixiert werden (z. B. Spaten)
– Anlegen eines rollstuhlgerechten Gartens mit teilweise erhöhten Beeten; Plattenwege erhöhen die Gangsicherheit
– einige Patienten sind beim Anlegen des Gartens auf Hilfe anderer angewiesen, können aber die Bearbeitung selbstständig übernehmen.
  Die erhöhten Beete dürfen nicht zu breit sein: wenn sie von beiden Seiten erreichbar sind, etwa die doppelte Armlänge, sonst nur eine Armlänge.
– pflegeleichte Pflanzen anbauen.

Neben dem Arbeiten im Garten sind Alternativen im häuslichen Bereich, also in der Wohnung und auf dem Balkon mit zu bedenken.
Im Wohnbereich sind pflegeleichte Pflanzen, z. B. verschiedene Sukkulenten und solche Gewächse, die auch in dunkleren Ecken gut wachsen, vorzuziehen. Eine weitere Möglichkeit wäre das Anlegen eines Flaschengartens oder eines Terrariums, wozu häufig zunächst Hilfe durch andere Personen nötig ist.
Das Balkongärtnern ist eine gute Alternative zum Gärtnern im eigenen Garten, da hier sowohl Blumen unterschiedlichster Art, aber auch Obst und Gemüse gezogen werden können. Auch hier ist auf entsprechende Hilfsmittel zur Bearbeitung der Balkon- und Pflanzkästen zu achten.

## Einrichtungen des öffentlichen Lebens

Zu den Einrichtungen des öffentlichen Lebens gehören z. B. Banken, Post, Ämter und Behörden im Rahmen der Stadtverwaltung, Polizei, Kirchen, Kino, Theater etc.

Viele Patienten müssen wieder lernen, mit Ämtern umzugehen und Formulare auszufüllen. Um das üben zu können, sollte sich in der Abteilung eine Mappe mit folienbeschichteten Blankoformularen befinden, die dann mit einem wasserlöslichen Folienschreiber ausgefüllt werden können. Die Mappe sollte so gestaltet sein, dass sie jeweils beispielhaft ein ausgefülltes Formular und dazu ein Blankoformular enthält. Auf diese Weise kann der Patient am Modell lernen und sich gegebenenfalls selber korrigieren.

Einige Banken haben z. B. für „Bankanfänger" bei der Kontoeröffnung eine Mappe mit Vordrucken einschließlich einer Erklärung, wie sie ausgefüllt werden müssen.

Auf welche architektonischen und anderen Barrieren Behinderte, respektive Rollstuhlfahrer treffen und welche Möglichkeiten es gibt, sie zu verändern, ist der Schriftenreihe des Bundesministers für Raumordnung, Bauwesen und Städtebau bearbeitet (s. u.) zu entnehmen.

## Soziales Umfeld

Für die Aktivitäten des täglichen Lebens sind Freunde, Verwandte und Familie oft als Hilfe notwendig. Daher ist es wichtig herauszufinden, welche Einstellung dieser Personenkreis zum behinderten Familienmitglied hat und durch welche Werte und Normen sie geprägt ist.

Problematisch ist es häufig, wenn z. B. der Ehepartner zum Co-Therapeuten wird, den Partner überbehütet und damit eine Abhängigkeit schafft bzw. eine vorhandene aufrechterhält. In diesem Falle wären Gespräche über die Situation erforderlich – durch die Ergotherapeutin bzw. durch einen Psychologen.

Grundsätzlich sollte versucht werden zu verhindern, dass Angehörige dem Patienten alles abnehmen: sie müssen lernen, zur richtigen Zeit und im erforderlichen Ausmaß Hilfestellung zu leisten.

## Indikationen für das Selbsthilfetraining

Selbsthilfetraining ist bei allen Patienten indiziert, die aufgrund einer/ mehrerer Einschränkung/en nur begrenzt in der Lage sind, die Tätigkeiten des täglichen Lebens auszuführen. Dazu gehören z. B.:

- Erkrankungen und Verletzungen der Wirbelsäule
- Erkrankungen und Verletzungen der oberen Extremitäten im Bereich der Schulter-, Ellbogen-, Hand- und Fingergelenke
- Erkrankungen und Verletzungen der unteren Extremitäten,
  z. B. Zust. n. alloarthroplastischem Gelenkersatz (Hüft-, Kniegelenk)
- Chronische Polyarthritis
- M. Sudeck
- Querschnitt
- Poliomyelitis

332

**Ziele**

- Größtmögliche Unabhängigkeit von fremder Hilfe
  - ohne Hilfsmittel
  - mit Hilfsmittel
    - Hilfsmittelversorgung unter dem Grundsatz: soviel wie nötig, so wenig wie möglich
    - möglicherweise Adaptationen an den Hilfsmitteln.
- Erlernen von Basisaktivitäten, die notwendig sind, um das tägliche Leben meistern zu können, inklusive: Weg zur Arbeit und zurück, Tätigkeiten bei der Arbeit, zu Hause, in der Freizeit, ...
- Erlernen und Anwenden von Trickbewegungen, Ersatzfunktionen, Kompensationsmechanismen
- Verbessern des Selbstbewusstseins
- Erhalt der aktiven Selbstständigkeit und des ausgeglichenen Selbstwertgefühls: es muss verhindert werden, dass sich der Patient von den Hilfen psychisch ‚abhängig‘ fühlt

## 4.10.3 Hilfsmittelversorgung

*Inhalte:*

- Beratung
- Üben des Umganges mit den Hilfen
- Adaptation der Hilfen
- Entwickeln und möglicherweise Anfertigen von neuen individuellen Hilfen

*Definition von Hilfsmitteln nach der RVO:*

Es gibt verschiedene Arten der Hilfsmittel:

a) Körperersatzstücke: Prothesen
b) Orthopädische Hilfsmittel: Sie dienen der Unterstützung der orthopädischen Behandlung im Sinne einer Förderung, der Sicherung des Behandlungserfolges, seiner Stabilisierung.
c) Andere Hilfsmittel: Hilfen nach § 182 b RVO, die der medizinischen Zielsetzung dienen, d. h. körperliche Behinderungen im Sinne von Funktionsstörungen ganz oder teilweise ausgleichen (z. B. Rollstühle, Hilfen zum An- und Ausziehen, Adaptationshilfen für Gebrauchsgegenstände u. a. m.).[80]

**Ziele**

Sowenig wie möglich, soviel wie nötig, um die größtmögliche Selbstständigkeit zu erhalten, zu unterstützen oder zu ermöglichen.

*Anforderungen an die Hilfsmittel*

- so klein und unauffällig wie möglich, gleichzeitig handlich und vielseitig einsetzbar
- Berücksichtigen des kosmetischen Faktors
- Adaptation des Hilfsmittels an die jeweilige Funktionen des Patienten
- nicht für jeden Funktionsausfall und jede Schwierigkeit ein Hilfsmittel verordnen

*Auswahl der Hilfen*

– Hilfsmittelkataloge und andere Informationen (siehe Literatur)
– Hilfsmittelerprobung, z. T. schon mit adaptierten, i. d. R. aber mit handelsüblichen Hilfsmitteln

**Erprobung**

*Erprobungsphase*

Sowohl die Hilfsmittel an sich als auch die Erprobungsphase sind so realistisch wie möglich an die Gegebenheiten, die der Patient im Haushalt und in Schule und Beruf vorfindet, anzupassen. Erschwert wird dieser bestmögliche Realitätsbezug häufig dadurch, dass ein Hausbesuch oder eine Arbeitsplatzbegehung aufgrund z. B. des großen Einzugsbereiches der Klinik nicht möglich sind.

Daher ist eine ambulante Nachsorge am Wohnort von großer Bedeutung.

**Hilfsmittel-herstellung**

## 4.10.4 Hilfsmittelherstellung

Sonderanfertigungen werden in orthopädischen Werkstätten, vorzugsweise in solchen, die zu größeren Behindertenzentren und Rehabilitationseinrichtungen gehören, in Zusammenarbeit mit der Ergotherapeutin und dem Patienten hergestellt.

In ETh-Abteilungen werden nötige Hilfen, die sofort zur ständigen Benutzung nötig sind, zum Materialpreis hergestellt, wie z. B. Anziehhaken, Strumpfanzieher aus einem 5-l-Plastikeimer, verlängerte Kämme und Bürsten u. a. m.

**Anziehhaken** – Abb. 68
Material:
1 Rundholz, 1 Kleiderbügelhaken oder 1 vollständiger Kleiderbügel

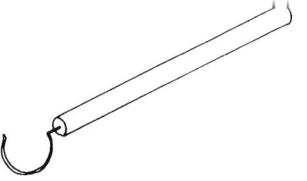 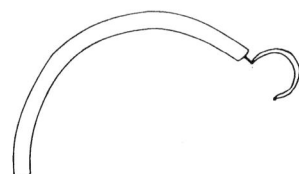

**Verlängerter Kamm** – Abb. 69
Material:
1 Kamm des Patienten, 1 Rundholz oder eine Leiste, deren Kanten·abgerundet werden müssten, 1 Flügelmutter, Unterlegscheibe, 1 Gegenstück zur Flügelmutter. Je nach Bedarf und Funktion des Patienten Herstellen der Kämmhilfe mit ein oder zwei Gelenken

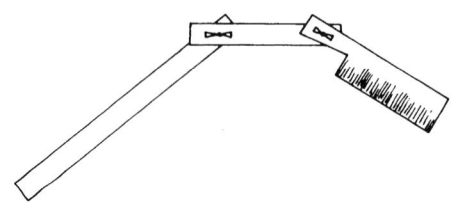

**Strumpfanzieher** – Abb. 70

Material:

1 5-l-Plastikeimer (etwas teurere nehmen, die nicht so leicht brechen!); das ergibt beim sparsamen Arbeiten 3 Strumpfanzieher

1 Schere, Universalmesser oder Laubsäge (das muss jeder für sich ausprobieren), Herstellen einer Pappschablone, die immer wieder verwendet werden kann; Stahlwolle, Ziehklinge, Bunsenbrenner.

Die Kanten müssen entgratet werden und ganz glatt sein, um bei Seidenstrümpfen, -strumpfhosen keine Laufmaschen zu verursachen.

## Bearbeitung der Kanten:

a) Mit der Ziehklinge, dem Messer und Stahlwolle, besser:

b) den fertigen Strumpfanzieher schnell an einer Gasflamme entlangführen, so dass die Kanten verschmelzen, sehr gute und schnelle Lösung.

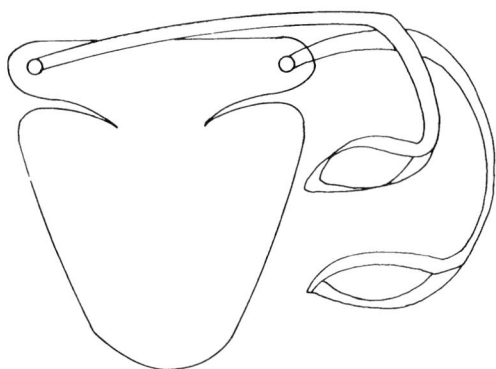

**Hilfe zur Intimhygiene** (entwickelt von Frau P. Zander, Berlin) – Abb. 71

Material:

1 Gurken- oder Gebäckzange aus Metall; als Armverlängerung einzusetzen (siehe Spondylodese)

Verbiegen in eine für den Patienten günstigen Stellung.

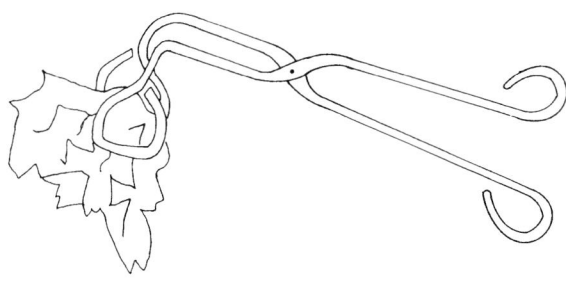

## Aufgaben

1. Wo erhalten Sie ausreichende Informationen über Hilfsmittel?
2. Zählen Sie Hilfsmittel für den Haushalt auf, und begründen Sie den Einsatz.
3. Zählen Sie die verschiedenen Bereiche des Selbsthilfetrainings auf, und begründen Sie die Notwendigkeit anhand eines Patienten mit einer chron. Polyarthritis.
4. Beschreiben Sie die psychische Bedeutung des Selbsthilfetrainings.
5. Sie werden gebeten, für einen Kongress Kleidung zu entwickeln und vorzustellen, die sowohl für Behinderte als auch für Nichtbehinderte problemlos an- und auszuziehen und natürlich attraktiv sein soll.
   Entwickeln Sie: a. eine Bluse/ein Hemd, b. eine Hose, c. einen Rock!
   Berücksichtigen Sie dabei Verschlüsse, Ausschnitte und Ärmelschnitte!
   Skizzieren Sie die von Ihnen entwickelten Modelle!
   Begründen Sie jede Ihrer Aussagen!
6. Der Ihnen verordnete Patient lehnt eine Versorgung mit käuflich zu erwerbenden Hilfsmitteln ab. Um aber selbstständig essen zu können, sind Adaptationen notwendig:
   a) Wie wäre bei einem Messer, einer Gabel und einem Löffel, die auch von Gesunden benutzt werden, eine Anpassung an eine beliebige motorische Einschränkung möglich?
      Beschreiben Sie kurz die mögliche Adaptation jedes Gegenstandes, und fertigen Sie dazu eine Skizze an!
   b) Begründen Sie die Wahl der möglichen Adaptationen!
7. Die folgenden Aufzählungen sollen die mögliche Hilfsmittelversorgung für einen Rollstuhlfahrer (Paraplegiker) für die Bereiche: persönliche Hygiene, Essen/Trinken und Küche darstellen.
   1. Zehenputzer, helfende Hand, verdickte Besteckgriffe, hochgestellter Kühlschrank.
   2. Kippspiegel über dem Waschbecken, Haltegriffe im Badezimmer, hochgestelter Umluftherd.
   3. Antirutschunterlage, Gabelmesser, Seife an der Schnur, Mischbatterie.
   4. Höhenverstellbares Waschbecken, normales Geschirr, verschiebbare Unterschränke in der Küche.
   5. Strickleiter, normales Besteck, andere Ordnung in den Küchenschränken.
   Kreuzen Sie bitte den zutreffenden Buchstaben (a–d) an!
   Von diesen 5 Aufzählungen sind:
   a) alle richtig
   b) alle außer 1. und 4. richtig.
   c) alle außer 1., 3. und 4. richtig.
   d) alle außer 3. richtig.
8. Nennen Sie 5 Indikationen für das Waschtraining!
9. Nennen Sie 5 mögliche Probleme, die ein Einhänder beim Waschen haben kann. Ordnen Sie jedem Problem eine realistische Lösungsmöglichkeit zu!
10. Welche 5 möglichen Probleme kann eine armamputierte Hausfrau beim Herstellen eines Obstsalates haben? Welche Lösungen schlagen Sie vor?
11. Auf welchem Wege kann ein Patient Hilfsmittel erhalten?
12. Welche Bedeutung haben Ihrer Ansicht nach Hilfsmittel für einen Patienten?

13. Zählen Sie Hilfsmittel für den Bereich Essen und Trinken auf, und überlegen Sie sich Inhalte für ein Esstraining!
14. Verändern Sie anhand der angegebenen Literatur zu den DIN-Normen Ihre Wohnung in eine behindertengerechte für einen Rollstuhlfahrer.

## Anmerkungen

[74] Rusk, H.A, (1977). Rehabilitation Medicine. (4th ed.). St. Louis: The C.V. Mosby Company. Pp. 150–151.
[75] a) a. O., p. 179.
[76] a) a. O., p. 150.
[77] a) a. O., p. 187.
[78] Reichsbund der Kriegsopfer, Behinderten, Sozialrentner und Hinterbliebenen e. V. (Hrsg.). (1977). Leitfaden zur Vermeidung und Beseitigung baulicher Hindernisse. Schriftenreihe des Reichsbundes Folge 36. Bonn: Reichsbund.
[79] Eggers, O. (1979). Ergotherapie bei Hemiplegie. Reinach: Bürozentrum für Gelähmte. S. 203 f.
[80] Materialsammlung für die gesetzliche Krankenversicherung (MSK), III Hilfsmittelkatalog. Vom 29. 10. 1982, in der Fassung der vierten Ergänzungslieferung von 15. 08. 1990). Bonn: Verlag der Ortskrankenkassen.

## Quellen

– Guthrie, J. L. et a. (1981). Homemaker Rehabilitation in the Age of Accountability. Rehabilitation Literature, 42 (3/4), 90–94.
– Jentschura, G. & Janz, J.-W. (Hrsg.) (1979). Beschäftigungstherapie, B. 1. (3. neubearb. u. erw. Aufl.). Stuttgart: Thieme.
– o. A. (1984). Tips and Tools for Elderly and Handicapped Gardeners. The mother earth news. May/June No. 87, pp. 70–73).
– Reichsbund der Kriegsopfer, Behinderten, Sozialrentner und Hinterbliebenen e. V. (Hrsg.). (1977). Leitfaden zur Vermeidung und Beseitigung baulicher Hindernisse. Schriftenreihe des Reichsbundes Folge 36. Bonn: Reichsbund.
– Rusk, H.A (1977). Rehabilitation Medicine. (4th ed.). St. Louis: The C. V. Mosby Company.
– Turner, A. (ed.). (1987). The practice of occupational therapy. (2nd ed.). Edinburgh: Churchill Livingstone.
– Wright, M. (ed.) (1976). The complete Indoor Gardener. (4th ed.). London: PAN Books Ltd.

## Weiterführende Literatur

– Arbeitsgemeinschaft deutscher Verkehrsflughäfen (Hrsg.). (o. J.). Informationen für behinderte Fluggäste. Stuttgart.
– Arbeitskreis Bundesbau des Landes Baden-Württemberg. (1977). Planungshilfe. Bauliche Maßnahmen für Behinderte. Tübingen: Staatl. Hochbauamt.
– Bundesarbeitsgemeinschaft Hilfe für Behinderte. (Hrsg) (1981). Ferienführer der Arbeitsgemeinschaft Hilfe für Behinderte. Düsseldorf: BAG Hilfe für Behinderte.
– BAG Hilfe für Behinderte (Hrsg.). Ideenbörse. Hilfsmittel für Behinderte. Düsseldorf: BAG für Behinderte.
– Bundesministerium für Jugend, Familie und Gesundheit (Hrsg.) (1977). Gesundheitsförderung und Rehabilitationshilfen für Behinderte durch Freizeitprogramme. Bonn: Bundesminister für Jugend, Familie und Gesundheit.

- Bundesministerium für Raumordnung; Bauwesen und Städtebau. (Hrsg.). Reihe: Bau- und Wohnforschung 04.
  * Die Wohnsituation der Körperbehinderten in der Bundesrepublik Deutschland.
  * Behindertenaufzüge.
  * Beispieldokumentation. Behindertenfreundliche Umwelt.
  * Beispielhafte Behindertenwohnungen. Dokumentation der Ausschreibung und Auszeichnung.
  Bonn: Bundesminister für Raumordnung, Bauwesen und Städtebau.
- Chaplin, M. (1978). Gardening for the physically handicapped and elderly. London: B. T. Batsford Ltd.
- Cochrane, G. M. & Wilshere, E. R. (ed.). (1985 u. folgende Jahre). Equipment for the disabled. Oxford: Oxfordshire Health Authority.
- Deutsche Blindenstudienanstalt (Hrsg.). (1987). Aids and Appliances for the Visually Handicapped 1987/88. (3. durchges. u. erg. Aufl.). Marburg: Deutsche Blindenstudienanstalt.
- Deutsche Bahn AG; Werbeamt Reiseführer für unsere behinderten Fahrgäste. Mainz: Werbeamt der Deutschen Bundesbahn.
- Deutsche Vereinigung für die Rehabilitation Behinderter e. V. (Hrsg.). Praktische Hilfen für Körperbehinderte. Loseblattsammlung. Heidelberg: Deutsche Vereinigung für die Rehabilitation Behinderter.
- Doose, V. (o. J.). Lebenslaufwohnen. Hrsg.: Fördergemeinschaft der Querschnittgelähmten in Deutschland e. V., Sekretariat des Freundeskreises, Silcherstr. 15, 67591 Mölsheim.
- Gamwell, A. J. & Joyce, F. (1966). A survey of problems of clothing for the sick and disabled. London: The disabled living activities group.
- Hale, G. (Hrsg.). (1981). Handbuch für Körperbehinderte. Ravensburg: Otto Maier.
- Hasselblatt, A. & Koesling, C. (1996). Anleitung zur Einrichtung einer motorisch-funktionellen Ergotherapie-Abteilung im klinischen und rehabilitativen Bereich. (3. völlig überarb. Aufl.). Idstein: Schulz-Kirchner.
- Heyer, G. v. (1984). Plattengärten. Leichtes Gärtnern – auch für Behinderte. Hamburg: Eigenverlag.
- Köstlin-Schröckert, A. (1987). Selbsthilfetrainig und Hilfsmittelversorgung nach Operationen an Wirbelsäule, Hüfte und Knie. Frankfurt: R. G. Fischer.
- Kudschun, H. & Rossmann, E. (1977). Planen und Bauen für Behinderte. (2. Aufl.). Stuttgart: Deutsche Verlagsanstalt.
- LBS Landes-Bausparkasse (Hrsg.). Barrierefrei Arbeiten, Wohnen, Leben. Mainz: LBS.
- Lowman, E. (1969). Aids to independent living. New York: Mc Graw Hill Bill Book Co.
- Lufthansa (Hrsg.). (o. J.). Reisetips für behinderte Fluggäste. Informationsschrift der Lufthansa. Erhältlich bei der Geschäftsstelle oder im Reisebüro.
- Mainauverwaltung (Hrsg.). (o. J.). Ein Garten für alle auf der Blumeninsel Mainau. Konstanz: Graf Lennart Bernadotte Studios Medienverlagsgesellschaft mbH.
- Philippen, D. P. (1983). Modische Bekleidung für Behinderte und Senioren. Bonn: Rehabilitationsverlag.
- Rolli-Moden. (Hrsg). Katalog. Lobbach: Rolli-Moden.
- Schaier, A. (1986). Gartenarbeit für Körperbehinderte und Senioren. Dortmund: verlag modernes lernen.
- Self-helf devices for Rehabilitation. (1958). Dubuque: WM. C. Brown Company.
- Sine, R. D. et al. (1980). Tägliche Praxis der Rehabilitation Behinderter. Uelzen: Medizinisch Literarische Verlagsgesellschaft.
- Stemshorn, a. (Hrsg.). (1979). Bauen für Behinderte und Betagte, Verlagsanstalt Alexander Koch.
- Technische Hilfen für Behinderte, Hefte 1–11. Hrsg.: Die SRN-Gruppe. Zu beziehen durch: Berufsförderungswerk Heidelberg gGmbH, Postfach 10 14 09, 69004 Heidelberg.
- Siehe u. a. auch: Gelenkschutz, Prothesenversorgung

# 4.11 Gelenkschutz

## Lernziele

Der Leser soll
- den Begriff des Gelenkschutzes richtig und umfassend definieren
- die Inhalte des Gelenkschutzes, Formen der Weitergabe von Gelenkschutzinformationen, die Indikationen und Zielsetzungen kennen und therapeutisch richtig anwenden.

## 4.11.1 Definition – Grundsätze

*Definition*

Gelenkschutz ist der kraftsparende Einsatz des Körpers in einem Arbeitsablauf auf der Grundlage achsengerechter Gelenkbewegungen, um Gelenkfehlstellungen zu vermeiden oder hinauszuzögern.

*Grundsätze des Gelenkschutzes*

Gelenkschutzmaßnahmen basieren auf der Analyse der Gewohnheiten und persönlichen Arbeitshaltungen der Patienten!

*Zu viel Ruhe verursacht*

- geringe Beweglichkeit
- wenig Kraft
- Fehlstellungen
- Unselbstständigkeit

*Zu viel Belastung verursacht*

- Schmerzen
- Ermüdung
- Überlastung
- vermehrte Entzündung
- Fehlstellungen

*Daraus folgt:*

- Notwendig ist ein Gleichgewicht zwischen Ruhe und Belastung, um Beweglichkeit und Kraft zu erhalten
- Reduzierte Belastbarkeit muss akzeptiert werden
- Kräftigung der Muskulatur ist von wesentlicher Bedeutung für einen aktiven Gelenkschutz
- Täglich wiederholt leichte Belastung ist erlaubt.

Das Gelenkschutztraining muss frühzeitig, vor der Entstehung irreversibler Schäden und Deformitäten, einsetzen. In späteren Stadien ist kaum eine Verbesserung gewährleistet. Ziele sind dann nur Gelenkschonung und Schmerzlinderung.

**Definition des Gelenkschutzes**

**Grundsätze des Gelenkschutzes**

### 4.11.2 Inhalte des Gelenkschutztrainings und des täglichen Gelenkschutzes

**Kontrakturprophylaxe**

a) *Kontrakturprophylaxe*

- tägliche Kontrolle des Bewegungsausmaßes der Finger und des Handgelenkes:
  Extension und Flexion der Finger, gleichzeitig Extension und Flexion im Handgelenk; dazu die Hand über die Tischkante hängen, Finger spazieren lassen, dabei das Handgelenk fixieren
  Flexion des IP-Gelenkes des Daumens bei Stabilisierung des Grundgelenkes
  Durchführen der Übungen mehrmals täglich.
- Durchbewegen von Schulter- und Ellbogengelenken; Rotationsbewegungen wie Pro- und Supination sind besonders zu beachten
- Die Patienten werden mit einem individuell zusammengestellten Übungsprogramm versorgt (mit Text und Abbildungen), das täglich durchgeführt werden soll. Die Handreichung zu diesem Übungsprogramm sollte darüber hinaus allgemeine Hinweise zu Bewegungen und Belastungen, die zu vermeiden sind, enthalten.

**Gelenkschutz der Hände**

b) *Gelenkschutz der Hände*

- Richtige Belastung, d. h. Belasten mehrerer Gelenksysteme
- Einsatz vernünftiger Arbeitsmethoden: wenig Muskelkraft aufwenden, lange Hebelarme benutzen; Griffe sollten dick, rauh, weich sein, da ein hoher Reibungswiderstand guten Halt bietet, die aufzuwendende Kraft wird reduziert; konische Griffe, die zum kleinen Finger hin dicker werden, benutzen.
- Schmerzen als Warnsignal immer beachten!
- Einige wenige technische Hilfsmittel prophylaktisch anwenden.
- Nicht tragen, was man auch rollen kann (Einkaufswagen, Wäschewagen, Kofferroller, Servierboy).
- Muss getragen werden, dann immer körpernah.
- Jede Haltearbeit durch Antirutschunterlagen reduzieren.
- Druck und Erschütterung vermeiden, dadurch Schmerzreduktion, Verringerung der Entzündungsbereitschaft der Gelenke.
- Handgelenke unterstützen (z. B. mit einer Leder-Walkmanschette oder einer Rehband-Manschette stabilisieren).
- Mikrovibrationen vermeiden, wie z. B. elektrischer Rasenmäher, elektrische Haushaltsgeräte, die in der Hand gehalten werden, Staublappen-, Bettenausschütteln u. a.
- Beim Aufstehen nicht auf die Hände stützen, das Gewicht mit einem kleinen Schwung nach vorn bringen und sich dann erheben.
- Unterarme und Hände im Sitzen entspannt auf eine Unterlage legen, nicht den Kopf aufstützen.

## c) Hüftschonende Lebensweise

- Mit einem Stock (einer Unterarmstütze, einer Arthritikerstütze) richtiger Länge in der Hand die Gegenseite entlasten; Handgriff evtl. verändern und den Deformitäten nachformen.

  Eine größere Druckbelastung auf den Gelenken bewirkt eine erhöhte Destruktionstendenz. Durch Stockstütze auf der Gegenseite kann die auf die Hüfte einwirkende Kraft bis zu 40–50 % verringert werden. Unterarm- und Arthritikerstützen geben noch ca. 6 % mehr Entlastung.

- Treppe rückwärts heruntergehen
- Sitzen auf einem genügend hohen Stuhl, der die volle Streckung der leicht abduzierten Hüftgelenke erlaubt
- Täglich im Liegen den Bewegungsumfang der Hüftgelenke kontrollieren
- Mehrmals täglich 30 Minuten auf dem Bauch liegen, die Beine so weit wie möglich abduzieren; abwechselnd Innen- und Außenrotation überprüfen.
- Kräftigung der Bauchmuskulatur
- Körpergewicht niedrig halten.

## d) Gelenkschutz der Knie

- Knie mit Belastungsschmerz mit einem Stock in der gegenseitigen Hand entlasten.
- Beim Sitzen die Knie gestreckt, Sprunggelenk 90°-Winkel.
- Nie mit gebeugten Knien oder mit einem Kissen unter der Kniekehle liegen.
- Tägliche Kontrolle des Bewegungsumfanges.
- Erhalt der Muskelfunktion durch isometrische Spannungsübungen, Schwimmen.
- Große Kontrakturgefahr bei Bettlägerigen, daher kann intermittierende Schienung nötig werden.

  Ein höherer intraartikulärer Druck wird bei einer Beugung von 30–40° vermindert, so dass es beim Auftreten von Schmerz zu einer Schonhaltung in dieser Position kommt. Richtige entlastende Lagerung ist notwendig.

## e) Nächtliche Lagerung

Wichtig: Unterstützen der Gelenke an der *richtigen* Stelle
Kopf auf ein Spezialkissen legen (Witschi-Kissen)
Kein Kissen unter die Knie legen, wenn noch keine Beugekontrakturen vorhanden sind
Rückenlage:

- Flache Grundlagerung
- Funktionsstellung der Hand
- Schultergelenkabduktion
- Ellbogengelenkflexion
- Knie frei ohne Knierolle
- 90° Flexion im Sprunggelenk (flacher Kasten am Fußende)

*f) Rollstuhlinstruktionen*

– Hüft- und Kniegelenkkontrakturen entstehen bei der Benutzung eines Rollstuhles eher! Daher mehrmals am Tage 1/2–1 Std. mit gestreckten Hüft- und Kniegelenken auf dem Bauch und auf dem Rücken liegen.

*g) Arbeitsplatzorganisation im Haushalt*

– Arbeiten vereinfachen
– Unnötiges unterlassen
– sich selbst dazu erziehen, auf einen perfekten Haushalt zu verzichten (viele chron. Polyarthritiker sind ehrgeizig)
– in der Küche richtige Anordnung der Schränke und deren Inhalt
– Wäsche: Bügeln abschaffen, statt dessen die Wäsche glatt und gerade aufhängen
   Bügelfreie Kleidung tragen
   Leichtgewichtbügeleisen benutzen; beim Bügeln auf einem entsprechend hohen Stuhl sitzen
– Putzen: Staubsauger mit möglichst kleinem Eigengewicht
   möglichst keine schweren Möbel, die gerückt werden müssten und auch möglichst wenige, um Platz zu haben
   Gleitknöpfe für die Stuhlbeine
– zwischen den Arbeitsgängen Pausen einlegen, ausruhen
– bequemer Liege- und Sitzplatz in der Nähe
– Arbeitshaltungen mehrmals wechseln
– Körperliche Belastbarkeit beachten und akzeptieren
– lang dauernde monotone Tätigkeiten vermeiden
– die Arbeit gleichmäßig über den ganzen Tag verteilen
– Variieren zwischen leichter und schwerer Arbeit
   Familienmitglieder und Nachbarn mit einbeziehen
– alles, was man benötigt, in erreichbarer Nähe platzieren
– Arbeitserleichterung durch leicht zu bedienende Geräte

*Gelenkschutzunterweisung*

– Gelenkschutzinformationen können in Einzel-, aber besser in Gruppentherapie weitergegeben werden. Dabei sollte die Gruppe nicht mehr als 6 Patienten umfassen, damit eine ausreichende Kommunikation gewährleistet ist. Wichtig ist, die theoretischen Gelenkschutzinformationen in diesem Rahmen auch praktisch umzusetzen. Dafür müssen entsprechende Gebrauchsgegenstände des täglichen Lebens und Hilfsmittel zur Verfügung stehen. Sinnvoll wäre immer das Durchführen eines Küchentrainings unter Einsatz der Hilfsmittel und unter Beachtung der Grundsätze des Gelenkschutzes.

Effektive Gelenkschutzunterweisung erfordert methodisch-didaktische Fähigkeiten der Therapeutin für die Planung und Gestaltung der einzelnen Lehr-Lerneinheiten für den Patienten. Eine sehr gute praktische Arbeitshilfe für diesen Bereich ist das Buch von U. Mellenthin-Seemann et al. (1981): ‚Gelenkschutzunterweisung bei Patienten mit chronischer Polyarthritis'. Es enthält ein Curriculum mit einem Stundenumfang von ca. 20–30 h mit Lernzielen, Lerninhalten und praktischen Hinweisen für die Gestaltung und Durchführung der Gruppeninstruktionen.

- Das Informationsmaterial, das dem Patienten mit nach Hause gegeben wird, muss übersichtlich und klar gegliedert sein. Beispiele dafür sind Broschüren von Frau Slatosch und Frau Scharffenberg, herausgegeben von der Deutschen Rheuma-Liga, und von Frau Dr. Brattström das Buch über Gelenkschutz und eine Diaserie mit entsprechendem Text.

In jeder Abteilung kann jedoch auch ein eigene Diaserie zu diesem Thema hergestellt und aus den Bildern ein Fotoalbum zum Gelenkschutz angefertigt werden, damit sich die Patienten auch schon in der Bettphase mit diesem Thema befassen können.

## Indikationen

Indikationen

- chron. Polyarthritis
- Erkrankungen des rheumatischen Formenkreises
- Fingerpolyarthrosen

## Ziele

Ziele

- Erhalt der ‚normalen' Biomechanik
- Verhindern von Deformitäten
- Schmerzreduktion bzw. Schmerzvermeidung
- Vermindern der Angst vor Schmerz und Deformität
- Stärken des Selbstbewusstseins
- Über- und Fehlbelastungen vermeiden
- Vorbeugen sekundärer Veränderungen
- Unterbrechung des Circulus vitiosus

Abb. 72

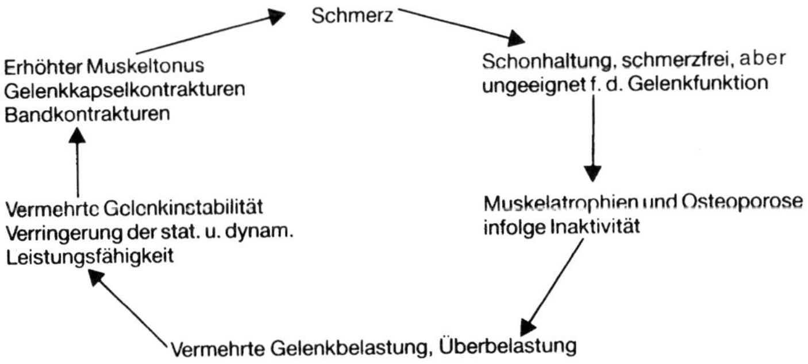

**Circulus Vitiosus**

Schmerz

Erhöhter Muskeltonus
Gelenkkapselkontrakturen
Bandkontrakturen

Schonhaltung, schmerzfrei, aber ungeeignet f. d. Gelenkfunktion

Vermehrte Gelenkinstabilität
Verringerung der stat. u. dynam. Leistungsfähigkeit

Muskelatrophien und Osteoporose infolge Inaktivität

Vermehrte Gelenkbelastung, Überbelastung

- Vorbeugen inkorrekter Kompensationsmechanismen

---

## Aufgaben

1. Zählen Sie Grundsätze des Gelenkschutzes der oberen Extremitäten auf!
2. Welche Hilfsmittel aus den Bereichen Haushalt und Essen und Trinken, die den Grundsätzen des Gelenkschutzes entsprechen, sind Ihnen bekannt?
3. Bei welchen Erkrankungen ist der Gelenkschutz indiziert? Begründen Sie Ihre Aussagen.
4. Welche Hilfsmittel für den Bereich der Küche, die den Grundsätzen des Gelenkschutzes entsprechen, sind Ihnen bekannt?

**Quellen**

– Brattström, M. (1979) Gelenkschutz bei progredient chronischer Polyarthritis. Lund: Studentliteratur.
– Brattström, M. (1984). Gelenkschutz und Rehabilitation bei chronischer Polyarthritis. Stuttgart: G. Fischer.
– Donhauser-Gruber, D. & Mathies H. & Gruber, A. (1988). Rheumatologie. Entzündliche Gelenk- und Wirbelsäulenerkrankungen. München: Pflaum.
– Seyfried A. (1981). Gelenkschutz. Verh. Dtsch. Ges. Rheumatol., 7, S. 122–134.
– Störig E. (Hrsg.). (1982). Rheuma-Orthopädie. Erlangen: perimed.


**Weiterführende Literatur**

– Baumann, M. & Wildhaber, M. (o. J.) Gelenkschutz im täglichen Leben. Zürich: Schweizerische Rheuma Liga.
– Deutsche Rheuma-Liga (Hrsg.): Merkblätter zur Rheuma-Prophylaxe und diverse Informationsmaterialien bezüglich Gelenkschutz und Hilfsmittel. Bonn.
– Feinberg, J. (1984): Faktoren, die die Compliance von Patienten mit chronischer Polyarthritis beim Tragen von Nachtschienen beeinflussen. Beschäftigungstherapie und Rehabilitation, 23 (3), 156–158.
– Mellenthin-Seemann, B. et al. (1988). Gelenkschutzunterweisung bei Patienten mit chronischer Polyarthritis. Leitfaden für Ergotherapeuten. Rehabilitation und Prävention Bd. 21. Berlin: Springer.
– Strüwe-Bazanella, E. & Peter, E. (1981). Funktionshilfen für Rheumakranke. (Fortdruck der 2. erw. Ausgabe). Basel: Eular.
– Zeidler. (1981). Gelenkschutz bei chronischer Polyarthrits. Beschäftigungstherapie und Rehabilitation, 20 (3), 154–164.
– Siehe auch: Chronische Polyarthrits, M. Bechterew, Arthrose

# 4.12 Rückenschule

## Lernziele

Der Leser soll
– Rückenschule definieren und ihre Zielsetzungen nennen
– angeregt werden, sich über den in diesem Kapitel nur kurz dargestellten anatomischen Aufbau der Wirbelsäule und ihre funktionelle Anatomie hinaus selbstständig differenzierte Kenntnisse zu erarbeiten
– die Inhalte der Rückenschule bei den unterschiedlichsten Aktivitäten des täglichen Lebens kennen und sie unter Berücksichtigung der anatomischen Gesichtspunkte verstehen, erklären und Patienten im Rahmen von Rückenschulseminaren richtig vermitteln.


## 4.12.1 Definition und Zielsetzungen

**Definition**

Die Rückenschule ist ein Programm, in dem wirbelsäulenschonende und belastungsreduzierende Verhaltensweisen gelehrt und gelernt werden.

**Ziele**

Ziele sind u. a., einem vorzeitigen Verschleiß und erneuten schmerzhaften Beschwerden und Erkrankungen im Bereich der Wirbelsäule vorzubeugen und, im Rahmen der Rehabilitation, die Wiedereingliederungen in Berufsleben und Alltag bestmöglich vorzubereiten und zu unterstützen.

Bei der Rückenschule handelt es sich grundsätzlich um eine Präventivmaßnahme. Kempf (1990) unterscheidet in Abhängigkeit vom aktuellen Gesundheitszustand des Patienten: Primär-, Sekundär- und Tertiärprävention.

Die Primärprävention setzt beim (noch) Gesunden so frühzeitig wie möglich an, sinnvollerweise schon im Kindergarten und in der Grundschule. Leiden Patienten unter chronischen Wirbelsäulenbeschwerden, ohne dass explizit eine Erkrankung diagnostiziert wurde, sind im Rahmen der Sekundärprävention Informationen über Verhaltensänderungen zum ökonomischen Einsatz des Rückens im täglichen Leben zu vermitteln und praktisch anzuwenden.
Um das Fortschreiten einer bestehenden Erkrankung zu verhindern bzw. zu reduzieren, werden – auch im Bereich der Rehabilitation – Maßnahmen der Tertiärprävention erforderlich, die ebenfalls auf eine Änderung des bisherigen Verhaltens zielen.

**Prävention**

## 4.12.2 Interdisziplinäre Zusammenarbeit

Die genannten Ziele zu erreichen, erfordert eine interdisziplinäre Zusammenarbeit. Zum Team gehören in der Regel Orthopäden, Psychologen, Krankengymnasten und Sportwissenschaftler. Da das Training der Aktivitäten des täglichen Lebens, Hilfsmittelversorgung, -herstellung und Training im Umgang mit den Hilfsmitteln Inhalte der ergotherapeutischen Behandlung sind, muss auch die Ergotherapeutin aktiv am Rückenschulprogramm beteiligt sein. Ihre Aufgabe ist es, den Patienten bei der Umsetzung der gelernten Prinzipien auf reale Situationen des täglichen Lebens (z. B. im Rahmen des Wasch-, Anzieh- und Haushaltstrainings) anzuleiten und zu unterstützen. Gemeinsam sollten Veränderungen in der Wohnung und am Arbeitsplatz überlegt und erarbeitet werden.

## 4.12.3 Kurzübersicht über die anatomischen Grundlagen

Die Wirbelsäule hat die Aufgabe, gleichzeitig größtmögliche Stabilität, aber auch Mobilität zu gewährleisten. Das ermöglicht die Kombination von stabilen Anteilen, den Wirbelkörpern, und halbelastischen Anteilen, den Bandscheiben. Die Bandscheiben haben auf Grund ihres Quellungsdruckes eine ‚Stossdäpferwirkung‘ und je nach Belastung wird ein unterschiedlich starker Innendruck erzeugt:

a) Im Liegen: 24 %
b) Im Stehen: 100 %
c) Beim normalen Sitzen: 140 %
d) In vornübergebeugter Sitzhaltung: 190 %.

**Unterschiedliche Belastung des Discus intervertebralis bei versch. Körperpositionen**

345

| | |
|---|---|
| **Belastung der Bandscheibe beim Heben** | Unter Belastung findet eine Dehydration des Discus intervertebralis statt, die Bandscheibe wird dünner. Das geschieht besonders beim Bücken, Heben und Tragen. Nach Münchinger wird die präsakrale Bandscheibe einer 75 kg schweren Person beim Stehen mit 40 kp, beim Vorbeugen mit 280 kp und beim Heben von 50 kg mit 720 kp belastet.[81] (1 Kp heute: 10 N) |
| **Vorgang der Hydration und Dehydration** | Im Liegen, in der Extension oder einer entlastenden Sitzhaltung, findet wieder eine Hydration statt. Mit zunehmendem Alter und in Abhängigkeit von der Belastungsgröße nimmt die zyklische Höhenveränderung ab. Die Bandscheibe verliert an Elastizität, so dass es eher zu Subluxationen der Wirbel, zu Protusionen der Bandscheibe oder sogar zum Bandscheibenvorfall kommt. |

Diese Kenntnisse sind die Grundlage für die Entwicklung von Grundprinzipien für die Auswahl von belastungsreduzierenden Verhaltensweisen im Alltag, die nachfolgend dargestellt werden.

## 4.12.4 Rückenschule im Alltag

**Liegen**

*1. Liegen*

Einen großen Teil seiner Lebenszeit verbringt der Mensch mit Liegen und Schlafen, um sich zu erholen und zu entspannen. Um diese Ziele auch wirklich erreichen zu können, müssen folgende Bedingungen erfüllt sein:
- Eine harte, punktelastische Matratze, die sich der physiologischen Wirbelsäulenkrümmung anpassen soll.
- Anstelle eines großen lieber ein kleines (oder mehrere) Kissen bzw. ein Spezialkissen zur Lagerung des Kopfes wählen.
- Zur Vermeidung eines schmerzhaften Hohlkreuzes ein kleines Kissen unter die Knie legen.
- In der Seitenlage sind zum Erhalt der Doppel-S-Form sowohl der Kopf als auch die Taille jeweils mit einem kleinen Kissen zu unterlagern. Außerdem sollte unter das oben liegende, angebeugte Bein ein Kissen gelegt werden.
- Zur Entspannung kann eine Stufenbettlagerung (mit 90° Hüft- und Knieflexion) sinnvoll sein. Lagerungshilfe ist entweder ein Schaumstoffblock, ein gepolsterter Holzwürfel oder ein Stuhl (ebenfalls abgepolstert).

**Aufstehen**

*2. Aufstehen*

Das Aufstehen sowohl aus dem Bett als auch vom Stuhl oder von der Toilette wird durch eine Erhöhung erleichtert. Rotationsbewegungen und Bewegungen in die Lateroflexion sind zu vermeiden. Die Wirbelsäule muss durch Anspannung der Rumpfmuskulatur stabilisiert werden, damit man beim Aufstehen aus dem Bett sich mit an der Bettkante angebeugten Beinen en bloc aufrichten kann.

346

### 3. Waschen

Häufig sind die Waschbecken zu niedrig installiert, so dass das Zähneputzen und Waschen mit vorgebeugtem Oberkörper und mit runden Rücken durchgeführt werden. Um das zu vermeiden, sollte man sich gegrätscht oder in leichter Schrittstellung vor das Waschbecken stellen. Der Rücken wird dabei gerade gehalten, Hüft- und Kniegelenke in leichter Flexion.

### 4. Anziehen

Auch beim Anziehen sind der Rundrücken und eine Rumpfrotation gegen das feststehende Becken zu vermeiden. Lehnt sich der Patient beim Anziehen der unteren Extremitäten mit geradem Rücken an eine Wand an, werden Fuß und Bein durch Flexion und im Hüftgelenk zusätzlich durch Abduktion und Außenrotation in greifbare Nähe gebracht. Hilfen könnten zusätzlich ein Hocker oder ein Stuhl sein.

### 5. Sitzen

Das wirbelsäulenschonende Sitzen bedarf, genau wie das Liegen, besonderer Beachtung, da jeder Mensch einen großen Teil des Tages sitzend verbringt: Bei den Mahlzeiten, im Beruf, im Auto, in öffentlichen Verkehrsmitteln etc.

Die Haltung, die häufig im Sitzen eingenommen wird, ist durch eine Beckenkippung nach hinten mit nachfolgender Kyphosierung der Lendenwirbelsäule und verstärkter Halswirbelsäulenlordose gekennzeichnet. Dabei erschlafft die Bauchmuskulatur. Im Sitzen muss, genau wie im Stehen, die physiologische Form der Wirbelsäule beibehalten werden. Das wird u. a. durch ein Keilkissen, das die Beckenkippung nach vorne unterstützt und ein Rückenkissen zur Unterstützung der Lendenlordose (vor allem im Auto) erreicht. Hüft- und Kniegelenke sollten zu 90 Grad gebeugt sein, die Arbeitsfläche sich in Ellbogenhöhe befinden. Die Sitzfläche sollte aus festem Material sein.

Zur herkömmlichen Bestuhlung gibt es mittlerweile eine ganze Reihe von Alternativen mit dem Ziel, das aktive und dynamische Sitzen zu fördern: Verschiedene Stühle (erhältlich im Fachhandel, aber auch in Einrichtungshäusern), große Gymnastikbälle und Ähnliches.

Alternativ und ergänzend können auch Stehhilfen und Sattelstühle eingesetzt werden.

Jede Person hat ihren speziellen Stuhl auszuprobieren und zu finden. Grundsätzlich sollte jeder darauf achten, die Sitzposition immer wieder zu wechseln, zwischendurch aufzustehen, herum zu gehen und sich dann auf einen anderen Stuhl zu setzen.

Umfassende Informationen zum richtigen Sitzen zu Hause, am Arbeitsplatz und im Auto ist bei Kempf (1990, bzw. neueste Aufl.) zu finden.

## 6. Aufstehen

Das Aufstehen vom Stuhl, aus dem Auto, vom Boden und das Aufstehen aus dem Bett so.) sollte gut vorbereitet werden:
Der Rumpf wird aufrecht gehalten. Durch Verlagerung des Rumpfes über die etwas über 90 Grad gebeugten Knie oder in Schrittstellung steht man leicht und ohne Anstrengung auf.

## 7. Stehen

Im Alltag werden im Haushalt viele Tätigkeiten im Stehen ausgeführt. Dazu gehören u. a. Geschirrspülen, Bügeln, Staubsaugen, Wischen und Fegen. Beim Stehen gilt wie beim Sitzen: Immer wieder die Position wechseln, also zwischendurch Anlehnen, Hinsetzen oder einige Schritte gehen.
Es sollte darauf geachtet werden, dass man durch
- Schritt-, Grätschstellung oder eine Fußbank, auf die abwechselnd der rechte und linke Fuß gestellt werden, eine Hyperlordosierung im LWS-Bereich vermeidet
- ausreichend hohe (der Körpergröße angepasste) Arbeitsflächen einer verstärkten BWS-Kyphose vorbeugt.

Stehhilfen könnten z. B. das Bügeln erleichtern. Das Arbeiten in Schrittstellung entlastet die Wirbelsäule beim Spülen (aber nur dann, wenn ausreichend Beinfreiheit vorhanden ist), beim Wischen und Fegen und beim Staubsaugen mit einem Bodenstaubsauger mit langem Griff.
Um die verstärkte BWS-Kyphose zu vermeiden, sollten Kühlschrank und Backofen hochgestellt, Arbeitsflächen erhöht und Schreibarbeiten beispielsweise an einem Stehpult erledigt werden.

## 8. Bücken – Heben – Tragen

Auch für das rückenschonende Bücken und Heben ist eine gerade Haltung der Wirbelsäule die Voraussetzung. Diese wird durch Anspannung der Bauch- und Rückenmuskulatur sowie beim Bücken zusätzlich durch Schrittstellung oder halben Kniestand erreicht. In der Schrittstellung sollte man sich bei der Bewegung nach unten und oben mit einer Hand am Oberschenkel des vorderen Beines abstützen (Kempf 1990, 96), Körperdrehungen sind en bloc durchzuführen.

Grundsätzliche Regeln für das Bücken – Heben – Tragen sind:
- Immer körpernah tragen und Lasten auf beide Körperseiten verteilen.
- Sind schwerere Lasten (z. B. größere Einkäufe) zu tragen, dann sollte das Gewicht dadurch reduziert werden, dass man es auf mehrere Arbeitsgänge verteilt (z. B. mehrere Taschen, die man nacheinander in die Wohnung trägt).
- Kann man das Gewicht nicht reduzieren, dann sollte der Gegenstand mit Hilfsperson oder einer technischen Hilfe gehoben werden.
- Außerdem sollten Lasten auf beide Körperseiten verteilt werden.
- Alles, was auch gerollt werden kann, rollen und nicht tragen (Kofferroller, Taschenroller, Servierboy etc.).

## 9. Freizeitaktivitäten

Hobby

Im Bereich Hobby, Sport, Freizeitgestaltung sind alle bisher genannten Rückenregeln zu berücksichtigen und einzuhalten.

Gartenarbeit

Gartenarbeit ist generell rückenbelastend. Daher ist darauf zu achten, dass Arbeitsplatz und -haltung häufig gewechselt und nur kleine Flächen bearbeitet werden. Arbeitsgeräte sollten, um das Bücken zu vermeiden, langstielig und leicht sein. Bodenarbeiten sind zu vermeiden, stattdessen sollten Beete als Hochbeete angelegt werden. Weiteres zur Gartengestaltung ist dem Kapitel 4.10 ADL zu entnehmen.

Sport

Beim Sport gibt es geeignete Aktivitäten, die u. a. durch Kräftigung der Rumpfmuskulatur einer Verschleißerkrankung vorbeugen können. Andererseits ist nicht jede Sportart für Patienten mit und nach Erkrankungen und Verletzungen der Wirbelsäule geeignet, da viele die Wirbelsäule ungünstig belasten. Um rückenschonend Sport zu treiben, ist auf eine korrekte Ausführung und Anwendung der jeweiligen Technik zu achten. Parallel sind Dehnungsübungen und Maßnahmen zur Kräftigung der Muskulatur notwendig.
Einige Sportarten sind nur unter bestimmten Voraussetzungen zu empfehlen:
- Rückenschwimmen ist am günstigsten.
- Beim Fahrradfahren ist auf einen hoch eingestellten Lenker zu achten, damit die Wirbelsäule möglichst gerade gehalten wird.
- Reiten, Skilanglauf, Tanzen u. ä. sind erlaubt.

Wie diese Sportarten ausgeführt werden sollen, damit sie bandscheiben- und wirbelsäulenfreundlich sind, ist mit dem behandelnden Arzt und der Physiotherapeutin zu besprechen.
Zu den ungeeigneten Sportarten gehören z. B. Skiabfahrtslauf, Windsurfen und Squash.

## 4.12.5 Rückenregeln – Zusammenfassende Übersicht

Grundregeln

Die Rückenschule basiert auf einer Reihe von Grundregeln für das tägliche rückenschonende Verhalten (Kempf 1990, 101; Nentwig 1990, 3). Die nachfolgende Übersicht ist eine Zusammenfassung des bisher Dargestellten:

- Bewegung ist wichtig. Statische Haltungen bei der Arbeit (z. B. langes Sitzen in einer unveränderten Position) sollten immer wieder durch Bewegungspausen unterbrochen werden.
- Der Rücken soll so gerade gehalten werden, dass die Wirbelsäule ihre physiologischen Krümmungen erhält. In den unterschiedlichsten Situationen muss immer wieder auf die Haltung geachtet und diese korrigiert werden.
- Beim Bücken muss der Rücken gerade gehalten werden und zur Entlastung der Wirbelsäule muss man in die Hocke gehen.

- Beim Heben ist darauf zu achten, dass die Gegenstände so leicht wie möglich sind und dass im Lot gehoben wird.
- Beim Tragen sind die Lasten gleichmäßig zu verteilen und dicht am Körper zu halten.
- Beim Sitzen ist darauf zu achten, dass der Rücken gerade gehalten wird. Dynamisches Sitzen entlastet die Wirbelsäule.
- Beim Stehen durchgestreckte Knie vermeiden.
- Zur Entlastung sich mehrmals täglich in Stufenbettlagerung hinlegen.
- Durch gezielte Übungen und sportliche Aktivitäten Bauch- und Rückenmuskulatur regelmäßig trainieren, um einen guten muskulären Halt der Wirbelsäule zu gewährleisten.
- Auf sicheres Schuhwerk und bequeme Kleidung achten, damit die eigene Bewegungsfähigkeit nicht eingeschränkt wird.
- Wichtig ist, seine eigene Muskelkraft im Verhältnis zum Gewicht der zu tragenden Last richtig einzuschätzen.

### 4.12.6 Weitere Inhalte der Rückenschule

**Entspannungstechniken**

Kräftigung der Rumpfmuskulatur, spezielle Dehnung verkürzter Muskulatur, Mobilisation der Wirbelsäule und angrenzender Gelenke gehören neben dem Erlernen von Entspannungstechniken (z. B. Progressive Relaxation nach Jacobsen) und Atemschulung als wichtige Teilaspekte zum Rückenschulprogramm. Damit der Patient nach dem Erlernen des Programms dieses auch im Alltag anwenden und sich selber aktiv kontrollieren und korrigieren kann, ist ein ganz wesentlicher Inhalt die Schulung des Körperbewusstseins und der Körperwahrnehmung (z. B. nach Feldenkrais oder Alexander).

**Körperwahrnehmung**

Stresssituationen und psychische Anspannung spiegeln sich in muskulärer Anspannung und in einer Störung des muskulären Gleichgewichtes wider. Stressbewältigungstechniken, Verhaltensmodifikation und Entspannungstechniken müssen wenigstens in Ansätzen vermittelt verden. Einzelne Patienten sind auf eine psychotherapeutische Weiterbehandlung hinzuweisen.

### 4.12.7 Durchführung von Rückenschulen

**Rückenschulen**

Rückenschulen werden einerseits im stationären Bereich andererseits vielerorts in Volkshochschulen, physiotherapeutischen Praxen und (noch) in Gesundheitsprogrammen der Krankenkassen angeboten.

Es handelt sich um ein mehrstündiges Programm, das in etwa 4–8 Sitzungen von 45–90 Minuten einmal wöchentlich durchgeführt wird. Ein ‚Leitfaden für den Aufbau einer Rückenschule' ist u. a. bei Nentwig (Hrsg.; 1990, 111 f.) zu finden.

Um das im Kurs vermittelte Wissen für den Patienten auch darüber hinaus greifbar zu machen, sollte ihm eine Broschüre (möglicherweise selbst erarbeitet, mit Fotos oder Zeichnungen und schriftlicher Anlei-

tung, aber professionell gedruckt und vervielfältigt) mitgegeben werden. Darin sollten außerdem wichtige Adressen (überregionale Hilfsmittelfirmen etc.) eingetragen sein und Platz vorgesehen werden um
z. B. die Adresse der Ergotherapeutin und der Physiotherapeutin vor Ort
eintragen zu können.

---

**Aufgaben**

1. Definieren Sie den Begriff ‚Rückenschule'!
2. Nennen Sie 3 wichtige Ziele der Rückenschule!
3. Erläutern Sie kurz die Bedeutung der interdisziplinären Zusammenarbeit für die Durchführung von Rückenschul-Seminaren!
4. Erläutern Sie den anatomischen Aufbau der Wirbelsäule und dessen Bedeutung für die Rückenschule!
5. Welche wichtigen Inhalte der Rückenschule würden Sie einer Person, die ihren Haushalt zu versorgen hat, mitteilen?
6. Nennen Sie 5 wichtige Rückenregeln!
7. Nennen Sie weitere wichtige Inhalte der Rückenschule und begründen Sie Ihre Auswahl!
8. Entwickeln Sie ein Informationsheft für Patienten zum Thema ‚Rückenschonendes Verhalten bei alltäglichen Verrichtungen' mit Text und Abbildungen!

---

**Anmerkungen**

[81] Kubik, S. (1981). Anatomie der Lumbalregion und des Beckens. Basel: Karger. Fortbildungsk Rheumatologie Bd. 6, S. 1–29.

**Quellen**

– Kempf, H.-D. (1990). Die Karlsruher Rückenschule. Ein belastungsreduzierendes Präventivprogramm. Beschäftigungstherapie und Rehabilitation, 19 (5), 329–333.
– Kempf, H.-D. (1990). Die Rückenschule. Reinbek: Rowohlt.
– Nentwig, Ch. & Krämer, J. & Ullrich, C. H. (1990). Die Rückenschule. Stuttgart: Enke.
– Pape, A. (1984). Heben und heben lassen. München: Pflaum.

**Weiterführende Literatur**

– Barker, S. (1989). Haltung zeigen. Das Praxisbuch zur Alexander-Technik. München: Knaur.
– Eklundh, M. (1979). Achte auf deinen Rücken. München.
– Kempf, H.-D. (1995). Die Rückenschule. (2. Aufl.). Reinbek: Rowohlt.

## 4.13 Schienen

**Lernziele**

Der Leser soll
- die Grundlagen der Schienenherstellung kennen
- den Ablauf der Planung, Herstellung und Nachsorge kennen (und richtig durchführen)
- die physikalischen Grundlagen der Schienenherstellung kennen
- die unterschiedlichen Schienenarten und ihre therapeutische Anwendung kennen.

### 4.13.1 Grundlagen der Schienenherstellung und des Ablaufs der Schienenversorgung

**Grundlagen der Schienenherstellung**

In diesem Kapitel wird nur die Schienenherstellung für den Bereich der oberen Extremitäten berücksichtigt.

**Vorbereitende Tätigkeiten**

**Vorbereitende Tätigkeiten**

**Befund**

*a) Detaillierte Befunderhebung*

Die detaillierte Befundung umfasst:
- Aktives, assistives, passives Bewegungsausmaß in allen Gelenken der oberen Extremitäten
- Sensibilität (taktile Gnosis, Schutzsensibilität, Propriozeption, ...
- Handgröße, Unterarmumfang und -länge
- Kontrakturen, Fehlstellungen, Deformitäten (sind sie fixiert oder noch korrigierbar?)
- Entzündungen, Wunden, Ödeme, ...)
- Schmerzen (Ruhe-, Bewegungsschmerz? In welchen Gelenken?)

Hilfreich wäre, die erfassten Daten schriftlich zu fixieren bzw. in eine Skizze der Hand einzutragen.

*b) Erarbeitung der Zielsetzung und der Schienenform in Abhängigkeit von Diagnose, Befund und ärztlicher Verordnung:*

**Zielsetzung, Schienenform**

- Welche Funktion(en) soll die Schiene haben?
- Soll sie nur statisch, nur dynamisch oder in bestimmten Gelenken statisch, in anderen dynamisch wirken?
- In welcher Richtung soll die Kraft wirken?
- Bei einer Lagerungsschiene: Erarbeiten der Winkelstellungen der einzelnen Gelenke
- Wie groß muss die Zugkraft bei dynamischen Schienen sein?

**Materialwahl**

*Materialwahl*

unter Berücksichtigung der unterschiedlichen Materialen mit ihren spezifischen Eigenschaften und unter Berücksichtigung kosmetischer und hygienischer Gesichtspunkte:

- Bearbeitbarkeit (leicht anzupassen?)
- Flexibilität und Stabilität des Materials
- Hautverträglichkeit
- Pflege des Materials, hygienische Gesichtspunkte
- Gesamtgewicht der Schiene
- Kosmetische Gesichtspunkte (z. B. Farbe des Materials)
- Der Patient soll die Schiene selbstständig an- und ablegen können

### d) Herstellen eines Schnittmusters

Schnitt-
muster

(Stark vereinfachte Darstellung des Schnittes für eine Lagerungsschiene aus niedrigthermoplastischem Material)

- Umrisszeichnung der flach auf einem Durchschlagpapier liegenden Hand mit adduziertem Daumen; wichtig ist eine achsengerechte Lage:

Abb. 73

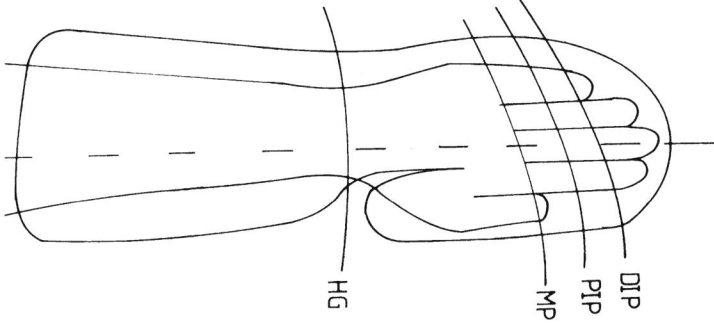

- Einzeichnen der Beugefalten, Gelenklinien, Narben und Wunden; Notieren des Finger-, Handgelenk- und Unterarmumfanges
- Schienenform um die Hand, den Unterarm konstruieren; dabei ist unter Berücksichtigung des Hebelgesetzes der Unterarm nur in 2/3 seiner Länge und seines Umfanges zu lagern.
 Fertigen Papierschnitt ausschneiden und in korrigierter Stellung der Patientenhand anpassen; dazu den Unterarm möglicherweise mit Sandsack, Handgelenksböckli oder einem Kissen unterstützen.
 Notwendige Korrekturen am Papierschnitt vornehmen (z. B. Thenarballen mehr ausschneiden, . . .)
 Bei Bedarf Papier mit Tesafilm zur Verlängerung oder Verbreiterung anfügen.
- Fertigen Schnitt mit Klebeband auf dem Schienenmaterial befestigen und mit Fettstift oder Ahle übertragen – Kugelschreiber bleibt sichtbar!

### Tätigkeiten an der Schiene

Tätigkeiten
an der Schie-
ne

- Schienenmaterial grob ausschneiden (Universalmesser), genaues Ausschneiden mit der Schere nach Erhitzen im Wasserbad.
- Material erhitzen und Schiene an Arm und Hand des Patienten in korrigierter Stellung anformen; als Hautschutz einen Schlauchverband überziehen; zur Erleichterung des Haltens und Anformens die Schiene am Unterarm mit einer elastischen Binde fixieren.
- In Etappen arbeiten, um so zu häufiges Erhitzen und Erkalten zu vermeiden und um genauer anpassen zu können: zunächst Unterarm, dann

Handgelenk, Hand mit Daumen und Handgewölbe; Handgelenksposition mit dem Winkelmesser nachmessen.
- Abrunden der Kanten
- Breite Klettverschlüsse mit diagonalem Verlauf zur besseren Druckverteilung anbringen
- Evtl. Polstern der Schiene mit Filz oder speziellen Polstermaterialien

**Endgültiges Anpassen und Nachsorge in Form regelmäßiger Kontrollen**

**Nachsorge**

Eine optimale Nachsorge des Patienten in der Klinik, in der die Schiene hergestellt wurde, ist nur dann möglich, wenn die Klinik einen kleinen Einzugsbereich hat bzw. der Patient in der Nähe wohnt. Ist das nicht gewährleistet, sollte dem Patienten die Adresse einer für ihn erreichbaren ergotherapeutischen Praxis, in der dann die Nachsorge übernommen werden sollte, mitgegeben werden.

## 4.13.2 Physikalische Grundlagen der Schienenherstellung[82]

**Physikalische Grundlagen**

Das Hebelgesetz ist unter 1.2.4 näher erläutert worden – hier zur Erinnerung die wichtigen Formeln:

Drehmoment: M = F (Kraft) x a (Hebelarm)

Gleichgewicht am Hebel: Kraft x Kraftarm = Last x Lastarm.

Je weiter der Angriffspunkt einer Kraft vom Drehpunkt entfernt ist, d. h. je länger der Hebelarm, um so stärker ist die Wirkung einer Kraft. Außerdem ist bei der Schienenherstellung der Druck, d. h. die auf eine Fläche wirkende Kraft, von großer Bedeutung.

$$\frac{Kraft}{Fläche} = Druck (F)$$

Der Druck ist am geringsten, wenn die Kraft klein und die Fläche, auf die sie wirkt, groß ist. Die wirkenden Kräfte können:

- Auflage-,
- Gewichts-,
- Reibungskräfte sein.

**Drei-Punkte-Prinzip**

Aus diesen Gesetzmäßigkeiten ergibt sich für die Schienenherstellung das Drei-Punkte-Prinzip, das bei jeder Schiene in einer oder mehreren Ebenen gleichzeitig zu finden ist. Immer ist eine vorhandene Kraft durch zwei Reaktionskräfte zu überwinden.

Um das Handgelenk (Drehpunkt D) wirken zwei Drehmomente:

1. VK und a sind durch das Handgewicht vorgegeben
2. R 1 und b lassen sich daraufhin als Summe errechnen.
   Die Werte R 1 und b sind variabel, doch es soll in R 1 möglichst wenig Druck erzeugt werden, so dass man:
   - beim längeren Hebel (b) nur geringe Auflagekräfte benötigt
   - auf einer großen Kontaktfläche nur geringen Druck ausübt.

Wichtig ist, dass der Druck möglichst nicht direkt auf ein Gelenk einwirkt, damit Drehpunkt und Wirkung der Reaktionskraft 2 nicht auf einen Punkt fallen. Um eine geringe Druckwirkung zu erhalten, sollte R 2 jedoch so nahe wie möglich an D wirken, da sonst das Drehmoment M 1 zu sehr vergrößert wird, ein Ungleichgewicht entsteht und die Funktionalität der Schiene beeinträchtigt wird.

Abb. 74

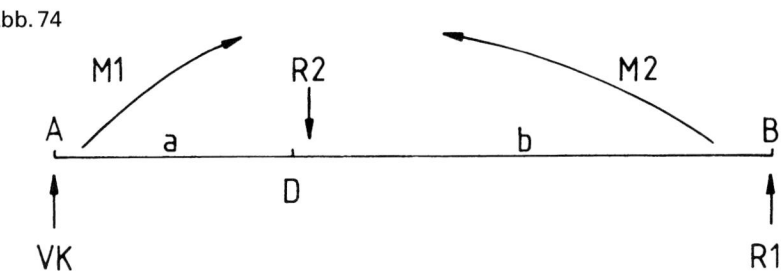

D – Drehpunkt, z. B. Handgelenk
AD – Hand (z. B.)
DB – Unterarm (2/3)
VK – Vorgegebene Kraft (im Handgewicht)
R 1 – Reaktionskraft 1
R 2 – Reaktionskraft 2
M 1, M 2 – Drehmoment

## 4.13.3 Schienenarten

### Lagerungsschienen – statische Schienen

Lagerungsschienen dienen der phasenweisen und begrenzten Ruhigstellung von Gelenken. Vollständige Ruhigstellung ist nur bei zirkulären Schienen und Verbänden gewährleistet, nicht bei Schienen aus niedrigthermoplastischem Material.

### Ziele

- Vorübergehende Ruhigstellung
- Nachtlagerung
- Fixierung nach Gipsabnahme
- Unterstützung bei beginnender Übungsbehandlung der Finger
- Kontrakturprophylaxe
- Verhindern von Muskelüberdehnung
- Erhalt der Funktionsstellung

### Indikationen

- Chron. Polyarthritis
- Operationen im Bereich der Hand und des Handgelenkes
- nach Sehnenverletzungen
- Querschnittlähmung
- Kontrakturen
- periphere Nervenschädigungen
- Verbrennungen

| | |
|---|---|
| **Lagerungs-formen** | ## Formen der Lagerung

Funktionsstellung der Hand:

– Handgelenksextension: 30°
– PIP-Flexion: 45°
– Daumen:
Mittelstellung zwischen palmarer Abduktion und Opposition leichte Flexion in MP und IP |
| **Anforderun-gen an der Schiene** | ## Anforderungen an die Schiene

– Sie darf keine Druckstellen verursachen
– sie muss atmungsaktiv sein (möglicherweise das Schienenmaterial lochen)
– Polstermaterial darf nicht einengen
– Druck großflächig verteilen
– sie darf keine Zirkulationsstörungen verursachen |
| **Funktions-schienen** | ## Funktionsschienen

Funktionsschienen gliedern sich in statische und dynamische. Sie korri-gieren Gelenkstellungen und ermöglichen verbesserte Handfunktionen dadurch, dass sie entweder Gelenke fixieren und stabilisieren (statische Funktionsschienen) oder aber Muskelfunktion ersetzen, unterstützen, führen (dynamische Funktionsschienen). |
| **Ziele** | ## Ziele

– Erhalt der Gebrauchsstellung der Hand
– Ermöglichen von physiologischen Funktionen
– Ersatz oder Unterstützung ausgefallener oder geschwächter Muskulatur
– Vermeiden von Überdehnung |
| **Indikationen** | ## Indikationen

– Hand-, Fingerverletzungen und -erkrankungen
– Verletzungen peripherer Nerven
– chron. Polyarthritis
– Verbrennungen
– Gelenkfehlstellungen |
| | ## Schienenbeispiele

Die Schienen werden zu dynamischen durch:
Muskelkontraktion
Federn
Rollen. |
| **Opponens-splint** | a) Opponenssplint bzw. Opponenszügel, da das CMC nicht vollständig ruhig ge-stellt wird. Er wird bei Läsion des N. medianus eingesetzt, um die Dau-menopposition und somit den Spitzgriff zu ermöglichen. |

b) Oppenheimer Radialisschiene
   Einsatz bei Radialisläsion: die Schiene unterstützt die Extension im Handgelenk; es gibt zusätzliche Züge für die radiale Abduktion des Daumens.

Oppenheimer
Radialis-
schiene

c) Baseler Ulnarisschiene
   Einsatz bei Ulnarisläsion: passive MP IV, V Flexion, dadurch Ermöglichen der Extension im PIP.

Baseler Ulna-
risschiene

*Anforderungen an die Schiene:*

– sie muss eine feste statische Basis mit ein oder mehreren dynamischen Abschnitten besitzen

## Redressierende – oder Quengelschienen

Redressieren-
de Schienen
Quengel

## Ziele

Ziele

Lösen von Kontrakturen durch allmähliche Dehnung der verkürzten Weichteile eines Gelenkes

## Indikationen

Indikationen

– Kontrakturen nach langer Ruhigstellung oder falscher Lagerung
– Dupuytren'sche Kontraktur (in der postoperativen Behandlung)
– M. Sudeck (nur im Rahmen der Nachbehandlung!!)

*Bemerkungen zu den Schienen:*

– die Quengelwirkung entsteht durch elastischen Zug oder Druck
– bei einer Streckquengelschiene geht es z. B. um die Extension der in Flexion kontrakten MP-Gelenke
– um Decubitalgeschwüre zu vermeiden, muss die Zugkraft rechtwinklig einwirken
– häufig kurzfristig tragen: 15 Min. quengeln, 1 Std. Pause
– unelastische redressierende Maßnahmen werden eingesetzt, um therapeutische Ergebnisse zu halten; Grundregel: 1 Std. tragen, 1 Std. mobilisieren
– Wichtig:
  – gute Überwachung der Behandlung, um Druckstellen und Gelenkreizungen zu vermeiden
  – an den Schienen regelmäßig Änderungen vornehmen

## Allgemeine Informationen für den Patienten

Informatio-
nen für den
Patienten

Nachstehende Informationen muss die Ergotherapeutin dem Patienten, der mit einer Schiene versorgt wurde, geben:

– Ziele, Vor- und Nachteile der Schiene
– Tragzeiten
– Pflege der Orthese
– Anweisungen zur regelmäßigen Hautkontrolle
– Unterweisung im An- und Ausziehen der Orthese
– Anleitung für Bewegungsübungen mit und ohne Schiene

Jede Schiene muss regelmäßig durch die Ergotherapeutin kontrolliert
werden, am günstigsten alle 14 Tage – 4 Wochen. Fragen bei der Schie-
nenkontrolle sind:

- Liegt die Schiene gleichmäßig an?
- Hat der Patient Druckstellen?
- Sind die Gelenke so wenig wie möglich eingeengt?
- Kann der Patient sie selbstständig an- und ablegen?
- Liegen Zirkulationsstörungen vor?
- Wie stark ist der Patient durch das Tragen der Schiene am Tag in seiner Le-
  bensführung beeinträchtigt?
- Ist der Patient motiviert, die Schiene zu tragen?

Aus den Antworten ergeben sich z. T. Änderungen an der Schiene und
erneut Gespräche mit dem Patienten über die Zielsetzung der Schienenversorgung. Bei einigen Patienten resultiert auch der Abbruch der Orthesenbehandlung, wenn keine Motivation und Einsicht in die Behandlungsmaßnahme vorhanden sind.


### 4.13.4 Finanzierung der Schienen

**Kostenfrage** Ist das Tragen einer von der Ergotherapeutin hergestellten Schiene ein Teil
der Behandlung im Krankenhaus (Kontrakturbehandlung, Lagerung nach
Operationen), so werden die entstehenden Kosten von Material und Arbeitsleistung i. d. R. durch den Pflegesatz gedeckt. Soll ein Patient in einer
Praxis bzw. durch eine mobile Ergotherapeutin mit einer Schiene versorgt
werden, ist beim jeweiligen Kostenträger ein Kostenvoranschlag zur Ge-
nehmigung einzureichen.


### 4.13.5 Weitere Hinweise

Eine detaillierte Beschreibung der Schienenherstellung, einschließlich der
Herstellung eines Gipsabdruckes für Schienen aus hochthermoplastischem
Material, Informationen über die unterschiedlichen Materialien, Werkzeuge, die Arbeitsgeräte und die Arbeitsplatzgestaltung werden hier nicht beschrieben, da es umfassende und gute Literatur zu diesem Thema gibt.

Bei M. Malick ist neben grundsätzlichen Angaben über die Anatomie der
Hand und den möglichen pathologischen Veränderungen, Schnittmuster-
und Schienenbeispielen, auch eine detaillierte Übersicht über die verschiedenen Schienenmaterialien unter Berücksichtigung der Formbar-
keit, der Möglichkeit des Schneidens, Verbindens, der Reinigung des Materials etc. zu finden (Malick 1976, 32 f.).

Das Bild- und Nachschlagewerk von A. Bomholt-Andersen gibt Hilfestellung in der Entscheidung, bei welcher Verletzung, Erkrankung oder Deformität welche Schiene indiziert ist, wie sie herzustellen, worauf zu achten ist etc. Am Ende des Buches befindet sich eine umfassende Material-
und Werkzeugliste mit Tips zur Erleichterung des Schienenbaus.

## Aufgaben

1. Zählen Sie Ihnen bekannte Krankheitsbilder aus dem Bereich der Orthopädie auf, bei denen eine Schienenversorgung indiziert ist.
2. Was ist Ihnen über die Schienenversorgung beim chron. Polyarthritiker bekannt?
3. Wie sollte eine Lagerungsschiene für einen chron. Polyarthritiker aussehen?
4. Erläutern Sie, wodurch sich Funktions- und Ruhestellung unterscheiden, indem Sie beide beschreiben und die Abweichungen anhand einer Zeichnung darstellen!
5. Nennen Sie die Materialien und Werkzeuge, die Sie zur Bearbeitung von niedrig-thermoplastischen Schienenmaterialien benötigen!
6. Nennen Sie die Materialien und Werkzeuge, die Sie zur Herstellung eines Schnittmusters für eine palmare Lagerungsschiene benötigen!
7. Welche Informationen benötigen Sie, um für einen Patienten mit chronischer Polyarthritis eine Handgelenksstützschiene herstellen zu können?
8. Erarbeiten Sie, auf welcher Seite (radial, ulnar) der Schiene sich die Verschlüsse befinden müssen, damit der Patient die Schiene selbstständig an – und ablegen kann!
9. Das primäre Ziel einer Lagerungsschiene ist
   a) Kräftigung von Muskulatur
   b) Vergrößern des Bewegungsausmaßes
   c) Ruhigstellung
   d) Unterstützen von Bewegung.
   Kreuzen Sie die richtige Antwort an!
10. Bringen Sie die nachstehend genannten Schritte der Schienenherstellung in die richtige logische Reihenfolge, indem Sie die entsprechenden Zahlen davorsetzen:
    – Ausleger befestigen
    – Zuschneiden des Materials
    – Übertragen des Schnittmusters auf das Material
    – Verstärken des Materials
    – Herstellen des Schnittmusters
    – Verschlüsse befestigen
    – Kantenbearbeitung.
11. Nennen Sie 3 Zielsetzungen für die Herstellung einer Lagerungsschiene!
12. Nennen Sie 3 Zielsetzungen für die Herstellung einer Funktionsschiene!
13. Nennen Sie die einzelnen Punkte der Befundung, die Ihnen konkrete Überlegungen zur Schienenform ermöglichen!

## Anmerkungen

[82] Maréchal, M. (1977). Grundlagen der Schienenherstellung. Handschienenkurs 1977, Berlin, Oskar-Helene-Heim. Unveröffentliches Skript.

## Quellen

– Bomholt Andersen, A. (1982). Orthopädische Behandlungsschienen. Stuttgart: Fischer.
– Malick, M. (1976). Lagerungsschienen für die Hand, (3. Aufl.). Druck und Vertrieb: Heinrich Ad. Berkemann, Hamburg.

## Weiterführende Literatur

– Barr, N. R. (1975). The hand-principles and techniques of simple splint making in Rehabilitation. London: Butterworths & Co.
– Donhauser-Gruber, U. & Mathies, H. & Gruber, A. (1988). Rheumatologie. Entzündliche Gelenk- und Wirbelsäulenerkrankungen. München: Pflaum.
– Fess, G. G. et al. (1981). Handsplinting. Principles and methods. St. Louis: The C. V. Mosby Company.
– Hasselblatt, A. & Koseling, C. & Mellenthin-Seemann, U. (1991) Planungshilfen für Schienenseminare. Idstein: Schulz-Kirchner.
– Jäger, M. & Nedelmann, H. (1976). Schienenbehandlung angeborener Handfehlbildungen. Bonn: Bundesministerium für das Gesundheitswesen.
– Koesling, C. (1986). Der spezielle Gesichtspunkt der Handschienenversorgung. In Hefte Zur Unfallheilkunde, Heft 181. Berlin: Springer.
– Koesling, C. (1989). Materialien für die Schienenherstellung. Beschäftigungstherapie und Rehabilitation, 6, 394–399.
– Köstlin, A. (1983). Prothera – ein neues Schienenmaterial. Beschäftigungstherapie und Rehabilitation 5, 198–205.
– Malick, M. (1978). Dynamische Schienen für die Hand. (2. Aufl.). Vertrieb: Heinrich Ad. Berkemann, Hamburg.
– Mellenthin-Seemann, U. (1985). Statische Handschienen bei der Behandlung von Patienten mit einer chronischen Polyarthrits. In Ergotherapie in der Rheumatologie. Dortmund: Verlag modernes lernen. S. 53–67.
– Moberg, E. (1982). Orthesen in der Handtherapie. Stuttgart: Thieme.
– Nichols, P. J. R. (ed.). (1980). Rehabilitation Nedicine. The management of Physical Disabilities. (2nd ed.). London: Butterworths.
– Pfenninger, B. (1976). Ergotherapie in der Handchirurgie. Basel.
– Prollius, S. (1976). Entwicklung einer Übungsschiene zur postoperativen Versorgung nach Beugesehnennähten. Beschäftigungstherapie und Rehabilitation, 3, 123–138.
– Prollius, S. (1977). Beschäftigungstherapeutische Nachbehandlung von Fingerreplantationen. Beschäftigungstherapie und Rehabilitation, 3, 172–176.
– Schipull, R. & Zangerle, St. (1988). Neue Funktionsschienen bei chronischer Polyarthritis aus Leder. Beschäftigungstherapie und Rehabilitation, 6, 395.
– Gloisnela, B. U. (1991). Schienen bei RA (cP/PcP). Beschäftigungstherapie und Rehabilitation, 2, 92–100.
– Störig, E. (Hrsg.). (1982). Rheuma-Orthopädie. Erlangen: perimed.
– Sturzenegger, M. & Bohli, E. (1991). Schienenbehandlung an der Hand. Bern.
– Trombly, C. A. & Scott, A. D. (1977). Occupational Therapy for Physical Dysfunction. Baltimore: The Williams & Wilkins Co.
– Turner, A. (ed.). (1987). The practice of occupational therapy. (2nd ed.). Edinburgh: Churchill Livingstone.
– Wikström, I. (1982). Geben Handorthesen Schmerzlinderung bei chronischen Krankheiten der Gelenke? Beschäftigungstherapie und Rehabilitation 4, 221 ff.

# 4.14 Prothesen

## Versorgung und Training

### Lernziele

Der Leser soll
– die verschiedenen Prothesenarten kennen und mit Vor- und Nachteilen richtig beschreiben
– die Anforderungen an eine gute Prothese kennen

- die Inhalte des Prothesentrainings am Beispiel der Einhänder- und Ohnhänderprothesenschulung kennen und praktisch anwenden
- die möglichen psychischen Probleme, die eine Prothesenversorgung mit sich bringen kann, kennen.

## Definition:

Unter einer Prothese versteht man ein künstliches Körperersatzstück, das die Aufgabe hat, einen von Geburt an nicht vorhandenen oder einen später verlorengegangenen Körperteil zu ersetzen.

Das Prothesentraining umfasst einerseits die Behandlung des Stumpfes und das Training im Umgang mit der Prothese, andererseits auch die psychische Betreuung des Amputierten.

## 4.14.1 Verschiedene Prothesenarten

### a) *Aktive Greifarme – Eigenkraftprothesen – mechanische Prothesen*

Durch Kraftzugbandagen werden körpereigene Bewegungen für die Prothesensteuerung ausgenutzt, überwiegend die des gegenüberliegenden Schultergelenkes: Das Vorführen der gegenüberliegenden Schulter bewirkt zunächst eine Motilität der mit der Prothese verbundenen Kraftzüge und daraus resultierend Bewegung der Prothesenfinger, der verschiedenen Arten des Hooks (Arbeits-, Standard-Hook) oder der aktiven Schmuckhand.

Die Versorgung von Unterarmstümpfen mit Eigenkraftprothesen ist die günstigste, da die Effektivität der Kraftübertragung mit zunehmender Amputationshöhe abnimmt.

*Vorteile:*
Geringes Gewicht, Unabhängigkeit von einer fremden Kraftquelle, wodurch gleichzeitig die Muskelkraft erhalten bleibt.

Nachteile:
Unangemessenes Verhältnis zwischen Kraftaufwand und Bewegungserfolg, bes. bei Kindern kann die Gefahr der körperlichen Überforderung bestehen.

### b) *Fremdkraftprothesen*

Ausgangspunkt ist eine körpereigene Steuerbewegung oder eine Muskelkontraktion, auf die eine andere Kraftquelle, die eine Bewegung der Prothese bewirkt, folgt.

- pneumatische Prothese – bedient durch flüssiges $CO_2$

Vorteile:
leichte Steuerungsmöglichkeit, so dass nur geringe muskuläre Kräfte erforderlich sind; funktionelle Vielseitigkeit
Nachteile:
großes Gewicht, u. a. bedingt durch die $CO_2$-Flasche; schneller Energieverbrauch; große Reparaturanfälligkeit.

| | |
|---|---|
| **– myo-, bioelektrische** | – myo-, bioelektrische Prothese |
| | Sie eignet sich zur Zweitversorgung. Aktionspotentiale der Muskulatur steuern die Prothesenfunktion, was eine isolierte Anspannung von Agonisten und Antagonisten voraussetzt. Es werden differenzierte Funktionen möglich, die aufgrund des anfälligen Systems jedoch primär für Schreibtischarbeit, nicht für kraftvolle Tätigkeit einsetzbar sind. Eine Batterieladung kann die Prothese 12–14 Std. betreiben. |

*Vorteile:*
leichte Bedienung und gute Greifkraft

*Nachteile:*
Gewicht; z. T. nur geringe Funktionen; häufig Funktionsstörungen im Bereich der elektrischen Felder, hohe Reparaturanfälligkeit.

| | |
|---|---|
| **– kinematische** | – kinematische Prothesen (Sauerbruch, 1923) |
| | Bewegungen werden durch aktive Muskelkontraktion der verbliebenen Oberarmmuskeln durchgeführt: über einen Stift und ein Kabel sind Muskulatur und Kunsthand miteinander verbunden, bei Kontraktion entsteht eine Fingerbewegung. |

| | |
|---|---|
| **– Heidelberger pneumatische** | – ‚Heidelberger pneumatische Armprothese' (Marquardt und Häfner, 1956) eignet sich aufgrund ihrer Leichtgängigkeit z. B. gut für Doppelarmamputierte, Exartikulationen im Schultergelenk, Phokomelie. Sie arbeitet mit $CO_2$-Druck und Servomotor. |

| | |
|---|---|
| **Krukenberg-Stumpf** | c) *Krukenberg-Stumpf* |
| | Bei doppelseitigen Armamputationen wird ein Unterarm zu einer Greifzange umgewandelt: Trennung von Radius und Ulna, Muskeltransposition, um aktive willkürliche, kraftvolle Bewegungen der Scheren (oder Branchen) zu gewährleisten. |

| | |
|---|---|
| **Schmuckarme, -hände** | d) *Schmuckarme – Schmuckhände* |
| | Kosmetischer Ersatz ohne Greiffunktion. |

| | |
|---|---|
| **Passive Greifarme** | e) *Passive Greifarme* |
| | Stabile Prothesen mit einem Handanschlussgelenk, an das verschiedene Teile angeschraubt werden können, z. B. Spatenhalter, Haken oder Schraubklaue, so dass kraftvolle Bewegungen möglich sind. Gut geeignet für Landwirte, Metallarbeiter etc. |

## 4.14.2 Anforderungen an eine gute Prothese

| | |
|---|---|
| **Anforderungen an eine Prothese** | – die Bewegungsausführung sollte den physiologischen Bewegungen weitgehend entsprechen |
| | – der Energieverbrauch darf nur so gering wie möglich sein |
| | – minimale Beanspruchung gesunder Körperteile |
| | – elementare Greiffunktionen werden mit genügend Kraft ausgeführt |
| | – keine Einschränkungen der proximalen Gelenke in ihrer Beweglichkeit durch die Prothese |

- ansprechendes Äußeres
- einfache Bedienungsmöglichkeiten
- sie hat leicht, bequem, abwaschbar, gut reparabel zu sein

### 4.14.3 Prothesenversorgung, -training

**Prothesen-
versorgung,
-training**

Die Prothesenversorgung im Bereich der oberen Extremitäten sollte so früh wie möglich erfolgen, da die Gewohnheit bimanueller Tätigkeit in den ersten Monaten noch am ausgeprägtesten ist.

Vorgeschaltet wird das Stumpftraining, das sowohl Stumpfwickeln (ca. 2–3 Wochen, um die Abheilung des Ödems zu beschleunigen) als auch die Stumpfpflege umfasst. Der Patient erhält die Übungsprothese nach primärem Wundverschluss, die endgültige Prothese 7–8 Wochen postoperativ. Ca. 2–4 Tage postoperativ beginnen Stumpf- und Selbsthilfe und möglicherweise schon das Prothesentraining.

Die Einarmerprothesenschulung dauert ca. 2–6 oder 8 Wochen, täglich bis zu 4 Stunden, wobei diese Zeiten vom Heilungsprozess, der psychischen Situation des Patienten, der Amputationshöhe und der Prothesenart abhängen.

Allgemeine Behandlungspläne sind nicht vorhanden, da sich die Therapeutin an der individuellen Situation des Patienten orientieren muss.

Um das Training für den Einzelnen zu erleichtern, führt man es am besten in der Gruppe durch, so dass die Patienten voneinander lernen können.

### 4.14.4 Inhalte der Einhänderprothesenschulung

*A. Grundübungen*

**Ein-
händerpro-
thesenschu-
lung**

- a) An- und Ausziehen der Prothese (so lange, bis sich Automatismen eingestellt haben; zur Erleichterung vor einem großen Spiegel üben)
- b) Wechseln der verschiedenen Teile (Schmuckhand, Arbeitshook, Ring etc.)
- c) Aktive und passive Prothesenfunktion (gezielte Greifübungen mit zunächst großen, dann aber immer kleiner werdenden Gegenständen, z. B. beim Spielen funktioneller Spiele; Einzel- und kombinierte Funktionen, aktive Greif- und passive Haltefunktion, dosierter Griff bei festen Gegenständen und solchen verschiedener Konsistenz)
- d) Haltungsschulung, sehr günstig mit Spiegel zur visuellen Kontrolle
- e) Umlernen einiger Funktionen auf die andere Hand, bes. wenn die dominante Hand amputiert wurde.

*B. Geschicklichkeits-, Reaktionsübungen*

Schnellen spontanen Protheseneinsatz üben (geworfenes Tuch fangen, pendelndes Seil ergreifen etc.)

## C. Handhabung des Werkzeuges im Rahmen des Einsatzes handwerklicher Techniken

Günstig ist eine Kombination von Holz- und Peddigrohrarbeiten: Aufzeichnen, Benutzen eines Lineales, Sägen, Hobeln, Raspeln, Feilen, Schmirgeln, Bohren, Nageln, Schrauben.
Weitere Techniken: Metall-, Papp-, Papier-, Lederarbeiten, Weben, Knüpfen, Häkeln, Stricken

## D. Aktivitäten des täglichen Lebens

- Waschen, Abtrocknen, Nagelreinigung
- An-, Ausziehen; Schleife, Krawatte und Schürze binden; zur Erleichterung Einsatz von Klettverschlüssen
- Einhänderschnürung
  Die Abb. 75 zeigen unter a den Einzug des Schnürsenkels in den Schuh, unter b die Reihenfolge, die beim Zu- oder Aufziehen des Schuhes eingehalten werden muss, um den Schuh an- oder ausziehen zu können.

**Einhänder-
schnürung**

*Einhänderschnürung*

Abb. 75

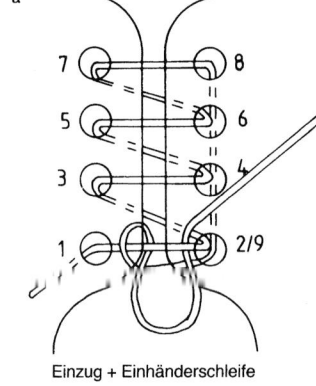

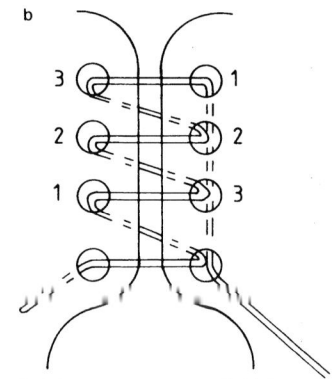

Einzug + Einhänderschleife          Zuziehen          Aufziehen

Abb. 76

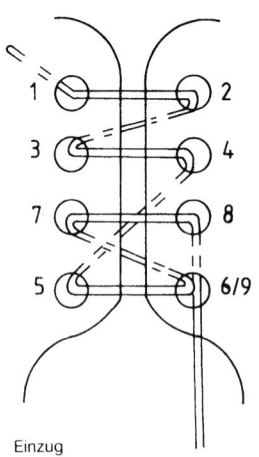

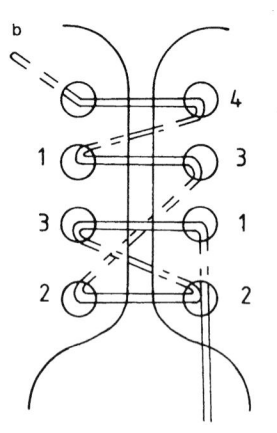

Einzug          Zuziehen          Aufziehen

364

- Hilfe im Haushalt durch Benutzung elektr. Geräte
- Essen und Trinken: Fleisch, Brotschneiden, Brot streichen, Ei mit einer Hand aufschlagen und teilen, Apfel, Gemüse schälen
- Pkw-Versorgung
- möglicherweise Rollstuhlversorgung
- Büroarbeiten: Radieren, Lineal einsetzen, Schreibmaschinentraining, Handschreiben, Papierschneiden, Brief öffnen, falten, zukleben, Blatt fixieren
- Allgemeine Handgriffe: Geldbörse öffnen, Fenster/Türen öffnen, Karten spielen
- Gartenarbeit: Graben, Harken, Hacken unter Einsatz verschiedener Prothesenansatzstücke
- Funktionelle Behandlung des Stumpfes zur Kontrakturprophylaxe, Gelenkmobilisation und Muskelkräftigung
- Arbeitsplatzadaptation
- Prothesenpflege

## 4.14.5 Inhalte der Ohnhänderprothesenschulung

Ohnhänder-pro-thesenschu-lung

Bei Ohnhändern und besonders beim blinden Ohnhänder wird der Amputierte auf der einen Seite mit einer Prothese, auf der anderen mit einem Krukenbergstumpf versorgt. Bei mittellangen bis langen Oberarmstümpfen wird im Bereich des distalen Humeruskopfes eine Winkelosteotomie nach E. Marquardt (1972) durchgeführt. Das Prothesentraining ist erheblich länger als beim Einarmer, es dauert ca. 3–4 Monate.

*A. Grundübungen:*

Grundübungen

- Vertrautmachen mit der Prothese
- Öffnen – Schließen
- Drehbewegungen
- selbstständiges An- und Ablegen der Prothese
- selbstständiges Verändern der Zusatzteile (Hook, Ring)

*B. Geschicklichkeitsübungen*

Geschicklich-keit

- Einsatz unterschiedlicher handwerklicher Techniken
  - Weben am Flachwebstuhl
  - Holzarbeiten mit Sägen, Hobeln, Bohren, Feilen, Nageln; Peddigrohr
  - Malen und Zeichnen
  - ...
- Einsatz funktioneller Spiele, z. B. Tischkegeln, adaptierte Steckspiele, ...

*C. Verrichtungen des täglichen Lebens:*

Verrichtungen des täglichen Lebens

- Persönliche Hygiene (z. B. Bedienen von Wasserhähnen, ...)
- Toilettengang

- An-, Ausziehen (z. B. Öffnen und Schließen eines Reißverschlusses, ...), dabei die Möglichkeit der Kleidungsänderung nutzen
- Essen mit Gabel, Löffel, ...
- Trinken aus Tassen, Gläsern, ...
- Haushaltstätigkeiten unter Einsatz möglichst vieler elektrischer Haushaltsgeräte
- Allgemeine Handgriffe/Tätigkeiten:
  - Bedienen des Telefons
  - Betätigen von Lichtschaltern
  - Auf- und Zuschließen von Türen
  - Anzünden von Streichholz, Feuerzeugen
- Schreiben mit Hand, Schreibmaschine und am Computer mit entsprechenden Adaptationen und Hilfen
- Versorgung mit technischen Mitteln, die in größerer Anzahl und oft individuell angepasst nötig sind.

**Schulung des Krukenberg-Stumpfes**

## D. Schulung des Krukenberg-Armes

- Maximale Ab- und Adduktion der Branchen unter Hemmung von Pro- und Supinationsbewegung durch handwerkliche Techniken und funktionelle Spiele
- Stumpfabhärtung
- Kräftigung des Zangenschlusses durch handwerkliche Techniken (Ton, Weben, Peddigrohr, Holz)
- Selbsthilfetraining einschließlich Hilfsmittelerprobung
- Erarbeiten von Freizeit- und Hobbyaktivitäten
- Autoadaptation
- Haushaltadaptation

**Ein-händerhilfs-mittel**

## Einhänderhilfsmittel

### a) Essen/Trinken

- Handwaschbürste mit Saugnapf
- Linkshänderschere
- Putzmesser mit Saugnapf
- Ablaufbrett zum Geschirrtrocknen
- Eierbecher für Einarmer
- Frühstücksbrett
- Trinkhilfen (abknickbarer Strohhalm)
- Brotmaschine mit Fußbetrieb (eigene Idee einer Patientin)
- Antirutschunterlage u. a. m.

### b) An-, Ausziehen

- Knöpfhilfe
- Manschettenknöpfe mit elastischem Zwischenteil
- Schlupfschuhe u. a. m.

### c) Büro

- Einhandlineal
- Schreibmaschinenhämmerchen u. a. m.

*d) Waschen/persönliche Hygiene*

- Clos-o-mat
- Nagelschneider für Einhänder
- Ohnarmer Rasierapparatständer
- Ohnarmerhaarbürste u. a. m.

## 4.14.6 Situation und Probleme des Patienten

Die Reaktion auf die Amputation ist abhängig von der Persönlichkeit des Patienten, seinem Selbstbewusstsein, seiner Umwelt und dem Sozialgefüge, in dem er sich befindet. Das Fehlen einer Gliedmaße bewirkt eine Störung des inneren Gleichgewichtes und oft kann sich der Patient sowohl physisch als auch psychisch nicht von der amputierten Extremität lösen. Ist der Patient trotz therapeutischer Hilfestellung und Unterstützung unfähig, dieses Trauma zu verarbeiten, können Persönlichkeitsveränderungen auftreten, z. B. neigen einige Patienten vermehrt zu einer negativen Einstellung zu ihren sozialen Beziehungen oder zur Resignation. Natürlich stellt sich die Frage nach der Ausübung des bisherigen Berufes, es entstehen Angstgefühle, der Einzelne sieht die Gefahr des sozialen Abstieges. Hausfrauen sind oft angstbeladen, ungeduldig und pessimistisch, das Verhalten ist sehr wechselhaft.

Um eine optimale Prothesenversorgung durchführen zu können, muss eine positive Einstellung des Patienten zur Prothese erarbeitet werden.

**Psychische Situation Probleme des Patienten**

### Ablehnung der Prothese

Akzeptiert der Patient seine Prothese nicht, resultiert daraus das ‚Nicht-Tragen'. Gründe dafür könnten sein:

- zu späte Versorgung, so dass der Patient die Tätigkeiten des täglichen Lebens viel besser unter Einsatz des Stumpfes durchführen kann und er die Prothese als Ballast empfindet
- schlecht sitzende Prothesen, die Druckstellen verursachen
- die Prothese ist schwer zu bedienen, der Patient hat Schwierigkeiten beim Erlernen der Funktionen und der Bewegungskoordination
- große Reparaturanfälligkeit
- unzureichende Einarmerprothesenschulung
- ablehnende Haltung des Patienten der Prothese gegenüber oder negative Einflüsse der Familie, Freunde etc.

**Ablehnung der Prothese**

## 4.14.7 Anforderungen an den Therapeuten und seine Aufgaben

- Kenntnis über die verschiedenen Prothesentypen einschließlich der Voraussetzungen für einen guten Sitz der Schäfte, Züge, Schalter
- Wissen um die Bedienung und die Funktionen der Prothese
- Wissen um die anatomischen und funktionellen Verhältnisse des Patienten
- Positive Verstärkung des Patienten während der Lernprozesse

**Anforderungen an den Therapeuten, Aufgaben**

- Motivation zur Behandlung, zum Tragen der Prothese
- Möglichkeiten und Grenzen der Prothese transparent machen
- Durch Gespräche die individuelle soziale und berufliche Situation herausfinden und dementsprechend die Prothesenversorgung vornehmen
- Psychische Betreuung des Patienten besonders in der Schocksituation

## 4.14.8 Allgemeine Daten

**Indikationen**

### Indikationen zur Prothesenversorgung

- schwere Unfallverletzungen
- Dysmelien
- Gangrän
- Durchblutungsstörungen
- maligne Tumore

**Komplikationen**

### Komplikationen

- Dekubitalgeschwüre
- Neurome
- Phantomschmerz
- Kausalgien
- Kontrakturen benachbarter Gelenke

**Ziele**

### Behandlungsziele

- Größtmögliche Abhärtung des Stumpfes mit Normalisierung der Sensibilität und Gewöhnung der Narbe an die Fremdkörperberührung
- Erhalt/Verbesserung der Muskelkraft im Bereich der oberen Extremitäten (Der Schwerpunkt ist von der Amputationshöhe und der Art der Prothesenversorgung abhängig)
- Erhalt/Erreichen des größtmöglichen, aktiven, schmerzfreien physiologischen Bewegungsausmaßes in den vorhandenen Gelenken der oberen Extremitäten
- Anbahnen und Verbessern der Koordination von Hand und Prothese bzw. von Krukenbergstumpf und Prothese
- Anbahnen und Verbessern der Geschicklichkeit im Umgang mit der Prothese
- Anbahnen und Verbessern der Greifsicherheit mit der Prothese
- Anbahnen und Verbessern des unbewussten Einsatzes der Prothese/des Krukenbergstumpfes bei allen Tätigkeiten
- Größtmögliche Selbstständigkeit in den Aktivitäten des täglichen Lebens mit und ohne Hilfsmittel
- Wenn nötig, umlernen der Händigkeit
- Unterstützen/Verbessern des Selbstwertgefühls durch psychische Stabilisierung; Abbau der Angst vor der Prothese mit dem Ziel der Akzeptanz der Prothese in kosmetischer und funktioneller Hinsicht; Unter-

stützung der positiven Krankheitsbewältigung (Trauer um den verlorenen Arm)
- Reintegration in die sozialen Bezüge
- Größtmögliche Wiederherstellung der Arbeitsfähigkeit, wenn möglich mit Reintegration an den ursprünglichen Arbeitsplatz mit Arbeitsplatzadaptation

---

**Aufgaben**

1. Zählen Sie Inhalte des Prothesentrainings auf!
2. Welche Prothesenarten sind Ihnen bekannt?
3. Erarbeiten Sie die Medien, die im Rahmen der Einhänderprothesenschulung einsetzbar sind und begründen Sie Ihre Aussagen.
4. Beschreiben und entwickeln Sie den Arbeitsplatz zum Schreibmaschinentraining.
5. Warum ist es Ihrer Meinung nach erforderlich, im Rahmen der ergotherapeutischen Behandlung die psychische Situation des Patienten mit zu berücksichtigen?
   Begründen Sie Ihre Aussagen!

---

**Quellen**

- Blomke, F. (Hrsg.). (1970). Die Armschulung. Stuttgart: Thieme.
- Jentschura, G. & Rudel & Marquardt, E. (1963). Behandlung und Versorgung bei Fehlbildungen und Amputationen der oberen Extremität. Stuttgart: Thieme.
- Heyne, S. (1978). Ergotherapie bei blinden Ohnhändern mit Krukenbergplastik. Beschäftigungstherapie und Rehabilitation, 17 (4), 227 ff.
- Jentschura, G. & Janz, H.-W. (Hrsg.). (1979). Beschäftigungstherapie, B. 1. (3. neubearb. u. erw. Aufl.). Stuttgart: Thieme.
- Marquardt, E. (1978). Die Krukenberg-Plastik. Originalmethode und Modifikation für blinde Ohnhänder. Beschäftigungstherapie und Rehabilitation, 17 (4), 221 ff.
- Matev, I. B. & Bankov, D. S. (1982). Rehabilitation der Hand. Stuttgart: Thieme.
- Parry, W. (1973). Rehabilitation of the Hand. (3rd ed.). London: Butterworths.
- Rusk, H.A. (1977). Rehabilitation Medicine. (4th ed.). St. Louis: The C.V. Mosby Company.
- Winkler & Baumgartner. (Hrsg.). (1981). Myoelektrische Armprothesen. Bücherei des Orthopäden Bd 29. Stuttgart: Enke.


**Weiterführende Literatur**

- Guiber & Zimmermann. (1982). Hilfsmittel- und Selbsthilfeprobleme bei Armverlust. Fallbeispiele. In 8th International congress Word Federation of Occupational Therapists. Vortragssammlung, 280–285.
- Heyne, S. (1982). Ergotherapie bei Amputationen der oberen Extremitäten. In 8th International congress World Federation of Occupational Therapists. Vortragssammlung, 334–338.
- Marquardt, E. & Martini, A. K. (1982). Funktionelle Gesichtspunkte bei Amputationen. In 8th International Congress World Federation of Ocupational Therapists. Vortragssammlung, 319–327.
- Röttgen, H. & Trebes & Groth, I. & Wolff. Prothesentraining. Stuttgart: Thieme.

- Schmid-Carlshausen, U. & Vogel. (1982). Erfolgskontrolle prothetisch versorgter Armamputierter. In 8th International congress World Federation of Occupational Therapists. Vortragssammlung, 328–333.
- Trombly, C.A. & Scott, A.D. (1977). Occupational Therapy for Physical Dysfunction. Baltimore: The Williams & Wilkins Co.
- Turner, A. (ed.). (1987). The practice of Occupational Therapy. (2nd ed.). Edinburgh: Churchill Livingstone.

## 4.15 Rollstühle

### Lernziele

Der Leser soll
- den Aufbau eines Rollstuhls und die verschiedenen Grundausstattungsmöglichkeiten kennen
- die wichtigsten Grundmodelle kennen und beschreiben und sie mit ihren Vor- und Nachteilen vergleichen
- den Ablauf der Rollstuhlverordnung kennen
- die Probleme, auf die ein Rollstuhlfahrer im täglichen Leben treffen kann, kennen und Lösungsmöglichkeiten erarbeiten
- Inhalte des Rollstuhltrainings kennen, selber praktisch ausprobieren und patientenorientiert im Rahmen der Therapie einsetzen.

### 4.15.1 Maße und Aufbau eines Rollstuhls

Maße

a) Maße des Rollstuhls

Abb. 77

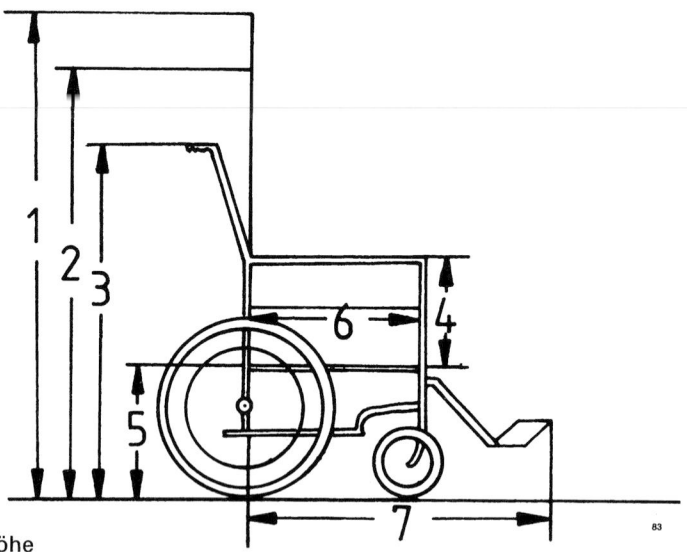

1 – Körpersitzhöhe
2 – Augenhöhe bei sitzender Person
3 – Höhe der Schulter im Sitzen
4 – Höhe des Ellbogengelenkes über der Sitzfläche
5 – Unterschenkellänge mit Fuß
6 – Sitztiefe

7 – Gesäß – Gesamtbeinlänge (mit extendiertem Bein)

8 – (Ohne Abb.) Sitzbreite, die der Hüftbreite des Pat. entspricht

Weitere Daten müssen erfasst werden:

– Sitzbreite (sie wird an der breitesten Stelle des Gesäßes gemessen plus 2,5 cm bds.)
– Rückenlehnenhöhe
– Breite zwischen den Armlehnen
– Gesamtbreite
  a) bei unbelastet ausgestelltem Sitz
  b) zusammengeklappt

Nachstehende Faktoren bedürfen der Beachtung:                                    **Beachten!**

– Durchschnittsmaße sind bei Frauen und Männern unterschiedlich
– der Patient trägt unterschiedliche Kleidung; bei Rollstühlen für den Bereich außerhalb der Wohnung ist das besonders zu berücksichtigen (Winter!)
– die Maße des Rollstuhls sind gleichzeitig für die Einrichtung einer rollstuhlgerechten Küche und eines adaptierten Arbeitsplatzes von Belang
– die Oberkante der Rückenlehne sollte ca. 10 cm unterhalb der Achselhöhe liegen;
  bei Sportrollstühlen muss die Lehne noch tiefer sein.

## b) Aufbau eines Rollstuhls

**Aufbau eines
Rollstuhls**

Abb. 74

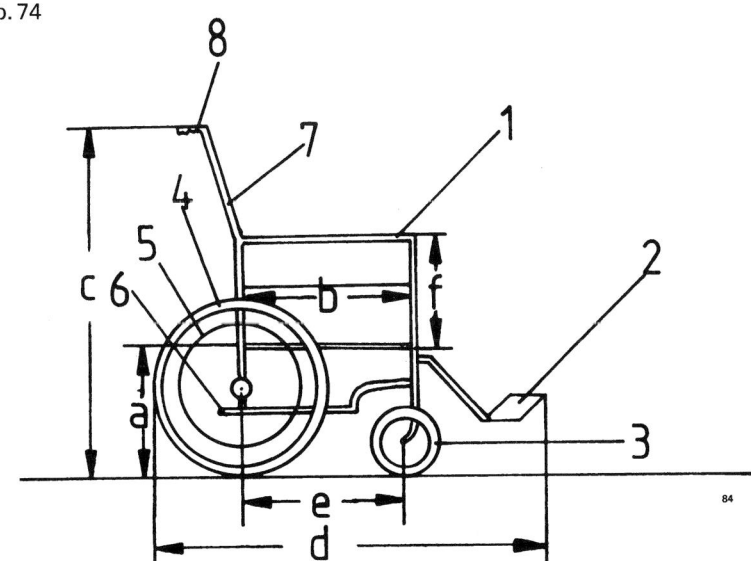

| | |
|---|---|
| 1 – Armlehne | a – Sitzhöhe (durchschnittlich 68–70 cm) |
| 2 – Fußstütze mit Beinstütze | b – Sitztiefe (ca. 40 cm) |
| 3 – kleine Lenkräder | c – Gesamthöhe |
| 4 – Antriebsräder mit | d – Gesamtlänge |
| 5 – Greifreifen | e – Achsenabstand |
| 6 – Auftrittrohr | f – Armlehnenhöhe |
| 7 – Rückenlehne | |
| 8 – Schiebegriff (Handgriff) | |

**Räder –**
**Antriebsräder**

*Räder*

*a) Antriebsräder*

- Größe meist 24'' oder 26'' ('' = Zoll; 1'' = 25,4 mm)
- überwiegend luftbereift

Standardrollstühle sind beidseits mit je 1 Greifreifen ausgestattet. Bei eingeschränkter Greiffunktion kann ein Greifrad eingesetzt werden, das gleichmäßig mit gummiüberzogenen Griffen versehen ist. Für den Einarmantrieb gibt es Doppelgreifreifen.
Zum Rollstuhlzubehör sind auch Gummiüberzüge für die Greifreifen zu rechnen.

**– Lenkräder**

*b) Lenkräder*

- Größe primär 8'', seltener 12''
- vollgummibereift
- vollgummi- oder luftbereift
- bei Zimmerroll- und Toilettenstühlen 5'' vollgummibereift
Die Vollgummibereifung eignet sich für glatte, harte Böden innerhalb des Hauses.

**Rückenlehne**

*Rückenlehne*

- günstigste Abmessung mit einer Höhe von 40 cm
- mit Reißverschluss zum rückwärtigen Ein- und Aussteigen
- stufenlos verstellbare Rückenlehne bis 30° und 90° Neigung nach hinten

**Armlehnen**

*Armlehnen – Armlagerung*

- sie sollten abnehmbar sein, um den Transfer zu ermöglichen
- Desk-Armlehnen sind notwendig, um an Tisch, Arbeitsplatz oder Waschbecken dicht heranfahren zu können
- Hilfen sind Armauflagen verschiedenster Art, z. T. mit Kugelgelenken versehen, um aktive Bewegung zu gewährleisten oder eine vielseitig verstellbare Hemiplegie-Armstütze
- Helparm-Aufhängung für den Rollstuhl zur Erleichterung von Tätigkeiten am Rollstuhltisch
- Sportarmlehnen sind abnehmbar und abgeschrägt
- Höhenverstellbare Armlehnen unterschiedlicher Art sind je nach Krankheitsbild einsetzbar

**Beinstützen**

*Beinstützen mit Fußplatte*

- schwenk-, höhenverstell-, winkelverstell- und abnehmbar, wenn nötig auch starr
- durchgehende Fußplatte
- Fußsteuerung: Verbindung von der Fußplatte zu einem der kleinen Lenkräder
- Fersen- oder Wadenband, um ein Zurückrutschen der Füße zu verhindern; noch mehr Sicherheit bietet die durchgehende Beinbespannung

## 4.15.2 Kurze Beschreibung verschiedener Rollstuhlarten

### 1. Faltwagen

Faltwagen haben eine bewegliche Schere, so dass der Rollstuhl zum Transport und zum Abstellen zusammenklappbar ist und wenig Platz benötigt.

### 1.1 Faltfahrer mit großen Rädern vorn

a) *Vorteile*

**Vorteile**

- bei geringer Armkraft kann der Antrieb durch den Schwung mit dem Oberkörper erfolgen
- kleiner Wendekreis, daher für kleine Wohnungen geeignet
- der Rollstuhl kann auf unebenem Gelände gut fortbewegt werden

b) *Nachteile*

**Nachteile**

- bei Gewichtsverlagerung nach vorn und starkem Bremsen besteht größere Kippgefahr
- schlechtere Transportmöglichkeiten mit öffentlichen Verkehrsmitteln
- ein normaler Tisch ist nicht unterfahrbar
- seitliches Überwechseln auf Bett, Stuhl, Toilette ist durch das große Rad behindert und kaum durchführbar
- Fußstützen können nicht zur Seite abgeschwenkt werden
- Möbel sind schlecht erreichbar
- unphysiologische Sitzhaltung beim Fahren, es kommt zu ständigen Fehlbelastungen, wenig Kontakt zur Rückenlehne
- Stufen und Bordsteine werden schlecht überwunden

c) *Indikationen*

**Indikationen**

- Muskeldystrophien im Anfangsstadium
- Personen, die in kleinen Wohnungen leben

d) *Kontraindikationen*

**Kontraindikationen**

- Querschnittlähmungen
- Spina bifida

### 1.2 Faltwagen mit großen Rädern hinten

a) *Vorteile*

**Vorteile**

- geringe Kippgefahr
- öffentliche Verkehrsmittel können besser benutzt werden, da sich der Rollstuhl besser hineinheben lässt
- mit Desk-Armlehnen ausgestattet, kann ein Tisch unterfahren werden
- Positionswechsel ist gut möglich, da die Armlehnen abnehmbar sind (Bett, Stuhl, Toilette, Badewanne)
- Fußstützen sind abschwenk- und abnehmbar
- der Patient kann an Möbel heranfahren
- Sitzhaltung: der Patient sitzt so, dass er zum Antrieb der Räder die Arme von hinten nach vorne kraftvoll bewegen muss
- Beherrscht der Patient die Technik, kann er selbst Stufen leicht überwinden; auch für denjenigen, der den Rollstuhl schiebt, ist es gut durchführbar, indem er den Fuß auf die unten angebrachten Tritte stellt und den Rollstuhl nach hinten kippt

*b) Nachteile*

- größerer Wendekreis
- das Fahren von Kurven ist erschwert

*c) Indikationen*

- Poliomyelitis
- Querschnittlähmung
- gut geeignet für Patienten, die geschoben werden müssen
- u. a.

Voraussetzung:
- Armkoordination
- Greifenkönnen

### 1.3 Faltwagen mit Einhandantrieb

*a) Antrieb mittels Doppelgreifreifen*

Der Rollstuhl ist an einer Seite mit einem kleinen und einem großen Greifreifen ausgestattet, wobei der kleinere Reifen über eine scherenförmige Achse (Vorsicht: Verletzungsgefahr beim Schieben des Rollstuhls!) mit dem gegenüberliegenden Rad verbunden ist.
Bei gleichzeitigem Bewegen beider Räder fährt der Rollstuhl geradeaus; je nachdem, ob man den großen oder den kleinen Greifreifen einzeln betätigt, fährt man nach rechts oder links.
Der Rollstuhl ist schwer zu bedienen und setzt ein abstraktes Denkvermögen voraus.

*b) Ein-Hebel-Antrieb*

Rollstuhl mit verstellbarem Ein-Hebel-Antrieb, um das Ausmaß der Antriebskraft an die motorischen Funktionen des Fahrers anzugleichen. Der versenkbare Fahrhebel wird zum Antrieb, zur Lenkung und zum Bremsen eingesetzt.
Ein weiterer Schalthebel sorgt für Vorwärts-, Rückwärtsgang oder Leerlauf.
Dieser Rollstuhl ist wesentlich leichter zu handhaben als der oben beschriebene.

*c) Indikationen*

- nach Amputationen eines Armes und gleichzeitiger Gehbehinderung
- nach Läsionen des Plexus brachialis und gleichzeitiger Gehbehinderung
- ...

### 1.4 Faltfahrstuhl mit nach hinten versetzter Achse

Die Radaufhängung ist nach hinten versetzt, liegt somit hinter dem Körperschwerpunkt des Patienten und verhindert das Vornüberkippen. Als Nachteil ergibt sich daraus eine eingeschränkte Wendigkeit. Beinstützen können für den Fall, dass der Patient seine Prothesen trägt, nachträglich angebracht werden.

Indikation
- Zust. n. Doppelbeinamputation

## 2. Handbetriebselbstfahrer

*a) Vorteile*

- schnelle Fortbewegung auf längeren Strecken
- Lenkung vereinfacht das Spurhalten beim Fahren
- für das Fahren außerhalb des Hauses und innerhalb großer Räumlichkeiten gut geeignet
- mit großen Rädern vorn für das Fahren auf unebenem Gelände sehr gut anwendbar
- das Bewegungsausmaß des Hebels ist einstellbar
- die Steuerung kann sowohl rechts als auch links eingebaut werden

*b) Nachteile*

- großer Wendekreis
- für die Benutzung in der Wohnung ungeeignet
- Heranfahren an Tische und Möbel ist nicht durchführbar
- für den Transport mit Auto oder öffentlichen Verkehrsmitteln zu groß und sperrig
- das Bremsen ist nicht leicht

*c) Indikationen*

- Zweit-Rollstuhl für Querschnittgelähmte mit tiefer Schädigung
- Patienten mit Gehunfähigkeit, aber ausreichender Armkraft
- Doppelbeinamputierte

## 3. Elektro-Rollstuhl

*a) Vorteile*

- leichtgängig
- einsetzbar, wenn nur minimale Funktionen da sind
- keine Kippgefahr

*b) Nachteile*

- zu großes Gewicht, daher nicht tragbar
- er kann nicht verordnet werden, wenn beim Patienten keine Unterstellmöglichkeit (Garage, Wohnung) für Rollstuhl und Ladegerät vorhanden ist

*c) Indikationen*

- Querschnittlähmungen
- Dysmelien
  Muskeldystrophie
- Schwerste Mehrfachbehinderungen
- chron. Polyarthritis (mit Vorsicht und langer Überlegung!)

## d) Lenkungsarten

- Handsteuerung rechts oder links
- Kinnsteuerung
- Fußsteuerung
- Versenkbare Steuerung in der Mitte einer Tischplatte
- Steuerung für die Begleitperson an der Rückenlehne fixiert
- Steuerung durch Saugen und/oder Pusten
- Verbale Steuerung

In Abhängigkeit vom Krankheitsbild und den motorischen Ausfällen des Patienten trifft man die Auswahl der geeignetsten Lenkungsmöglichkeit.

## 4. Sportrollstühle – Aktive Rollstühle

Ausstattung:

- kurze oder abklappbare Rückenlehne, um im Bereich der oberen Extremitäten größtmögliche Bewegungsfreiheit zu gewährleisten; das bedeutet jedoch, dass der Fahrer eine gute Oberkörperkontrolle haben muss
- es gibt keine Armlehnen
- die Räder sind mit einem negativen Sturz versehen
- verschiedene Buchsen, um in Abhängigkeit von der Behinderungs- und Sportart unterschiedliche Radaufhängung durchführen zu können. Durch Einsatz verschiedener Radgrößen 24'', 26'' kann die Sitzneigung verändert werden.
- Verstärkte Beinstützen und Kreuzstrebe

Patienten mit guter Muskelfunktion im Bereich der oberen Extremitäten bei gleichzeitiger Gehunfähigkeit erhalten Sportrollstühle.

## 4.15.3 Weitere Hilfsmittel und Zubehör für Rollstühle

- Antidekubituskissen aus Schaumstoff mit Luft, Wasser oder Gel gefüllt, z. T. mit Quadern zum Herausnehmen und somit zur gezielten Entlastung bestimmter Gesäßteile
- Bremshebelverlängerung
- Verengungskurbel
- Hydraulisch höhenverstellbare Sitzfläche, geeignet für Berufstätige
- Arbeits-, Tischplatte
- Fester Sitz und feste Rückenlehne
- Arthrodesensitz
- Sicherheitsgurt
- Rollstuhlhandschuhe
- Am Schiebegriff eine Haltevorrichtung für Gehstützen oder Stöcke
- Wettercapes

Diese Liste kann noch anhand von Katalogen ergänzt werden.

In den Katalogen der Fa. Ortopedia und der Fa. Meyra werden außer den o. g. Hilfen die spezifischen Baukastensysteme differenziert anhand von Skizzen und Fotografien dargestellt, desgleichen das Postura-(Ortopedia) und das Forma-(Meyra)-System. Interessierte sollten sich die Zusammenstellungen der einschlägigen Firmen schicken lassen, um einen größeren Überblick zu gewinnen.

## 4.15.4 Rollstuhlverordnung

Nachstehende Informationen müssen vor der Verordnung zusammenge-
tragen werden:

– Diagnose, Ausmaß der Behinderung
– Prognose der Erkrankung
– psychische und physische Belastbarkeit
– Alter, Statur, Gewicht des Patienten
– Abklären, wo der Rollstuhl primär benutzt werden soll (im häuslichen Bereich
  oder außerhalb der Wohnung)
– Wohnsituation:
  Zugang zu den verschiedenen Räumlichkeiten; beurteilen, ob der nötige Bewe-
  gungsradius vorhanden ist, ob möglicherweise Möbel umgestellt werden kön-
  nen

Im günstigsten Fall sollte ein Hausbesuch durchgeführt werden, an dem
auch der Patient teilnimmt. Dabei ist die Erklärung jeglicher Veränderungen (Einbau von Rampen, erhöhter Toilette etc.) von großer Bedeutung.
Ist kein Hausbesuch durchführbar, muss wenigstens mit Patient und Fa-
milienangehörigen ein Wohnungsplan mit genauen Maßen erarbeitet
werden, anhand dessen eine Planung ausgeführt wird. Fehlversorgung
und baldige Änderungen und/oder Neuversorgung haben Schwierigkeiten bei der Finanzierung zur Folge. Daher ist es unerlässlich, von vornherein gründlich zu überlegen und auszuprobieren, um einen adäquaten
Rollstuhl zu verordnen.
Eine Fehlversorgung zeigt sich in der Entstehung von Kontrakturen und
Sekundärbehinderungen oder, wenn die Maße nicht anthropometrisch
sind, in der Unfähigkeit des Patienten im Umgang mit dem Rollstuhl.

## 4.15.5 Architektonische Barrieren, auf die ein Rollstuhlfahrer trifft und deren Änderung

**Schwierigkeiten**

– Treppen
– Bordsteine
– Türen (schwere Türen; solche, die
  nach außen aufgehen); Drehtüren)
– Toilette

**Änderungsmöglichkeiten**

– elektr. Lifter
– Rampen
– Treppenfahrer
– Abflachung
– Automatik-Türen
– Hinter jeder Tür Wendeplatz von
  150 x 150 cm
– Haltegriffe
– Strickleiter
– Rutschbrett

## 4.15.6 Ziele und Inhalte des Rollstuhltrainings

Optimale Rollstuhlversorgung und umfassendes Training bewirken die
größtmögliche Selbstständigkeit und Bewegungsfreiheit für den Patienten, so dass er von seiner Umwelt unabhängiger wird und eine Reintegration in die ursprünglichen Gegebenheiten – sozial, beruflich – gewährleistet ist.

Handelt es sich um eine Erstversorgung, dann muss der Patient gut auf sein zukünftiges Leben im Rollstuhl, mit den physischen und psychischen Anforderungen vorbereitet werden. Von seiner Einstellung hängt es ab, wie er lernt, mit dem Rollstuhl umzugehen. Daher ist ein entsprechendes Sozialtraining indiziert (siehe Literatur).

Neben dem Rollstuhltraining für den Betroffenen ist es notwendig, die Hilfspersonen (Ehepartner, Eltern, Freunde, Erzieher, ...) in den Umgang mit dem Rollstuhl einzuweisen. Dazu kann das Faltblatt des Deutschen Roten Kreuzes ,Rollstuhlschieben leicht gemacht' gute Anregungen geben. Grundlegende Inhalte des Rollstuhltrainings sind nachstehend aufgeführt. Sie sind jeweils individuell an der persönlichen Situation des Patienten und des Rollstuhlmodells orientiert zusammenzustellen, und dem Patienten und den Angehörigen als kleine Broschüre mit Abbildungen/Fotos und erläuterndem Text mitzugeben.

1. Ein- und Aussteigen aus dem Rollstuhl (aus dem Stand, aus dem Sitz)
   a) Bremsen anziehen
   b) Fußplatten oder Fußbrett hoch- bzw. abklappen
2. Bremsen feststellen, Bremsen lösen; das Bremsen beim Handbetriebselbstfahrer ist schwieriger – die Therapeutin sollte es vorher selbst ausprobiert haben!
3. Hochstützen: häufiges Entlasten des Gesäßes durch Hochstützen an den Armlehnen oder Schiebegriffen. Ist dies nicht möglich, sollte der Patient zur Dekubitusprophylaxe immer wieder das Gewicht von einer Seite zur anderen verlagern.
4. Geradeaus fahren, geradeaus fahren innerhalb einer Spur (dazu ist beim Fahren von Faltrollstühlen besonders auf einen gleichmäßigen Einsatz des rechten und des linken Armes zu achten)
5. Rückwärts fahren
6. Kurven fahren:
   a) Um Gegenstände als Hindernisse herumfahren (Parcours aufbauen, ...)
   b) Seitlich z. B. an einen Tisch heranfahren
7. Wenden mit möglichst kleinem Wendekreis und ohne anzustoßen
8. An einen Tisch fahren
   a) Mit den Beinen unter den Tisch fahren, Essen am Tisch
   b) Seitlich an den Tisch heranfahren
9. Türen öffnen und schließen
   a) Zimmertüren (möglicherweise mit Hilfsmitteln)
   b) Fahrstuhltüren
   c) Schwingtüren
   d) Automatiktüren
10. Kleine, große Steigungen und Neigungen bewältigen; auf der Steigung/Neigung anhalten und wieder anfahren.
11. An Treppen vorbeifahren
12. Überholen, überholt werden, Fahren mit Gegenverkehr

13. Fahrstuhlkanten, Bordsteinkanten, kleine Stufen überwinden (das ist bei einem Rollstuhl mit großen Rädern hinten gut selbständig möglich; bei anderen Modellen ist häufig eine Hilfsperson notwendig)
14. Bedienen von Fahrstuhlknöpfen, Lichtschaltern etc. möglicherweise mit Hilfe eines Stabes mit Noppengummi an der Spitze
15. Fahren auf unebenem Boden
16. Reichweiten ausprobieren (am Arbeitsplatz)
    a) nach oben
    b) nach rechts und links
    c) nach hinten
17. Lastenbeförderung (z. B. Tabletts)
18. Rollstuhltraining in der Küche (am Herd, Abwaschbecken, . . .)
19. Positionswechsel mit und ohne Rutschbrett:
    a) Umsteigen vom Rollstuhl ins Bett: dafür sollten Bett und Rollstuhl in etwa die gleiche Höhe haben (hochstützen und seitlich umsetzen, mit Rutschbrett, . . .)
    b) Auf den Stuhl: hochstützen und seitlich umsetzen, mit Rutschbrett, . . .
    c) Auf das WC: je nach Größe des WCs seitliches Umsetzen oder einfach herüberrutschen und so umgekehrt auf dem Toilettenbecken sitzen
    d) In die Wanne: mit Hilfe von Haltegriffen, Strickleiter, Rutschbrett, diversen Liftersystemen, . . .
    e) In die Dusche: mit Hilfe von Haltegriffen, Strickleiter, . . .
    f) Ins Auto: einfach herüberrutschen, mit Lifter, . . .
    g) . . .
20. Auf den Fußboden kommen und wieder aufstehen. Das geht in der Regel nur bei Patienten mit guter Armkraft.
21. Bedienung des Rollstuhls
22. Bedienung des E-Rollstuhls: Erlernen der Steuerelektronik (je nach Herstellerfirma unterschiedlich und daher vor dem Training von der Ergotherapeutin auszuprobieren)
23. Seitliches Aufheben von Gegenständen
24. Bedienung der Fußstützen erlernen, um sie täglich mehrmals für einige Zeit zur Durchblutungsförderung und Kontrakturprophylaxe (Kniegelenk) hochstellen zu können.
25. Durchführung von Tätigkeiten, z. B. Hand-, Maschinenschreiben, Arbeiten etc. an einem adaptierten Arbeitsplatz
26. Den Patienten über die Inhalte der StVO und StVZO informieren, was für Patienten mit E-Rollstuhl oder Handbetriebselbstfahrer wichtig ist.

Über diese Inhalte des Rollstuhltrainings hinaus ist der Patient über Spiel- und Sportmöglichkeiten mit dem Rollstuhl zu informieren.

**Spiel-, Sportmöglichkeiten**

Die Ziele von Ballspielen für Rollstuhlfahrer sind das bessere Beherrschen des Rollstuhls und die Steigerung des Selbstwertgefühls. Wichtig ist, dass man zunächst mit leichten Übungen beginnt, um Steigerungsmöglichkeiten zu haben. Übungen werden mit und ohne Gerät, z. T. mit einer Hilfsperson durchgeführt.

Der Deutsche Rollstuhl-Sportverband hat eine Broschüre mit dem Titel „Rollstuhlsport – wie, wo und warum" herausgegeben, in der für Interessierte u. a. folgende Sportarten kurz vorgestellt werden: Basketball, Bogenschießen, Fechten, Gewichtheben, Leichtathletik, Schießen, Schwimmen, Tanzen, Tennis, Tischtennis und Wintersport.

---

**Aufgaben**

1. Welche Rollstuhlarten sind Ihnen bekannt?
2. Zählen Sie die anthropometrischen Maße eines Rollstuhls auf!
3. Wie muss ein Rollstuhl für einen chron. Polyarthritiker beschaffen und ausgestattet sein?
4. Erläutern Sie den Zusammenhang von Sitzbalance, Funktion der oberen Extremitäten und Höhe der Rückenlehne!
5. Welche psychologischen Aspekte sind bei einer Rollstuhl-Dauerversorgung zu beachten? Was bedeuten sie für die Auswahl des Rollstuhls?
6. Welche Abmessungen des Rollstuhls würden sich ändern, wenn ein Sitzkissen benutzt werden muss? (Mehrere Antworten möglich)
   a) Die Sitzbreite
   b) Die Sitztiefe
   c) Die Sitzhöhe
   d) Die Höhe der Armlehnen
   e) Die Höhe der Rückenlehne.
7. Kreuzen Sie die richtige Antwort an:
   In Wohnhäusern und öffentlichen Gebäuden treten im allgemeinen folgende tpyische ‚Barrieren' auf:
   a) Eingänge und Treppen
   b) Eingänge und Bordsteine
   c) Treppen und Bordsteine
   d) Toiletten und Eingänge.
8. Welche Punkte sind bei einer fachgerechten Rollstuhlversorgung zu berücksichtigen?
9. Was ist bei der Rollstuhlversorgung eines Doppelbeinamputierten zu beachten? Warum?
10. Nennen Sie Grundinhalte des Rollstuhltrainings!

---

**Anmerkungen**

[83] Simon, P. (o.J.). Was ist beim Thema ‚Rollstuhl und älterer Mensch' besonders zu beachten? Unveröffentlichtes Skript, 11–12.
[84] a)a.O.

**Quellen**

– Kleeblatt, E. (1976). Der Aufbau des Rollstuhles. Beschäftigungstherapie und Rehabilitation, 1, 18–20.
– Münz, M. (1976). Die Beschaffung von Rollstühlen. Beschäftigungstherapie und Rehabilitation 1, 22–23.
– Ruckelshausen, E.-M. (1976). Gesichtspunkte der Rollstuhlversorgung. Beschäftigungstherapie und Rehabilitation, 1, 12–17.

## Weiterführende Literatur

- Barbu, A. & Sunkel, K.-H. (1978). Übungen und Ballspiele fur Rollstuhlfahrer (3. Aufl.). Lübeck: Schmidt-Römhild.
- Birath, G. (1985). Advice and hints in training the mentally handicapped to drive electric wheelchairs. Bromma: Handikappinstitutet.
- Deutscher Rollstuhl-Sportverband e. V. (1988). Rollstuhlsport. Wie, wo und warum. Meckenheim: Warlich.
- DRK e. V. (Hrsg.). (o.J.). Rollstuhlschieben leicht gemacht. Umgang mit dem Rollstuhl – Hilfe für Rollstuhlfahrer. Bonn.
- Garber, S. L. (1979). A Classification of Wheelchair Seating. American Journal of Occupational Therapy, 33 (10), 652–654.
- Gisbertz, D. (1982). Spezialrollstuhlversorgung für Schwerstbehinderte. Beschäftigungstherapie und Rehabilitation, 2, 82 ff.
- Hale, G. (Hrsg.). (1981). Handbuch für Körperbehinderte. Ravensburg: Otto Maier.
- Jay, P. (1982). Wheelchair Cushions. In 8th International congress World Federation of Occupational Therapists. Vortragssammlung, 308–314.
- Jentschura, G. & Janz, H.-W. (Hrsg.). (1979). Beschäftigungstherapie, Bd. 1. (3. neubearb. u. erw. Aufl.). Stuttgart: Thieme.
- Kräntzer, K.R. (1977). Wohnungen für Rollstuhlbenutzer. Mitteilungsblatt der Arbeitsgemeinschaft für zeitgemäßes Bauen e. V., 3/4, 5–18.
- Simon, P. (1977). Die Rollstuhlversorgung bei älteren Menschen. Sonderdruck aus Medizinisch Orthopädische Technik, 97 (1), 20–23.
- Simon, P. & Seifert, E. (1979). Rollstuhl und Straßenverkehr. Stuttgart: Genner Verlag.
- Simon, P. & Seifert, E. (1979). Eine statistische Studie zur Rollstuhlversorgung (Teil I). Orthopädie – Technik, 7, 116–118.
- Simon, P. & Seifert, E. (1979). Eine statistische Studie zur Rollstuhlversorgung (Teil II). Orthopädie – Technik, 8, 128–131.
- Simon P. (1982). Fragen der Rollstuhlversorgung bei kindlichen Muskelkrankheiten. Zeitschrift Krankengymnastik, 6, 427–434.
- Simon, P. (1985). Rollstuhl-Gebrauchsschulung. München: Pflaum.
- Simon, U. (1973). Anleitung zum Rollstuhltraining mit Schwerbehinderten. Das behinderte Kind 10, 260–261.
- Sparty, L. (1985). Rollstühle und Motorfahrzeuge für Behinderte. (2. erw. Neuaufl.). Bonn: Rehabilitationsverlag.
- Stohkendel, H. (1973). Werden die kompensatorischen Möglichkeiten des Rollstuhls in der Rehabilitation von Paraplegikern hinreichend genutzt? Zeitschrift Krankengymnastik 25, 309–313.
- Trombly, C.A. & Scott, A.D. (1977). Occupational Therapy for Physical Dysfunction. Baltimore: The Williams & Wilkins Co.
- Turner, A. (ed.) (1987). The practice of Occupational Therapy. (2nd ed.). Edinburgh: Churchill Livingstone.
- Siehe u. a. auch Aktivitäten des täglichen Lebens, Querschnittlähmung

## 4.16 Berufliche Rehabilitation

### Lernziele

Der Leser soll
- die Voraussetzungen, den Ablauf und die Inhalte der beruflichen Rehabilitation kennen
- die arbeitstherapeutischen Aspekte im Fachbereich der Orthopädie kennen bzw. diese über dieses Kapitel hinaus erarbeiten.

**Prozess der berufl. Reha**

Die berufliche Rehabilitation ist ein kontinuierlicher, sich immer wieder ändernder Prozess, der alle Maßnahmen umschließt, die während der Rehabilitation darauf zielen, die berufliche (Wieder-)Eingliederung zu ermöglichen. Arbeit zu haben, bedeutet finanzielle Sicherheit und ist mit einem bestimmten sozialen Status und mehr Anerkennung verbunden.

### 4.16.1 Voraussetzungen für die Rehabilitation

**Rehazentren**

*a) Rehabilitationszentren*

- Viele Behinderte (Tetraplegiker, Mehrfachbehinderte, Blinde, Hämophilie-Patienten, Verhaltensgestörte und Suchtkranke) können außerhalb zentraler Einrichtungen gar nicht oder nur unzureichend behandelt werden.
- Der Vorteil größerer Institutionen ist die Möglichkeit, eine umfassende, am Individualproblem orientierte Rehabilitation, in der die Disziplinen aufeinander aufgebaut sind und einander ergänzen, zu erarbeiten. Das psycho-physische Wohlbefinden des Rehabilitanden bedarf ständiger Beachtung.
- Hauptsächliche Träger der institutionellen Rehabilitation sind:
  - Rehabilitationskrankenhaus, z. T. mit angeschlossener Einrichtung zur berufl. Reha
  - BBW
  - BFW, für Jugendliche und Erwachsene
  - Schule für Behinderte, Sonderschule, weiterführende Schule, Gesamtschule
  - WfB

Wie zu Beginn des Buches dargestellt, hat die Ergotherapeutin in diesen Einrichtungen unterschiedliche Arbeitsschwerpunkte.

**Interdisziplinäre Zusammenarbeit**

*b) Interdisziplinäre Zusammenarbeit:*

Da unter Rehabilitation nicht isoliert die Wiederherstellung bestimmter Funktionen, sondern die Rehabilitation des ganzen Menschen verstanden wird, ist die Einstellung des Patienten zu seiner Behinderung von großer Bedeutung. Zur positiven Beeinflussung des Patienten sind neben den Therapeuten und Ärzten, Psychologen, Pädagogen und Soziologen Mitarbeiter des Teams.
Wichtig ist ein möglichst vielfältiges Rehabilitationsteam, in dem zunächst der Rehabilitationsplan, später alle Korrekturen desselben besprochen und bearbeitet werden.

*c)* *(Erarbeiten eines) Rehabilitationsplanes*

Rehabilitationsplan

Anhand der Befundaufnahme wird ein Rehaplan erarbeitet, der situations- und persönlichkeitsbedingte Veränderungen zulassen muss.

*d)* *Der Rehabilitationsprozess*

Rehabilitationsprozess

Der Antrag auf Rehabilitation (Reha) wird von der medizinischen Instanz beim zuständigen Arbeitsamt gestellt.
Die Koordinierung im Bereich der Reha liegt in der Vielfalt der Zuständigkeiten bei den Ministerien auf Bundes- und Länderebene, der Reha-Träger, der betroffenen Verbände und Organisationen. Der damit verbundene hohe Verwaltungsaufwand ist häufig die Ursache von Komplikationen, die den Rehabilitationsprozess (von der Antragstellung bis zur Durchführung) erheblich beeinträchtigen und verzögern. Ärzte und Behinderte werden leicht entmutigt, wenn die Eingliederungsaussichten schlecht sind und positive Antworten auf sich warten lassen.

## 4.16.2 Anforderungen an die Ergotherapeutin

Anforderungen an die ETh

– Kenntnis wichtiger Berufsbilder
– Vertrautsein mit der Persönlichkeit des Rehabilitanden, seiner Familie, seinem sozialen Umfeld, um bei Arbeitserprobungs- und Berufsfindungsmaßnahmen positiv unterstützend mitarbeiten zu können
– Durchführen fortlaufender Therapiekontrollen, um das Behandlungsprogramm ständig variieren zu können
– Der Therapeut muss in der Lage sein zu beurteilen, wann die Rehamaßnahmen unterbrochen oder anders gelenkt werden müssen (z. B. Feststellen von Verschlechterungen des Gesundheitszustandes, der physischen und psychischen Leistungsfähigkeit)

## 4.16.3 Abklären des Status quo

Abklären des Status quo motor.-psych.-geist. Arbeitsverhalten

Inhalte:
– Detaillierte Anamnese aller Bereiche
– Analyse der Möglichkeiten des Patienten, um herauszufinden, ob er seinen alten Beruf wieder aufnehmen kann oder ob eine Umschulung notwendig ist
– Einschätzen der derzeitigen physischen und intellektuellen Leistungsfähigkeit des Patienten, um eine Reintegration in den ursprünglichen Beruf in Betracht ziehen zu können.

*a)* *Motorisch-funktioneller Befund*

Motorfunktionell

Muskelfunktionsprüfung
  • Gelenkmessung, um einen Überblick über die eingeschränkten Funktionen der oberen und/oder unteren Extremitäten zu erhalten
  • Ausdauer und Widerstandsfähigkeit
  • Bewegungskontrolle
  • Sensibilitätsbefund
  • ...

- Gesamtbeurteilung der motorischen Funktionseinschränkungen in Bezug auf die vom Patienten bisher durchgeführte bzw. auf die neu gewählte Tätigkeit:
  Was ist das Potential des Patienten?
  Wie wird der Patient mit seinen Einschränkungen fertig?
  Wie kann er die Einschränkungen durch andere Funktionsabläufe kompensieren?

**AdtL**

### b) AdtL-Status

- Aktivitäten mit kleinem Bewegungsausmaß (Essen, Gesicht waschen, ...)
- Aktivitäten mit großem Bewegungsausmaß (Haare kämmen, etwas über den Kopf ziehen, ...)
- Können die AdtL in einer realistischen Zeitspanne durchgeführt werden?
- ...
- Gesamtbeurteilung der Einschränkung im Bereich der Aktivitäten des täglichen Lebens

**Mobilität**

### c) Mobilität

- Kann der Patient den Weg zur Arbeit problemlos bewältigen?
- Wie gelangt er zum Arbeitsplatz? (zu Fuß, mit dem Fahrrad, mit dem Auto, mit öffentlichen Verkehrsmitteln, ...)

**Kognitiv**

### d) Kognitiver Befund

- Intellektuelle Leistungsfähigkeit: Lernfähigkeit, Auffassungsvermögen, Konzentration, Merkfähigkeit, ...
- Kommunikationsfähigkeit
- Wahrnehmungsleistungen
- ...

**Psychisch-funktionell**

### e) Psychisch funktioneller Befund

- Akzeptanz der Erkrankung
- Motivation
- Fähigkeit, in einem sozialen Gefüge zu arbeiten
- ...

**Arbeits-spezifisch**

### f) Arbeitsspezifische Befunde

- Arbeitsgeschicklichkeit
- Arbeitsgewohnheiten
- Arbeitseinstellung

**ETh-Inhalte der berufl. Reha**

## 4.16.4 Ergotherapeutische Inhalte der beruflichen Rehabilitation

Die eigentliche Bedeutung der Ergotherapie liegt in der Übergangsphase von der allgemeinen konservativen und operativen Therapie zum Beginn der Rehabilitationsmaßnahmen.

Zunächst steht die motorisch-funktionelle Behandlung mit der Verbesserung der eingeschränkten Funktionen und der Steigerung der Belastbarkeit neben der Behandlung der möglicherweise reduzierten kognitiven

384

Funktionen und dem Erarbeiten und Trainieren kommunikativer und intellektueller Fähigkeiten im Vordergrund. Damit soll der Patient, wenn erforderlich, auch auf eine akademische Weiterbildung vorbereitet werden.

Der Schwerpunkt der Behandlung liegt jedoch bei den möglichst realitätsbezogenen arbeitstherapeutischen Aspekten im motorisch-funktionellen, kognitiven und psychisch-funktionellen Bereich. Dazu gehören:

– Tagesstrukturierung durch einen geplanten Tagesablauf
– Erbringen von Leistungen in bestimmten Zeitabschnitten des Tages
– Planung und Durchführung von z. B. handwerklichen Tätigkeiten unter arbeitstherapeutischen Aspekten
– Vermitteln, sofern möglich, von berufsspezifischen Fertigkeiten bzw. von Fertigkeiten, die diesen ähneln
– Fördern der Belastungsfähigkeit (Zeit, Intensität der Tätigkeit, . . .)
– Hobbyfindung und Freizeitgestaltung
– . . .

Parallel zu den ergotherapeutischen Maßnahmen, den ärztlichen und psychologischen Untersuchungen wird der Rehabilitand im Rahmen eines Stufenplanes von weiteren Mitgliedern des therapeutischen Teams an seine zukünftige Tätigkeit herangeführt. Das schließt

– allgemeine Informationen über die Einrichtungen und die verschiedenen Berufe, die erlernt werden können
– die Erprobung der Arbeitsfähigkeit in der Gruppe
– die versuchsweise Teilnahme an einer Ausbildung, in Abhängigkeit von den vorhandenen Grundkenntnissen und der Lernfähigkeit des Patienten, ein.

### 4.16.5 Weiteres

*Weitere Inhalte*
Im Rahmen der Rehabilitationsmaßnahmen durchläuft der Rehabilitand mehrere Einrichtungen, in denen er unter Bedingungen, die der reellen Arbeitssituation entsprechen, tätig sein muss.

Parallel zur beruflichen Ausbildung ist es für den Einzelnen von großer Bedeutung, in den Aktivitäten des täglichen Lebens so selbstständig wie möglich zu sein, um im privaten Bereich einen größeren Raum zur Selbstverwirklichung zu erhalten.

### Indikationen

– Systemerkrankungen (Dysmelie, Amc etc.)
– Querschnittlähmungen
– Amputationen
– Mehrfachbehinderungen

## Ziele

- Verbessern motorischer Funktionen, u. a. Umlernen der Händigkeit
- Erarbeiten des Hand- und Maschineschreibens
- Größtmögliche Selbstständigkeit in den Aktivitäten des täglichen Lebens und Pflegeunabhängigkeit
- Steigerung der physischen und psychischen Belastbarkeit
- Fördern der Motivation
- Steigerung der Konzentrationsfähigkeit und der Ausdauer
- Entwicklung einer maximalen Leistungsfähigkeit
- Erlangen des höchst erreichbaren Bildungsstandes
- Aufrechterhalten des prärehabilitativen Konditionsgrades

Das Feinziel ist die Befähigung des Patienten zur Rehabilitation, das Grobziel die bestmögliche Wiedereingliederung in einen Beruf.

### Aufgaben

1. Erarbeiten Sie die Bedeutung der beruflichen Rehabilitation im Rahmen der Orthopädie!
2. Beschreiben Sie arbeitstherapeutische Aspekte der Ergotherapie in der Orthopädie, speziell im Rahmen der beruflichen Reha!
3. Nennen Sie Voraussetzungen, die erfüllt sein müssen, damit eine berufliche Reha durchgeführt werden kann.
4. Erläutern und begründen Sie die Anforderungen an eine Ergotherapeutin im Rahmen der berufl. Reha!
5. Nennen Sie mögliche Gründe für die ,Unterbeschäftigung' von Behinderten!
6. Nennen und erläutern Sie die Aufgaben der Ergotherapeutin im vorberuflichen Training!
7. Nennen Sie wesentliche arbeitstherapeutische Ziele im funktionellen Bereich!

### Quellen

- Jentschura, G. & Janz, H.-W. (Hrsg). (1979). Beschäftigungstherapie, Bd. 1 (3. neubearb. u. erw. Aufl.). Stuttgart: Thieme. S. 224 ff

### Weiterführende Literatur

- Aernout, J.R. (1981). Arbeitstherapie. Weinheim: Beltz.
- Bläsig, W. (1980). Berufsfindung und berufliche Eingliederung körperbehinderter Jugendlicher. (2. Aufl.) Berlin: Marhold.
- Deutscher Verband der Ergotherapeuten e. V. (Hrsg.). (1988). Arbeitstherapie eine Herausforderung? Idstein: Schulz-Kirchner.
- Fischer, T. (1987). Berufsfindung und Arbeitserprobung. Berufliche Rehabilitation Behinderter. Dortmund: verlag modernes lernen.
- Hanisch, G. (1974). Beschäftigungstherapie als Vorbereitung zur beruflichen Rehabilitation. Beschäftigungstherapie und Rehabilitation 3, 10–16.

- Jenning, A. (1974). Probleme der beruflichen Rehabilitation. Therapiewoche, 8, 815–817.
- Josenhans, G. (1974). Koordination medizinischer und beruflicher Rehabilitation. Therapiewoche 8, 809–813.
- Trombly, C.A. & Scott, A.D. (1977). Occupational Therapy for Physical Dysfunction. Baltimore: The Williams & Wilkins Co.
- Turner, A. (ed.). (1987). The practice of Occupational Therapy. (2nd ed.). Edinburgh: Churchill Livingstone.
- Weisbach, K. (1961). Die Wiederherstellung der Arbeitskraft. Einführung in die Rehabilitationsmedizin. Basel.

## Zusammenfassung

- Um eine effektive ergotherapeutische Behandlung durchführen zu können, muss man auf eine anthropometrische Ausgangshaltung achten. Die Maße von Tischen und Stühlen orientieren sich an den DIN-Normen.
- In der Bettphase kann der Patient in flacher, halbhoher Lage, im Langsitz und im Sitz an der Bettkante behandelt werden.
- Zu den Behandlungsmedien in der Orthopädie gehören die funktionellen Webgeräte. Primär genutzt werden: der hochgehängte Webrahmen, der Hochwebstuhl, der FEPS, der Knie-Beuger-Strecker und der Ab- und Adduktor.
- Folgende handwerkliche Techniken finden besonders starken Einsatz in der Orthopädie: Weben, Peddigrohr, Makramee, Holz, Linoldruck und Ton.
- Techniken, weniger eingesetzt werden, sind: Metallarbeiten (Löten, Emaille, Drahtbiegen) und bildnerisches Gestalten.
- Neben den handwerklichen Techniken können als Medien die therapeutische Knetmasse (käuflich erworben oder selbst hergestellt), das Theraband, Schaumstoffbälle und/oder -platten eingesetzt werden. Durch den Rasierschaum ist z. B. eine Behandlung gegen minimalen Widerstand möglich, und das ergotherapeutische Programm erweitert sich.
- Herkömmliche Spiele können vielfältig verändert werden, um sowohl motorische als auch kognitive Funktionen differenziert behandeln zu können.
- Ein wichtiger Inhalt der ergotherapeutischen Behandlung ist das Selbsthilfetraining, das alle Lebensbereiche des Patienten umfassen sollte, mit dem Ziel der größtmöglichen Selbstständigkeit und Unabhängigkeit in den Aktivitäten des täglichen Lebens. Einige selbstherstellbare Hilfsmittel und der Ablauf der Hilfsmittelversorgung werden dargestellt.
- Der Gelenkschutz ist primär indiziert bei Patienten mit einer chron. Polyarthritis. Er umfasst das Vermitteln von Informationen über Gelenkschutz der Hände, Hüfte, Knie, Informationen über die nächtliche Lagerung, Rollstuhlinstruktionen und Arbeitsorganisation im Haushalt.
- In der Rückenschule werden wirbelsäulenschonende und belastungsreduzierende Verhaltensweisen für alle Aktivitäten des täglichen Lebens gelehrt und gelernt. Dazu gehören außerdem muskelkräftigende und entspannende therapeutische Verfahren, so dass die Durchführung von Rückenschulen interdisziplinäre Zusammenarbeit erfordert.

- Der Schienenbau basiert auf dem Hebelgesetz. Je nach Indikationen werden Lagerungsschienen, dynamische oder redressierende Schienen hergestellt. Eine ständige Überprüfung der Schienen ist notwendig.
- Es werden verschiedene Prothesenarten vorgestellt, einschließlich des Einhänder- und Ohnhänderprothesentrainings.
- Für eine optimale Rollstuhlversorgung ist es wichtig, die Körpermaße des Menschen zu kennen. Die Auswahl des geeigneten Stuhles – Faltfahrer, Handbetriebselbstfahrer oder E-Stuhl – erfordert einen großen Zeitraum der Erprobung und die Analyse der häuslichen Verhältnisse.
- Die berufliche Rehabilitation ist nur ein kleiner Bestandteil der Ergotherapie in der Orthopädie. Meist wird sie in Institutionen, die z. T. an eine orthopädische Klinik angegliedert sind, außerhalb des Klinikbereiches durchgeführt, so dass die Ergotherapie nur vorbereitende Arbeit leistet.

# 5 PERSPEKTIVE FÜR DIE ARBEIT

**Lernziele**

Der Leser soll
- die Anforderungen an die Ausstattung einer Ergotherapie-Abteilung in der Orthopädie und die entsprechenden Einrichtungsgegenstände kennen und nennen
- mögliche Formen und Inhalte der interdisziplinären Teamarbeit einer orthopädischen Klinik kennen
- mögliche Probleme, die bei der Arbeit in einer ergotherapeutischen Abteilung, im ergotherapeutischen Team auftreten können und Beispiele für Lösungsmöglichkeiten kennen.
- das Burnout-Syndrom mit den 5 Phasen nach Edelwich kennen und dadurch zum vertiefenden Selbststudium angeregt werden.

## 5.1 Einrichtungen im Bereich der Orthopädie

- Orthopädische Kliniken und Rehabilitationszentren, die sich im Laufe der Zeit größtenteils spezialisiert haben, z. B. WS-Erkrankungen, Querschnittlähmungen, Rheumatologie, Handchirurgie, Traumatologie *(Orthop. Arbeitsbereich für eine ETh.)*
- Kindertagesstätten, Vorschulkindergärten, Schulen und Wohnheime für Körperbehinderte
- Werkstätten für Behinderte
- Berufsförderungs- und Berufsbildungswerke
- Freie Praxen
- ...

## 5.2 Anforderungen an eine Ergotherapie-Abteilung

**Räumliche Voraussetzungen**

- Werkräume für textile Arbeiten, Holz-, Metall-, Keramik-, Peddigrohrarbeiten, ... *(Anforderungen an eine Abteilung)*
- Lagerräume für Werk-, Spielmaterial, Hilfsmittel, ...
- Übungsräume für den AdtL-Bereich: Übungsbad und WC, Übungsküche, ...
- Raum für die Herstellung von Schienen und Hilfsmitteln
- Einzelbehandlungsräume
- Räume für das Personal: Aufenthaltsraum, Duschen, WC, ...
- Büro
- Patienten-WC
- ...

**Einrichtungsgegenstände**

*a) Werkräume* *(Werkräume)*

Die nachstehenden Einrichtungsgegenstände sind allgemein aufgezählt und müßten den entsprechenden Räumen zugeordnet werden. Eine Hilfe dazu ist die „Anleitung zur Einrichtung einer motorisch-funktionellen Ergotherapie Abteilung im klinischen und rehabilitativen Bereich" (Hasselblatt/Koesling 1989).

- Stabile Arbeitstische, möglicherweise höhen- und neigungsverstellbar
- Höhen- und neigungsverstellbare Hobelbank

389

- Adaptierte Sägen
- Hochwebstuhl
- Funktionelle Webgeräte (hochgehängter Webrahmen, möglichst mit Einspannvorrichtung für eine Tischplatte, Knie-Beuger-Strecker, FEPS, . . .)
- Helparm
- Schärbrett an der Wand
- Werkschrank mit dem nötigen Werkzeug für Holz-, Metall-, Leder-, Peddigrohrarbeiten, textiles Arbeiten, . . .
- Großes Waschbecken; werden Tonarbeiten gemacht, ist das Waschbecken mit einem Überlauf auszustatten.
- Fach- und sachgerechte Aufbewahrungsmöglichkeiten für Farben und Lacke; günstig wäre, wenn entsprechende Lacke benutzt werden, zum Lackieren ein gesonderter Raum mit Abzug.
- Höhenverstellbare, roll- und bremsbare Stühle mit Rückenlehne und Armlehnen
- Fußbänke
- Stehhilfen
- Hocker

**Lagerräume**

*b) Lagerräume*

Am günstigsten sind extra Räume zur Lagerung von Holz, Lacken, Peddigrohr, Wolle, Webrahmen, Leder etc. Welche Materialien zusammen gelagert werden, ist von der Anzahl der zur Verfügung stehenden Räumlichkeiten abhängig.

**Übungsräume Bad/WC**

*c) Übungsräume für den AdtL-Bereich*

- Übungsbad und WC
  - Hilfsmittel für das Badezimmer:
    - für das Waschbecken: möglicherweise höhenverstellbares Waschbecken, Haltegriffe, Kippspiegel, gut erreichbare Armaturen mit Kipphebel,
    - für die Badewanne: Badewanne möglichst von allen Seiten benutzbar, mit Rollen und fahrbar, damit die häusliche Situation nachgestellt werden kann; Haltegriffe, Lifter, Badebrett, Badewannensitz, Antirutschmatte, . . .
    - für die Dusche: Dusche mit zentralem Abfluss, Duschsitz, Duschklappsitz, Duschstuhl, Adaptationen an den Armaturen, . . .
    - alle gängigen Hilfsmittel für diesen Bereich
  - Hilfsmittel für das WC:
    - Normales WC, Clos-o-mat, Toilettenstühle, . . .
    - Haltegriffe, Toilettensitzerhöhungen in unterschiedlichen Ausführungen, Hilfen zur Intimhygiene, . . .
    - alle gängigen Hilfsmittel für diesen Bereich

**Küche**

- Übungsküche
  - Normale und/oder behindertengerechte Küche (abhängig von der Einrichtung)
  - Höhenverstellbarer und unterfahrbarer Arbeitstisch, entsprechende Bestuhlung
  - Alle gängigen Hilfsmittel für den Bereich
  - Normale Haushaltsgeräte
  - Rezeptkartei (Rezepte für einen Einpersonenhaushalt, Diabetikerrezepte)

390

- Waschbecken
- Großer Arbeitstisch mit Einspannvorrichtung, adaptierbarer Arbeitstisch zum Anpassen der Schienen
- Adaptierbare Bestuhlung
- Arbeitsplatz für das Heißwasserbecken; extra Arbeitsplatz für den Heißluftfön
- Alles notwendige Werkzeug und Arbeitsgerät (z. B. Nähmaschine)
- Lagerungsmöglichkeit für das Schienenmaterial
- Ausziehkartei zur Aufbewahrung von Schienenproben und Prospekten der Firmen

e) *Einzelbehandlungsraum*

- Höhen- und neigungsverstellbare Tische
- Adaptierbare Stühle
- Aufbewahrungsmöglichkeit für funktionelle Spiele und weiteres Therapiematerial (z. B. für das Schreibtraining, ...)

f) *Büro*

- Schreibtisch, Schreibmaschinentisch mit entsprechender Bestuhlung
- Regal für Fachliteratur
- Ausziehkartei für Hilfsmittelkataloge
- Adressenkartei
- Plantafel(Terminierungswand)
- Sitzecke für Gespräche

g) *Grundbedingungen aller Räume*

- gute Lichtverhältnisse (Tages,- Kunstlicht)
- Lüftungsmöglichkeiten
- helle Farben
- Erste-Hilfe-Kasten

## 5.3 Interdisziplinäre Zusammenarbeit – Teamformen

Im Rahmen der interdisziplinären Zusammenarbeit in einer orthopädischen Klinik sind unterschiedliche Formen der Teamarbeit denkbar. Das Schaubild zeigt, dass der Patient im Mittelpunkt des Teams steht, dessen (mögliche) Mitglieder und ihre Bezüge untereinander den Rahmen bilden:

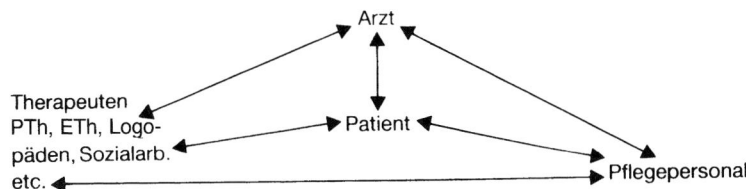

### 5.3.1 Teamzusammensetzung

Team-
zusammen-
setzung

Zum interdisziplinären Team gehören in der Regel: Ärzte, Pflegepersonal, Krankengymnasten, medizinische Bademeister und Masseure, Sozialarbeiter, Orthopädiemechaniker, Orthopädie-Schuhmacher; in Idealfällen auch Psychologen, Logopäden und ein Seelsorger; die Zusammenarbeit mit dem Reinigungsdienst, der Verwaltung und der Wirtschaftsabteilung betrifft den Patienten eher am Rande; zum Küchenpersonal, möglicherweise auch zu Diätassistenten ist ein guter Kontakt wichtig (Haushalts-, Küchentraining: wir erhalten Lebensmittel etc.).

In Bezug auf die Zusammenarbeit des Teams gibt es – abhängig von Struktur und Konzept der jeweiligen Klinik – verschiedene Möglichkeiten:

a) Die leitenden TherapeutInnen jeder Berufsgruppe (oder eine andere gewählte Person der Berufsgruppe) treffen sich einmal wöchentlich und erarbeiten individuelle und allgemeine Therapiepläne.

b) Einzelne TherapeutInnen der unterschiedlichen Berufsgruppen, die täglich bei bestimmten Patienten bzw. auf bestimmten Stationen zusammen arbeiten, führen ihre eigenen Teambesprechungen durch.

c) Verschiedene Berufsgruppen mit allen dazu gehörenden TherapeutInnen, die eng mit einer oder mit mehreren anderen zusammen arbeiten, treffen sich im Gesamtverbund, führen gegenseitig Fort- und Weiterbildungen durch, erstellen gemeinsam Therapiepläne etc.

Zusammenarbeit mit einzelnen Berufszweigen der Klinik

Im Folgenden sollen die Inhalte der Zusammenarbeit der Ergotherapeutin mit einigen mit einzelnen Berufszweigen und mögliche Schwierigkeiten kurz dargestellt werden:

#### a) Arzt – ETh

Die Bedeutung der Ergotherapie in einer Klinik ist zu einem wesentlichen Teil von der guten Zusammenarbeit der ETh mit dem Arzt abhängig, besonders in den Kliniken, in denen Ergotherapie als Behandlungsmaßnahme neu eingeführt wird oder sich die ETh neu behaupten muss. Die ETh sollte an Visiten teilnehmen und dem Arzt regelmäßig über ihre Behandlungen berichten. Vom Arzt wird erwartet, dass er sich mit den ergotherapeutischen Behandlungsmaßnahmen auseinandersetzt, Fachgespräche bezüglich der Krankheitsbilder und den entsprechenden Behandlungskonzepten führt, spezifische Untersuchungsmethoden und Röntgenbilder erläutert etc.

#### b) ETh – Pflegepersonal

Die Zusammenarbeit gestaltet sich manchmal problematisch, da die Arbeitsinhalte miteinander konkurrieren. Das Pflegepersonal hat oft wenig Zeit, so dass Patienten nicht zur Behandlung gebracht und wieder abgeholt werden können. Ergotherapie kann als zusätzliche Belastung aufgefasst werden: Es muss auf Wasch-, Anzieh- und Esstraining Rücksicht genommen werden, die ETh muss Material auf der Station lagern u. a. m. Ziel sollte eine positive konstruktive Zusammenarbeit sein, mit Terminabsprachen und Teilnahme der Ergotherapeutin an Stationsbesprechungen.

### c) ETh – Physiotherapie

Inhalte der Zusammenarbeit:
- Ausschöpfen der Ergänzungsmöglichkeiten
- Erfahrungsaustausch bei der Visite, bei Teambesprechungen
- Zeitabsprachen

### d) ETh – Orthopädiemechaniker

- Adaptationen zusammen erarbeiten
- Austausch bezüglich der gängigen Hilfsmittel
- Gemeinsam die Rollstuhlversorgung vornehmen
- Die Zuständigkeiten für den Bereich des Schienenbaues und der Sonderanfertigung von Hilfsmitteln zur beiderseitigen Zufriedenheit lösen
- Ausleih von Hilfsmitteln und Hilfsmittelerprobung mit dem Patienten

### e) ETh – Sozialarbeiter

Mit dem Sozialarbeiter zusammen sollten Hausbesuche durchgeführt und die finanzielle und soziale Situation des Patienten besprochen werden. Der Sozialarbeiter kennt die gesetzlichen Grundlagen für die Versorgung mit Hilfen, für Anschlussheilbehandlungen etc. genau und kann Rehabilitationsmaßnahmen einleiten, nachdem die Eignungen und Neigungen des Rehabilitanden mit der ETh besprochen wurden.

Ein interdisziplinäres Team bildet eine Gruppe, in deren Positionsgefüge individuelle Rollen mit wechselseitigen Beziehungen zu finden sind. Das gemeinsame Ziel ist, den Patienten so optimal wie möglich zu rehabilitieren, wobei jedes Gruppenmitglied als Vertreter eines Berufes dieses Ziel durch den Einsatz fachspezifischer Behandlungstechniken zu erreichen sucht.

Das Team ist eine Kleingruppe, die weder als flüchtig, noch als dauerhaft zu bezeichnen ist. Diese formale Gruppe ist durch Heterogenität bezüglich des Alters, des Geschlechts und der Aufgaben der einzelnen charakterisiert. Die Art der Führung ist unterschiedlich. Sie orientiert sich am Konzept und der Zielsetzung der Klinik und an den Persönlichkeiten der Gruppe, ihren Werten und Normen.
Führungsform und Organisationsform einer Klinik – einer Abteilung – gehen Hand in Hand.

Führungsänderungen brauchen immer Absprache innerhalb einer Gruppe und der Gruppen untereinander. Die Form der Führung kann autokratisch, sozial-integrativ bzw. demokratisch sein.

## 5.3.2 Anforderungen an das interdisziplinäre Team

**Anforderungen an das interdisziplinäre Team**

Mit Hilfe eines gut zusammenarbeitenden Teams kann ein Patient so erfolgreich wie möglich behandelt werden, da Pflege und Therapie sinnvoll aufeinander abgestimmt werden und viele Mitarbeiter an für den Patienten wichtigen Entscheidungen beteiligt sind.

**Bedeutung des Teams**

### Bedeutung des Teams

- Verhindern organisatorischer Probleme durch Terminabsprachen: Wann findet welche Behandlung statt? Zeitliche Folge der Behandlungsmaßnahmen. Beim Esstraining in der Abteilung muss z. B. das Pflegepersonal Bescheid wissen.
- Informationsreichtum über den Patienten, seine Erkrankung, die soziale Situation und psychische Schwierigkeiten.
- Abstimmen des Behandlungsplanes und daraus resultierend individuelle umfassende Behandlung

**Anforderungen an die einzelnen Teammitglieder**

### Anforderungen an die einzelnen Teammitglieder

- Akzeptieren des Anderen
- Gegenseitige Achtung der Person
- Jedem zugestehen und akzeptieren, dass er gewisse Fähigkeiten hat und in seinem Fach-, Arbeitsgebiet am besten Bescheid weiß
- Bereitschaft zur Kooperation
- Sachliche Führung, fachliche Auseinandersetzung
- Übernehmen von Verantwortung
- Achten auf Anweisungen
- Zuhören
- Vorschläge, Kritik verbalisieren
- Im Gespräch die Grundlagen der Gesprächstherapie nach Rogers und Tausch berücksichtigen.

**Informationsweitergabe**

Im Team müssen innerbetriebliche Informationen weitergegeben werden, damit jeder Einzelne orientiert ist. Informiertsein bedeutet Beachtung und Wertschätzung. Informationen geben Begründung und Ziel für die Therapieplanung, Sicherheit im Umgang mit dem Patienten und stellen eine Kontinuität der Arbeitsvorgänge her.
Ungenaue und mangelhafte Information läßt Gerüchte entstehen, die negative Auswirkungen auf die Zusammenarbeit innerhalb einer Berufsgruppe, aber auch interdisziplinär, haben.
Uninformiertsein resultiert daraus, dass nicht alle Informationen für alle Gruppenmitglieder relevant sind, die Informationen für unwichtig gehalten oder aber auch oft aus Geltungsstreben nicht weitergegeben werden, um allein „Wissender" zu sein.
Außerdem werden Informationen nicht immer aufgenommen: besonders komplizierte und uneindeutige Aussagen, bei denen kaum eine Unterscheidung von Wesentlichem und Unwesentlichem möglich ist, nur ein-

394

mal im Nebensatz Weitergegebenes oder unangenehme Tatsachen, die man abwehrt und nicht zur Kenntnis nimmt.

Außer diesen sozialpsychologischen Vorgängen innerhalb einer Klinik, die das Betriebsklima bewirken, wird es durch äußere und innere Faktoren beeinflusst. Äußere Faktoren sind: zweckentsprechende Therapieräume, ausreichende Therapie- und Arbeitsmaterialien.
Innere Faktoren: Führungsstil, Größe der Arbeitsgruppen (kleine, überschaubare sind ideal).
Durch das Betriebsklima wird auch der Patient in seinem Heilungsprozess beeinflusst. Jeder Patient fühlt sich dann sicherer, geborgener, akzeptiert und ‚gut' behandelt, wenn Spannungen zwischen den Mitarbeitern für ihn nicht transparent, also außerhalb seiner Reichweite ausgetragen werden. Gruppenspannungen erklären sich aus den unterschiedlichen Aufgaben der einzelnen Berufsgruppen und auch aus Vorurteilen, mit denen eine Berufsgruppe belegt wird.
Oft wird die Zugehörigkeit zu einer Berufsgruppe um so positiver erlebt, je mehr man von der Relevanz des eigenen Berufes in der Klinik überzeugt ist, was unabhängig von der objektiven Bedeutung des Berufes geschieht. Schwierigkeiten entstehen für den Einzelnen in Konfliktsituationen, wenn er sich von seiner Berufsgruppe isoliert und nicht verteidigt fühlt.

## 5.4 Mögliche Beeinträchtigungen der Tätigkeit als Ergotherapeutin

### 5.4.1 Allgemeines

Obwohl sich im Laufe der letzten Jahre der Bekanntheitsgrad der Ergotherapie sowohl im klinischen als auch im ambulanten Bereich erhöht hat, werden Ergotherapeutinnen im Team und im Bereich der Verwaltung immer wieder mit Unkenntnis über den Beruf und die spezifischen therapeutischen Zielsetzungen und Inhalte konfrontiert. Dieser Faktor, aber auch die Angst vor Konkurrenz oder generell eine mangelnde Bereitschaft zur Kooperation, erschweren den Aufbau einer kooperativen Teamarbeit.

Der Beruf der Ergotherapeutin ist weiterhin überwiegend ein Frauenberuf, so dass eine Reihe von Kolleginnen durch Schwangerschaft ausscheidet. Einige beginnen erst nach ein paar Jahren wieder zu arbeiten und es entstehen, wenn außerdem noch das Fachgebiet gewechselt wird und keine bzw. nur wenig Fortbildungen besucht werden, große Defizite in der Kenntnis der Behandlungsmaßnahmen, -mittel und ihrer Veränderungen. In Abhängigkeit von der Motivation der Einzelnen ist die Einarbeitungsphase unterschiedlich lang und fruchtbar.
Durch die rein funktionelle Behandlung und den Druck, bestimmte Leistungen täglich zu erbringen, kommt oft die Person des Patienten mit den psychischen und sozialen Problemen zu kurz.

## 5.4.2 Das Burnout-Syndrom

Erschöpfungssyndrom

Nicht zu unterschätzen sind die Belastungen, die ein Helferberuf mit sich bringt. Folge ist häufig das Burnout-, das Erschöpfungssyndrom. Fengler (1992) erweitert dieses Erschöpfungssyndrom durch die berufliche Deformation: ‚Deformierungen', Veränderungen der Persönlichkeit durch die jeweils spezifische, berufliche Tätigkeit in einer für den entsprechenden Beruf typischen Weise. Dadurch, dass sich die Person selber verändert, werden nicht nur der Arbeitsbereich, sondern auch alle darüber hinausgehenden zwischenmenschlichen Kontakte und Beziehungen beeinflusst.

‚Deformierungen'

Eine einheitliche Definition des Burnout-Begriffes existiert nicht. ‚Aus-, Durchbrennen' könnte eine Übersetzung ins Deutsche sein: Man ist so erschöpft, dass die eigene Handlungsfähigkeit eingeschränkt oder sogar vollständig ausgeschaltet ist.

Der Entstehung des Burnout-Syndroms liegt ein individueller, sehr vielschichtiger und variabler Ursachenkomplex zu Grunde und ebenso vielschichtig ist der Verlauf. Edelwich's Phasentheorie der Entstehung des Syndroms sieht 5 Phasen, die nicht zwingend systematisch aufeinander folgen und auch nicht alle erlebt werden müssen, vor:

Idealistische Begeisterung

1. Idealistische Begeisterung
   In dieser Phase geht die Therapeutin mit viel Elan, hoch gesteckten Zielen und hohem Energieeinsatz an die Arbeit heran und identifiziert sich über die Maßen mit den Patienten und der Arbeit allgemein.

Stillstand

2. Stillstand
   Auf Grund erster Enttäuschungen am Arbeitsplatz reduziert sich der aktive kreative Arbeitseinsatz und verliert an Lebendigkeit. Die Arbeit steht nicht mehr uneingeschränkt im Mittelpunkt, sondern private soziale Kontakte gewinnen an Bedeutung. Nach Edelwich besteht in dieser Phase die Gefahr des Rückzuges vom Patienten, möglicherweise verbunden mit einem zunehmenden Verlust der Einfühlung.

Frustration

3. Frustration
   Enttäuschungen aus der Phase der Stagnation wiederholen sich und die Therapeutin macht verstärkt die Erfahrung der Erfolg- und Machtlosigkeit. Vorgesetzte und Patienten erkennen den persönlichen Einsatz im Rahmen der Tätigkeit nicht ausreichend an.

Apathie

4. Apathie
   Die zu Beginn der Tätigkeit hochgesteckten Ziele können nur bedingt realisiert werden. Die Therapeutin resigniert und wird zunehmend gleichgültig. Im Kontakt mit Patienten zeigt sich mechanische Akzeptanz mit genereller, eher undifferenzierter Zuwendung. Der aktive Einsatz aller Fähigkeiten reduziert sich in Richtung ‚Dienst nach Vorschrift'.

Intervention

5. Intervention
   Die Interventionen können sehr vielfältig sein: Kündigung, Berufswechsel, Psychotherapie, um nur einige zu nennen.

Neben der adäquaten Intervention in jeder der Phasen – eine differenzierte Darstellung ist bei Buchka und Hackenberg (1988) zu finden – sollte generell Prophylaxe betrieben werden. Das gilt speziell für die ersten fünf Berufsjahre, der kritischen Phase, in der Idealismus und hochgesteckte Ziele vorherrschen. Eine realistische Einschätzung des Arbeitsplatzes, der Anforderungen und der eigenen Handlungsmöglichkeiten und -kompetenzen wäre daher sehr wichtig.

Durch die hier nur sehr knappe Darstellung des Burnout-Syndrom soll der Leser auf die Problematik aufmerksam gemacht, zu vertiefendem Lesen (siehe unten), zur aktiven Auseinandersetzung und zum Reflektieren eigener Verhaltensweisen angeregt werden. Daraus sollte eine aktive rechtzeitige Prophylaxe resultieren.

# 5.5 Ausblick

Wünsche für eine gute Arbeit und gute Zusammenarbeit mit Kollegen und anderen Berufsgruppen:

**Möglichkeiten einer besseren Zusammenarbeit**

- Verständnis von berufsfremden Kollegen, bes. den Ärzten, PTh und Pflegepersonal durch ständige Arbeitsdarstellung wecken; Vorstellen der Abteilungen und der einzelnen Aufgaben. Täglich und zu bestimmten Zeiten die Teammitglieder auffordern, an Behandlungen teilzunehmen
- Gut wären Versuche, die Behandlungsmaßnahmen und -medien wissenschaftlich zu begründen, da bei vielen Therapiemitteln keine eindeutigen Aussagen über Belastung und Effektivität vorhanden sind.
- In klinikinterne Fortbildungen sollte die ETh regelmäßig aktiv miteinbezogen werden.
- Erarbeiten aufeinander aufbauender und sich ergänzender Therapiepläne für die ganze Klinik unter Berücksichtigung von PTh, Logopädie, Pflege, medikamentöser Therapie, ETh etc.
- Ergotherapeutische Ganzbehandlung, d. h. Einbeziehen der psychischen, der sozialen Situation und des sozialen Umfeldes in die Behandlung.
- Schriftliche Darstellung der Arbeit, z. B. in der Fachzeitschrift ‚Ergotherapie und Rehabilitation'

Nicht überall sind optimale Arbeitsplätze zu finden, oft fehlen elementare Behandlungsmedien, die z. T. selbst hergestellt werden müssen, oder es fehlen erfahrene Kolleginnen, die einem Berufsanfänger Hilfestellung geben können. Das erfordert viel Eigeninitiative und ein großes Engagement, da immer zu berücksichtigen ist, dass der Patient im Mittelpunkt steht und seine Schwierigkeiten positiv beeinflusst werden sollen. Dazu gehört jedoch auch ein ‚gesundes' Team, so dass es täglich von Bedeutung ist, sich sowohl mit den Kollegen als auch mit den Patienten aktiv auseinanderzusetzen und auf allen Seiten eine positive Arbeitsgrundlage zu schaffen. Hilfreich und stützend sind darüber hinaus sowohl Team- als auch Einzelsupervision.

**Aktive Auseinandersetzung als Arbeitsgrundlage**

## Aufgaben

1. In der Ergotherapie-Abteilung, in der Sie arbeiten, soll eine Übungsküche eingerichtet werden, und Sie werden mit der Planung beauftragt.
   a) Zählen Sie 10 Möbelstücke/Geräte/u. ä. auf, die Ihrer Meinung nach zur Grundausstattung dieser Küche gehören!
   Begründen Sie die Auswahl eines jeden Einrichtungsgegenstandes!
   b) Fertigen Sie eine Skizze an, die in etwa die Raumgröße und die Anordnung des Mobiliars verdeutlicht!
2. Erläutern Sie mögliche Konflikte und Probleme, die im Rahmen der interdisziplinären Arbeit einer Klinik entstehen können. Erarbeiten Sie realistische Lösungsvorschläge!
3. Erörtern Sie, wie der Patient durch das Betriebsklima negativ beeinflusst werden kann und erarbeiten Sie Möglichkeiten, dem vorzubeugen.
4. Nennen Sie 3 verschiedene Arbeitsbereiche einer Ergotherapeutin im Bereich der Orthopädie und erarbeiten Sie für jede Einrichtung die typische Zielsetzung.
5. Auf Grund der Belastungen, die die Tätigkeit mit sich bringt, kann sich das ‚Burnout-Syndrom' entwickeln.
   a) Nennen Sie die 5 möglichen Phasen des Syndroms und erläutern Sie kurz, was jeweils darunter zu verstehen ist.
   b) Welche prophylaktischen Maßnahmen gibt es Ihrer Meinung nach, um dem Burnout-Syndrom entgegenwirken zu können?

## Quellen

- Beske, F. (Hrsg.). (1974). Lehrbuch für Krankenschwestern und Krankenpfleger. Bd. I. (3. Aufl.) Stuttgart: Thieme.
- Buchka, M. & Hackenberg, J. (1987). Das Burn-out-Syndrom bei Mitarbeitern in der Behindertenhilfe. Dortmund: verlag modernes lernen.
- Burisch, H. (1989). Das Burnout-Syndrom. Theorie der inneren Erschöpfung. Berlin: Springer.
- Fengler, J. (1991). Helfen macht müde. Zur Analyse und Bewältigung von Burnout und beruflicher Deformation. (2. Aufl.). München: Pfeiffer.
- Hasselblatt, A. & Koesling, C. (1996). Anleitung zur Einrichtung einer motorisch-funktionellen Ergotherapie-Abteilung im klinischen und rehabilitativen Bereich. (3. völlig überarb. Aufl.). Idstein: Schulz-Kirchner.

## Weiterführende Literatur

- Bennis, W. (1990). Führen lernen. München: Heyne Campus.
- Berckhan, G. (1996). Die etwas gelassenere Art, sich durchzusetzen. Ein Selbstbehauptungstraining für Frauen. (7. Aufl.). München: Kösel.
- Boyt Schell, B. A. & Kieshauer, M. L. (1987). Beyond the Job Description: Managing for Performance. American Journal of Occupational Therapy, 41 (5), 305–309.
- Bräutigam, K.-H. (1977). Arbeitspsychologie und Arbeitssoziologie. (2. völlig neubearb. Aufl.). Heidelberg: R. v. Decker's Verlag, G. Schenck.
- English, C. B. (1987). The Art of Leading Meetings. American Journal of Occupational Therapy, 41 (5), 311–326.
- Gilfoyle, C. M. (1987). Leadership and Management. American Journal of Occupational Therapy, 41 (5), 281–283.

- Leymann, H. (11993). Mobbing. Reinbek: Rowohlt.
- Schmidbauer, W. (1983). Die hilflosen Helfer. Über die seelische Problematik der helfenden Berufe. Reinbek: Rowohlt.
- Schulz von Thun, F. (1981). Miteinander reden: Störungen und Klärungen. Psycholgie der zwischenmenschlichen Kommunikation. Reinbek: Rowohlt.
- Schulz von Thun, F. (1989). Miteinander reden 2: Stile, Werte und Persönlichkeitsentwicklung. Reinbek: Rowohlt.
- Thomann, Ch. & Schulz von Thun. F. (1990). Klärungshilfe. Handbuch für Therapeuten, Gesprächshelfer und Moderatoren in schwierigen Gesprächen. Reinbek: Rowohlt.
- Zapotoczky, H. G. & Nutzinger, D. O. (1995). Psychologie am Krankenbett. (2. Aufl.). Weinheim: Beltz.

## Zusammenfassung

- Die Ergotherapeutin hat auch in der Orthopädie ein vielfältiges Arbeitsgebiet.
- Eine Ergotherapieabteilung sollte mit folgenden Räumlichkeiten ausgestattet sein: Werk-, Web-, Einzelbehandlungs-, Schienenraum, Lagerungsmöglichkeit, Übungsbad, -küche und Büro.
- Die Qualität der interdisziplinären Zusammenarbeit ist für den Umgang mit dem Patienten und für das Betriebsklima von großer Bedeutung.
- Teammitglieder sind: Ärzte, Pflegepersonal, PTh, Orthopädiemechaniker, Sozialarbeiter, Logopäden, im Idealfall auch Psychologen und – sowieso – Ergotherapeutinnen.
- Es werden nicht nur psychosoziale Anforderungen an das Gesamtteam, sondern besonders auch an jedes Teammitglied gestellt, um eine Basis für eine gute Teamarbeit zu schaffen.
- Die Tätigkeit einer Ergotherapeutin wird z. T. immer noch durch Unkenntnis über die Inhalte des Berufes erschwert.
- Nicht zu unterschätzen sind die Belastungen, die ein helfender Beruf mit sich bringt und aus denen das Burn-out-Syndrom entstehen kann. Damit muss sich jede Therapeutin auseinander setzen, ihr Verhalten reflektieren und rechtzeitig Maßnahmen zur Intervention ergreifen.
- Es werden Verbesserungsvorschläge für die Arbeit der Ergotherapeutin, aber auch für die Arbeit im interdisziplinären Team gegeben, die situativ anzupassen und zu verändern sind.
- Ohne aktive Auseinandersetzung mit den fachlichen Inhalten und den Kollegen ist keine gute Patienten- und Zusammenarbeit möglich.

# 6 WEITERFÜHRENDE LITERATUR

## 1. Speziell Ergotherapie

*Bücher*

- Dohm-Raps. (1977). Gesetz über den Beruf des Beschäftigungs- und Arbeitstherapeuten und Ausbildungs- und Prüfungsordnung. Bonn: Rehabilitationsverlag.
- Hopkins, H. L. & Saith, H. D. (ed.). (1988). Willard and Spackman's Occupational Therapy. (7th ed.). Philadelphia: Lippincott Company.
- MacDonald & MacDough, M. (1970). Occupational Therapy in Rehabilitation. (3rd ed.). London: Balliere and Tindall.
- Manual on Administration (1982). (6th ed.). American Occupational Therapy Association Ind.; 1383 Piccard Drive, Rockville, Maryland 20850.
- Metheson, L. N. (1982). Work capacity Evaluation. A Training Manual for Occupational Therapists. Rehabilitation Institute of Southern California.
- Mountford, S. W. (1971). Introduction of Occupational Therapy. Edinburgh: Churchill Livingstone.
- Pedretti, L. W. Occupational Therapy Practice Skills for Physical Dysfunction. St. Louis: C. V. Mosby Company.
- Reed, K. L. Models of Practise in Occupational Therapy. Baltimore: Williams & Wilkins.
- Schultze-Burmester, R. Hinweise für lernzielorientierten Unterricht. Idstein: Schulz-Kirchner.
- Weißbach, W. & Weißbach, E.-M. (1965). Praktische Anleitung zur Einrichtung der Arbeitstherapie in Chirurgie und Orthopädie. Edition Leipzig.

*Zeitschriften*

Ergotherapie und Rehabilitation. Fachzeitschrift für Beschäftigungs- und Arbeitstherapie – Ergotherapie. Offizielles Organ des Deutschen Verbandes der Ergotherapeuten (Beschäftigungs- und Arbeitstherapeuten) e. V. Schulz-Kirchner Verlag GmbH, Postfach 9, 65505 Idstein.
- praxis ergotherapie. verlag modernes lernen, Hohe Straße 69, 44139 Dortmund.
- Krankengymnastik. Zeitschrift für physikalische Therapie, Bewegungstherapie, Massage, Prävention und Rehabilitation. München: Pflaum.

## 2. Allgemein ergänzende Literatur

- Augsburger, H. et al. (1977). Rehabilitation. Praxis und Forschung. Rehabilitation und Prävention 2. Heidelberg: Springer.
- Becker, G. E. (1984). Planung von Unterricht. Handlungsorientierte Didaktik, Teil I. Weinheim: Beltz.
- Becker, G. E. (1985). Lehrer lösen Konflikte. Ein Studien- und Übungsbuch. (3. Aufl. Weinheim: Beltz.
- Becker, G. E. (1986). Durchführung von Unterricht. Handlungsorientierte Didaktik, Teil II. (2. überarb. Aufl.). Weinheim: Beltz.
- Becker, G. E. (1986). Auswertung und Beurteilung von Unterricht. Handlungsorientierte Didaktik, Teil III. Weinheim: Beltz.
- Beckers, D. & Buck, M. (1988). PNF in der Praxis, Berlin: Springer.
- Bold, R. M. & Grossmann, A. (Hrsg.). (1985). Stemmführung nach R. Brunkow. Stuttgart: Enke.

- Brügger, A. (1980). Die Erkrankungen des Bewegungsapparates und seines Nervensystems. (2. durchges. Aufl.). Stuttgart: G. Fischer.
- Calais-Germain, B. (1994). Anatomie der Bewegung. Wiesbaden: Fourier Verlag.
- Feldenkrais, M. (1968). Bewußtheit durch Bewegung. Frankfurt: Suhrkamp.
- Gordon, Th. (1981). Lehrer-Schüler-Konferenz. Wie man Konflikte in der Schule löst. Reinbek: Rowohlt.
- Hort, W. & Flöthner, R. (Hrsg.). (1983). Die Muskulatur des Leistungssportlers. Erlangen: perimed.
- Kapandji, I. A. (1984). Anatomie der Gelenke. Bd 1–3. Stuttgart: Enke.
- Klein-Vogelbach, S. (1984). Funktionelle Bewegungslehre. Rehabilitation und Prävention Bd 1. (3. vollst. überarb. Aufl.). Berlin: Springer.
- Klein-Vogelbach, S. (1986). Therapeutische Übungen zur funktionellen Bewegungslehre. Rehabilitation und Prävention Bd 4. (2. vollst. überarb. Aufl.). Berlin: Springer.
- Knott, M. & Voss, D. E. (1970). Komplexbewegungen. Bewegungsanbahnung nach Dr. Kabath. (2. völlig neubearb. Aufl.). Stuttgart: Fischer.
- Koch, U. & Lucius-Höhne, G. & Stegier. (1988). Handbuch der Rehabilitationspsychologie. Berlin: Springer.
- Kümmel, W. F. & Siefert, H. (1976). Kursus der medizinischen Terminologie. (2. verb. Aufl.). Stuttgart: Schattauer.
- Möller, Ch. (1976). Technik der Lernplanung. (5. Aufl.). Weinheim: Beltz.
- Pauwels, F. (1985). Gesammelte Abhandlungen zur funktionellen Anatomie des Bewegungsapparates. Berlin: Springer.
- Reifferscheid, M. & Weller, S. (1989). Chirurgie. (8. Aufl.) Stuttgart: Thieme.
- Rywerant, Y. (1987). Die Feldenkrais-Methode. München: Goldmann.
- Schlosser, V. & Kuner, D. (1995). Traumatologie. (5. Aufl.). Stuttgart: Thieme.
- Silbernagl, St. & Despopoulos, A. (1991). Taschenatlas der Physiologie. (4. Aufl.). Stuttgart: Thieme.
- Sobotta, J. (1992). Spielend durch die Anatomie I – III. München: Urban & Schwarzenberg.
- Stegmann, J. (1983). Leistungsphysiologie. (3. überarb. Aufl.). Stuttgart: Thieme
- Sullivan, P. E. (1985). PNF – Ein Weg zum therapeutischen Üben. Stuttgart: Fischer.
- Zeissner, G. (1986). Grundlagen der allgemeinen und medizinischen Soziologie. Köln: Stam.

# 7 STICHWORTVERZEICHNIS